肿瘤绿色综合疗法

彭磷基　编著

协编　杨　奇　张　涛　王晓光
李　波　李恒谋　区俊文
储永良　孔忆寒　孟丽红
张子丽　王　伟

中国中医药出版社
·北京·

图书在版编目（CIP）数据

肿瘤绿色综合疗法/彭磷基编著. —北京：中国中医药出版社，2008.10
ISBN 978－7－80231－517－4

Ⅰ.肿… Ⅱ.彭… Ⅲ.肿瘤—自然疗法 Ⅳ.R730.5

中国版本图书馆 CIP 数据核字（2008）第 160143 号

中国中医药出版社出版
北京市朝阳区北三环东路 28 号易亨大厦 16 层
邮政编码 100013
传真 010 64405750
河北三河市宏达印刷有限公司印刷
各地新华书店经销
*
开本 787×1092 1/16 印张 27.75 字数 591 千字
2008 年 10 月第 1 版 2008 年 10 月第 1 次印刷
书 号 ISBN 978－7－80231－517－4
*
定价 118.00 元
网址 www.cptcm.com

社长热线 010 64405720
读者服务部电话 010 64065415 010 84042153
书店网址 csln.net/qksd/

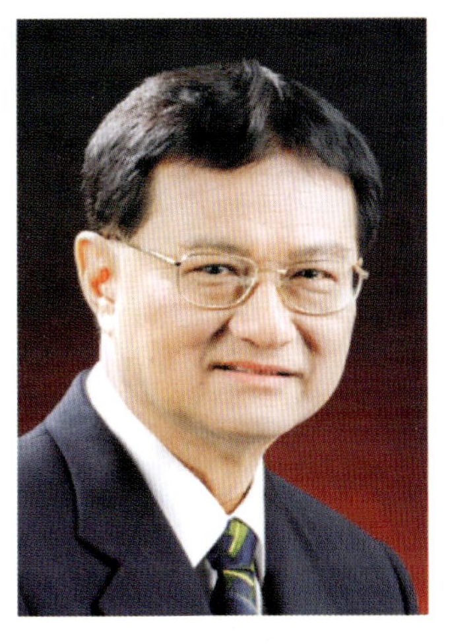

作者简介

彭磷基，男，出生于香港，在美国、加拿大获学士、硕士学位，暨南大学医学院中西医结合在职博士。全国第十届、第十一届政协委员，现任广州中医药大学祈福医院院长、宋庆龄基金会理事、广东省医院管理协会副会长、香港祈福集团董事长、广州中医药大学客座教授、广东省中西医结合学会肿瘤分会副主任委员、广东省中医药学会中医心理学专业委员会副主任委员。获“中华中医药学会特殊贡献奖”、“全国中医医院优秀院长奖”、“中国医院品牌建设特殊贡献奖”等多项荣誉。

作者多年来一直致力于肿瘤综合治疗的理论与临床探索，承担了“自然疗法结合热疗对中晚期癌症患者免疫功能的影响”、“中晚期结肠癌中西医结合模式的研究”等多项科研课题。倡言肿瘤治疗应以绿色、安全、有效为方向，历经多年临证，逐步形成了自己的学术观点，首倡绿色综合治疗，集中医、西医、自然疗法各家之长，融会贯通，在临床实践中取得了良好的疗效，并多次于国内及国际学术会议上宣讲，得到了同行的肯定，该疗法已在中外学术界引起广泛的关注。鉴于祈福医院在中西医与自然疗法结合治疗肿瘤方面所取得的成就，2007 年被中华中医药学会指定为全国中医肿瘤临床防治继续教育基地。

作者希冀肿瘤绿色综合治疗能最大限度地提高肿瘤患者生存质量、延长患者的生命，编撰此书的目的也是为人类肿瘤医学事业的进步和发展贡献一位医学求索者的新知。

前　言

“肿瘤绿色综合疗法”是集西医现代热疗技术、螯合排毒技术和传统中医中药、针灸、食疗、三氧疗法、医学气功和心理治疗于一体的肿瘤综合疗法。它突破了长久以来临床上以手术、放疗和化疗作为主体的治疗恶性肿瘤的经典方法，首倡肿瘤治疗的身心整体康复，以达到尽可能保护人体正常的组织功能，最大幅度地提高疗效并改善肿瘤病人的生活质量。

恶性肿瘤的综合治疗是目前肿瘤治疗的基本原则，它体现了多学科的协作与优势互补，也是提高恶性肿瘤治疗效果的有效措施，代表了当今肿瘤治疗的技术模式和未来发展方向。“肿瘤绿色综合疗法”集中了综合治疗的特色和优势，融汇中西医结合和自然疗法的精华，运用无创的手段治疗肿瘤。根据病人机体状况、营养状态、肿瘤病理类型、临床分期和发展趋势，同时参合病人社会、心理、生理等各方面因素，科学、合理、有计划、有步骤、循序渐进地制定不同的治疗措施，避免了部分病人的过度治疗或不当治疗，极大限度地保护病人的机体，并取得较理想的治疗效果。

《肿瘤绿色综合疗法》一书的最大特色表现在以下几个方面：用循证医学的方法谨慎、准确、合理地制定临床治疗方案，为肿瘤的综合治疗提供指导和依据；用循证医学去评价治疗方案，客观地评价实验室检查结果，既重视肿瘤缩小或消失的形态变化，更注重“病人”生活质量和生存期的改变，以及治疗过程中症状的减轻或不良反应等；重视“个体化治疗”方案的建立。“绿色综合疗法”针对每一个恶性肿瘤患者的个体化特征，按照循证医学的原则制定出科学、合理的个体化治疗方案，充分体现了其科学性、合理性和实用性；“辨病与辨证”相结合，既重视西医的病，又重视中医的证。治疗上从排除体内致癌“毒素”入手，有目的地选择热疗、排毒和三氧疗法，同时，根据患者临床症状、体征，适时应用中医中药、针灸、医学气功、心理、药膳营养等治疗手段。临床实践显示，其综合疗法在提高早期肿瘤病人治愈率、控制中期肿瘤病人复发及转移率、延长晚期肿瘤病人生存时间及提高生存质量等方面取得了良好的临床治疗效果。

《肿瘤绿色综合疗法》是我院临床治疗肿瘤经验的总结，它所体现的不仅是一种新疗法、新方案的有效性，更重要的是扩大肿瘤综合治疗的内涵。本书详细介绍了“绿色综合疗法”在肿瘤治疗中的选择和恰当运用；各种疗法的应用范畴及优势互补。同时还介绍了适用于常见肿瘤合理、安全、有效的综合治疗方案及临床的典型病例。我们希望此书的出版，为肿瘤的治疗增加更多的方法，提高肿瘤病人的生存期和生活质量，造福人类。

本书承蒙中华中医药学会秘书长李俊德教授及北京中西医结合学会肿瘤专业委员会主任委员、卫生部中日友好医院中医肿瘤科主任、著名肿瘤专家李佩文教授在百忙之中审阅并为之作序，谨在此向他们表示诚挚的谢意。同时，也衷心地感谢在此书编写过程中参考和引用的各类医学文献及相关书籍的作者。

因编写水平有限，书中难免有疏漏和不足之处，敬请有关专家和同仁不吝赐教。

2008年10月于广州

序一

恶性肿瘤是危害人类生命健康的最主要疾病之一。长期以来，人们的治疗策略是以杀灭肿瘤细胞为主要治疗手段，手术、放疗、化疗等是杀灭肿瘤细胞的主要方法，这些方法虽然取得了一定的效果，但治愈率却不尽如人意，特别是随着患者病情的逐渐加重，可供选择的治疗方案会越来越少，而最佳的治疗方案又必须是相对于病情而言的。所以，给病人选择一个合理的综合治疗方案就显得非常重要。

众所周知，每一种治疗方法都有其各自的适应证和使用范围，它们在具有临床疗效的同时，也不可避免地存在着一定的副作用，这也就限制了其在临床上的应用范围，这就要求临床医生必须客观、科学、合理地为病人制定出更适合于病情的治疗方案。由彭磷基教授倡导的肿瘤绿色综合疗法就是在中医理论指导下，把传统中医中药治疗方法、现代医学螯合排毒技术、热疗技术、三氧疗法及针灸、药膳、营养、心理、运动、医学气功等各种“自然疗法”有机地综合在一起，并根据病人的实际情况，因人制宜地合理选择应用的一种“绿色综合治疗”模式。这种综合治疗模式既可利用各种治疗手段有效杀伤肿瘤细胞，又可配合中医中药的辨证施治，抑制肿瘤细胞在全身的蔓延。此外，该综合疗法还配合药膳营养、心理治疗等非药物疗法，以促进肿瘤患者早日康复。“绿色综合疗法”的宗旨是尽可能地保护人体正常的组织功能，增强病人的免疫力，有效缓解病人痛苦，提高患者的生存质量，延长患者的生存时间。需要特别指出的是，肿瘤绿色综合治疗并不排斥必要的手术及放化疗，与其联合应用确有增效减毒的作用。

由国内首家通过国际 JCI 医院评审认证的广州中医药大学祈福医院院长彭磷基教授编著的《肿瘤绿色综合疗法》一书，详细阐述了其多年来按中医理论体系、循证医学建立的比较完善的肿瘤绿色综合治疗方法与思路，对恶性肿瘤的综合治疗做出了有益的探索，进一步丰富了肿瘤治疗学的手段，适应了临床医学治疗肿瘤的实际需求。《肿瘤绿色综合疗法》一书，从充分发挥中医特色与优势出发，重视辨病与辨证、整体与局部相结合，体现学科协作与优势互补，实乃集创新、实用为一体的非常有参考价值的肿瘤绿色综合治疗专著。

我近年有机会曾多次赴该院考察、学习，深感肿瘤绿色综合治疗的科学性与合理性。肿瘤绿色综合治疗的提出，为肿瘤临床治疗提供了更广阔的空间，为更多的肿瘤患者带来了希望。值此《肿瘤绿色综合疗法》付梓之际，谨此致贺，并为之序！

中华中医药学会秘书长、教授 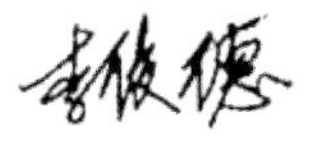

2008 年 2 月 28 日于北京

序二

《肿瘤绿色综合疗法》一书问世了，有关肿瘤的书籍目前很多，然而强调“绿色”者罕见，给人以耳目一新的感觉。中医学强调“天人合一”的思想，《素问·保命全形论》称“人生于地，悬命于天，天地合气，命之曰人”，体现了人以天地之气生、人与自然相统一的思想。提到大自然，首先给人以绿色的优美印象，但是现在环境的污染，人类对自然的掠夺，已给美丽的大自然构成了威胁，这也必然威胁到人类自己，所以“回归自然”、“绿色革命”的呼声日盛，可见在维护人类生存、拯救人类生命的各种手段中，强调“自然”、强调“绿色”是件十分必要的事。

健康与疾病是对立的两个方面。从哲学角度出发，二者势不两立，有你没我。为了生存，必须彻底消灭疾病而后快，于是便出现了“强弓硬弩”的攻击性治疗，如对精神病的电休克及对皮肤病、类风湿、肿瘤性疾病的诸多毒性药应用等等，这些疗效是以牺牲机体健康换来的，有时是企盼“死而后生”的效果。然而，随着医学模式由单纯的“生物学”模式向“生物－心理－社会学”模式的转化，人类对疾病的本质和疗法的认识也有改变。以肿瘤疾病为例，近年来世界卫生组织已把肿瘤定为慢性病，一改既往认为“肿瘤是不治之症”的传统观念，把肿瘤性疾病也看成是诸如心脑血管病、高血压病、糖尿病等伴随人体衰老过程的异常体现。肿瘤的出现不是异物，而是机体自身的产物，肿瘤细胞在多数情况下只不过是正常细胞分化异常和发育障碍，而且在某些情况下，进展缓慢的癌细胞对生命并不构成伤害，只是在机体出现严重虚损和失调的特定条件下，癌细胞迅速过度增殖并侵袭重要器官时才威胁生命。中医有“正气存内，邪不可干”的论述，可见不损伤正气，维护和调整机体的平衡，诱导癌细胞的凋亡，不失是一种积极的抗癌方法。早在上世纪80年代初，世界卫生组织就已提出“癌症三分之一是可以预防的，三分之一是可以治愈的，三分之一是可以提高生活质量、延长寿命的。”在中国目前特定的历史条件下，肿瘤的早期发现率还落后于发达国家，诊治大量的中晚期肿瘤患者是临床医生艰巨而繁重的任务。慢性病需要长期伴随治疗，难治性疾病需要综合治疗，维护和提高生活质量更需要中西医结合治疗，诸多需要探索的课题摆在了临床医生面前。彭磷基教授重视中西医结合和自然疗法特点，把传统的中医中药和现代医学相结合，探索肿瘤无毒、无创、安全、有效的治疗方法，并把食疗及心理、运动、气功等多种手段运用其中，达到多学科优势互补，使患者在绿色综合治疗中受益。

本人才疏学浅，临床工作40年，深知治疗肿瘤的艰难，如今科技发展迅速，疗效不断提高，有识之士提出新观点、新方法都是对医学发展的推动，应当鼓励，故应作者之邀，不揣陋陈，贸然应允作序，愿本书能为杏林添色，在医林绿海中成为一朵艳丽的奇葩。

卫生部中日友好医院中医肿瘤科主任、教授

2008年4月8日于北京

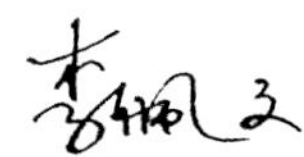

内容简介

《肿瘤绿色综合疗法》一书是由首家通过国际 JCI 医院认证的广州中医药大学祈福医院院长彭磷基教授编著。作者多年来致力于肿瘤治疗的临床实践与理论探索，首倡肿瘤以无毒、微创、安全、有效的综合治疗为目标，打破了长久以来临床上以手术、放疗和化疗作为主体的治疗恶性肿瘤的格局。

本书介绍的“绿色综合疗法”汇集中医中药、螯合排毒、热疗、三氧、针灸、药膳营养、医疗气功、心理、音乐等治疗方法，既综合了自然疗法的精华，又突出了中西医结合的特色治疗，并按循证医学的规则为肿瘤病人设计“个体化”治疗方案。该书既有充实的理论基础，又有大量临床资料的总结、分析和疗效评估，有临床治疗常见恶性肿瘤的综合治疗方案和典型案例，也有各种疗法在肿瘤治疗中的新成就、新进展、新经验，是目前关于肿瘤绿色综合治疗方法用于临床的首部实例性专著。

全书共分 11 章 59 节，各章节之间内容既相对独立，又融会贯通，形成用药规范、优势互补的完整治疗体系。该书资料翔实，体例新颖，诊治规范，是肿瘤临床治疗的重要参考书，适合从事肿瘤临床与基础理论研究工作者及临床医务人员阅读。同时，也可作为医学爱好者及肿瘤患者的自修读物。

目　录

第一章
肿瘤绿色综合疗法概论

第一节　理论基础及其治疗特点

据世界卫生组织（WHO）报告：恶性肿瘤是人类死亡率居第一位的疾病，每年全世界有超过760万人死于癌症。我国卫生部2006年公布的资料显示，恶性肿瘤的死亡率仍排在各种死因中的第一位，而且呈上升趋势，近几年越来越多的人被诊断为癌症。恶性肿瘤不但对病人和家属造成了严重的心理压力和经济负担，而且对整个社会也造成了沉重的经济负担，对于肿瘤控制和治疗的研究已经成为我国及世界医学研究的重点和热点。近年来，人们对肿瘤进行了大量的实验研究和临床研究，并取得了一定的进展。但由于肿瘤发病的病因和病机至今尚未完全明确，所以在肿瘤的防治研究方面仍没有突破性进展，尚未找到一种完全治愈肿瘤的有效方法。

目前，手术、化疗、放疗仍是传统治疗肿瘤的主要方法，随着现代科学技术的巨大进步，麻醉技术的提高，手术的方式和术后的恢复有了飞跃性的发展。由于新的副作用较小的化疗药物的不断出现，以及各种新的放疗设备和放疗技术的出现，使很多病人得到了有效的治疗。但是手术、放疗和化疗不能够解决肿瘤治疗方面的全部问题，而且其毒副作用往往限制了这些方法的使用。近20年来，生物免疫治疗的发展给肿瘤患者带来了希望，但是想在临床上有突破性的进展还有很长的路要走。我们在长期的肿瘤临床实践中，逐步探索出了一条治疗肿瘤的新途径和新方法，提出了“肿瘤绿色综合疗法”的新概念，丰富了肿瘤综合治疗体系。经过大量的临床实践，绿色综合疗法在肿瘤的防治中发挥了重要作用，取得了可喜的疗效。

1　理论基础

肿瘤绿色综合疗法是以中医整体观和现代免疫学为理论基础，结合多学科的方法和技术，研究在“绿色”的原则与理念指导下，应用传统医学、现代医学、自然疗法等综合方法治疗肿瘤，使其具有绿色、综合、安全、有效、毒副作用少的一种治疗方法。

中医整体观认为，人体是一个完整的有机整体，在疾病过程中，局部与整体是对立统一的辩证关系。局部病变的存在，可影响到全身，产生全身各系统的功能失调，出现一系列病理变化。反之，全身整体状况的好坏，又往往影响局部的治疗效果。由于恶性肿瘤是一种全身性疾病（免疫、基因等）在局部的体现，所以治疗肿瘤，不能只认为局部病灶切除或消失就是痊愈了，而要更加重视全身治疗，注重整体功能的恢复，调整机体内环境以达到稳定，即阴阳平衡。另外，肿瘤的发生与机体免疫力低下有着密切的关系。正气不足是肿瘤发生的内在因素。大量的临床实践和研究表明，机体的免疫防御能力对肿瘤的发生、发展和转归起着决定性作用。通过扶正祛邪，提高机体的免疫能力，维持机体内环境的相对平衡与稳定，发挥机体的免疫监视作用，从而达到抗肿瘤的目的。肿瘤绿色综合疗法正是在中医整体观和免疫学理论指导下形成的。

2 “循证医学”和“个体化治疗”

恶性肿瘤的综合疗法是目前肿瘤治疗的基本原则，它体现了多学科的协作与优势互补，也是提高恶性肿瘤治疗效果的有效措施，代表了当今肿瘤治疗的合理模式和未来发展方向。近年来，医学模式已经由单纯的生物医学模式转变为“生物－心理－社会”的医学模式，由经验医学转变为以证据为基础的循证医学。这一指导临床医学实践的新模式，在肿瘤的综合治疗中起到重要指导作用。

肿瘤绿色综合疗法就是在循证医学的指导下进行的，它根据病人机体状况、肿瘤病理类型、临床分期和发展趋势，同时根据中医临床症状、体征、营养状态等依据，科学、合理地应用中医中药、热疗、排毒、三氧、针灸、医学气功、心理、药膳营养等治疗手段，“谨慎、准确和合理地应用所能获得的最好的临床试验依据来确定患者的治疗措施”，以期最大限度地提高肿瘤病人疗效并改善病人生活质量。

绿色综合疗法在肿瘤治疗领域中的应用，其意义不仅在于证实其某一种新疗法、新方案的有效性，重要在于肿瘤治疗方面的创新性思路。用循证医学的方法去制定临床治疗的方案，为肿瘤的综合治疗提供指导和依据；用循证医学去评价治疗方案，不再单纯以实验室检查结果作为评价疗效的唯一标准，而是引入了生活质量、生存期等概念；在治疗上不再单纯以瘤块缩小或消失为唯一目标，也兼顾到了症状的减轻、治疗的不良反应等。

肿瘤的绿色综合疗法把“循证医学”和“个体化治疗”原则有机地结合起来。大量的临床研究和医疗实践已经证实了肿瘤的个体化特征，不仅发生在不同个体、不同部位、不同病理类型和不同病期恶性肿瘤的生物学行为中，而且在相同类型的肿瘤生物学行为中也存在着极大的差异，因此，个体化治疗在肿瘤的综合治疗中也占有越来越重要的地位。绿色综合疗法针对每一个恶性肿瘤患者，按照循证医学的原则制定出科学、合理的个体化治疗方案，充分体现了其科学性、合理性和实用性。

肿瘤绿色综合治疗方案个体化的基本原则，就是在肿瘤的综合治疗过程中，既看到“肿瘤”，又看到“病人”。治疗方案的制定和实施随着病人的病情变化及时调整，在肿瘤的不同时期，明确主攻方向，采用“急则治其标，缓则治其本”的原则，选用热疗、排毒、三氧、中医中药等治疗方法。同时，对每一例肿瘤患者，制定的治疗方案有计划、有步骤、循序渐进；采用不同的措施解决这一时期的主要矛盾；考虑到病人在生理、心理、治疗条件等各方面的承受能力和意愿，适时应用针灸、医学气功、心理、药膳营养等治疗手段，避免了部分病人的过度治疗或不当治疗，最大限度地保护病人的机体，并取得理想的治疗效果。

3　治疗特点

肿瘤绿色综合疗法指的是中西医结合并融汇自然疗法，运用无创或微创的手段治疗肿瘤的一套综合治疗方案。“绿色”和“综合”是其特点。

“绿色”治疗的内涵是以自然疗法为核心的无创伤、毒副作用小、较为安全有效的方法，这是一种新的医学实践。以往的传统治疗手段如手术、化疗、放疗，这三种治疗手段对人体有较大的创伤性，尤其是放疗和化疗往往使部分病人难以忍受，而且即使将上述的治疗全用上也不能控制肿瘤，其最终仍会扩散转移或复发。因为肿瘤的发生、发展、消亡和转归与机体的免疫功能和体内各种“毒素”有着密切的关系。

“综合”治疗是集中医中药、热疗、排毒、三氧、针灸、医学气功、心理、药膳营养等为一体的综合方法来扶正祛邪抗癌，即全面提高人体的免疫功能，并用多种途径排除人体“毒素”，从而达到治疗肿瘤的目的。

在肿瘤的绿色综合治疗方面我们主要突出三个特点：

3.1 绿色治疗

绿色治疗是肿瘤综合治疗的特色，运用的治疗方法没有明显的毒副作用，具有杀伤肿瘤细胞作用，而对正常组织和器官无损害，且能起到免疫、代谢等功能调节作用，能有效地延长患者的生存时间，提高患者的生活质量。这就是我们倡导的“绿色”的原则。

3.2 综合治疗

体现了中医的整体观念，是治疗肿瘤的核心和精髓。在肿瘤的每种治疗方法中，单一的治疗方法难以治疗肿瘤，因为肿瘤的病因和病机很复杂，现阶段的治疗手段主要是针对肿瘤的某一方面，所以在肿瘤的治疗中我们强调综合治疗，也就是将各种治疗方法在辨证的基础上有机地结合在一起，从而起到治疗肿瘤的目的。

3.3 个体化治疗

包括了中医讲的辨证论治。个体化治疗是绿色综合治疗的主要特点，根据不同个体、不同部位、不同病理类型和不同病期的恶性肿瘤，其治疗方法选择有所侧重和不同。

第二节　肿瘤的病因与病机

肿瘤是多种致癌因素综合作用的结果，恶性肿瘤的病因尚未完全了解，多年来通过流行病学的调查、动物实验和临床研究发现，环境与行为对人类恶性肿瘤的发生有重要影响，约80%以上的恶性肿瘤与环境因素有关。包括空气污染、吸烟、放射性物质和化学性物质的损伤、食物营养因素、微量元素缺乏或超标、心理因素、遗传因素等，这些因素导致人体内的毒素积聚于不同的组织和细胞而不能排出，局部组织细胞在基因水平上失去了对其生长的正常调控，导致细胞的异常增生，最终导致癌症的发生。现代研究表明，肿瘤是基因疾病，而且肿瘤的发生是多基因、多步骤突变的结果。可以认为，肿瘤的发生发展转归都跟各种“毒素”有关。毒素既包括外来的有害物质又包括人体自体产生的代谢废物，当这些毒素不能及时完全清除，在体内蓄积就会损伤脏腑功能，破坏机体内环境的平衡，降低免疫功能，气虚血瘀，邪气旺盛，久之成癌。而肿瘤直接威胁人类生命的机理就是降低人体的免疫力，吞噬人体的营养，侵蚀人体的正常组织。其复杂的病因病理一直是肿瘤学家们孜孜不倦研究的课题。

1　肿瘤的现代医学病因病机

1.1 源流

人类对肿瘤病因和发病机制的研究经历了漫长的过程，但对于肿瘤发病机制研究的深入也只有200年的历史。近年来随着科学技术的进步，研究方法和研究技术有了突飞猛进的发展，人类对肿瘤的病因和发病机制的认识有了巨大的发展。化学物质、物理因素、病毒、免疫因素、内分泌等是癌症发生的主要因素，是研究的主要方向。

人类对肿瘤的记载已经有了几千年的历史，在3，500多年前的古代埃及草纸文中已经有了体表肿瘤的最早记录。在肿瘤的病因研究中，1775年英国人Percivall Pott发现扫烟囱工人的阴囊皮肤癌发病率高，而提出了肿瘤的发生与环境因素有关。1918年日本的科学家Yamigiwa和Ichikawa给兔耳长期涂抹煤焦油最终诱发了肿瘤证实这一论点。到1933年成功地分离出了煤焦油中的致癌成分苯丙芘。20世纪60年代大规模的前瞻性研究证实了烟草与肺癌的发生有直接关系，最近20年又证明了烟草与胃癌、前列腺癌等多种癌症有明确的相关性，这一系列的研究成果都为化学物质致癌找到了理论依据。

物理致癌学说起源于很早以前发现长期曝晒的海员皮肤癌发病率较高，直至

1910 年前后 Marie 和 Clunet 等才证实并报告了应用大剂量的 X 线照射可诱发大鼠肿瘤的确切证据。第二次世界大战时，日本长崎和广岛受原子弹爆炸影响的幸存居民中，白血病、肺癌、甲状腺癌和乳腺癌等的发病率明显增高，也证实了物理致癌因素。

病毒在肿瘤学中的研究也已经有了 90 多年的历史。虽然病毒和肿瘤的关系仍然未完全阐明，但是研究证实病毒确实和人类的某些恶性肿瘤的发生有密切的关系。1908 年，埃立曼等人证明鸡白血病可以由不含细胞的滤液中一种因子引起，现已知这种滤过性因子就是病毒。1947 年，克劳德等人在 Rous 肉瘤细胞中观察到一种病毒颗粒，称之为“Rous 肉瘤病毒”，这是经过证实的第一株动物肿瘤病毒。目前已发现 600 多种动物肿瘤病毒，其中 2/3 为 RNA 病毒，1/3 为 DNA 病毒。例如已经发现某些亚型乳头状瘤病毒和疱疹病毒与子宫颈癌的发生相关；乙型肝炎病毒与肝癌的发生相关；EB 病毒与鼻咽癌及某些类型淋巴瘤（Burkitt 淋巴瘤、霍奇金病、NK/T 细胞淋巴瘤）的发生相关。

除病毒外，医学界还发现某些寄生虫也与癌症发生有着一定的相关性，例如日本血吸虫与结肠癌、埃及血吸虫与膀胱癌、中华支睾吸虫与胆管细胞癌等，但其致癌机理尚未阐明。

20 世纪 70 年代，肿瘤学的病理生理研究进入了一个新的时代——分子肿瘤学时代。加利福尼亚大学的 Bishop 和 Varmus 从 Rous 肉瘤病毒中成功的分离出了第一个病毒癌基因 Src，并且在人和动物的正常细胞中也找到了 Src 基因的存在，称之为“前癌基因”或“原癌基因”。1981 年，科学家们从多种人体肿瘤中分离到 Ras 癌基因。至今为止已经先后分离出了 100 多种癌基因。P^{53}是目前发现在人类肿瘤中突变率最高的抑癌基因，在 DNA 修复、细胞凋亡及细胞周期的调控等方面起着非常重要的作用。抑癌基因的发现对于阐明一些具有遗传倾向的肿瘤如乳腺癌和大肠癌的发病机制具有重要意义。

1.2 发病因素

目前已知的引起肿瘤发生的原因非常复杂，既涉及外界因素如化学致癌物质、电离辐射、病毒等多种多样的环境致癌因素，又与机体的遗传特性、免疫功能、激素水平的变化等密切相关。或者说恶性肿瘤是体内外两方面各种因素之间相互作用的最终结果，是多原因、多阶段与多次突变所引起的一类疾病。

1.2.1 物理因素

目前虽然证实了电离辐射可以引起人体各部位发生肿瘤，但据估计其致癌病例数只占总数的 2% ~3%。电离辐射主要包括以短波和高频为特征的电磁波的辐射和电子、质子、中子等的辐射。辐射致癌的机制可能有：染色体或基因的突变；基因表达改变；放射线激活潜伏的致癌病毒等。已经证实的放射线较常引起的肿瘤有：白血病、乳腺癌、甲状腺肿瘤、肺癌、骨肿瘤、皮肤癌、多发性骨髓瘤、淋巴瘤等。且研究表明，在接受较大放射剂量治疗的患者中，致癌的危险性也稍有增加。

各项研究证实了紫外线（ultraviolet rays）与皮肤肿瘤的发生有一定的关系。紫外线照射可引起细胞DNA断裂和DNA－蛋白交联和染色体畸变，紫外线还可抑制皮肤的免疫功能，使突变细胞容易逃脱机体的免疫监视，这些因素使得皮肤鳞癌和基底细胞癌的发生率增加，且还可能与黑色素瘤的发生有所关联。

1.2.2 化学因素

环境中的化学致癌物质的种类非常多，它们的化学性质千差万别，作用机制常不相同，致癌作用的强度相差也异常悬殊，科学家对致癌物质的分类亦各不相同。按照它们的化学性质，主要包括下列一些种类的物质：

烷　化　剂：芥子气、环氧乙烷、氯乙烯、苯、烷化抗癌药物
多环芳香烃：苯丙芘、甲基胆蒽、沥青、煤焦油
芳　香　胺：联苯胺、硝基联苯、乙萘胺等
亚　硝　胺：二乙基亚硝胺、甲基辛基亚硝胺等
重　金　属：铅、汞、镍、铬、砷等
矿　物　类：某些石棉纤维等
药　　　物：某些激素、某些抗癌药物等
生活嗜好物：香烟、槟榔等

大多数化学致癌物进入人体后，需要经过体内代谢活化或生物转化，才能成为具有致癌活性的最终致癌物，方可引起肿瘤发生，这种物质称为间接致癌物。由于机体对致癌物质代谢活化的差别很大，所以有些化学物质对某种动物是致癌的而对人类或另一种动物则没有致癌性。环境中的化学致癌物进入人体的途径很多，其中主要是通过消化道、呼吸道和皮肤接触。而化学致癌物的体内活化引起肿瘤发生的过程，既受环境因素的影响，又受到机体遗传背景的控制。由于人群中个体的基因表型千差万别，从而决定了不同个体对化学致癌物的敏感性有很大的差异。

1.2.3 生物因素

生物致癌包括病毒、霉菌、寄生虫等。其中以病毒与人体肿瘤的发生关系最为密切。

RNA病毒感染机体后，若病毒的遗传信息整合到宿主细胞的染色体中，成为细胞的组成部分，并通过性染色体由亲代垂直传递到子代细胞，这种肿瘤病毒称为内源性的肿瘤病毒。一般情况下由于受到正常细胞的调节控制，病毒多处于静止状态，但当机体受到化学致癌物、射线辐射等因素的作用后，可能激活病毒表达而在体内诱发肿瘤。例如艾滋病病毒就被证实可以引起多种恶性肿瘤的发生，尤其是卡波济肉瘤、B细胞淋巴瘤、口腔和肛门附近的鳞癌等。一般情况下，卡波济肉瘤在正常人群中的发生率仅0.002%，而艾滋病病人发病率可高达1/3。EB病毒（EBV）是一种疱疹病毒，与儿童的Burkitt淋巴瘤和成人的鼻咽癌发生有着直接相关性。鼻咽癌在我国广东、广西等地和东南亚等地的发生率较高。研究发现，鼻咽癌病人的EB病毒IgG/EA和IgA/VCA抗体阳性率高达96%和81.5%，该研究成果已被用于鼻咽癌的血清学诊断。

1.2.4 遗传因素

少数肿瘤如视网膜母细胞瘤、肾母细胞瘤、肾上腺或神经节的神经母细胞瘤具

有明显的遗传性。结肠多发性腺瘤性息肉、神经纤维瘤等亦有相似情况，这与肿瘤基因的单基因遗传有关。不少常见的肿瘤如乳腺癌、食管癌、肝癌、鼻咽癌、白血病、前列腺癌、黑色素瘤等往往有家族聚集现象。现代研究认为对致癌因素的易感性或倾向性可以遗传，而遗传因素与环境因素在肿瘤发生中起着协同作用。此外，染色体的畸变在恶性肿瘤的发生上亦有重要的意义。

1.2.5 免疫因素

大量临床及实验研究都表明机体的免疫状态与肿瘤的发生发展有密切关系。目前认为，肿瘤可产生肿瘤特异性抗原，能引起宿主一系列免疫反应，主要是细胞免疫。T 淋巴细胞、B 细胞、NK 细胞及巨噬细胞在肿瘤免疫中起攻击杀伤肿瘤细胞的作用。当机体免疫功能下降时，其监视识别能力及清除异常细胞能力明显下降，才无法抑制肿瘤细胞的异常增殖。

1.2.6 内分泌因素

内分泌紊乱与某些肿瘤的发生发展也密切相关。例如乳腺癌的发生发展与雌激素水平异常有关。流行病学调查结果显示，某些肿瘤的发生、发展与性别、年龄因素有关，分析其原因可能与机体内分泌激素水平相关。

1.3 发病机制

1.3.1 多因素致病

肿瘤的发生是多步骤的病理过程。肿瘤的恶性表型是多种因素相互作用导致正常细胞恶变的结果，从病理学角度分析其发生发展过程分为癌前期、原位癌及浸润癌三个阶段。

肿瘤的发生过程分为：启动（Initiation）、促进（Promotion）和演进（Progression）三个阶段。三者各有本身的特点，又互相连续逐渐过渡，有一定程度的重叠，没有很截然分明的界限。各种致癌物质可以分为启动剂和促进剂或分为完全致癌物和不完全致癌物。启动剂是指某些化学、物理或生物因子，它们可以直接改变细胞遗传物质 DNA 的成分或结构，一般一次接触即可完成，其作用似无明确的阈剂量，启动剂引起的细胞改变一般是不可逆的。促进剂本身不能诱发肿瘤，只有在启动剂作用后再以促进剂反复作用，方可促使肿瘤发生。促癌物的种类也很多，如某些激素、药物、佛波醇酯（Tetradecanoyl phorbolacetate，TPA）等。有的促癌物只对诱发某种肿瘤起促进作用，而对另一种肿瘤的发生不起作用，例如糖精可促进膀胱癌的发生，但对诱发肝癌不起促进作用；苯巴比妥被证实可促进肝癌的发生，却不会增加膀胱癌的发病率。有些致癌物的作用很强，兼具启动和促进两种作用，单独作用即可致癌，称为完全致癌物，如多环芳香烃、芳香胺、亚硝胺、致癌病毒等；另一些物质作用较弱，只能起到启动或促进作用，称为不完全致癌物。

肿瘤发生过程中，除了各种致癌物的单独作用外，它们还可能互相影响，发生不同的联合效应，例如协同致癌作用，指单独作用时两种物质都是弱致癌物，而同时作用或先后作用时则会显著增强诱发肿瘤的作用；共同致癌作用，指致癌物在某种非致癌物存在的情况下，致癌作用加强；抗致癌作用，即互相拮抗、减弱致癌作用。这些研究成果具有重要的理论意义或潜在的实用意义，例如据此开发利用抗氧化剂维生素 A、维生素 E、硒、茶多酚等抗癌治癌；研发某些激素、花生四烯酸代谢抑制剂、蛋白酶抑制剂等用以预防或减少癌症的发病率。

1.3.2 不同阶段的多环节致病

我们可以通过胃癌的发生发展过程了解癌症多步骤发病复杂性，其发生发展涉及多种癌基因、抑癌基因、生长因子及其受体、细胞黏附因子及 DNA 修复基因等的异常积累。以胃癌的发生发展过程来看，从慢性胃炎→胃黏膜的肠上皮化生→胃良性腺瘤→早期胃癌→晚期胃癌的顺序演变过程中，已知基因不稳定性、染色体不稳定性、端粒酶逆转酶表达所致的永生化参与了胃癌的起始步骤，而从腺瘤发展到早期胃癌、晚期胃癌的过程中均伴有 CD44 异常转录物的出现、P27 的表达下调、cyclinE 基因的过度表达，且伴随着 nm23 基因的表达下调、GF 基因的过度表达、C－erB B_2 扩增,晚期胃癌开始了浸润转移。

2　肿瘤的中医病因病机

2.1　源流

中医学对肿瘤的认识至少可以追溯到距今约 3，500 多年的殷周时期：从殷墟发掘出的甲骨文上已有“瘤”的记载，该字由“疒”及“留”组成，说明了当时对该病已有“留聚不去”的认识，这是我们目前已知的有关中医记载肿瘤最早的文献。此后的许多古籍也间有提及这类疾病，如《周礼》中已记载治疗肿瘤的原则方法。《山海经》这部上古地理著述中也收集有治恶疮、瘿瘤、痈疽、噎食等疾病的植物、动物及矿物药。

《黄帝内经》中对肿瘤的记载丰富，诸如“昔瘤”、“肠覃”、“石瘕”、“膈中”等病症的描述与现代医学中的某些肿瘤相类似，如“噎膈不通，食饮不下”类似现代医学中的食管、贲门肿瘤所造成的梗阻症状。有关此类疾病的病因病机、治法治则等方面的论述，更是给以后的治疗提供指南和依据。

汉代著名医家华佗在《中藏经》中指出：“夫痈疽疮肿之所作也，皆五脏六腑蓄毒不流则生矣，非独因荣卫壅塞而发者也”，提出了“毒”这一深刻的病因思想，类似于现代医学所指局部恶变的概念，表明它不是一般的气血不和所生，而是多种因素逐渐累积后的一种局部恶性质变。晋代葛洪在《肘后备急方》中已注意到肿瘤发生发展有一定过程，晚期体形多羸瘦，类似今之恶病质描述。并提出了一整套相应的治疗措施。此外，当时盛行炼丹术，发明的“红升丹”、“白降丹”之类的药物对肿瘤的治疗起到了不可估量的推动作用，如华佗治疗噎膈反胃方中有丹砂等，“红升丹”甚至可以说是化学药的先驱。

隋代巢元方所著《诸病源候论》开始分门别类记载肿瘤及其所属症状，还专门讨论其病因病机。如将噎膈按其病因分为气、忧、食、劳、思五噎和忧、恚、气、寒、热五膈。唐代《千金要方》和《千金翼方》中，对瘤的分类更趋细致，有：

“瘿瘤”、“骨瘤”、“脂瘤”、“石瘤”、“肉瘤”、“脓瘤”和“血瘤”等记载，此外，还有对诸如今之子宫颈癌、乳腺癌等的详细症状描述。此期的治疗手段与方法也日趋多样丰富。除内服方药外，还出现了手术方法割除疣赘、瘤疾的外科记载，如唐太宗时所编的《晋书》载有用外科手术治疗眼科“大瘤疾”的病例：“初，景帝目有瘤疾，使医割之。”

《外科精要》即提出体表的“疮疡”，并不是单纯的局部的病变，而是关系到人体脏腑气血寒热虚实的变化，所以治疗“疮疡”不能单纯注意局部的攻毒，而要从脏腑气血全局的变化来考虑整体治疗。注意早预防、早发现、早治疗。

金元四大家的学术思想广泛而深刻地影响了肿瘤的中医治疗。如寒凉派的刘河间认为火热致病，当用寒凉药治疗热证。张从正的攻下法能够及时有效减低、缓解恶疾的侵蚀作用，从而对许多特定时期的恶性疾患具有很高的疗效。李东垣提出用“养正积自消”的“补脾益胃”法，“扶正固本”不但能提高患者的生存质量，还能延长病人平均生存时间。朱丹溪提出了“痰”与发病的相关性，提出“凡人身上中下有块者多是痰也”；“痰之为物，随气升降，无处不到”；“凡人身中有结核不痛不仁，不作脓者，皆痰注也”。

明清医家对肿瘤的病因、病机、辨证治疗均有更多的论述。认为肿瘤的形成与气滞、痰湿、瘀血、毒邪有关，是“积聚之病”，所以使用攻、消、补、散法治疗肿瘤。肿瘤虽然表现在局部病灶，但却是全身性病变的一种表现。在整体观念指导下，既重视体表疾患的局部表现，又重视患者机体的内在变化；既重视手术，病灶的消除，又重视机体抗病能力的增强。既有内服药物，也用外敷药、手术切除、烧灼术等方法治疗。如用商陆捣盐外敷以治疗石疽，用大蟾蜍敷贴治疗恶核。陈实功用烧灼止血法治疗唇癌：“割治后，急用金银烙铁，在艾火内烧红，烫之。”中医学的整体观念在对肿瘤的外科治疗方面有很重要的作用。

2.2“毒邪”是肿瘤发生的主要外在因素

肿瘤是全身性疾病，不是局限性疾病，是全身性疾病的局部表现。肿瘤无论发生在任何组织和器官，都不外是由于寒暑变迁，居住环境，起居不慎，饮食失节，负重跌扑，忧思忿怒等原因而影响体内气血运行，升降失司所致气滞不畅，血瘀脉阻，脏腑功能失调所致。我们认为毒邪是肿瘤发生过程中最重要的环节，是肿瘤发生的始动力。毒邪包括外来之毒和内生之毒，外来毒邪指外感风寒暑湿燥火六淫之邪，内生之毒指七情内伤、饮食劳伤、脏腑功能失调多种病因致机体阴阳失调，经络气血运行不畅，产生水湿痰瘀之毒邪。

毒邪致病初期可以不出现典型的临床症状，也可无明显的阴阳寒热虚实。人体感染毒邪后，因毒邪的种类和人体正气的强弱不同，机体可处于亚健康状态和疾病的前驱状态。亚健康状态和疾病的前驱状态是两种介于健康与疾病之间的状态，亚健康状态处在健康与疾病状态之间而稍偏离于健康，具有可逆性，疾病前驱状态是向疾病状态发展的前奏。毒邪存在于体内，就是破坏机体的健康状态，向着疾病的方向发展。如毒邪侵入肝脏后，会使肝脏的生理功能受到影响，但可以不出现临床症状，仅是在临床体检的时候发现肝功能的某些指标不正常，当合并有其他疾病或者劳累过度时才会出现黄疸胁痛等临床表现。毒邪致病也可无明显的阴阳属性，在侵入机体不出现症状的阶段，机体的阴阳寒热虚实是处于平衡状态，如无症状性乙肝的病人并不表现为阴阳寒热虚实的偏盛偏衰，而使机体处于正常的阴阳协调状态。毒邪侵入机体后耗伤机体的正气，损伤五脏六腑，是一个缓慢的病理过程，何时表现为寒热阴阳的偏盛偏衰主要取决于机体的正气和人体的阴阳属性，《医宗金鉴》曰："盖以人之形有厚薄，气有盛衰，脏有寒热，所受之邪，每从其人之脏气而化，故生病各异也。是以或从虚化，或从实化，或从寒化，或从热化。"

毒邪致病可以出现瘀血、肿块、痰液等病理产物。不同的毒邪作用于五脏六腑。在肿瘤的发生过程中，各种毒邪相互作用于机体，使机体的正气亏虚，脏腑的功能受到损伤，久之则导致瘀血，出现肿块，而瘀血、肿块作为内源性毒邪必然会加重机体的损伤，使病情恶化，出现脏腑气血津液衰竭的危重证候。

毒邪致病具有顽固性迁延难愈的特点。毒邪具有病情顽固，易于反复；常规辨证，难以奏效；病期冗长，病位深痼等证候特点。毒邪内伏，营卫失和，气血亏虚，脏腑败伤，其病多深重难愈，后遗变证蜂起，治疗难度较大。毒邪侵入机体后，常常潜伏于脏腑，与脏腑交织在一起，缓慢地损伤脏腑的阴阳气血，所以用一般的治疗方法并不能够收到明显的治疗效果。

2.3"正气不足"是肿瘤发生的内在因素

中医认为"邪之所凑，其气必虚"；"正气存内，邪不可干"。恶性肿瘤的发生发展与机体的正气不足密切相关。正气不足贯穿在恶性肿瘤的始终，当六淫、七情侵袭机体，浊邪停聚时，若机体正气盛，能祛邪外出，则癌毒不得产生，或即使产生，也能及时清除，使消散于无形；若正气亏虚，阴阳失调，不能及时地祛邪外出，致使浊邪长期停滞于体内时，才能酿生癌瘤。因而，正气不足是恶性肿瘤发生发展的内在条件。李中梓《医宗必读》所曰"积之成者，正气不足而后邪气踞之"。现代医学认为，人体免疫系统是中医理论中"正气"的一部分，"正气"旺盛则人体免疫力强，正气虚则免疫力低下。人体免疫系统有免疫监视作用，当机体正常细胞发生突变时，免疫活性细胞能及时地识别并加以清除，当机体免疫功能缺陷或减弱时，免疫监视功能失调，不能消灭体内连续发生的突变细胞而有利于肿瘤生长。目前，肿瘤免疫学已经证实，癌症患者有免疫功能紊乱，特别是T淋巴细胞、NK细胞功能低下。肿瘤患者之正气不足既有生理上的因素，又有病理方面的原因。癌症患者以中老年居多，经言："人过四十而阳气自半"。中老年后，肾气渐亏，脏腑功能进入自然衰退阶段，正气因之而日渐不足。而长期情志失调、忧思焦虑、抑郁不乐，不仅能使气机失畅，日久还会影响阳气的振奋，损伤肝脾，中焦不运，生化乏源；至于饮食不当，劳欲太过等均能损伤脾胃，使正气虚弱。

正虚不仅是肿瘤产生的前提，而且决定着癌症发展及转归。患癌症之后若能得到积极的治疗，特别是在经过手术切除癌肿之后，及时地予以扶正治疗，使正气强盛，对限制癌毒的扩散，改善生存质量，延长生存期有着明显的疗效，甚至有因之治愈者。恶性肿瘤是本虚标实疾患。在病理因素上除癌毒外，瘀滞痰湿也是很重要的病理产物。然而，在众多标本矛盾中，癌毒侵袭，消亡正气，正气亏虚，癌毒益猖。因而，从某种意义上来说，恶性肿瘤的本质就是癌毒肆虐和正气日亏的过程。在临床实践中，因癌肿发生部位的不同，受损脏腑的差异，正虚邪实的缓急，在病机症候上又表现出其复杂性和多样化。

2.4“本虚标实”是肿瘤发生、发展的病理特点

肿瘤中医学病因为外感邪毒，情志抑郁，饮食失调（不洁），加之脏腑虚损，正气虚弱，气血不足，阴阳失调，痰浊、血瘀、热毒相互搏结，日久而成。在肿瘤的整个发病过程中，正气虚弱，阴阳失调是发病的根本，外感邪毒、情志失调、饮食不调（洁）、邪毒、痰瘀凝聚是肿瘤发病的诱因，“本虚标实”是肿瘤发生、发展的病理机制。所谓“正气存内，邪不可干”；“壮人无积，虚则有之”。正气虚弱易引邪内犯，反之，本虚标实，相互搏结日久，更伤正气。临床表现为气虚的乏力、倦怠；血虚的头晕肢麻；阴虚的胁肋隐痛、盗汗、目干、腰酸及阳虚的畏寒、便溏。特别是在病变后期，气血阴阳极度衰弱，痰浊、湿聚、气滞血瘀、热毒互结，虚实夹杂，变证多端。扶正则碍祛邪，祛邪又恐伤正。人体正常的阴阳互根、互用关系遭到破坏，导致孤阴不生，独阳不长，甚则“阴阳离绝，精气乃绝”，都会加重肿瘤的症状和加速肿瘤转移的速度。

肿瘤的临床辨证论治原则要根据其相应证型变化而制定。初期邪盛而正虚不甚时，以祛邪为主，兼以扶正，用药多以扶正攻毒，活血化瘀，软坚散结为主，随着病情发展，邪盛正虚明显时，治疗时扶正祛邪，攻补兼施；与病情发展到气血虚弱，肝肾阴虚，阴阳虚衰阶段，则以扶正为主，兼以祛邪。扶正祛邪相互为用，相辅相成，扶正有助于机体抵御和祛除病邪，祛邪能够排除病邪的侵犯和干扰，使邪去正安，有利于正气的保持和恢复。用现代医学的观点就是恢复机体的免疫功能，增强抗肿瘤能力。

整体观念与辨证施治是中医理论体系的两大基本特点。人体是一个有机的整体，构成人体的各个组织之间，结构上相互联系，功能上相互为用，病理上相互影响。在辨证与辨病基础上采用多因素的综合疗法，扶正化瘀、软坚消积、化痰解毒等方法联合应用，对于认识和防治肿瘤的发生、发展、恶化、转移有着重要的意义。

第三节　肿瘤绿色综合疗法的治疗原则

根据对肿瘤病因、病机的分析与临床实践总结，肿瘤的综合治疗应从排毒、提高免疫力及增强营养这三个方面着手。

1　“排毒”是祛邪的重要途径

研究表明，“毒邪”是肿瘤发生的外因，即使我们杀死了体内的肿瘤细胞，但只要诱发肿瘤的“毒素”没有排除体外，肿瘤还会再复发，所以肿瘤治疗的核心之一是排毒。如上所述肿瘤的发生发展转归都跟“毒素”有关。中医认为，毒邪包括外来之毒和内生之毒，外来毒邪如风、寒、暑、湿、燥、火、六淫之毒邪，内生之毒如七情内伤、饮食劳伤所致的水湿痰瘀之毒邪。现代研究发现肿瘤的发生与体内某些重金属如铅、汞、镉、砷等超标有关，与某些微量元素（铁、锌、硒等）缺乏也有关。现代科学证实，螯合疗法、排毒方案，能促进体内各种“有毒”物质的代谢排出；同时，补充所缺少的微量元素，为患者提供各种治疗方法及通过各种途径，将体内积累的毒素排出体外。排毒疗法是肿瘤治疗的重大进展，以抗坏血酸钠（维生素 C）为代表的抗氧化剂既有直接杀肿瘤细胞的作用，又能排除肿瘤坏死因子、炎性细胞因子、自由基等毒素，且对正常细胞无损伤。

人体排出毒素的途径包括大小便、皮肤、五窍、心理等，而排毒的方式也有很多，如用中药促使患者排汗、呕吐、腹泻、利尿等方法排毒，还有现代的个体化螯合排毒疗法、热疗等手段。

2 提高免疫力、扶正固本是治疗肿瘤的基本原则

中医认为肿瘤的形成和发展，是机体内正气与邪气相互斗争的过程，先正气不足，而后邪气踞之所致。即“正气存内，邪不可干”；“邪之所凑，其气必虚”。现代免疫学认为，当人体的免疫防御机能下降时，对于异常增殖的细胞（癌细胞）不能及时被识别、清除，才导致了肿瘤的侵犯。由于肿瘤的发生与机体的“正气不足”、“免疫力低下”有着密切的关系，所以只有免疫力提高了，才能配合其他方法控制并增强清除体内肿瘤细胞的能力。这是治疗肿瘤的根本也是最重要的治疗原则和方法。

中医学认为“正气存内，邪不可干”；“邪之所凑，其气必虚”。这说明疾病的发生与人体的抵抗力密切相关。人类疾病种类繁多，病理机制千差万别，但用现代医学的观点来看，伴有免疫功能改变的疾病不乏其中。在中医漫长的发展历程中，中药一直是最主要的治疗手段。几千年来，中药在治疗许多与免疫相关的疾病中发挥重要作用。

现代免疫学认为，免疫力就是人体对各种疾病的抵抗能力，抵抗力来自体内的免疫系统，健全的免疫系统有三大功能：防御功能、稳定功能、监控功能。

病人的免疫功能好坏不但决定是否患肿瘤，并且决定肿瘤发展的快慢，据有关资料统计：人体内一个癌细胞变成原位癌一般需要 2 ~ 10 年时间，这时间差异取决于病人的免疫功能状态，如果病人一旦发生肿瘤即进入肿瘤发展和免疫功能降低相互促进的恶性循环状态，并由此引起病人的内环境平衡失调，各器官功能衰竭，最后发生一系列并发症而死亡。

对肿瘤病人只有进行免疫治疗才能有效地打破病人恶性循环状态。对于肿瘤病人而言，免疫治疗是扶正、祛邪、固本的非常必要的内因基础治疗，其治疗的时间越久越好。

3 营养支持是提高肿瘤疗效的保障

癌症的发展很大因素与营养状况密切相关。癌细胞的快速繁殖掠去了机体大部分的营养，使正常的细胞组织得不到足够的养分补充，使得每个癌症患者都存在营养缺乏问题，尤其到晚期患者表现为恶病质、重度营养不良，这常是导致肿瘤患者最终死亡的重要原因之一。因此，要维系肿瘤患者的生命就一定要给予充足的营养，这在肿瘤治疗学中占有重要地位。营养不足又会影响到其他治疗方法的疗效。营养支持（口服及静脉营养）包括现代的营养学和中医的食疗。中医有云“药补不如食补，食疗胜似药疗”，营养饮食或药膳提供给人体所需 99% 以上的必需养分，如果能合理调配营养，就可以有效地保证肿瘤病人所需，提高其生存率和生存质量。

第四节 肿瘤绿色综合疗法的治疗作用

肿瘤绿色综合疗法，不同于传统手术、化疗和放疗的肿瘤综合治疗方法。传统的综合治疗主要是放疗与化疗的联合或是手术与放疗、化疗的结合，由于其固有的局限性，所以在疗效上虽然有所提高，但相应的毒副作用也更大了，且达不到彻底治愈的目的，而是带毒治疗。而绿色综合疗法是采用无毒副作用的多种治疗手段、多学科的综合运用，突出了综合治疗的特色与优势，吸取了中西医各自的长处。绿色综合疗法，除强调综合治疗，更提倡绿色、提倡以人为本，最大限度地减轻癌症患者的痛苦，提高生存质量，延长生存期。各种疗法有机地结合在一起，增强对肿瘤细胞的杀伤力，并能全面提高人体的免疫功能，防止肿瘤复发、扩散和转移。

1 具有杀伤癌细胞，抑制肿瘤生长作用

肿瘤绿色综合疗法如三氧、热疗、排毒、中医中药等，均有明显的杀伤肿瘤细胞作用。例如三氧的抗肿瘤作用主要有以下几方面，三氧及其活性代谢产物诱导人体产生细胞。

杀伤性 T 淋巴细胞（cytotoxic T lymphocyte，CTL）及自然杀伤细胞（natural killer cell，NK）能发挥免疫杀伤作用；三氧具有免疫诱导作用，传递信息并激活其他免疫活性细胞；三氧还可以诱导产生多种细胞因子，如各种内源性干扰素（IFN－α、IFN－β、IFN－γ）、白细胞介素、肿瘤坏死因子（TNF－α）等，最终杀灭肿瘤细胞。而热疗可通过高温直接杀伤癌细胞，当全身加热温度达到 41°C 时，局部肿瘤组织温度即可达到 45°C 以上，短时间的持续高温就会使癌细胞凋亡，而正常细胞却能存活，达到抗肿瘤疗效。排毒疗法则是通过应用大剂量维生素 C，在杀伤肿瘤

细胞的同时，能把人体中有害的超标的重金属毒素排出体外。中医中药、针灸、气功等是通过扶正祛邪、调动人体自身抗肿瘤能力，具有双向调整人体的免疫功能，达到免疫平衡，从而发挥抗肿瘤效应。

2 对手术、放疗、化疗具有减毒增效作用

肿瘤绿色综合疗法除了单独使用具有提高免疫力抗肿瘤作用外，还对放疗、化疗具有明显的减毒增效作用。传统的治疗方法如手术、放疗、化疗在治病的同时有其不可避免的毒副作用，如手术后的粘连、对脏器功能的损伤、放疗及化疗后的胃肠道反应、骨髓抑制等。所以在使用时，一定要注意加强营养、提高免疫力，并积极排毒，防止转移或复发，尽量降低其毒副作用，延长患者的生命和增加生存的机会。肿瘤绿色综合疗法的优势就在于杀伤肿瘤细胞的同时，不但不损伤机体的正常组织，而且能显著提高免疫功能，促进脏腑功能恢复，改善肿瘤病人的全身状况，调节内环境的平衡。因此，在放疗或化疗的同时配合绿色综合疗法，既可减轻放疗、化疗的毒副反应，又可拮抗放疗、化疗对免疫的抑制作用。另外，在增效作用方面，大量的临床实践及实验研究已证实，热疗、中医中药等方法可以明显增强放疗、化疗的疗效，而且在放疗、化疗的同时，使用这些增敏绿色疗法可以减少化疗药物的剂量及放射量，并可减少放疗、化疗的疗程，增强放疗、化疗对癌细胞的杀伤能力，抑制肿瘤生长，更好地发挥其抗肿瘤疗效，同时也相应减少了其毒副作用。所以说绿色综合疗法是手术、放疗、化疗副作用与毒性反应的“减毒增效剂”。

3 预防肿瘤复发及转移，提高有效率

由于恶性肿瘤是全身疾病在局部的体现，所以在治疗肿瘤局部的同时，一定要重视全身整体功能的调整与治疗。这是肿瘤康复、预防复发及转移的根本。尤其是对早期手术后的肿瘤病人或经过放疗及化疗短期内病情控制后，为防止复发或转移，必须进一步消灭体内残余癌灶，排毒、清除肿瘤的诱因，提高机体免疫力，从而提高肿瘤治愈率。绿色综合疗法在肿瘤病人整体康复及提高免疫力等方面发挥着重要的作用。如排毒、热疗、三氧、中医中药、针灸、气功等绿色综合疗法，能够排出体内毒素，提高细胞免疫功能及调节体液免疫功能，如显著增强 NK 细胞、LAK 细胞及巨噬细胞的活性，提高淋巴细胞转换率等，全面提高机体的免疫监视功能，充分体现中医的整体观念，扶正培元，促进脏腑功能的恢复，调整阴阳平衡，彻底消灭体内残余的癌细胞，预防肿瘤的复发及转移，真正达到治疗肿瘤的目的。

4 提高晚期癌症患者的生存质量，延长生存期

由于肿瘤病人的病情进展极快，使得肿瘤病人生活在死亡的阴影当中，且肿瘤

本身引起的疼痛、便秘、咳嗽、甚至不能进食，或者是手术、放疗、化疗后引起的毒副作用如脱发、恶心、呕吐、严重的免疫力低下而反复感染等，给患者带来了无尽的痛苦。所以在治疗肿瘤的同时，一定要控制这些并发症，提高患者的生存质量。肿瘤绿色综合疗法在改善上述症状方面有着不可替代的作用，如针灸、三氧等疗法在止痛方面的作用，中医中药在改善咳嗽、消化道症状方面的作用等，均显示出绿色综合疗法在改善肿瘤病人的临床症状、提高生存质量、延长生存期等方面的巨大优势。所以对已经不能手术或不能承受放疗、化疗的病人及仅能做减瘤性、姑息性放疗、化疗的晚期肿瘤病人，绿色综合疗法可发挥重要作用。

第五节　肿瘤绿色综合疗法的治疗优势

由于恶性肿瘤具有浸润式快速生长、容易转移和复发等特点，故单靠一种治疗手段，要想治疗肿瘤又兼顾患者的生存质量，往往是十分困难的。因此，必须找到最佳治疗模式以最大限度地提高病人的生存率、生存质量并降低治疗费用。绿色综合疗法在增强疗效、减少毒副反应、延长生存期、提高生存质量以及降低治疗费用方面显示了其独特的优越性。

肿瘤绿色综合疗法的治疗优势有以下几点：

1　创伤小、毒性小

这是绿色综合疗法最大的优点，无论是热疗、排毒螯合、三氧治疗，还是中医中药、营养治疗、医疗气功、心理治疗、针灸等，首先注重的就是保护机体的免疫功能，避免引起机体的创伤和毒素在体内的蓄积。即使是腹部恶性肿瘤需要进行热腹灌化疗，其毒性也远远比全身化疗小。某些情况下避免了开腹手术造成的创伤和痛苦。而大剂量抗坏血酸钠已经证实有细胞毒的作用，但没有化疗的严重毒性反应。

2　选择性好、可重复治疗

绿色综合疗法中的局部热疗和三氧局部治疗，其主要攻击目标是肿瘤组织，对周边的正常组织无明显损伤，这种选择性杀伤治疗是不能与其他常规手段相比的。由于肿瘤细胞对热疗、排毒、三氧等治疗无耐药性，病人也不会因多次绿色综合治疗的疗程而增加毒性反应，相比化疗、放疗而言，有较佳的重复治疗可能。

3　抗癌谱广、优势互补

绿色综合疗法不但对不同细胞类型的癌组织有效，而且对肿瘤的不同分期也都可以运用，故绝大多数肿瘤均适用，而化疗、放疗对不同细胞类型的癌组织有不同的敏感性，应用受到限制。

4 有效的姑息性治疗手段

对晚期肿瘤患者，或因高龄、心肺肝肾功能不全、血液或凝血机制障碍等疾病而不能接受手术及放化疗的肿瘤患者，绿色综合疗法是一种有效的姑息性治疗手段，既可以减轻病人的痛苦，提高生活质量，也可以延长其生命。

5 增敏减毒作用

对某些肿瘤，先进行外科切除，再施以绿色综合疗法，可进一步消灭残留的癌细胞，减少复发机会；对另一些肿瘤，则先做绿色综合治疗，使肿瘤缩小后再切除，可提高手术的成功率，延长患者生存期。对于有明确放化疗适应证的病人，如鼻咽癌、小细胞肺癌、绒癌、恶性淋巴瘤等，在进行放化疗的同时，给予绿色综合治疗，可以起到增敏减毒的效果。

6 清除隐性癌病灶

临床上有些肿瘤，如乳腺癌、膀胱癌等，在主病灶外有许多散在的肉眼看不见的微小病灶，常规手段只能去除主病灶，对隐性病灶或癌细胞无能为力，但用绿色综合疗法，采取全身高温热疗、三氧体外循环、大剂量抗坏血酸钠、中医中药等，可将微小病灶或癌细胞清除。

7 降低治疗费用

恶性肿瘤的治疗是一个漫长的过程，所需的费用也是巨大的。新的化疗药物不断推出，有些化疗药物一个疗程就需要数十万之巨，如果加上由于化疗而引起的骨髓抑制、肝肾功能损害的治疗，其医疗费用往往超出了病人的负担，这也是很多病人放弃化疗的原因之一。肿瘤绿色综合疗法因其创伤小、毒副作用低、可重复治疗而不导致耐药性，更容易被病人所接受，所以可以有效降低总体的治疗费用。

第六节 肿瘤绿色综合疗法的治疗内涵

肿瘤绿色综合疗法的核心内容是多种“绿色”疗法的“综合”运用，其主要治疗方法包括中医中药治疗、排毒治疗、热疗、三氧治疗、针灸治疗、药膳营养治疗、心理治疗、医疗气功、音乐治疗等，每种治疗方法都有其适应证和独特的疗效，经过我们长期的临床实践和实验研究，认为绿色综合疗法的重点在于根据不同的病情选择最佳的综合治疗方式。

1 中医中药治疗

中医认为肿瘤是一种全身性疾病的局部表现，是虚实夹杂之证，在治疗时强调双向调节、整体调节、自我调节和功能调节，尤其在于扶正祛邪，固本培元。中医根据辨证施治，针对不同的病人运用活血化瘀、清热解毒、扶正祛邪、以毒攻毒等多种方法，采用“同病异治，异病同治”的原则，以达到标本兼治，消灭肿瘤的目的。中药不但有抗肿瘤作用，而且在对放疗、化疗减毒、缓解症状、免疫调节、提高生存质量等方面的作用也是明显的。

2 排毒治疗

螯合排毒疗法是绿色综合治疗学的重要组成部分，主要是使用以依地酸二钠（EDTA）、维生素C和维生素B_{17}为代表的螯合排毒药物，清除机体内过多的致癌重金属砷、镉、铬、铅、汞等，排除体内自由基和代谢毒物，且具有直接杀灭肿瘤细胞的效果，同时可以增强手术、化疗、放疗的疗效，减轻其毒副作用。

3 热疗

利用癌细胞群的血运较为特殊、毛细血管脆弱、散热能力差的原理，运用现代医疗科技及重症监护室（ICU）技术对恶性肿瘤进行加温以达到治疗目的的方法称为肿瘤热疗。热疗可以直接杀死癌细胞，还可以提高放疗、化疗的疗效，增强机体的免疫能力，并使毛孔扩张、出汗，促进机体排毒，对减少肿瘤复发甚至预防肿瘤都有着重要价值。

4 三氧治疗

现代研究表明，癌细胞对过氧化氢敏感，三氧和过氧化氢可以降低癌细胞的代谢水平，从而使肿瘤的生长受到抑制。而且三氧及其代谢产物具有免疫杀伤作用及免疫诱导作用，利用人体自身的免疫机能来攻击和消灭肿瘤细胞。

5 针灸

针灸学是传统中医学的重要组成部分。除针刺外还可以结合灸法、耳穴全息疗法、穴位注射疗法等，以疏通经络、补益气血，从整体上调节各脏腑功能，提高机体的免疫能力，针灸对免疫功能的调节可以从病因、病理方面防治肿瘤的发生、发展，是肿瘤免疫治疗中的一种极有前途的治疗方法。针灸还可以镇痛、止呕、镇静安眠，对症处理可以取得立竿见影之效，以解决肿瘤患者痛苦，提高生存质量。经过临床验证总结，我们针对每一种肿瘤制定了不同的穴位针灸方案，而且根据肿瘤早、中、晚期的不同阶段对每一个病人进行辨证取穴，就像中药处方一样，根据病情选择病症相符的治疗方案。

6　药膳营养治疗

恶性肿瘤患者的营养不良发生率可达100%，有5%～25%的恶性肿瘤患者直接死于营养不良，而非肿瘤本身。营养不良与患者的生活质量和活动能力下降、肿瘤对治疗的应答性下降、机体不良反应增加，以及生存时间缩短相关。营养与肿瘤的发生发展密切相关，及时充足的营养治疗是取得最终良好疗效的必要保障。而中国传统的药膳不仅可以补充营养，而且可以发挥中药的治疗作用以协助抗癌。

7　心理治疗

肿瘤患者及家属往往不同程度地存在心理障碍，比如压抑、悲观、焦虑不安等，这些消极的情绪往往影响治疗效果及预后。所以在临床中，要对肿瘤患者进行心理评估、心理疏导或音乐疗法，给患者不断的关爱与呵护，引导患者树立乐观积极的人生态度，协助患者排解“心忧”，并教育家属理解、信任和配合医生的治疗，使治疗事半功倍。

8　医疗气功、音乐治疗等

修习气功通过调息运气，祛除杂念，内外合一，使机体达到一种阴阳平衡，提高免疫力。气功也可以调动人体的自愈能力，调整人的心理状态，加强患者的抗病信心，协助排毒。运动疗法、音乐疗法、推拿按摩、辟谷疗法等是传统的自然疗法，是非药物的纯自然的治疗手段，无论是何种类型的肿瘤病人、无论在肿瘤的哪一期均可使用，都可以协助固本培元，通调气血。

综上所述，绿色综合治疗作为一项创新技术，如何发挥其巨大作用，还有待人们的不断认识和反复实践。但目前至少可以说，它已经显示出广阔的应用前景。在许多情况下，它已经成为或正在成为肿瘤的主要治疗手段，而在另一些情况下可作为肿瘤辅助治疗手段或姑息治疗手段。

参考文献

[1] Edelman M. J. , Gandara D. R. , Roach M. , et al. Multimodality Therapy in Stage Ⅲ Non - small Cell Lung, Cancer. Ann Thorac Surg, 1996, 61: 1564.

[2] 曾益新 . 肿瘤学 . 北京：人民卫生出版社 . 2003.

[3] 杨惠玲，潘景轩，吴伟康 . 高级病理生理学 . 北京：科学出版社，2006.

[4] Vogelstein B. , Kinzler K. W. . The multistep nature of cancer. Trends Genet, 1993, 9: 138.

[5] 李桂源 . 肿瘤学基础 . 长沙：湖南医科大学出版社，1996.

[6] Yasui W. , Yokozaki H. , Fujimoto J. , et al. Genetic and epigenetic alterations in multistep carcinogenesis of the stomach. J Gastroenterol, 2000, 35: 111.

[7] Ponder B. A. J. . Cancer genetics. Nature, 2001, 411: 336.

[8] DeVita V. T. Jr, Hellman S. , Rosenberg S. A. . Cancer: Principles and Practice of Oncology Sixth Edition. Lippincott williams & wilkins, Philadelphia, 2001.

[9] 彭磷基 . 肿瘤新疗法绿色综合治疗 . 现代医院 . 2006，6（12）：3.

第二章
肿瘤的中医中药治疗

第一节　常见肿瘤的中医中药研究现状

1　理论基础研究

常见肿瘤的基础实验研究较早起于1965年，当时北京中医研究所在全国肿瘤学术会议上报告了斑蝥及红娘子动物试验及临床应用的效果。报告引起了国内医界的重视。上世纪80年代后期，上海医科大学肿瘤医院研究了健脾理气药物对肝癌细胞动力学、雌激素受体及肝癌前期病变的药理作用。实验选用裸鼠接种人肝癌，在流式细胞仪中，发现癌细胞增殖指数降低。在诱发大鼠肝癌的实验中，发现健脾理气中药可减少肝癌发生率，对雌激素受体影响不大。上世纪90年代初上海中医学院（现上海中医药大学）附属龙华医院进行了健脾为主中药对实验动物胃癌的预防作用的研究。实验结果提示，健脾为主辅以清热解毒、软坚散结化痰的中药方剂及其拆方，可以降低胃癌发病率。

中国中医科学院广安门医院研制的“健脾益肾方”，经动物实验研究证实：该方可减轻化疗的毒性反应，明显降低化疗中荷瘤小鼠死亡率，保护骨髓有核细胞与多能造血干细胞，提高免疫系统与肾上腺皮质功能，对化疗药的抑瘤效应起增效作用，能抑制癌细胞的血行与淋巴转移，明显延长荷瘤小鼠的生存时间。

浙江省中医院进行了中药薏苡仁治疗癌症的研究。薏苡仁治疗癌症的主要有效成分为薏苡仁酯。实验研究显示：将中药制成静注乳剂，可直接抑制癌细胞。该乳剂对多种实验动物的肺癌、肝癌、结肠癌等具有显著抑制作用，该酯类制剂能提供8倍于10%葡萄糖输液的高能营养，能显著提高机体免疫力。急性长期毒性试验和致畸、致突变等试验结果显示长期、大量使用未见明显毒副作用。

青蒿琥酯是从中药青蒿中提取的抗肿瘤药物，体内外实验研究表明，青蒿琥酯抗肿瘤机理与其对肿瘤细胞株有直接杀伤作用，或与诱导细胞凋亡有关，还可能与其抑制肿瘤组织血管生成等有关。诱导肿瘤组织细胞凋亡的分子机制是通过p53非依赖性途径，与调节bcl－2基因下调、影响拓扑异构酶活性等有关。青蒿琥酯静脉注射、肌肉注射，对小鼠肝癌、鼻咽癌等有肯定的抑瘤作用，其有效剂量和给药方式在不同研究中各不相同，还需进一步研究以确定其最佳给药方式和剂量。

2　常见临床证型研究

肿瘤在某一特定发展时期的中医证型亦有其特点，这些证型反映了机体内部阴阳气血失调的状态及程度，也反映了机体内环境失调的性质、部位及程度。癌症患者的中医证型往往反映准确的辨证，指导药物的合理选择，为制定肿瘤的治疗方案提供更全面、更准确的依据。恶性肿瘤是一类复杂的疾病，是全身性疾病在局部的表现，除了解剖部位、病理类型、细胞学等现代医学的诊断外，还要结合自身生理、病理变化，在不同病期、不同阶段所表现不同的证型，诸如各种虚证、气滞、血瘀、痰凝、热毒等。在应用手术、放疗、化疗等攻伐疗法的过程中或其前后，再根据不同的证型表现进行辨证施治，局部与整体治疗相结合，针对性强，疗法全面，效果明显提高。由于各种肿瘤所造成的病理损伤因人而异、因病而异，故临床上应根据中医辨证论治的理论，首先掌握各种癌症“证”的表现规律，即临床上这种癌症大致能有几种不同的证候类型（辨证分型），以及诸证型之间的内在联系。这些证型是在疾病过程中患者体内病理生理、生物化学以及病理形态变化的综合反映，在同一疾病的不同阶段中，这些变化也是不同的，因而证型也是随着病程而变的。中医治病强调整体观念，重视对患者的生理功能的宏观调节，在辨证的基础上因人而异制定中医治疗法则。运用中医药的目的是改善机体的内环境，使之朝着不利于肿瘤复发、转移的方向发展。

近年来，一些学者在肿瘤证型研究中发现，某些生化指标只与某些证型有关，而与癌症病人的病理类型无关。如血清胃泌素测定显示，其在“脾虚证”及气血双亏等虚证时低下，而在气滞血瘀等实证时并不降低，甚至在痰湿证时其值升高，而其血中含量与胃癌、肠癌、肺癌、乳癌等病种无关，说明中医证型与其生理生化有密切的关系，也证明中医辨证分型的重要意义。

2.1 气虚血瘀证

北京肿瘤防治研究所对中晚期病人的证型进行研究，发现气虚血瘀是导致肿瘤复发、转移的重要病理因素。也就是说，癌症患者的气虚血瘀状态是一种利于肿瘤复发、转移的体内环境，因此，消除这种内环境，有可能抑制肿瘤的复发及转移。进一步研究表明，益气活血法不仅能在宏观上改善患者的气虚血瘀症状，而且在微观上改善与肿瘤复发转移密切相关的血液高凝状态及免疫抑制状态，提高肿瘤病人带瘤生存时间及生活质量。

2.2 气滞血瘀证

本证多见于原发性肝癌、中晚期肺癌、中晚期食道癌等。临床表现为胸胁胀闷，性情急躁，胁下出现痞块，刺痛拒按，痛有定处，入夜更剧，可扪及肿物包块，爪甲黑紫，舌质暗或见紫斑、瘀点，脉涩等。本证为气机郁滞，血行瘀阻。以痛有定处，可扪及肿物包块，或肝脏经脉走行的部位出现疼痛痞块，或舌质暗或见瘀点瘀斑为特点。其治疗主要应用理气活血、化瘀消积、疏通经络、软坚散结而达到祛瘀止痛，消除肿块，恢复正常气血运行的作用。对瘀血引起的发热、瘀血阻络引起的出血、血瘀经络所致的疼痛等症，可分别结合清热活血、活血止血、化瘀止痛诸法治疗。

2.3 气血亏虚证

本证多见于中晚期消化道肿瘤、恶性胸腹腔积液、晚期肺癌并咯血、晚期恶性淋巴瘤骨髓受侵者。亦可见肿瘤病人因手术、放化疗而使气阴两伤者。本证以气虚与血虚的证候共见为审证依据。治疗应补气养血兼治才是妙法。同时除掌握气血两虚的证候外，必须密切联系脏腑，寻找原发病，以揭示病变本质，这样才有实际意义。

2.4 阴虚火旺证

本证多见于癌症骨转移，尤以晚期肺癌及晚期肝癌或放疗、化疗后为多见。本证阴虚则阳胜，水不制火，发热并见阴虚火旺的症状为辨证要点，临床一般采用滋阴清热为基本法门。近年来对本证进行了现代研究，认为阴虚火旺可能与下丘脑－交感－肾上腺髓质轴机能活动的增强或肝脏灭活的功能增强有关。

2.5 气虚阴虚夹痰夹瘀证

研究表明：痰（痰热、痰湿）、瘀为非小细胞肺癌主要病因病机，痰证、瘀血证可能为肺癌特异证候。手术后痰热瘀毒仍存在，并出现气虚阴虚证候，提示对非小细胞肺癌术后患者，特别是老年患者，仍予中药化痰祛瘀、益气养阴治疗。

2.6 阳虚水泛证

本证多见于中晚期癌症，如晚期肝癌、肾癌、肺癌。本证一般以全身机能低下见寒象为辨证要点。病理变化主要在脾肺肾三脏，其中以肾为本。临床辨证以阴阳为纲，尚须注意阴阳、寒热、虚实之间的错杂与转化。治疗方法有健脾、温肾、降浊、利尿消肿、化瘀之法，临床可随证选用。

2.7 阴阳失调证

肿瘤病人阴阳失调的病理变化及临床表现甚为复杂，概括起来主要有阴阳偏胜、阴阳偏衰、亡阴亡阳等几方面。阳偏胜以表证、实证、热证为主；阴偏胜者，以里证、虚证、寒证为主。精神萎靡、乏力、声低是虚证的表现；阳偏衰者，畏寒肢冷，便溏，舌淡，脉无力；阴偏衰者，多由于阳邪伤阴，或因五志过激，化火伤阴，肿瘤病久耗伤阴液，或手术、放疗、化疗等耗伤阴液所致，本证多见于各类晚期癌症或放化疗后的癌症患者。亡阴亡阳是肿瘤病人的危急证候，多见于中晚期恶性肿瘤恶病质者，或肿瘤所致发热、出汗、吐泻过度，失血过多，引起阴液耗竭者。

2.8 脾虚痰湿证

本证多见于中晚期肿瘤患者。痰、湿两者均为人体患病之病因，而作为病理产物，许多肿瘤都是由痰湿凝聚所致。痰分为有形之痰与无形之痰，有形之痰视之可见，如肺癌引起的咳痰、闻之有痰鸣、扪之有肿物。无形之痰，有痰湿为病的症状，但无痰的实质，它无处不到，流注在体内脏腑或体表而形成各种各样痰证。湿有内外之分，外湿是外在湿邪侵袭人体所致；内湿多由脾失健运，水湿停聚而生，久成湿毒，湿毒泛滥，浸淫生疮，肿物包块流汁流水，经久不愈，可致浮肿、胸水、腹水等。

2.9 脾肾阳虚证

本证多见于各类晚期癌瘤腹腔内转移及骨髓、各脏器转移患者。恶性肿瘤患者的脏腑亏虚，主要以脾肾阳虚为主，一般以腰膝及下腹冷痛、久泻不止、浮肿等寒证并见为辨证要点。另外根据兼证，“审证求因”，抓住每个患者的临床病理表现特点，依据病者的具体情况随证加减。总的治疗原则是：“形不足者，温之以气；精不足者，补之以味”。“损其肺者，益其气；损其心者，和其营卫；损其脾者，调其饮食，适其寒温；损其肝者，缓其中；损其肾者，益其精”。故调理脏腑功能，补气养血为本证之治疗大法。

2.10 热毒内炽伤阴证

本证为中晚期恶性肿瘤中之常见证候。多因外感火热之邪，或因七情过激，郁而化热；或饮食不节，积蓄为热；或房室劳作，劫夺阴精，阴虚阳亢而致。热与火只是程度不同，热极可以化火，火性炎上，最易伤津动血，灼阴耗气（如恶性肿瘤放射线治疗）。热毒内炽，血遇火热则凝，津液遇火热则灼液成痰，气血痰浊壅阻经络脏腑，遂结成肿瘤。本证多见于晚期肺癌合并阻塞性炎症，各种肿瘤见骨转移，如中晚期肝癌等。

2.11 舌诊与脉诊

舌诊、脉诊丰富了肿瘤的中西医结合诊断的手段，如肿瘤病人脉象转为弦紧、洪大，“大则病进”，常提示病情恶化；脉象趋于缓和、濡软，常提示病情好转。如舌质红绛、干燥，出现剥苔或舌光乃胃气将绝，常提示预后较差；舌质不红、舌润，常提示病情好转。此外，脉证不符的，如证实而脉虚，或证虚而脉实，也常提示病情不佳。对脉象和舌象的动态观察，可以在一定程度上弥补现代医学检测手段之不足。临床可以根据中医的舌象和脉象对肿瘤的预后加以判断和分析。

2.12 Ⅲb 或Ⅳ期肺癌证型

根据分期采用中医辨证论治，多从痰热壅肺证、肺脾气虚证、阴虚痰热证、气阴两虚证分别论治。鳞癌加石见穿、铁树叶、白英、山慈菇；腺癌加白花蛇舌草、半枝莲、重楼、地龙。

2.13 甲状腺癌术后证型

根据中医辨证分两型，采用健脾益气或养阴清热治疗，可增强或调整机体免疫功能，预防复发、转移，巩固手术疗效；加上内分泌治疗，对患者机体的恢复和预后有重要意义。益气活血法不仅可提高疗效，减少化疗的毒副反应，而且还可以改善患者的气虚症状，使患者体力状况好转，生活质量提高，带瘤生存时间延长。

3　抗肿瘤中药的药理研究

中医药在肿瘤的治疗过程中，重视肿瘤的中药药理研究，许多研究工作者从不同方面揭示了各种中药的抗肿瘤作用。近年来中药及其有效成分抗肿瘤研究工作取得了一系列的成果，发现一大批有抗肿瘤作用的中药，在中医辨证治疗肿瘤的过程中发挥十分重要的作用。抗肿瘤中药按分类及作用机理的研究分为以下两个方面：

3.1 抗肿瘤中药分类

根据中药的功效及作用特点，其在抗肿瘤中的应用可归纳成以下几类：

3.1.1 扶正培本药

扶正培本药可增强患者体质，保证放化疗顺利进行。经过扶正治疗后，还可以再转入以打击肿瘤为主的巩固治疗，尽可能扫除潜在残存癌细胞，尤其对延长中晚期癌症患者的生存期、提高生存质量有明显作用。此类药物有天冬、麦冬、天花粉、石斛、玉竹、女贞子、沙参、黄精、人参、党参、黄芪、白术、甘草、五味子、山药、当归、熟地、何首乌、桑寄生、续断、枸杞子等。

3.1.2 清热解毒药

清热解毒类药物一方面具有抗癌特性；另一方面缓解患者肿瘤热毒症状，治疗并发的感染，提高免疫功能。如苦参、白花蛇舌草、山豆根、斑蝥、长春花、冬凌草、穿心莲、黄芩、天花粉、夏枯草等能够作用于癌细胞生长的不同阶段。如苦参可以影响蛋白质合成、干扰癌细胞能量代谢；斑蝥可以促进癌细胞凋亡，黄芩中有效成分白杨素对鼻咽癌细胞有明显的杀伤作用。有些植物中药在广泛临床和体内外动物实验研究基础上，经过提纯成为化疗药物，如用长春花提取的长春碱、用冬凌草提取的冬凌碱、紫杉树皮中提取的紫杉醇、砒霜中提取的亚砷酸等，成为目前临床常用的化疗药。现代药理研究表明，清热解毒中药主要通过抑制肿瘤细胞生长、调整机体的免疫力、阻断致癌和反突变、诱导肿瘤细胞凋亡、抗炎排毒、抑制癌基因转录、调控基因表达等方面来治疗恶性肿瘤，对某些清热解毒药的抗癌机理亦有较深入的研究，但仍处于探索阶段，需要更进一步对其抗癌机理进行研究以更好地应用于临床。常用的中药还有蒲公英、紫花地丁、半枝莲、大青叶、板蓝根、夏枯草、重楼、鱼腥草、土茯苓、金银花、野菊花、凤尾草、龙葵、红藤、马齿苋、牛黄、黄柏、苦参、栀子等。

3.1.3 活血化瘀药

活血化瘀药主要是通过改善微循环、增加毛细血管网的作用，改善肿瘤患者血液高凝状态。具有抗癌作用的活血化瘀药有：全蝎、水蛭、虻虫、川芎、红花、丹参、三棱、莪术、川楝子、乌药、归尾、大黄、降香、五灵脂、鸡血藤、柘树、喜树、紫杉等。这类中药治疗肿瘤的基本药理作用有以下几点：①多数活血化瘀药对肿瘤细胞具有抑制作用，有的还能直接杀伤肿瘤细胞，如莪术、水蛭、穿山甲、苏木、斑蝥等，而对正常细胞无损害，具有特异性；②改善恶性肿瘤患者的血液流变学指标，缓解血液的高凝状态，增加局部血流量，改善局部缺氧状态，使抗癌药物易于发挥作用，对放疗、化疗有减毒增效作用；③大部分活血化瘀药对免疫系统具有正向调节作用，少数活血化瘀中药具有免疫抑制作用；④具有不同程度的镇痛、抗炎、抗感染作用，可用于中晚期肿瘤并发感染、癌性疼痛等。

3.1.4 化痰祛瘀药

痰湿是人体津液代谢异常的病理产物，瘀血是血液运行失常的病理产物，二者作为病理因素又可作用于机体而成致病因素。朱丹溪首先提出肿瘤的发生与“痰”有关，称“凡人身上、中、下有块者多是痰”；“痰夹瘀血，遂成窠囊”；“痰之为物，随气升降，无处不到”。现代中药药理对化痰祛瘀药物的研究又为化痰祛瘀法治疗恶性肿瘤提供了有力的依据，因此化痰祛瘀法是治疗恶性肿瘤的基本大法，值得进一步研究和探讨。常用的中药有猪苓、半夏、黄药子、瓜蒌等。

3.1.5 泻下药

研究较多的中药有巴豆、大戟、芦荟、商陆等，这类中药是一组毒性较大的中药，而且在临床中也有争议，应注意使用禁忌。如巴豆中提取的 TPA 是一种强促癌剂，但它对 HL－60 细胞却有显著的诱导分化作用，巴豆的另一抗癌有效成分为一糖蛋白 moguin，分子量为 9，000，其中单链蛋白质专属抗癌活性，对正常细胞无效。另外，商陆多糖、芦荟甘露聚糖等均有明显的抗癌作用。

3.1.6 其他

还有很多研究证明中药及其提取物如山楂、紫菀、鲨鱼软骨素及其一些复方制剂等均有抗癌活性成分。部分中药可以明显减轻放化疗的副作用及增敏作用。这些研究表明，以中医药理论为基础的中药抗癌研究是可行的，而且各类中药的抗癌活性成分与各类中药的药理药性密切相关。

3.2 抗肿瘤中药机理研究

3.2.1 直接抑制肿瘤作用

经抗癌活性筛选，清热解毒药的抗癌活性最强，如白花蛇舌草、山豆根、半枝莲、穿心莲、白英、冬凌草、臭牡丹、青黛、龙葵等均有不同程度的抑瘤作用。山豆根、苦参碱、鸦胆油、斑蝥、华蟾等药物有明显抗肿瘤作用，杀伤肿瘤细胞，作用持久，毒副作用小。对癌细胞有直接抑制作用的中药提取物，如从青黛中提取有效成分靛玉红，治疗慢性粒细胞白血病；从三尖杉属植物提取的二尖杉酯碱，对急性非淋巴性白血病有较好的疗效，其优点是同其他多数抗白血病药物之间无交叉抗药性；莪术是活血化瘀中药，可提取 1% 莪术油注射液治疗子宫颈癌；从斑蝥中提取斑蝥素衍生物甲基斑蝥胺、去甲斑蝥素等治疗原发性肝癌；从冬凌草中提取冬凌甲素治肝癌，冬凌草糖浆亦对各期食道癌有一定疗效，可减轻症状，使部分的患者肿瘤缩小，并延长生存期。其他如喜树（含喜树碱）治肝癌；鸦胆子（含鸦胆子油）治疗子宫颈癌及肺癌；山慈菇（含秋水仙碱）治乳癌；藤黄（含藤黄酸）治皮肤癌、恶性淋巴瘤；甜瓜蒂（含葫芦素）治肝癌等皆有较好的疗效。这类药是抗癌中药中研究的重点，有的已先后鉴定并批准投产。

3.2.2 调节机体免疫功能

人参皂苷有抗癌作用，可使癌细胞逆转。肿瘤晚期病人或手术、放化疗后身体较虚弱的患者适当服用人参确能提高生存质量，增强体质。黄芪、女贞子可增强白细胞与巨噬细胞的吞噬功能，具有抗病毒性感染作用；党参具有广泛的药理作用，可增强机体的抵抗力如抗缺氧、抗放射损伤、抗低温等，调节垂体肾上腺皮质功能、心血管系统、消化系统及机体免疫功能，对造血功能也有促进作用。茯苓、猪苓多糖作为免疫促进剂应用于临床，已被证明具有提高巨噬细胞的吞噬功能，提高患者的淋巴细胞转化率和 E－玫瑰花结形成率，促进干扰素、白细胞介素等多种细胞因子的生成途径，对机体的免疫机能产生免疫应答，诱生肿瘤坏死因子；能活化补体，促进补体恢复和提高中性白细胞吞噬率。最近报道猕猴桃多糖能够促进 NK 细胞的杀伤作用。

清热解毒药物如白花蛇舌草、山豆根、穿心莲、黄连等能促进淋巴细胞转化，激发和增强淋巴细胞的细胞毒作用，增强或调整巨噬细胞吞噬作用，提高骨髓造血功能。扶正补肾药能提高机体免疫功能，如促进淋巴细胞增殖，活化 T 淋巴细胞，增强巨噬细胞功能，延长抗体存在时间，调节细胞内环磷酸腺苷（cAMP）含量及调节其与环磷酸鸟苷（cGMP）之比值，包括人参、北芪、女贞子、冬虫夏草、海参、燕窝、绞股蓝，以及真菌类如猪苓、灵芝、香菇、猴菇、雪耳等，在癌症综合治疗中可以减轻放射治疗和化学治疗的毒副反应，改善机体免疫状态，用于晚期或终末期癌症，提高患者生活质量，延长生存时间。有的药物如冬虫夏草、海参、绞股蓝、猪苓，尚有一定抗癌活性成分，成为兼具提高免疫功能和抗肿瘤作用的“扶正祛邪型”药物。

3.2.3 阻断致癌和反突变作用

研究表明：夏枯草、山豆根、白鲜皮等对诱发小鼠胃鳞状上皮癌前病变及癌变有明显抑制作用。红藤、野葡萄根、漏芦等能阻断细胞在致癌物质作用下发生突变。淫羊藿、蟾酥、苦参等能诱导癌细胞分化。

3.2.4 抑制肿瘤细胞增殖、诱导分化凋亡作用

有报道淫羊藿、复方青黛片有诱导细胞分化作用；莪术、天花粉可以诱导肿瘤细胞凋亡；黄芪、当归、龙葵可以阻止肿瘤细胞的增殖与转化；靛玉红、肿节风等能提高肿瘤细胞或外周血细胞的 cAMP 水平及 cAMP/cGMP 的比值，从而抑制肿瘤细胞增殖或使其正常逆转。鸦胆子油能抑制 3H－TdR 渗入 EAC 瘤细胞，从而干扰 DNA 生物合成，作用强度随剂量增加而加强。猪苓多糖、茯苓多糖抗肿瘤作用的机制是通过影响肿瘤细胞的分裂、增殖、生长等多个环节实现的，如在 DNA 合成过程中，与多种生物活性物质起烷化反应而影响 DNA 复制，干扰 RNA 转录过程，使转录 RNA 在肽链延长时提前释放肽链而无法合成完整肿瘤蛋白；同时通过影响

DNA 拓扑异构酶Ⅱ（TOPOⅡ）的活性，促进该酶介导的 DNA 断裂引起肿瘤细胞死亡。研究表明，从新鲜的银杏外种皮中提取的多糖对多种动物肿瘤、人肝癌、胃癌及肺癌细胞株具有较好的抑制作用。刺参酸性黏多糖可明显抑制小鼠 S180 瘤株及乳腺癌细胞 DNA 的合成，同时对荷瘤小鼠正常肝细胞的 DNA 合成具有明显促进作用。根据细胞形态学方面的研究及流式细胞仪检测结果显示，红毛五加多糖（AGP）有诱导肿瘤细胞 SGC－7901 凋亡的作用，并使 SGC－7901 细胞周期明显阻滞于 G0 或 G1 期。

3.2.5 降低放、化疗的毒性反应，抑制肿瘤转移

川芎嗪、汉防己甲素可以降低化疗药物的毒性反应，抑制肿瘤转移；马蔺子甲素已被肯定为放射增敏剂。

3.2.6 抗炎排毒作用

白头翁、鱼腥草、黄连、穿心莲、大青叶等均有一定的抑菌杀菌作用，并能对抗多种微生物毒素及其他毒素，抑制炎性渗出或抑制炎性增生，从而控制或消除肿块及其周围的炎症和水肿，缓解症状。

3.2.7 抗氧化、清除自由基作用

细胞的氧化状态，在肿瘤发生、发展中起着重要作用，这是由于肿瘤启动因子使细胞产生过多的活性氧或者细胞缺乏清除活性氧的能力，而 DNA 分子的氧化性损伤是突变和致癌的始发原因。枸杞子多糖能有效地抗自由基过氧化，使受损膜电学功能发生逆转。海藻多糖（SFPS）能减少白血病 L615 小鼠脂质过氧化物（LPO）含量而增加过氧化氢酶（CAT）、超氧化物歧化酶（SOD）的活性，说明 SFPS 能抑制自由基的产生和加快自由基的清除，这可能是 SFPS 抗肿瘤作用的机制之一。

3.2.8 抗辐射作用

有人研究了猪苓多糖对受辐射损伤的大鼠造血功能及免疫功能的影响，结果表明，腹腔注射猪苓多糖后，对大鼠的造血功能和免疫功能抑制具有逆转作用，并且使因受辐射损伤的大鼠的有核细胞数、脾指数及 NK 细胞活性有明显提高；鹿茸多糖对受照射小鼠脾脏损伤有一定的恢复作用，使受照后小鼠的脾脏重量及脾脏细胞的 DNA 合成速率下降，而鹿茸多糖对其有显著的修复作用，并可提早恢复辐射对脾脏的损伤；云芝提取液对 $^{60}Co\gamma$ 射线照射的小鼠有显著的保护作用。酸枣仁多糖、茯苓肉多糖、海带多糖、黑木耳多糖、茶叶脂多糖、银耳多糖、刺五加多糖等等，对放射性损伤小鼠有明显的保护作用，使动物成活率增加，这主要是多糖对造血系统的强化作用和对吞噬细胞的活化作用而提高了机体对辐射的耐受性。

第二节 常见肿瘤的中医临床研究

1 常见肿瘤的辨证施治

1.1 鼻咽癌（鼻渊）

鼻咽癌是指发生于鼻咽部和侧壁的恶性肿瘤，是我国常见的恶性肿瘤之一，在头颈部恶性肿瘤中占首位。鼻咽癌发病有明显的种族易感性、地区性和家族聚集性，其发病与EB病毒感染、环境与饮食、遗传因素有关，临床以出血、耳鸣、听力减退、头痛、面麻、鼻塞、颈部淋巴结肿大、远处转移等为主要表现。

鼻咽癌属中医学的“失荣”、“上石疽”、“恶核”、“鼻渊”等范畴，其发生的原因是正气亏虚，肝郁化火、结痰、生瘀是其基本病机特点，其中火、毒、痰、瘀、虚是其病机的关键。

根据本病的病因病机，临床辨证分型治疗当以下列证型为主：

1.1.1 痰浊凝聚证

证候表现：鼻咽肿块多呈结节状，色灰白，表面溃烂，有浊腐物黏附，或颈部包块质硬无痛，并见头重头晕，鼻塞涕黏，胸闷痰多，呕恶纳差，舌淡胖嫩，有齿痕，苔白或厚腻，脉弦滑。

治法：化浊除痰，散结消肿。

方药：清气化痰丸加减。

胆南星10g，法半夏12g，陈皮12g，杏仁12g，枳实10g，瓜蒌15g，黄芩12g，茯苓15g，半枝莲15g，白花蛇舌草15g，山慈菇12g，石上柏12g。

加减：纳差、恶心呕吐，选加竹茹、法半夏、陈皮、生姜、鸡内金；倦怠无力、头晕目眩者，加炒党参、炒白术、山药。

1.1.2 气血凝结证

证候表现：鼻咽肿物多呈块状隆起，或结节状，色暗红质硬，易出血，并见头痛鼻塞，涕中带血，耳内闷胀或刺痛，胸胁胀痛，舌质紫暗，脉细涩。

治法：活血化瘀，软坚散结。

方药：通窍活血汤加减。

桃仁12g，红花10g，川芎10g，赤芍10g，鸡血藤15g，郁金10g，八月札10g，地鳖虫10g，苍耳子6g，茜草根12g。

加减：瘀滞明显者，加僵蚕、地龙、蜈蚣、全蝎。

1.1.3 火毒困结证

证候表现：鼻咽肿物多呈菜花状，溃烂，渗血，腐物黄浊秽臭，时常流血，涕痰黄稠，头痛鼻塞，耳闷耳鸣，烦躁易怒，口苦口干，渴喜热饮，大便干结，小便黄，舌质红，苔黄厚，脉弦滑或弦数。

治法：泻火解毒，散结消肿。

方药：柴胡清肝汤加减。

柴胡15g，黄芩15g，栀子12g，生地15g，当归12g，白芍15g，川芎12g，天花粉15g，牛蒡子12g，连翘15g，芦荟12g，龙胆草10g，甘草6g。

1.1.4 气阴两虚证

证候表现：鼻咽部癌肿后期，癌肿扩散，腐溃出血，形体消瘦，面容干黄憔悴，或化疗、放疗后精神萎靡，毛发稀疏，神疲乏力，口咽干燥，头晕耳鸣，舌红，脉沉细。

治法：益气养阴，解毒消肿。

方药：生脉散加减。

太子参15g，麦冬15g，五味子12g，炙黄芪15g，黄精15g，制何首乌15g，生地12g，熟地15g，百合15g，石斛15g，炙甘草5g。

加减：疲倦乏力、头晕心悸，加枸杞子、煅龙骨、煅牡蛎；气血双亏，加白术、党参、当归、鸡血藤。

1.2 甲状腺癌（石瘿）

甲状腺癌是发生于甲状腺体的恶性肿瘤，是头颈部比较常见的恶性肿瘤。临床上一般将甲状腺癌归属于中医学的“瘿瘤”或“石瘿”范畴。甲状腺疾病多因肝郁火伏，以致激动肝火，或情志内伤，肝气郁结而引发。其发病机理与经、孕、产、乳等生理功能失调及体质因素等有一定关系，体内阴阳乖戾，气滞痰凝，壅结颈前，若迁延日久，引起血脉瘀阻则由气、痰、瘀三者合而交结为患。本病初起多实，病久则由实转虚，或虚实夹杂。中医学认为本病多与情志不舒、饮食和水土失宜及体质因素有关。

针对甲状腺癌的气滞、痰阻、血瘀的基本病理，以及痰郁化火，或久病耗伤气血、损伤阴精等病理变化，现代医家一般据此辨证，分为如下四个证型：

1.2.1 痰郁气结证

证候表现：瘿瘤坚硬，推之不移，肿痛明显，胸闷憋气，呼吸困难，吞咽梗痛，舌紫暗，脉弦数。

治法：舒肝解郁，理气化痰。

方药：四海舒郁丸加减。

柴胡10g，香附12g，法半夏10g，浙贝母10g，黄药子15g，陈皮10g，丹参12g，川芎10g，昆布15g，海藻15g，茯苓10g，海蛤壳30g。

加减：咽部梗阻疼痛，加延胡索、桔梗、牛蒡子、威灵仙。

1.2.2 痰瘀毒结证

证候表现：瘿瘤增大或成片结状，肿痛加重，质地坚硬，咳喘痰多，声音嘶哑，胸痛胸闷，大便艰涩，舌苔灰暗，舌质瘀紫，脉弦滑或细涩。

治法：化痰散瘀，拔毒消瘿。

方药：海藻玉壶汤加减。

海藻 15g，昆布 15g，生牡蛎 30g，黄药子 10g 法半夏 10g，土贝母 10g，连翘 15g，龙胆草 30g，赤芍 10g，丹参 10g，栀子 10g，三棱 10g，莪术 10g，半枝莲 30g。

加减：颈块肿痛明显，加川楝子、延胡索、穿山甲、桔梗；大便秘结加大黄、当归、玄参。

1.2.3 痰火郁结证

证候表现：瘿瘤高低不平，发展迅速，肿痛明显，声音嘶哑，吞咽困难，咳嗽，咯黄痰，大便秘结，小便短赤，舌绛，苔黄，脉滑数。

治法：清肝泻火，化毒散结。

方药：清肝芦荟丸加减。

芦荟 10g，牙皂 10g，青皮 10g，黛蛤散 30g，料姜石 30g，蚤休 15g，山豆根 12g，白毛藤 15g，鱼腥草 20g，栀子 10g，黄连 3g，全瓜蒌 20g，蒲公英 20g。

加减：多食易饥，口舌干燥加生石膏、知母。

1.2.4 气血两亏证

证候表现：瘿瘤晚期或术后、放疗后复发，头晕目眩，胸闷憋气，心悸气短，肢倦乏力，精神不振，自汗盗汗，纳呆食少，舌质暗淡，苔少，脉沉细无力或细涩。

治法：益气养血，活血消瘿。

方药：生脉散合活血消瘿汤加减。

党参 15g，黄芪 30g，料姜石 30g，当归 10g，玄参 15g，麦冬 15g，五味子 10g，茯苓 12g，夏枯草 15g，海藻 15g，野菊花 20g，白英 20g。

加减：口干咽燥，五心烦热，加炙鳖甲、女贞子、旱莲草、生地；形寒畏冷，面目虚浮，去玄参、麦冬，加鹿角霜、菟丝子。

1.3 肺癌（肺积）

肺癌是指起源于支气管黏膜和肺泡的原发性支气管肺癌，是一种常见的肺部恶性肿瘤，其死亡率已占癌症死亡率之首。根据本病的发病特点、临床表现、客观体征，可归属于中医“肺积”等范畴。病因多为毒邪袭肺、痰毒凝聚、阴阳失调、正气虚弱等。

根据本病的病因病机，临床辨证分型治疗当以下列证型为主：

1.3.1 阴虚毒热证

证候表现：咳呛气逆，痰少质黏，咯吐不利，或痰中带血，或少量咯血，心烦少寐，潮热盗汗，口干便干，咽燥声哑，舌质红或暗红，苔薄黄或少苔或光剥苔，脉细数。

治法：养阴生津，清热解毒。

方药：沙参麦冬汤合百合固金汤加减。

南沙参 12g，北沙参 12g，天冬 12g，麦冬 12g，地骨皮 12g，杏仁 10g，贝母 10g，桃仁 10g，炙鳖甲 12g，全瓜蒌 15g，半枝莲 30g，白花蛇舌草 30g，石见穿 30g，生地

15g，百合 15g，白茅根 30g，鱼腥草 30g。

1.3.2 痰浊壅肺证

证候表现：痰多咳重，气喘痰鸣，胸闷纳呆，便溏虚肿，神疲乏力，胸痛发憋，舌质暗或胖淡，苔白腻或黄腻，脉弦滑或滑数。

治法：化痰祛浊，解毒清肺。

方药：导痰汤合葶苈大枣泻肺汤。

制半夏 10g，制南星 10g，大贝母 10g，苍术 10g，白术 10g，茯苓 12g，生苡仁 30g，桃仁 10g，杏仁 10g，葶苈子 10g，半枝莲 30g，白花蛇舌草 30g，龙葵 30g，猫爪草 30g，大枣 10 枚。

1.3.3 气血瘀滞证

证候表现：咳嗽不畅，气急胸痛，如锥如刺，便秘口干，痰血暗红，唇暗舌绛，舌有紫斑，苔薄黄，脉弦细或细涩。

治法：理气活血，化瘀解毒。

方药：桃红四物汤加减。

桃仁 10g，红花 10g，赤芍 10g，丹参 10g，三七粉 1.5g（冲服），杏仁 12g，大贝母 10g，猫爪草 30g，干蟾皮 10g，石见穿 30g，茜草根 12g，铁树叶 10g。

加减：胸背疼痛加延胡索、白屈菜、苏木、乳香、没药、三棱、莪术等；大便秘结加当归、全瓜蒌、麻仁、大黄。

1.3.4 肺脾气虚证

证候表现：咳嗽气短，痰多色白，神疲乏力，胸闷纳少，腹胀便溏，动则汗出，舌质淡，边有齿痕，苔白腻，脉细缓或濡滑。

治法：益气健脾，化痰软坚。

方药：香砂六君子汤化裁。

太子参 15g，茯苓 12g，黄精 12g，黄芪 30g，白术 10g，法半夏 10g，橘皮 6g，橘络 5g，制香附 12g，砂仁 3g，炙甘草 5g，白花蛇舌草 30g。

加减：气短、乏力加红参、蛤蚧、冬虫夏草；汗多加黄芪、五味子、煅龙骨、煅牡蛎、浮小麦、糯稻根；痰多加制南星。

1.3.5 肺肾两虚证

证候表现：咳嗽气短，动则喘促，咳痰无力，胸闷腹胀，面色苍白，腰膝酸软，身倦乏力，自汗便溏，畏寒肢冷，脉沉细无力，右寸及尺脉弱，舌质偏淡，苔白或白腻。

治法：益肺补肾，温化痰湿。

方药：理中汤合四神丸加减。

党参 15g，白术 10g，茯苓 12g，肉苁蓉 12g，菟丝子 12g，补骨脂 12g，制南星 10g，仙灵脾 12g，山海螺 15g，蜂房 20g，僵蚕 10g，制附子 6～10g。

加减：喘甚加炙麻黄、炙款冬、炙紫菀。

1.3.6 气阴两虚证

证候表现：胸背部隐隐作痛，咳声低弱，神疲乏力，五心烦热，自汗盗汗，舌质红苔少，脉沉细数。

治法：益气养阴，清肺解毒。

方药：四君子汤合清燥救肺汤加减。

太子参 12g，白术 10g，茯苓 12g，沙参 12g，麦冬 12g，石斛 12g，天花粉 20g，芦根 15g，鱼腥草 30g，猫爪草 30g，金荞麦 30g，半枝莲 30g。

加减：声音嘶哑加百合、玄参、山豆根；自汗盗汗加五味子、黄芪、煅龙骨、煅牡蛎。

1.4 食管癌（噎膈）

食管癌是发生在食管上皮组织的恶性肿瘤，占所有恶性肿瘤的 2%。中医学认为肝脾肾功能失调，导致气、痰、血互结，津枯血燥而致的食管狭窄、食道干涩是噎膈的基本病机。

根据本病的病因病机，临床辨证分型治疗当以下列证型为主：

1.4.1 痰气交阻证

证候表现：时感咽部不适，吞咽不利，胸闷胀满，口干咽燥，舌淡红，苔薄腻，脉弦滑。

治法：理气开郁，降逆化痰。

方药：启膈散合旋覆代赭汤。

南沙参 12g，丹参 12g，郁金 12g，旋覆花 10g，代赭石 24g，香附 12g，生南星 12g，山慈菇 12g，生薏仁 30g，青皮 6g，姜半夏 12g，茯苓 12g。

加减：胸膈胀痛者，加川楝子、炒延胡索；纳呆腹胀，加焦山楂、焦六曲、炒谷芽、炒麦芽、枳实、鸡内金。

1.4.2 津亏热结证

证候表现：吞咽梗塞而痛，食物难下，口干舌燥，五心烦热，大便干结，肌肤干瘦，舌质红干或有裂纹，脉弦细数。

治法：滋阴润燥，泻热散结。

方药：沙参麦冬汤加减。

北沙参 15g，玄参 15g，麦冬 15g，生地 18g，熟地 15g，天花粉 20g，桔梗 10g，甘草 5g，野葡萄藤 30g，守宫 10g，山海螺 18g，白花蛇舌草 30g。

加减：大便秘结加郁李仁、火麻仁、生大黄；声音嘶哑加玉蝴蝶、蝉蜕、山豆根、射干。

1.4.3 痰瘀互结证

证候表现：胸膈疼痛，进食哽噎，食后即吐，大便干结，形体消瘦，面色晦暗，舌质暗红，或有瘀点，苔薄黄，脉涩或弦细。

治法：理气化痰，活血祛瘀。

方药：通幽汤加减。

生地 15g，当归 12g，桃仁 12g，红花 9g，丹参 15g，田七 12g，守宫 10g，八月札 18g，威灵仙 15g，急性子 10g，五灵脂 12g，橘红 9g。

1.4.4 气血双亏证

证候表现：进食哽噎日久，食水难下，面色萎黄，形寒肢冷，面浮足肿，自汗盗汗，舌淡胖，脉沉细。

治法：益气养血，化痰散结。

方药：当归补血汤加减。

黄芪 30g，当归 6g，党参 15g，白术 12g，茯苓 12g，陈皮 6g，姜半夏 12g，生姜 3 片，大枣 10 枚，阿胶（烊化）10g，肉苁蓉 12g。

加减：自汗盗汗，加煅龙骨、煅牡蛎、碧桃干、浮小麦。

1.5 胃癌（反胃）

胃癌是最常见的消化道恶性肿瘤，占消化系统发病率一半左右，男性多于女性，40～60 岁的发病率最高。胃癌的发病部位以幽门窦及胃小弯侧为最多，病因较为复杂。我国是胃癌的高发区，胃癌年患病率和死亡率均是世界平均水平的 2 倍多。

中医认为，胃肠肿瘤发病的主要因素系饮食失节，忧思过度，脾胃损伤，气结痰凝所致。中医虽无胃癌病名，但结合症状分析，多属于“胃脘痛”、“反胃”、“积聚”等范畴。其病因病机归纳起来不外是气滞、血瘀、食积热结、脾胃虚寒、痰湿凝阻等。

根据本病的病因病机，临床辨证分型治疗当以下列证型为主：

1.5.1 肝胃不和证

证候表现：胃脘胀满疼痛，可触及肿块，痛引两胁，情志不舒则痛剧，嗳气反酸，或呃逆，呕吐，舌淡，苔薄黄，脉弦细。

治法：疏肝和胃，降逆止呕。

方药：柴胡疏肝散加减。

柴胡 10g，郁金 10g，枳壳 10g，旋覆花（包煎）10g，代赭石 15g，半夏 10g，菊花 10g，白芍 10g，香附 12g，吴茱萸 6g，仙鹤草 30g，白花蛇舌草 30g，甘草 6g，焦三仙各 10g。

1.5.2 胃热阴虚证

证候表现：胃脘灼热疼痛、嘈杂，食后痛剧，心烦口渴，便秘溲黄，舌红绛，少苔，甚至舌面如镜，脉细数。

治法：清胃滋阴。

方药：麦门冬汤合竹叶石膏汤加减。

麦冬 15g，南沙参 12g，北沙参 30g，生地 12g，竹叶 10g，半夏 10g，石斛 10g，怀山药 15g，薏苡仁 20g，茯苓 15g，仙鹤草 30g，白花蛇舌草 30g，甘草 6g，焦三仙各 10g。

加减：口渴甚者，加白芍、乌梅。

1.5.3 脾胃阳虚证

证候表现：胃脘隐痛，喜温喜按，朝食暮吐，或食入良久复行吐出，面色㿠白无华，神疲肢凉，舌淡胖，边有齿痕，苔薄白，脉沉缓。

治法：温补脾胃。

方药：黄芪建中汤合理中汤加减。

黄芪 20g，干姜 10g，茯苓 12g，白芍 12g，白术 12g，半夏 12g，陈皮 10g，吴茱萸 6g，橘皮 6g，薏苡仁 30g，仙鹤草 30g，白花蛇舌草 30g，甘草 6g，炒谷麦芽各 12g。

加减：便溏严重、五更泄者，加制附片、菟丝子。

1.5.4 痰瘀互结证

证候表现：胃脘胀痛，痛处不移，可触及坚硬肿块，呕吐黄浊黏痰，或吐褐色秽浊之物，大便色黑如漆，肌肤甲错，舌质紫暗，或见斑点，苔白腻，脉沉涩或弦滑。

治法：祛痰化瘀，软坚散结。

方药：膈下逐瘀汤合二陈汤加减。

桃仁 10g，红花 10g，五灵脂 10g，丹参 10g，赤芍 10g，延胡索 8g，法半夏 12g，陈皮 8g，茯苓 12g，黄芪 12g，怀山药 15g，仙鹤草 30g，白花蛇舌草 30g，焦三仙各 10g。

加减：疼痛较剧者，加川楝子、徐长卿、九香虫。

1.5.5 气血双亏证

证候表现：全身乏力，心悸气短，头晕目眩，面色无华，畏寒身冷，纳少，虚烦不寐，自汗盗汗，脉沉细无力，舌淡苔薄。

治法：益气养阴，健脾补肾。

方药：十全大补汤加减。

当归 10g，白术 15g，茯苓 15g，黄芪 12g，地黄 15g，当归 12g，白芍 12g，川芎 12g，怀山药 15g，薏苡仁 20g，枸杞子 12g，白花蛇舌草 30g，甘草 6g，炒谷麦芽各 12g。

加减：身体较弱者，可用西洋参片 10g，每日 1 次，泡茶服。

1.6 大肠癌（肠蕈）

大肠癌是大肠黏膜上皮细胞发生的恶性肿瘤，也是一种发病率不断上升的恶性肿瘤。大肠癌的发病率在消化道的癌肿中仅次于胃和食管癌，也是我国的常见恶性肿瘤之一。大肠癌常见侵犯部位为直肠。大肠癌属于中医学“积聚”、“肠覃”、“肠风”、“癥瘕”、“脏结”、“下痢”、“锁肛痔”、“脏毒”等范畴。

临床上以大便改变为特征。随着肿瘤的不断增生可出现肠道刺激症状，便频，腹痛，腹泻、便秘交替出现，不规则大便，黏液便，肿瘤溃破出现肠道出血、贫血等。在辨证时，首先应区别寒、热、虚、实。

根据本病的病因病机，临床辨证分型治疗当以下列证型为主：

1.6.1 湿热证

证候表现：腹痛腹胀，便下黏液臭秽或夹脓血，里急后重，肛门灼热，口干口苦，或伴发热、恶心等症，舌质红，苔黄腻，脉滑数。

治法：清热利湿。

方药：槐角地榆丸或清肠饮加减。

槐角12g，地榆12g，生苡仁30g，银花12g，木香6g，川连6g，苦参15g，仙鹤草30g，白花蛇舌草30g，归尾9g，枳壳9g，败酱草30g。

1.6.2 瘀毒证

证候表现：下腹疼痛，痛有定处，大便带脓血黏液，或里急后重，或大便溏稀，舌质暗红或有瘀斑，苔薄黄，脉弦数。

治法：化瘀解毒。

方药：膈下逐瘀汤或桃红四物汤加减。

当归9g，赤芍12g，桃仁9g，红花9g，木香6g，川连6g，红藤15g，白头翁30g，三棱12g，莪术12g，枳实12g，八月札30g。

1.6.3 脾肾亏虚证

证候表现：腹痛隐隐，腹部肿物渐大，久泻久痢，便下脓血腥臭，形体消瘦，面色苍白，声低气怯，纳呆，腰膝酸软，畏寒肢冷，舌质淡胖暗晦，苔白，脉沉细。

治法：健脾固肾，消癥化积。

方药：参苓白术散合四神丸加减。

党参15g，炒白术12g，茯苓15g，生苡仁30g，陈皮6g，罂粟壳6g，肉豆蔻9g，淡吴萸6g，野葡萄藤30g，儿茶12g，五倍子12g，黄芪20g。

1.7 肝癌（肝积）

肝癌是指发生在肝脏的恶性肿瘤，有原发性和继发性之分。肝癌在中医学中属于“积聚”、“癥瘕”、“黄疸”、“鼓胀”、“胁痛”等范畴。肝癌是我国常见的恶性肿瘤之一，平均患病年龄44岁。肝癌恶性程度高，发展迅速，若治疗不及时或治疗方案选择不当，平均生存时间为半年。原发性肝癌因发病急，进展迅速，治疗棘手而享有“癌中之王”，“急性癌”之称。

中医认为肝癌的发生与感受湿热邪毒或长期饮食不节，嗜酒过度，以及七情内伤等引起机体阴阳失衡有关。正气虚损，邪气乘袭，蕴结于肝，肝气郁结，气机受阻，血行不畅，痰瘀互结，形成痞块，乃至肝癌。肝癌的基本病机为正气虚损，至于肝气郁结、气滞血瘀、痰湿瘀结，皆为肝癌不同发展阶段的特性表现。

肝癌应选择以手术为主的综合治疗，中医在肝癌的综合治疗中占有重要的地位，它是中晚期肝癌病人的主要治疗方法，作为早中期手术、放疗、化疗的辅助疗法。由于临床上大多数病人不能切除肝癌，故保守治疗仍为多数病人的主要选择。

根据本病的病因病机，临床辨证分型治疗当以下列证型为主：

1.7.1 气滞血瘀证

证候表现：胁下积块，肿痛不适，肢倦乏力，面色黧黑，形体消瘦，舌苔厚腻，舌质紫暗，脉细涩或弦细。

治法：活血化瘀，理气散结。

方药：小柴胡汤合大黄䗪虫丸加减。

柴胡 10g，郁金 12g，当归 12g，桃仁 12g，丹皮 12g，赤芍 15g，枳壳 10g，地鳖虫 12g，炙鳖甲 15g，徐长卿 15g，延胡索 12g，生大黄 6g，石见穿 30g。

加减：胁下肿块硬痛，加王不留行、炮山甲、三棱、莪术；胁下剧痛加金铃子、乳香、没药。

1.7.2 肝胆湿热证

证候表现：右胁剧痛，身热不扬，腹胀，口苦口干，恶心呕吐，黄疸，大便秘结或不爽，尿深黄，舌红苔黄厚腻，脉滑数。

治法：清热利湿，化瘀解毒。

方药：茵陈蒿汤合膈下逐瘀汤加减。

茵陈 20g，栀子 12g，大黄 12g，丹参 12g，地鳖虫 12g，黄芩 10g，生苡仁 30g，虎杖 15g，猪苓 15g，白花蛇舌草 30g，八月札 15g。

加减：身目俱黄加平地木、田基黄；溲黄不利加滑石、瞿麦、黄柏、白茅根。

1.7.3 肝肾阴虚证

证候表现：右胁胀痛，纳差乏力，五心烦热，腰酸腿软，形体消瘦，腹水，舌红苔少或剥苔，脉细数。

治法：滋补肝肾，利水解毒。

方药：一贯煎加减。

生地 15g，沙参 15g，麦冬 12g，炙鳖甲 15g，枸杞子 12g，川楝子 12g，当归 12g，山萸肉 12g，仙鹤草 30g，生苡仁 30g，八月札 15g，丹参 15g。

加减：呕血、黑便加仙鹤草、白及、藕节炭、地榆炭、槐花炭；盗汗加五味子、煅龙骨、煅牡蛎、碧桃干。

1.8 胰腺癌（脺积）

胰腺癌是一种临床表现隐匿、发病迅速的一种预后不良的消化系统恶性肿瘤。在恶性肿瘤中胰腺癌恶性程度较高，为我国人口死亡的十大恶性肿瘤之一。据统计，在确定诊断后只有 12% ~15% 的病例可进行手术根治，术后 5 年生存率不足 2%，而 90% 以上的病人在确诊 1 年后死亡，平均存活期少于 6 个月。胰腺癌属于中医学“伏梁”的范畴，与古人所说的“瘤”、“积”、“痞块”、“黄疸”、“腹痛”等症状颇相似，以湿热表现为多。胰腺癌的形成，在病因上与情志、饮食关系最为密切，在病机上主要表现为湿热、痰结、血瘀相互搏结，影响气机的畅达，而形成癌肿。

根据本病的病因病机，临床辨证分型治疗当以下列证型为主：

1.8.1 气滞血瘀证

证候表现：脘腹胀满，呕恶，上腹积块，软而不坚，痛有定处，面色晦暗，体重减轻，舌苔薄白，舌质色暗，或有瘀点，脉象弦缓，弦细或涩。

治法：行气活血，软坚散结。

方药：血府逐瘀汤、越鞠丸加减。

生地12g，桃仁12g，红花10g，川芎6～10g，牛膝12g，莪术10g，天龙10g，赤芍10g，香附10g，枳壳10g，延胡索12g，川楝子12g，水红花子12g，菝葜10g，甘草5g。

加减：腹痛明显加徐长卿、五灵脂、蒲黄、乳香、没药。

1.8.2 湿热毒盛证

证候表现：上腹积块，质硬痛剧，身热不退，恶心呕吐，口苦纳差，身目俱黄，小便黄赤，大便秘结，皮肤瘙痒，舌苔黄腻而干，质紫红，脉弦数。

治法：清热解毒，利湿化浊。

方药：茵陈蒿汤加减。

茵陈30g，山栀12g，蒲公英30g，黄芩10g，制大黄6～10g，柴胡6g，红花10g，丹参12g，莪术10g，炙天龙10g，赤芍10g，薏苡仁30g，茯苓10g，白花蛇舌草30g，土茯苓30g。

加减：恶心、呕吐加生赭石、姜半夏、竹茹；便秘加生大黄；吐血、便血去红花、丹参、莪术、炙天龙，加仙鹤草、地榆炭、三七粉。

1.8.3 脾虚湿阻证

证候表现：神疲乏力，胸腹胀满，食后胀闷更甚，胁下疼痛，深压可扪及肿块，纳食不佳，或有下肢浮肿，大便溏薄，舌苔白腻，脉细或细濡。

治法：健脾化湿，软坚散结。

方药：香砂六君子汤加减。

炒党参15g，炒白术10g，茯苓12g，陈皮6g，制半夏10g，生苡仁30g，炒苡仁30g，木香6g，砂仁3g，枳壳10g，焦山楂12g，赤芍10g，水红花子12g，莪术10g，炙天龙10g，白花蛇舌草30g，炙甘草5g。

加减：纳差、不思饮食加鸡内金、炒六曲；便溏加白扁豆、炒山药；腹水加猪苓、葶苈子、车前子。

1.8.4 阴虚毒结证

证候表现：低热不退，神疲乏力，上腹胀痛，或胁下可触及肿块，便坚溲黄，胃纳不振，口苦少津，或目肤发黄，色如烟熏，舌光苔少，脉细而数。

治法：养阴生津，化瘀散结。

方药：一贯煎合鳖甲煎丸加减。

北沙参15g，麦冬15g，天花粉12g，知母6～10g，地骨皮12g，鳖甲12g，阿胶12g，水红花子12g，桃仁12g，莪术10g，赤芍10g，白英30g，白花蛇舌草30g，制大黄6g，甘草3g。

加减：口苦、身目发黄加茵陈、柴胡、威灵仙。

1.9 肾癌（肾积）

肾癌是发生于肾实质细胞、肾盂移行上皮及输尿管的恶性肿瘤。临床表现早期常无症状，晚期以血尿、腰痛及腰腹部肿块三大症状为特征。现代医学对本病的病因尚不明确，一致认为可能与致癌化学物质的长期刺激、吸烟、长期服用止痛解热药非那西汀等因素有关。

本病属于中医学的“肾积”、“溺血”等范畴。中医认为本病多由肾气不足，水湿不化，湿毒内生结于腰府；或由湿热下注，气滞血瘀阻结水道所致。

根据本病的病因病机，临床辨证分型治疗当以下列证型为主：

1.9.1 脾肾两虚证

证候表现：腰痛腹胀，尿血或腰腹部肿块，纳差，恶心，呕吐，身体消瘦，虚弱贫血，舌质淡，舌苔薄白，脉沉细无力或弱。

治法：健脾益肾，软坚散结。

方药：四物汤合右归饮加减。

白术、党参、黄芪、杜仲、补骨脂各10g，当归、陈皮、棕榈炭、赤芍各12g，马鞭草、白花蛇舌草、瞿麦、草河车、生苡仁各30g，黄精15g，山萸肉15g。

1.9.2 肾阴虚弱证

证候表现：小便短赤带血，潮热盗汗，口燥咽干，腰膝酸软，腰痛腹部肿块，舌质红，脉细数。

治法：养阴清热凉血。

方药：知柏地黄汤加味。

知母、山药、丹皮、泽泻、旱莲草各10g，生地、大蓟、小蓟、生侧柏叶各30g，黄柏、山萸肉各5g，血余炭、藕节各15g。

1.9.3 湿热蕴肾证

证候表现：腰痛，坠胀不适，尿血，低烧，身体沉困，饮食不佳，腰腹部肿块，舌苔白腻中黄，舌体胖，脉滑数。

治法：清热利湿，解毒化瘀。

方药：八正散加减。

木通、大黄、栀子、白术各10g，滑石、萹蓄、马鞭草、白花蛇舌草、瞿麦、草河车、生苡仁各30g，车前子、赤芍各15g，灯心草5g。

加减：热盛者加黄柏、龙胆草。

1.9.4 瘀血内阻证

证候表现：面色晦暗，血尿频发，腰部钝痛，腰腹部肿物日渐增大，肾区憋胀不适，口干舌燥，舌质紫暗或瘀斑，舌苔薄黄，脉弦或涩或结代。

治法：活血化瘀，理气散结。

方药：桃红四物汤加减。

桃仁、红花、延胡索、香附、枳壳各10g，丹参、马鞭草、白花蛇舌草、瞿麦、草河车、生苡仁各30g，赤芍、川贝母、夏枯草各15g。

加减：腰痛尿血加三七粉3g（冲服），大小蓟各15g。

1.9.5 心火亢盛证

证候表现：小便热赤带血鲜红，排尿时或有轻的热灼之感，心烦口渴，口舌生疮，夜寐不宁，腰肿痛，舌尖红，脉洪大数而有力。

治法：清心泄火，凉血止血。

方药：小蓟饮子、导赤散加减。

小蓟、生地、滑石各30g，淡竹叶、藤黄、山栀子各10g，甘草5g，木通5g，藕节15g，生大黄5g。

加减：反复发作者，去滑石、木通等通利之品，加服二至丸；若肝失疏泄，肝火盛而尿血者，用加味逍遥散；如气滞血瘀，尿血有血块者，加用桃仁、丹参。

1.9.6 癌毒走窜，气血两虚证

证候表现：病到晚期，远处转移，疲乏无力，自汗盗汗，面色无华，血尿时作，腰痛腹胀，贫血消瘦，行动气促，有时咳嗽伴有低热，口干而不喜饮，舌质红或深红暗紫有瘀斑，脉细弱或大而数。

治法：双补气血，扶正抑癌。

方药：八珍汤加减。

生黄芪25g，太子参15g，女贞子、天冬、麦冬、黄精、茯苓、白术各15g，甘草5g，生熟地、枸杞子、金银花各10g，绞股蓝15g，白芍5g。

1.10 膀胱癌（胞积）

膀胱癌是由膀胱内壁所覆盖的黏膜发生的恶性肿瘤，是泌尿系统中最常见的肿瘤。膀胱癌大多以本虚标实为特点。本虚属肾气虚、脾气虚、肺气虚等，标实为湿热、毒热、痰浊、瘀血为患。其治疗原则应以补肾健脾益肺为主，兼以利湿止血、清热止血、解毒化瘀。同时应用中药可以减轻化疗的毒副作用，提高患者耐受化疗的能力。

根据本病的病因病机，临床辨证分型治疗当以下列证型为主：

1.10.1 肾气虚弱证

证候表现：小便不通，或淋漓不畅，排出无力，腰痛乏力，舌质淡，苔薄白，脉细。

治法：补肾益气。

方药：参蛤散加减。

石韦60g，瞿麦60g，淡竹叶60g，生苡仁60g，猪苓30g，王不留行30g，蛤蚧10g，人参10g（另煎兑入），黄芪25g，桑螵蛸12g，茯苓12g，当归12g。

1.10.2 脾气虚弱证

证候表现：小便欲解而不得出，或量少而不畅，血尿，肢体倦怠乏力，肌肉消瘦，大便溏泄，纳呆乏味，气短言微，舌质淡，苔白，脉沉无力。

治法：健脾益气，通利水道。

方药：补中益气汤加减。

石韦60g，瞿麦60g，淡竹叶60g，生苡仁60g，猪苓30g，王不留行30g，人参10g，黄芪25g，白术10g，当归10g，陈皮10g，升麻10g，柴胡10g，甘草6g。

1.10.3 脾肾两虚证

证候表现：腰痛、腹胀、腰腹部肿块，血尿，纳差，呕吐恶心，消瘦，面色㿠

白，虚弱气短，舌质淡，苔薄白，脉沉细无力或弱。

治法：健脾益肾，软坚散结。

方药：四物汤合左归饮加减。

石韦 60g，瞿麦 60g，淡竹叶 60g，生苡仁 60g，猪苓 30g，王不留行 30g，人参 10g，黄芪 10g，补骨脂 10g，杜仲 10g，白术 12g，黄精 30g，枸杞子 30g，山萸肉 12g。

1.10.4 肝郁气滞证

证候表现：情志抑郁，或多烦易怒，小便不通或通而不畅，血尿，腰痛，胁腹胀痛，苔薄或薄黄，舌红，脉弦。

治法：疏肝理气，通利小便。

方药：沉香散加减。

石韦 60g，瞿麦 60g，淡竹叶 60g，生苡仁 60g，猪苓 30g，王不留行 30g，沉香 10g，橘皮 10g，当归 10g，冬葵子 12g，滑石 25g。

加减：若气郁化火，可加龙胆草、栀子以清郁火。

1.10.5 湿热下注证

证候表现：小便不得出，或小便量少热赤，尿急尿频尿痛，血尿，小腹胀满，腰背酸痛，下肢浮肿，口苦口黏，或口渴不欲，舌苔黄腻，脉滑数或弦数。

治法：清热利湿，化瘀止痛。

方药：八正散加减。

石韦 60g，瞿麦 60g，淡竹叶 60g，生苡仁 60g，猪苓 30g，王不留行 30g，小蓟 30g，白茅根 30g，丹皮 12g，乳香 10g，没药 10g，蒲黄 10g，赤芍 15g，延胡索 15g。

1.10.6 肺热壅盛证

证候表现：小便不通或不畅，血尿，发热，咳嗽，咽干痛，呼吸急促，烦渴欲饮，苔薄黄，脉数。

治法：清肺泄热，通利水道。

方药：清肺饮加减。

石韦、瞿麦、淡竹叶、生苡仁各 60g，猪苓、王不留行各 30g，黄芩、桑白皮、麦冬、车前子、茯苓、木通、山栀各 10g。

加减：若心火旺，舌尖红，可加黄连清心火；有鼻塞、头痛、脉浮等表证，可加薄荷、桔梗以解表宣肺。

1.10.7 瘀血内阻证

证候表现：面色晦暗，腰腹痛，腰腹部肿块，肾区憋胀不适，舌质紫暗或瘀点瘀斑，苔薄黄，脉弦或涩或结代。

治法：活血化瘀，理气散结。

方药：桃红四物汤加减。

石韦 60g，瞿麦 60g，淡竹叶 60g，生苡仁 60g，猪苓 30g，王不留行 30g，丹参

30g，桃仁10g，红花10g，川芎10g，延胡索10g，香附10g，枳壳10g，赤芍15g。

1.10.8 阴虚内热证

证候表现：口干不欲饮，五心烦热，小便短赤，大便干，腰骶部疼痛，低烧，消瘦，舌质红，苔薄，脉细数。

治法：滋阴清热，活血化瘀。

方药：知柏地黄汤加减。

石韦60g，瞿麦60g，淡竹叶60g，生苡仁60g，猪苓30g，王不留行30g，丹参30g，知母10g，黄柏10g，山药10g，泽泻10g，丹皮10g，茯苓10g，熟地10g，赤芍15g，泽兰12g。

1.11 前列腺癌（精癃）

前列腺癌是男性生殖系常见的恶性肿瘤。在大多数病例中，前列腺癌在年龄较大的男性中发展缓慢，并不会导致死亡。前列腺癌的病因到目前为止尚不明确，但目前可以肯定的是该病与遗传因素、环境因素和性激素水平有一定关系。从前列腺癌的症状看，本病属于中医“癃闭”、“尿血”范畴。

根据本病的病因病机，临床辨证分型治疗当以下列证型为主：

1.11.1 肾阴虚证

证候表现：腰痛，肢软乏力，头晕目眩，排尿淋漓不尽，尿线变细，尿频，形体消瘦，伴见口干心烦，失眠盗汗，舌红，苔少，脉沉细数。

治法：滋养肾阴。

方药：六味地黄丸加味。

生地15g，山萸肉12g，山药12g，茯苓10g，泽泻10g，车前子10g，黄精6g，炙甘草6g。

加减：盗汗明显者加知母、黄柏。

1.11.2 肾阳虚证

证候表现：腰痛，肢软乏力，头晕目眩，排尿淋漓不尽，尿线变细，尿频，面色苍白，伴见畏寒怕冷，下肢浮肿，便溏阳痿，舌淡苔白，脉沉细弱。

治法：温补肾阳。

方药：右归饮加味。

制附子9g，肉桂6g，熟地9g，枸杞子12g，杜仲12g，山药12g，山萸肉10g，菟丝子15g，炙甘草5g。

加减：畏寒阳痿者加鹿角霜。

1.11.3 湿热证

证候表现：尿频尿急，时有尿痛，或伴见尿血，纳差，舌苔白腻，脉滑数。

治法：清热利湿，解毒通淋。

方药：八正散加味。

萹蓄30g，瞿麦30g，白茅根30g，龙葵30g，土茯苓30g，半枝莲30g，白英30g，海金沙15g，车前子15g，泽泻15g，黄柏10g，白术10g，甘草6g。

加减：苔腻痰湿重者，加苍术、川朴。

1.11.4 瘀毒证

证候表现：腰部疼痛或及背部，小腹坠胀疼痛，排尿困难或血尿，舌质暗紫有瘀斑，脉沉弦。

治法：清热解毒，活血化瘀。

方药：五味消毒饮。

白英30g，白茅根30g，半枝莲30g，龙葵30g，蛇莓30g，连翘15g，蒲公英15g，苦参15g，野菊花15g，黄柏10g，冬葵子10g，甘草6g。

1.12 乳腺癌（乳岩）

乳腺癌是女性最常见恶性肿瘤之一，中早期乳腺癌仍以手术切除为主，放射治疗、化学治疗、内分泌治疗、中医中药治疗是有效的辅助治疗方法。近20年来，中医中药在辅助西医手术、放疗、化疗及晚期乳癌的治疗上取得了长足的进展。

根据本病的病因病机，临床辨证分型治疗当以下列证型为主：

1.12.1 肝郁气滞证

证候表现：乳房胀痛，两胁胀闷，乳房肿块皮色不变，质地较硬，心烦易怒，头晕目眩，舌质淡红，苔薄白，脉弦。

治法：疏肝理气，消肿散结。

方药：逍遥散加减。

柴胡、白芍、当归、茯苓、白术、山慈菇、郁金各12g，山海螺、生苡仁、猫爪草各30g，甘草6g。

1.12.2 痰火蕴结证

证候表现：乳房肿块红肿热痛，增大明显，甚至溃烂恶臭，咽干舌痛，大便秘结，舌质红，苔黄腻，脉弦滑。

治法：清热解毒，化痰散结。

方药：五味消毒饮加减。

银花、野菊花、紫花地丁、山慈菇、土鳖虫、天葵各12g，蒲公英、七叶一枝花、生苡仁、白花蛇舌草各30g，甘草6g。

1.12.3 脾胃亏虚证

证候表现：面色萎黄，体倦乏力，短气懒言，食欲不振，食后腹胀，形体消瘦，舌质淡，边有齿印，苔薄白，脉细。

治法：健脾益气，软坚散结。

方药：参苓白术散加减。

党参、黄芪、白术、茯苓、怀山药、山慈菇、浙贝母各15g，生苡仁30g，陈皮、鸡内金、甘草各6g。

1.12.4 肝肾亏虚证

证候表现：乳房肿块，坚硬不平，或溃烂翻花，形体消瘦，面色黧黑，腰膝酸软，头晕耳鸣，心烦失眠，舌质嫩红，苔少，脉弦细。

治法：滋养肝肾，消积散结。

方药：左归丸加减。

熟地黄 20g，怀山药、鳖甲（先煎）、生苡仁、桑椹子各 30g，山萸肉、紫河车、菟丝子、山慈菇、鹿角胶、丹参各 15g，柴胡 12g。

1.13 卵巢癌（癥瘕）

卵巢癌是女性生殖器官常见的肿瘤之一，发病率仅次于子宫颈癌和子宫体癌而列居第三位。对卵巢癌的治疗，传统医学根据《内经》“结者散之，留者攻之”的治疗大法与辨证施治的原则，采用以内服药物为主，兼以外治、药膳、单验方等疗法。具有不良反应小，疗效稳定，且有改善体质，提高生存质量等优势。

卵巢癌属中医“癥瘕”、“肠蕈”、“腹痛”等范畴。气滞、血瘀、痰凝、湿聚、郁热等病理因素均可使脏腑功能失调，气血逆乱而成癥瘕。卵巢癌的病因病机是脏腑虚损，正气先伤，七情郁结，木旺克土，脾虚不运，水湿内聚，蕴而成痰，湿痰瘀互阻，感染邪毒，积久成瘀。

对此病的治疗，早在《内经》中已提出：“坚者削之，结者散之，留者攻之，滞者导之”的原则，主要以攻邪为治。

根据本病的病因病机，临床辨证分型治疗当以下列证型为主：

1.13.1 温热郁毒证

证候表现：腹部肿块，腹胀痛或伴少量腹水，不规则阴道出血，大便干燥，尿黄灼热，口苦、口干不欲饮，舌质暗，苔厚腻，脉弦滑或滑数。

治法：清利湿热，解毒抗瘤。

方药：龙胆泻肝汤加减。

龙胆草 6g，山栀 5g，黄芩 9g，柴胡 9g，当归 12g，生地 12g，泽泻 9g，车前子 30g，木通 6g，生甘草 3g。

加减：腹部胀甚加槟榔、枳实；出血量多酌加大蓟、小蓟、茜草；大便秘结加生大黄。

1.13.2 痰湿凝聚证

证候表现：胃脘胀满，时有恶心，面虚浮肿，四肢怠倦，腹部可扪及肿块及腹股沟以及皮下结节肿物，舌润，苔白腻，脉滑。

治法：健脾利湿，软坚抗瘤。

方药：四君子汤合海藻玉壶汤加减。

党参 15g，白术 10g，茯苓 15g，海藻 9g，昆布 9g，海带 9g，半夏 9g，陈皮 6g，青皮 4.5g，连翘 9g，浙贝母 9g，当归 6g，川芎 6g，独活 6g，甘草 6g。

加减：不思饮食酌加焦楂曲；大便溏薄加莲肉、炒白术；头昏加炙黄芪；腹胀甚加木香、大腹皮；腹部肿块坚硬加穿山甲、莪术。

1.13.3 气滞血瘀证

证候表现：腹部包块坚硬固定，腹胀，面色晦暗无华，形体消瘦，肌肤甲错，神疲乏力，大便欠畅，尿黄少，舌质暗紫或有瘀斑，苔光剥，脉细涩。

治法：行气活血，软坚消积。

方药：桂枝茯苓丸加减。

桂枝 9g，茯苓 15g，丹皮 12g，桃仁 12g，赤芍 15g。

加减：头昏乏力加黄芪、党参；腹块坚硬者加虻虫、水蛭、鳖甲；热毒甚者加土茯苓、干蟾；阴虚甚者加女贞子、旱莲草；大便欠畅酌加火麻仁、熟大黄；疼痛甚者加乳香、没药。

1.14 子宫颈癌（五色带下）

子宫颈癌是女性最常见的恶性肿瘤之一，多见于 50 岁以上中老年妇女，但近年来发病人群趋于年轻化，最小的患者年仅 18 岁。宫颈癌是全球妇女恶性肿瘤中仅次于乳腺癌的第二个最常见的恶性肿瘤。中医认为子宫颈癌的发生是多种原因综合作用的结果。本病以正气亏虚、冲任失调为本，湿热凝聚而成。

根据本病的病因病机，临床辨证分型治疗当以下列证型为主：

1.14.1 肝郁气滞证

证候表现：胸胁胀满，心烦易怒，时有叹息，少腹胀痛，口苦咽干，白带微黄或夹血丝，阴道流血夹有血块，舌暗红，苔薄白或微黄，脉弦。

治法：疏肝理气，解毒散结。

方药：逍遥散加减。

茯苓、当归、白芍、白术、郁金、川楝子各 10g，青皮、陈皮各 6g，蚤休、半枝莲、败酱草、白花蛇舌草各 30g。

加减：白带量多，加山药、苍术、扁豆花；纳差加炒谷芽、炒麦芽、炙鸡内金；热象明显加生地、白茅根、丹皮、栀子。

1.14.2 湿热瘀毒证

证候表现：带下白赤，或如米泔，气味腥臭，阴道流血，量多色暗，少腹坠胀，腰胁刺痛，小便短赤，大便干结，舌暗，苔黄或腻，脉弦数或滑数。

治法：清热利湿，解毒化瘀。

方药：萆薢分清饮加减。

萆薢、石菖蒲、黄柏、苍术、白术、赤芍、苦参各 10g，茯苓、土茯苓、车前草、半枝莲、白花蛇舌草、紫河车各 15g。

加减：黄带多者，加墓回头、椿根皮；疼痛出血明显者，加仙鹤草、莪术。

1.14.3 肝肾阴虚证

证候表现：眩晕耳鸣，腰膝酸软，手足心热，夜寐不安，便秘尿赤，阴道不规则流血，量多色红，带下色黄，或如块状，舌红，苔少，脉细。

治法：滋养肝肾，解毒养阴。

方药：知柏地黄丸。

大蓟、小蓟、旱莲草、半枝莲各 30g，茯苓、女贞子、山药各 15g，黄柏、知母、山萸肉、牡丹皮、泽泻、生地各 10g。

加减：热象明显者，加山慈菇、草河车；阴虚甚者，加鳖甲、枸杞子。

1.14.4 脾肾阳虚证

证候表现：神疲乏力，腰酸冷痛，少腹坠胀，纳少便溏，白带清稀量多，或有阴道大量流血，舌淡胖，苔白润，脉细弱。

治法：温肾健脾，补中益气。

方药：右归丸加减。

熟地20g，山药、山萸肉、枸杞子各15g，肉桂、当归、菟丝子各12g，鹿角胶、杜仲、制附子、白术、茯苓各10g。

加减：脾虚甚者，加人参；出血量多者，加阿胶、仙鹤草；肢体浮肿者加防己、木瓜。

1.15 恶性淋巴瘤（石疽）

恶性淋巴瘤是一种起源于淋巴造血组织的实体瘤。根据其病理特性可分为霍奇金病（HL）和非霍奇金淋巴瘤（NHL）两种。其临床特征为无痛性、进行性淋巴组织增生，尤以浅表淋巴结为显著，常伴有脾肿大，晚期有贫血、发热和恶病质等表现。主要症状有发热、贫血、淋巴结肿大等恶性病质，中医称此为“痰核”、“水瘤”、“石疽”等。

中医学认为恶性淋巴瘤与外邪侵袭、七情内伤、正气内虚有关。根据中医“寒者热之，热者寒之，坚者削之，结者散之，留者攻之，燥者濡之，虚者补之”等治疗原则，针对病人的具体情况辨证施治。

根据本病的病因病机，临床辨证分型治疗当以下列证型为主：

1.15.1 寒痰凝滞证

证候表现：初起，颈项耳下肿核，不痛不痒，皮色不变，坚硬如石，不伴发热，或形寒肢冷，神疲乏力，面色无华，脉沉细，苔白。

治法：温化寒凝，化痰解毒。

方药：阳和汤加减。

熟地20g，麻黄10g，白芥子10g，肉桂4g，炮姜5g，生甘草10g，鹿角胶10g，皂刺9g，天南星9g，夏枯草12g。

加减：肿核发于头颈部者加桔梗、升麻；肿核发于喉部者加桔梗、射干、玄参。

1.15.2 气郁痰结证

证候表现：胸闷不舒，两胁胀痛，脘腹结瘤，颈、腋下及腹股沟等处痰核累累，皮下硬结，消瘦乏力，脉沉滑，舌质淡红，苔白，或舌有瘀点。

治法：疏肝解郁，化痰散结。

方药：疏肝溃坚汤加减。

夏枯草12g，僵蚕12g，香附9g，石决明9g，当归6g，白芍6g，青皮6g，柴胡6g，川芎6g，红花3g，姜黄3g，穿山甲6g，生甘草3g。

加减：腹痛，加白芍、厚朴、枳实；肿块坚硬者加海藻、贝母、黄药子、猫爪草。

1.15.3 血燥风热证

证候表现：口干舌燥，发热恶热，皮肤瘙痒，血虚内燥，毒热内盛，大便燥结，尿黄量少，皮肤红斑、硬结，脉沉细，舌质红，苔白黄。

治法：养血润燥，疏风解毒。

方药：清肝芦荟丸加减。

生地 15g，当归 15g，白芍 10g，川芎 10g，黄连 5g，青皮 6g，蛤粉 15g，昆布 10g，牙皂 6g，芦荟 10g，天花粉 15g，沙参 20g，女贞子 15g，丹皮 10g，牛蒡子 10g，干蟾皮 10g。

加减：发热加夏枯草、白花蛇舌草、柴胡、黄芩；皮肤损害者加白鲜皮、苦参、银花、土茯苓。

1.15.4 肝肾阴虚，气血双亏证

证候表现：五心烦热，午后潮热，腰酸腿软，疲乏无力，纳少，面色苍白，形体消瘦，多处淋巴结肿大，脉细数而弱，舌质红或者淡红，苔薄白。

治法：补气养血，滋补肝肾。

方药：和荣散坚丸加减。

熟地 6g，当归 6g，白芍 6g，川芎 6g，白术 6g，茯苓 6g，香附 6g，桔梗 6g，陈皮 6g，人参 30g，甘草 30g，海蛤粉 30g，昆布 30g，贝母 30g，升麻 9g，红花 9g。

加减：低热盗汗加生地黄、玄参、地骨皮、牡丹皮、天门冬。

1.16 白血病（虚劳）

白血病是一种常见的恶性肿瘤，我国已将其列入重点防治的十大恶性肿瘤之一，根据我国 1986～1988 年调查资料，各型白血病的发病率以急非淋最高，其次为急淋、慢粒，慢淋和特殊类型最低。

中医学中没有“白血病”这一病名，但有关白血病的证候、治法、调护等内容散见于“虚劳”、“血证”、“温病”、“癥积”、“恶核”等病证之中。白血病是由于精气内虚，温热毒邪入侵所致。其病位在血及骨髓，因肝主藏血，脾主生血，肾主骨生髓，故与肝脾肾关系密切。

根据 2001 年中医药学会血液病专业委员会学术会议上提出的白血病证型诊断标准（试行方案），白血病临床辨证分型治疗当以下列证型为主：

1.16.1 气阴两虚证

证候表现：疲乏无力，头晕气短，腰酸膝软，自汗盗汗，纳呆腹胀，五心烦热，或有低热，皮肤时有紫癜，舌质淡红或暗，舌苔薄白或少苔，脉细数。

治法：益气养阴，清热解毒。

方药：益胃汤合生脉饮加减。

黄芪 30g，党参 15g，天冬 10g，北沙参 15g，五味子 10g，生地 15g，地骨皮 12g，银柴胡 10g，黄芩 10g，生甘草 6g，半枝莲 30g，白花蛇舌草 30g。

加减：皮肤紫癜加紫草、鲜芦根、女贞子；心悸少寐加酸枣仁、珍珠母、炙远志；烦热汗多加黄连、牡蛎、浮小麦；贫血明显加阿胶、鹿角胶、补骨脂。

1.16.2 热毒炽盛证

证候表现：发热急骤，壮热口渴，胸骨叩痛，皮肤紫癜，齿鼻衄血，尿血黑便，或口咽溃痛，溲赤便坚，舌质红或有瘀点、瘀斑，苔黄，脉洪数。

治法：清热解毒，凉血止血。

方药：犀角地黄汤加味。

水牛角（研粉分吞）30g，赤芍12g，生地30g，丹皮12g，龙葵15g，生石膏30g，玄参15g，黄芩10g，白花蛇舌草30g，大青叶30g，茜草15g，白茅根30g，栀子10g，半枝莲30g。

加减：咽痛龈肿加山豆根、蒲公英；齿鼻衄血明显者加生侧柏、鲜茅根；便血加地榆炭、三七粉（冲服）；高热、神志昏迷加安宫牛黄心丸或牛黄至宝丹，分2次吞服，或鼻饲；手足抽搐加羚羊角粉（冲服）、珍珠母。

1.16.3 瘀血痰结证

证候表现：发病缓慢，胁下痞块，按之坚硬，时有胀痛，颈侧、腋下及腹股沟痰核结聚，形体消瘦，面色暗滞，低热盗汗，或肌衄骨痛，时有黑便，舌质暗紫，或有瘀斑瘀点，苔白或腻，脉细弦滑。

治法：活血化瘀，软坚散结。

方药：桃红四物汤合鳖甲煎丸加减。

桃仁15g，红花10g，当归10g，川芎10g，赤芍12g，丹参15g，鳖甲15g，大黄6g，生牡蛎30g，熟地20g，荔枝草20g。

加减：肌衄黑便加蒲黄，茜草、旱莲草、三七粉（冲服）；体表肿核加山慈菇、象贝母、夏枯草、僵蚕、全蝎；畏寒肢冷加补骨脂、巴戟天；乏力纳减加党参、白术、砂仁；肢节疼痛加汉防己、桑枝、丝瓜络、忍冬藤。

1.17 多发性骨髓瘤（骨痹）

多发性骨髓瘤为浆细胞肿瘤的最常见形式，系由单克隆的浆细胞异常增生所致的恶性疾病，其特点为异常浆细胞恶性增殖并浸润骨骼及软组织产生M蛋白。该病起病徐缓，早期可数月至几年无症状。出现临床症状繁多，常见贫血、骨痛、低热、出血、感染、肾功能不全，随着病情进展，可出现髓外组织浸润、M球蛋白比例异常增高，从而导致肝脾淋巴结肿大、反复感染、出血、高黏综合征、肾功能衰竭等。

本病是脏腑经络失调，阴阳气血亏损，气机阻滞，痰瘀互结，热毒内蕴所致。其病因与体质、环境、外感、饮食、劳倦、情志等因素有关。中医治疗的主要目的是对抗化疗所致的骨髓抑制等副作用；其次为增加机体的免疫力，预防感染，促进正常造血功能恢复，改善机体的一般状态，提高患者对化疗的耐受性。

根据本病的病因病机，临床辨证分型治疗当以下列证型为主：

1.17.1 气滞血瘀证

证候表现：胸胁疼痛，腰痛，低热，纳呆，食少，脘腹胀满，乏力，面色少华，舌质暗红或瘀斑，脉弦或涩。

治法：活血化瘀，清热解毒。

方药：血府逐瘀汤加减。

当归 15g，生地 15g，桃仁 10g，红花 6g，甘草 10g，赤芍 10g，柴胡 6g，川芎 10g，桔梗 6g，牛膝 10g，牡丹皮 10g，半枝莲 10g，土鳖虫 10g，水蛭 6g，香附 20g。

1.17.2 痰毒瘀阻证

证候表现：胁痛、肋骨膨出，腰痛，痰核肿大，癥瘕痞块，神疲乏力，精神萎靡，舌质暗红苔腻，脉弦滑。

治法：软坚散结，解毒活血。

方药：涤痰汤加味。

法半夏 10g，茯苓 10g，陈皮 10g，海浮石 15g，白花蛇舌草 15g，当归 10g，丹参 10g，桃仁 10g，枳壳 6g，川楝子 12g，桂枝 3g，柴胡 6g。

1.17.3 热毒炽盛证

证候表现：高热，烦渴，头痛，耳鸣，便秘，溲赤，肌肤发斑，甚则神昏，舌质红有瘀斑，脉大而数。

治法：清热凉血解毒。

方药：清瘟败毒饮加减。

生地 15g，生石膏 15g，黄连 6g，栀子 10g，黄芩 10g，连翘 10g，元参 10g，知母 10g，丹参 10g，大青叶 15g，紫草 10g，牡丹皮 10g。

1.17.4 气血两亏证（多为化疗间歇期，或者患者一般情况较差）

证候表现：头晕乏力面色白，盗汗，心悸气短，动则加剧，胁痛隐隐，舌质红，苔白腻，脉滑重按无力。

治法：补益气血，调理脾肾。

方药：八珍汤加减。

人参 6g，黄芪 15g，白术 10g，当归 10g，白芍 12g，生地 10g，茯苓 10g，黄精 10g，阿胶 10g，丹参 10g，蒲公英 10g，半枝莲 10g。

1.18 颅内肿瘤（脑瘤）

颅内肿瘤即各种脑肿瘤，是神经系统中常见的疾病之一，对人类神经系统的功能有很大的危害。一般分为原发和继发两大类。原发性颅内肿瘤可发生于脑组织、脑膜、颅神经、垂体、血管残余胚胎组织等。继发性肿瘤指身体其他部位的恶性肿瘤转移或侵入颅内形成的转移瘤。

脑瘤分别归属于中医“头痛”、“呕吐”、“目盲”、“癫痫”、“眩晕”、“痿证”等范畴。脑瘤病机以气滞、血瘀、痰凝、毒聚为标，脾气亏虚、肝阴亏损、肾精不足为本。

根据本病的病因病机，临床辨证分型治疗当以下列证型为主：

1.18.1 痰湿内阻证

证候表现：头痛昏晕，呕吐痰涎，视物模糊，肢体麻木，痰多胸闷，舌强语謇，或兼半身不遂，甚则神昏癫狂，舌苔黄腻，脉弦细或弦滑。

治法：化湿祛痰，利脑开窍。

方药：涤痰汤加减。

胆南星 10g，清半夏 10g，陈皮 10g，茯苓 10g，僵蚕 10g，天竺黄 10g，炒莱菔子 10g，厚朴 6g，白豆蔻 6g，枳实 6g。

加减：痰浊壅甚者，加石菖蒲、山慈菇、枳实；头痛剧烈，加水牛角；眩晕加天麻、薄荷、川贝母；视物模糊加决明子、茺蔚子、川贝母。

1.18.2 气血郁结证

证候表现：头痛头胀，痛如锥刺，固定不移，夜间痛甚，面色晦暗，视物模糊，口唇青紫，胸胁胀满，舌质紫暗，边有瘀斑，脉细涩。

治法：活血化瘀，理气通络。

方药：通窍活血汤加减。

当归 10g，桃仁 10g，红药 10g，川芎 10g，牛膝 15g，赤芍 10g，生石膏 20g，磁石 30g，菊花 10g，钩藤 15g，琥珀末（冲）1.5g。

加减：头痛剧烈，重用生石膏，加水牛角粉、全蝎、蜈蚣；胸胁胀满，嗳气呕恶，加滑石、代赭石、陈皮、法半夏；夜寐不安加炙远志、酸枣仁、夜交藤。

1.18.3 肝胆实热证

证候表现：头胀剧烈，呕吐喷涌，大便干结，小溲黄赤，低热口渴，视力下降，舌红，苔薄黄或黄腻干燥，脉细数。

治法：平肝泻火，解毒通腑。

方药：龙胆泻肝汤加减。

龙胆草 10g，夏枯草 10g，贝母 10g，玄参 15g，生地 15g，生牡蛎 30g，山慈菇 10g，赤芍 10g，黄芩 10g，栀子 10g，生石决明 15g，珍珠母 20g，白花蛇舌草 30g。

加减：烦热口渴加天花粉、知母、山栀子、石斛、黄芩；大便燥结者加大黄、芒硝、郁李仁、番泻叶。

1.18.4 肝风内动证

证候表现：头痛头晕，耳鸣目眩，健忘失眠，心烦易怒，时有目视异常，重则抽搐震颤，舌强失语，昏迷项强，舌红少苔，脉细弦数。

治法：滋阴潜阳，镇肝息风。

方药：杞菊地黄丸加减。

生地 15g，熟地 15g，炙龟板 10g，山萸肉 10g，枸杞子 15g，菊花 10g，泽泻 10g，丹皮 10g，牛膝 12g，钩藤 10g，炒白芍 10g。

加减：肢体麻木，震颤抽搐，加蜈蚣、磁石、代赭石；头痛目胀，视物昏糊加代赭石、滑石、川贝母、茺蔚子；神昏不语加远志、胆南星、石菖蒲、赤芍，或配服安宫牛黄丸。

1.18.5 脾肾阳虚证

证候表现：头痛绵绵，眩晕乏力，腰膝酸软，形寒肢冷，气短懒言，溲清便溏，舌淡苔薄，脉沉细。

治法：温补脾肾。

方药：金匮肾气丸加减。

炮附子10g，肉桂6g，巴戟天10g，仙灵脾10g，怀山药15g，生地15g，山萸肉10g，炙黄芪30g，茯苓10g，石菖蒲10g，炙远志10g，生苡仁30g。

加减：偏血亏者，加当归、桑寄生、鸡血藤；兼阴伤者，去附子、肉桂、巴戟天，加石斛、麦冬、五味子。

2 古方治疗肿瘤

2.1 六味地黄丸

由熟地、山萸肉、山药、泽泻、丹皮、茯苓组成，为滋补肾阴的基础方。适用于化疗后头晕耳鸣，五心烦热，潮热盗汗，腰膝酸软，口干，舌红少津，苔少，脉弦细沉数的肿瘤患者。本方能对抗激素、氰芥对机体正常细胞免疫功能的抑制，促进细胞免疫，增强T细胞的免疫监视功能。亦可使接受化学致癌物处理的动物脾脏淋巴小结生发中心增生活跃，在接种的初期可增强单核巨噬细胞系统的吞噬活性，提高荷瘤动物的存活时间。

2.2 右归丸（饮）

由制附子、肉桂、熟地、山药、鹿角胶、枸杞子、菟丝子、杜仲、当归组成，是温补肾阳的常用方。适用于化疗后面色苍白或黧黑，形瘦，肢冷，腰背酸软，四肢无力，大便溏薄，夜尿增多，阳痿遗精，舌淡体胖，脉沉细弱的肿瘤患者。本方对肿瘤病人的吞噬细胞吞噬率、T细胞转化率有明星提高作用。用大剂量氢化可的松进行小鼠动物造型（肾阳虚证型），而出现胸腺体积萎缩、淋巴细胞减少，经服用右归丸后，脾脏的淋巴细胞和胸腺的淋巴结增加，肾上腺皮质的N－Ease反应有所增强，说明右归丸有增强细胞免疫作用。

2.3 玉屏风散

由黄芪、白术、防风组成，为补肺益气固表的基础方。适用于肿瘤化疗后肺气不足、卫表不固而见恶风，汗出较多，气短，久咳，易患感冒、舌淡苔白患者的预防治疗。该方对免疫反应较高者向低调节，免疫反应偏低者向高调节。本方主要成分黄芪能提高鼻黏膜表面防御力，并提高患者白细胞诱导干扰素能力，促进巨噬细胞的吞噬功能、免疫球蛋白形成、T细胞数量增加及淋巴细胞转化。

2.4 四君子汤

由党参、白术、茯苓、炙甘草组成，为补气健脾的基础方和代表方。适用于化疗后气短乏力，面色无华，不思饮食，下午或夜间腹部虚胀，大便溏薄，舌淡，苔白润，脉缓或弱的肿瘤患者。本方有很好的促进淋巴细胞转化率及活性玫瑰花结形成作用。

2.5 生脉饮

由人参、麦冬、五味子组成，是益气养阴的名方。适用于肿瘤化疗后肺虚兼见气阴两虚患者。症见干咳，痰少，畏风，汗出，语声低微，气短，舌淡红，苔白，脉弱。本方具有增强细胞免疫抑制剂（包括抗肿瘤化疗药物）抑制下的细胞免疫功能，有明显的激活作用。

2.6 八珍汤

由四君子汤和四物汤（当归、川芎、白芍、熟地）组成，是益气养血的基础方。适用于化疗后脾虚气血两虚的肿瘤患者。症见气短，面色萎黄，指甲苍白，头晕，不思饮食，大便稀软，舌淡苔薄，脉沉细弱。四物汤用于补血时，具有促进细胞免疫功能，促进吞噬细胞的吞噬功能。

2.7 血府逐瘀汤

由当归、生地、桃仁、红花、川芎、赤芍、牛膝、枳壳、甘草、柴胡等组成。药理及研究证明能使癌细胞处于自身免疫活性细胞的抑制之下，而且降低血小板凝聚，减少肿瘤的转移。

3 中药有效成分提取物治疗肿瘤

3.1 人参皂苷

人参皂苷是人参的主要成分，具有免疫调节作用，主要适用于胃癌、直肠癌、乳腺癌、食管癌、肺癌、肝癌等，对抑制肿瘤转移具有一定疗效。

3.2 云芝多糖

云芝多糖是从担子菌纲云芝株的培养菌丝体中提取的一种蛋白多糖体，其作用可使产生抗体的能力恢复正常。云芝多糖可用于白血病、恶性淋巴瘤、胃癌、乳腺癌、宫颈癌等多种肿瘤，单用有一定疗效，与放化疗、手术合用效果更好，多数患者食欲增加、疼痛减轻，有时可见胸腹水减少及肿块缩小。

3.3 香菇多糖

香菇多糖是从香菇的子实体中分离并纯化的抗肿瘤多糖。香菇多糖具有较广的抗肿瘤谱，并有抑制肿瘤转移的作用。香菇多糖的抗肿瘤作用并非直接的细胞毒作用，而是通过宿主的免疫功能起作用。

3.4 猪苓多糖

猪苓多糖是从猪苓中提取的多糖，对多种动物肿瘤有抑制作用。其对肿瘤细胞的抑瘤作用与增强机体免疫功能、影响肿瘤细胞内的 cAMP 的含量有关。

3.5 灵芝多糖

灵芝多糖是从灵芝中提取的多糖，是用灵芝孢子粉精制而成，每日 1g，可治疗多种恶性肿瘤，对白血病疗效较好，曾有多例晚期恶性肿瘤被治愈的报道。

4　中药注射液治疗肿瘤

中药注射液对恶性肿瘤的临床疗效已得到了初步认可，抗肿瘤中药注射液作用于人体具有多方位、多靶点的特点，符合肿瘤多因素、多环节致病的机理。虽然直接抑瘤作用较化学合成药物为弱，但由于具备毒副作用少、不易产生耐药性、综合抗肿瘤效应明显等优势，其应用的范畴越来越广泛。对其作用机理的研究也将为临床治疗提供理论依据，更好地指导临床用药。近年来中药注射液抗肿瘤作用机理的研究如下：

4.1 对肿瘤细胞的细胞毒作用

中药注射液的细胞毒作用主要体现在对细胞周期时相的影响与诱导肿瘤细胞凋亡两方面。前者是指能选择性杀死细胞周期中有限部分细胞或使细胞暂时聚集在细胞周期某处；而细胞凋亡是细胞程序化的自主死亡，是核酸内切酶激活和作用的结果。这类中药注射剂有参麦注射液、大戟注射液、吗特灵注射液（MTL）、蟾酥注射液（CHS）、莪术注射液、康莱特注射液（KLT）等对人早期粒细胞白血病细胞株 HL60 细胞、肾癌细胞、大肠癌 SW1116 细胞、红白血病 K562 细胞均有明显诱导凋亡作用。

4.2 抑制新生血管生成、抗转移作用

中药注射液抗肿瘤转移的机理研究多集中在抑制血管生成方面。研究表明原发肿瘤的生长和转移都来源于既存血管的新生血管生成，以及从宿主基质中建立自身的血液供应系统，且血管生成的增强强度和肿瘤转移能力呈正相关，肿瘤细胞也可以分泌多种促内皮细胞生长因子以促进内皮细胞增殖和迁移，从而促进新生血管生成。抑制血管生成作用的中药注射剂主要有参麦注射液，对内皮细胞具有选择性抑制作用，是一种特异性内皮细胞生长抑制剂，具有抑制血管生成的作用。

4.3 对放、化疗的增效减毒作用

增效体现在能够增加肿瘤细胞对放、化疗的敏感性，可与放、化疗协同作用，抑制肿瘤生长，从而减少放、化疗的用量。减毒是指缓解放、化疗引起的毒副作用，如骨髓抑制、组织器官功能受损、疼痛、呕吐、发热、毛发脱落等。康莱特注射液联合化疗药可明显增加抑制肝癌细胞生长的效果，对化疗药有协同、增敏作用；脉注射液能明显改善肝动脉灌注栓塞化疗术后纳差、乏力、肝区疼痛、黄疸等症状，保护肝脏功能，减轻肝脏急性中毒反应；夏枯草注射液治疗肺癌胸水的疗效明显优于顺铂和化疗组，夏枯草组副作用也明显小于化疗组；参芪注射液配合治疗消化道恶性肿瘤取得了很大的进展，研究证实，该注射液对化疗药具有显著增效减毒作用，为一种理想的免疫增效剂。临床观察证实，该注射液可降低化疗毒副作用，降低全血比黏度。实验证明，该注射液可提高荷瘤小鼠抑瘤率并延长生存期。

药效试验证实，其有效成分为皂苷类和黄酮类。

4.4 逆转多药耐药性（multidrug resistance，MDR）作用

MDR是指肿瘤细胞接触了一种药物以后，不但对该药产生耐药性，而且对其他结构和作用机制不同的药物也产生耐药性，它是影响肿瘤化疗效果及抗肿瘤药物所导致的毒副作用的主要因素。研究表明，康莱特注射液能明显增强耐药细胞对抗癌药物的敏感性，还可降低原发性非小细胞肺癌患者的P-gp的高表达，其耐药修饰指数低于某些已知的肿瘤耐药逆转剂。非细胞毒性剂量的川芎嗪（TMP）及β-榄香烯注射液可显著降低阿霉素（ADM）及K562/ADM细胞的IC50，提高细胞对ADM的敏感性。对于正常人体细胞，细胞保护作用大于逆转MDR作用，使细胞内化疗药物浓度降低，从而对细胞起到了保护作用。

4.5 诱导细胞分化作用

目前研究表明，肿瘤是一种分化阻止或分化缺陷病。分化诱导可使分化受阻的恶性细胞向正常分化或分化成较成熟的细胞，自然死亡，这样对正常细胞尤其是造血细胞不起损伤抑制作用或作用甚小，有利于恶性肿瘤的治愈。细胞的增殖分化受到许多因素的严密控制，其中癌基因和一些相关抗原的表达都是主要的增殖分化调控因素。苦参碱注射液（Ma）可降低肝癌细胞恶性程度，抑制肿瘤细胞的恶性增殖；三氧化二砷是砒霜的主要成分，其注射液可使人鼻咽低分化鳞癌裸鼠移植瘤细胞密度减少，癌细胞PCNA表达明显减少。

4.6 免疫调节作用

中药注射液能通过促进免疫细胞的增殖或提高免疫细胞的免疫应答效能抑制肿瘤生长，对于放疗、化疗、肿瘤术后或肿瘤本身造成的机体免疫低下有较好的改善作用。这类中药注射剂有当归注射液、黄芪注射液、华蟾素注射液、川芎嗪和参麦注射液等。

5 中药外用治疗肿瘤

5.1 源流

早在《内经》中即有外治法的记载，历代对外治法也都有发展，并使其逐渐成熟。清代医学家吴师机认为："草木之菁英，煮为汤液，取其味乎？实取其气而已……变汤液而为薄贴，由毫孔而入其内，亦取其气而已。"并认为外治法"可收汤液之利而无其害"。"外治之理，即内治之理；外治之药，亦即内治之药，所异者，法耳。医理药性无二，而法则神奇变幻。上可发泄无行之奥蕴，下亦扶危救急，层见叠出而不穷。且治在外无禁制、无窒碍、无牵掣、无黏滞"。

5.2 功效

中医外治法因具有疗效明显、无创、价廉、易接受、易推广、无成瘾性的特

点，已日益受到患者重视。目前临床采用多种方法治疗本病，既能“祛邪”又能“扶正”，突出了中医学的治疗特点。在止痛同时能缩小瘤体，抑制癌细胞生长，减少患者痛苦，延缓其病情发展，提高了患者的生存质量。

近年来，挖掘了许多行之有效的肿瘤外治方药，如河南的“皮癌净”、江西的“三品一条枪”分别用于皮肤癌、宫颈癌的外用，收到了满意的疗效。各地开展了外敷治疗肝癌、肺癌、食管癌、胃肠道癌症及脑、乳房等良恶性肿瘤，为肿瘤病人增加了一条新的治疗途径。

恶性肿瘤进入中晚期后，多出现疼痛、胸腹水、淋巴结肿大等并发症。此期多辨证为“本虚标实”、“虚实夹杂”，在治疗上往往顾此失彼，困难很大。由于正气已虚，患者体质较差，常用的软坚散结、活血破瘀等治疗方法及用药受到一定限制，但如果作为外用，则无此禁忌，同样可以起到软坚散结、活血破瘀等功效，还可以直接渗入病灶，围剿癌细胞，激发人体免疫反应等。中医外治法在肿瘤治疗中的应用概括起来主要有以下几个方面：

5.2.1 抗癌止痛

疼痛是中晚期癌症患者最痛苦的症状之一，也是影响生活质量的重要因素，疼痛给癌症患者的身体和精神带来很大痛苦，因此，有效控制癌痛是肿瘤治疗中的难题之一。中药外用对癌症有较好的止痛作用，效果持久而缓慢，副作用小。

中药组方：马钱子、蟾酥、生南星、生半夏、生川乌、雄黄、冰片等。所选药物多为毒性较剧的药物，可将上述药物研成细粉，以蛋清、甘油、蜂蜜等调成糊状，外敷于疼痛部位，可增强止痛效果。对脏器深部疼痛和胸膜转移引起的疼痛，可配合经络、穴位贴敷，如外敷肺俞、乳根穴治疗肺癌疼痛，外敷期门、肝俞等穴位可以治疗肝癌疼痛等，目前已制成的成药有蟾酥镇痛膏、冰蟾膏等，可根据辨证灵活应用。

另外，中医对疼痛的认识多是“痛者不通”、“通者不痛”，因此，在外敷药中可适当加入三棱、莪术、穿山甲、水蛭、土元、延胡索等活血化瘀、行气止痛药，可提高疗效。

5.2.2 利水消肿治疗胸水、腹水等肿瘤并发症

恶性胸水、腹水是恶性肿瘤患者常见的并发症，多数属于疾病进展或复发的结果，也可作为癌症的首发临床表现。胸水常见于肺癌、乳腺癌、淋巴肿瘤等，腹水常见于肝癌、胃癌、大肠癌、卵巢癌及腹腔转移癌等。目前西医对恶性胸水、腹水的治疗以全身用药及胸腹腔注射药物为主，对部分患者有一定效果，如果配合应用中药外敷，可提高疗效，减轻痛苦。

中药组方：如大戟、芫花、甘遂、商陆、二丑、大腹皮、桑白皮等。一般研粉调膏外敷，贴敷面积要大。根据患者的耐受程度，24 小时换药 1 次。

5.2.3 软坚散结，消散肿瘤

软坚散结在中医治则中归消法，“坚者消之”是中医治疗积聚、癥瘕、石瘤、乳岩等病症的常用方法。此法用药虽非峻烈，但长期应用亦克伐正气，应在肿瘤早期病人体质较好的情况下适当应用，具有积极的治疗意义。但中晚期癌症，多病根深久，正气虚衰，如消克太过，往往使正气更加虚弱。因此，对此类药物的应用要掌握好适应证，根据患者的体质决定是否应用。

中药组方：如三棱、莪术、水蛭、穿山甲、虻虫、干漆等。此类药物克伐正气，在肿瘤晚期应用同样受到一定限制，但如果将此类药物用于外治，则无上述之弊，且患者易于接受。另外，中医认为，无寒不凝，在用上述药物外用时，可适当加入荜茇、干姜、附子、肉桂、细辛等辛温药，以辛能散，温能化也。中医历来认为“久病必瘀”、“十瘤九瘀”，因此在用消法时多用活血化瘀及攻破之药。

5.3 用药途径

外治法主要通过皮肤、黏膜等给药途径。

5.3.1 透皮给药

由皮肤渗透剂协助药物透入表皮，进入毛细血管，通过毛细血管进入血液和组织，并聚集在血管丰富的瘤体部位，发挥其药效。

5.3.2 敷脐疗法

不仅有上述透皮给药的优点，而且脐对药物的吸收利用率高，对某些疾病的治疗有其独到之处。因此，敷脐疗法可用于减轻肝及部分肋间神经、中上腹部脏器和腹膜脏层遭受肿瘤浸润、压迫或其他病因引起的疼痛。

5.3.3 穴位注射

穴位给药不仅药效迅速，而且使药效倍增。实验证明，经络穴位给药对药效有放大、增益作用。

5.3.4 黏膜给药

主要通过口腔、眼、鼻黏膜及阴道、直肠黏膜给药。黏膜给药吸收率比皮肤好，药效比较稳定。但因给药部位的药物浓度高，故提高了药效。使用时务必注意药物对皮肤、黏膜的刺激和损害作用，避免增加病人的痛苦。

5.3.5 含漱或熏洗

含漱法即将药物煎成汤剂，常含口内，漱口吐出，并不下咽的方法。主要用于口咽部肿瘤及放化疗引起的口腔黏膜反应及口腔癌、鼻咽癌患者，考虑到其特殊解剖位置，可不时啜服、漱口、擤鼻或药气熏蒸，使病灶部位的药物浓度升高。常用薄荷、佩兰、生甘草等。

熏洗法即用药物煎汤，乘热在皮肤或患处进行熏蒸、淋洗等方法。乳腺癌根治引起臂肿者及下肢肿瘤腹股沟淋巴结转移而引起的下肢肿胀，可用川芎、乳香、没药、车前子、茯苓等煎汤熏洗加浸泡患肢消肿以减轻患者痛苦。

5.3.6 灌肠

将药物制成药液，借助灌肠器插入病变部位注入药液以治疗疾病的方法。肠癌患者可用蒲公英、川连、红藤、制大黄、皂角刺、山慈菇等煎汤灌肠，使药物通过黏膜透达入里，直接作用于病灶以抗癌止痛而提高患者生活质量。

5.3.7 泡脚

肿瘤患者伴有高血压，或头部虚汗多或哮喘甚者，用知母、肉桂、桃仁、川芎、川牛膝等煎汤浸泡双脚以引火归原，纳气下行。

5.3.8 食道糊剂

食道癌患者吞咽困难时，用三七粉、硇砂、山豆根、紫草根等研粉后和藕粉吞服，有助于改善食道梗阻症状。

5.3.9 膏剂外敷

上海中医药大学附属龙华医院、上海中药制药三厂等研制了蟾酥膏以治疗恶性肿瘤。该方由活血化瘀、消肿止痛的蟾酥、生川乌、两面针、公丁香、肉桂、细辛、七叶一枝花、红花等 18 种药物组成。外贴治疗各种癌性疼痛，具有良好的疗效。

第三节　中医排毒疗法

1　源流

中医排毒疗法治疗肿瘤是指通过药物的治疗作用将人体内的肿瘤毒素通过不同渠道如口鼻、前后二阴排出体外，从而达到治病的目的。正如《灵枢·水胀》所云："石瘕何如？岐伯曰：石瘕生于胞中，寒气客于子门，子门闭塞，气不得通，恶血当泻不泻，衃以留止，日以益大，状如怀子，月事不以时下，皆生于女子，可导而下之。"张仲景在《伤寒论》中首次将排毒疗法应用于临床，并首创排毒三方：大承气汤、大陷胸汤、抵当汤，章次公先生称张仲景是倡导排毒疗法的第一人。

历代医家在继承前人的基础上运用排毒疗法治疗肿瘤者也不乏其人，张子和《儒门事亲·卷八·积块》："果园刘子平妻，腹中有块如瓢，十八年矣，经水断绝，诸法无措，戴人令一月之内涌四次，下六次，所去痰约一二桶，其中不化之物，有如葵菜者，烂鱼肠之状，涌时以木如意揣之，觉病积如刮，渐渐而平。"因此，有必要从"毒"的本义、肿瘤的病因病机及排毒疗法的基本原理等方面做进一步的探讨，以期在中医治疗恶性肿瘤方面有新的进展和突破。

中医有八法排毒之说，即汗法、吐法、下法、和法、温法、清法、消法、补法。它排除的不光是毒素，也可以理解为是化解疾病。

肿瘤属毒邪为患，性质是邪气偏盛，根据临床所见，可以观察到恶性肿瘤的发病有病势凶猛、变化迅速、死亡率高、病程长、不易根治的特点。肿瘤的这一病理特点与毒邪的致病特点基本相同，宋·杨士瀛《仁斋直指·附遗方论·卷二十二·发癌方论》有云："癌者，上高下深，岩穴之状，颗颗累垂……毒根深藏，穿孔透里。”《外科正宗·脏毒论第二十九》：“夫脏毒者，醇酒厚味，勤劳辛苦，蕴毒流注肛门，结成肿块。”这说明恶性肿瘤与毒的关系非常密切。根据恶性肿瘤发病的特点，从中医学的角度来看，属于人体在毒邪的作用下，各脏腑功能严重失调的结果，也就是机体阴阳失去平衡，邪气亢盛的表现，形成阴阳或偏盛，或偏衰，或阴不制阳，或阳不制阴，或互损，或亡失的病理状态。也就是《素问·阴阳应象大论》所说：“阴盛则阳病，阳盛则阴病。”如果邪气进一步偏盛，以致阴阳失衡程度进一步发展，则会出现阴阳离绝的状态，导致生命的死亡。正如《素问·生气通天论》所云：“阴平阳秘，精神乃治；阴阳离决，精气乃绝。”

由此可见，肿瘤是在毒邪因素的长期作用下所导致的一类邪气偏盛，阴阳失去平衡的严重疾病，这是由毒邪的性质所决定的。因此，运用排毒疗法治疗肿瘤，攻下逐瘀，调整阴阳盛衰，通过祛邪、补偏救弊，从而达到恢复阴阳相对平衡，治愈肿瘤的目的。正如《素问·至真要大论》所说：“谨察阴阳所在而调之，以平为期。”

2　排毒途径

2.1 泻火通便排毒

这是最直接、最有效的人体排毒法。用于素体火旺，大便秘结，烦躁易怒，头痛，牙痛，咽喉肿痛，易感冒之人。代表方药为防风通圣丸，由于其功效全面，既可治病，也可保健，故俗语有云“有病没病，防风通圣”。

2.2 利尿祛湿排毒

平素喜食厚味，易生湿化浊，水湿内停，痰饮渐生，日久成毒。表现为面黄而肿，头晕目眩，身重懒动，小便不利等。代表方为泽泻汤（泽泻、白术）。该方剂就是用利尿祛湿的方法达到排除湿热毒邪的作用。

2.3 发汗排毒

早在夏、商、周时代，我们的先人就有了“沐”、“浴”，也就是洗头、洗澡等良好的卫生习惯，后来盛行温泉沐浴，实质上就是在清洁皮肤的基础上，促进皮肤血液循环，通过发汗来排毒。《内经》、《难经》已有内病外治之法，也提出过“开鬼门”的发汗排毒法。

2.4 饮食排毒

现代中医认为，有目的地多吃一些具有解毒、排毒功能的食物，是排除体内毒素的一种有效方法。如绿豆可解酒毒；蜂蜜生食性凉能清热，熟食性温可补中气，味道甜柔且具润肠、解毒、止痛等功能；果菜汁（鲜水果汁和鲜蔬菜汁）进入人体可使血液呈碱性，从而将积聚在细胞中的毒素溶解，然后排出体外。

2.5 涌吐排毒

适用于食物中毒，或食积中脘，身强体壮者。金元四大医家之一的张子和就是善于用汗、吐、下三法而名垂千古的医家。

2.6 针刺放血排毒

我国民间至今还流传着先针刺，再放血的排毒方法。这种排毒法取效迅速，操作方便，简单易行，适应证多，尤其是对于在条件简陋的地方发生的危急病症，如毒蛇咬伤等情况显效颇速。

3 排毒方法

恶性肿瘤发病率日益攀升，这与人体内有害物质蓄积有关。中医学认为："物之能害人者，皆谓之毒。"毒分燥毒、火毒、湿毒、阴毒、酒毒、疫毒等。燥毒致癌易伤人体精血津液，常见肺癌、鼻咽癌、皮肤癌、肝癌、白血病、乳腺癌等，表现为内热消瘦、肌肉干枯、发热、五心烦热、出血等；火毒致癌易致人体固体物质腐烂，使人体固体物质和液态物质变性、坏死、异常增生恶变而产生癌瘤，其症状特点多为高热或中度发热、黄疸、大便秘结或便血、尿血、癌瘤红肿疼痛或放射性疼痛、癌瘤易溃烂、出现各种出血等；湿毒致病，日久不愈，可阻遏气机，致痰浊滋生。因此，湿毒可使人体固体物质和液态物质变性坏死、异常增生而生成癌瘤，湿毒致癌多见低热或午后潮热、大便溏黏或泄下恶臭、癌瘤肿胀易溃烂、流黄水或血脓、恶臭难闻等。至于阴毒、酒毒、疫毒等多与燥、火、湿毒相互交织发病，症状夹杂出现，临床需细辨详审方可药到病除。

善治肿瘤者，要重视攻毒、排毒、解毒之法，方可提高肿瘤治疗效果。

3.1 以毒攻毒法

以毒攻毒法就是运用某些有毒中药，借其性猛以攻邪，借其毒而攻癌。因肿瘤乃痼恶之疾，邪深毒陷，非攻不克，故常用有毒之品，即"以毒攻毒"。

常用中药：斑蝥、蜂房、全虫、水蛭、蜣螂、蜈蚣、蟾蜍、土鳖虫、守宫、常山、生半夏、生南星、马钱子、巴豆、干漆、洋金花、生附子、乌头、钩吻、独角莲、芫花、大戟、雄黄、青黛、硇砂、砒石、轻粉、蛇毒、急性子、大黄、芒硝、火硝、象牙、狼毒、黑桃素等。以上中药有的已提取加工制成现代制剂。

使用注意事项：使用"以毒攻毒"之法，必须要在正气尚未衰竭而能耐受的情况下。临证使用时，应把握用量、用法及用药时间，方可收到预期的效果。

3.2 以毒排毒法

以毒排毒法就是运用有毒药物将人体内的肿瘤组织通过皮肤、七窍排出体外，其中从前后二阴排除者多见。张仲景在《伤寒论》中首创排毒三方，即治阳明腑实证的大承气汤、治疗大结胸证的大陷胸汤、治疗瘀血内结致积聚疼痛的抵当汤。

常用中药：大黄、斑蝥、全虫、蜈蚣、生南星、生半夏等。它们对肿瘤组织具有很高的清除率，其中生半夏和斑蝥在肺癌和膀胱癌方面疗效显著，与大黄同用，具有破瘀散结、排毒外出之功。

常用方剂：葶苈大枣泻肺汤、十枣汤、大承气汤治疗肿瘤引发顽固不消的胸水和腹水，可取得好的效果。临床实践证明，排毒疗法对中心型肺癌、消化道肿瘤、宫颈癌等有较好疗效，因为这些部位与外界有直接的通路。

使用注意事项：在肿瘤治疗中，要根据患者的不同病情辨证论治，方能取得好的临床疗效。同时，把握病机，适时选用排毒和祛邪的中药，可将部分肿瘤毒素直接排出来，使肿瘤缩小或完全消失。

3.3 以毒解毒法

恶性肿瘤，特别是中晚期患者常有发热、肿块增大及局部灼热、疼痛、口渴、便秘、舌红苔黄、脉数等症，皆属邪热瘀毒之候，治之当以清热解毒为法。清热解毒药能控制和消除肿瘤及其周围的炎症和水肿，在某阶段起到一定程度的控制肿瘤发展的作用。同时，清热解毒药又具有较强的抗癌活性，所以清热解毒法为防治肿瘤常用治法。

常用中药：白花蛇舌草、蒲公英、败酱草、土茯苓、野菊花、连翘、金银花、板蓝根、紫花地丁、半枝莲、半边莲、天葵子、七叶一枝花、苦参、黄药子、黄芩、黄柏、山豆根、紫草根、野菊花根、水杨梅根等。

使用注意事项：热毒是恶性肿瘤的主要病因病理之一，恶性肿瘤患者常有邪热瘀毒蕴结体内，特别是中晚期，皆属邪热瘀毒之候，治当清热解毒为法，同时还应根据毒热蕴结的不同部位和不同表现，选择作用于不同部位的清热解毒药物。如黄芩清上焦肺热，黄连清胃肠热，黄柏清下焦热，栀子凉心肾、除三焦之热，玄参滋肾阴而清上焦浮游之火，龙胆草善清泄肝胆湿热，白头翁、苦参除肠道湿热毒邪，白花蛇舌草、半枝莲、半边莲等皆有显著的清热解毒抗癌之效。同时清热解毒常与祛湿法、活瘀法、软坚散结法、扶正法互为配合，辨证应用效果更好。

4　基本原理

4.1 因势利导，使邪有出路

中医治病有一条重要的原则，即给邪气以出路，清·周学海《读医随笔·用药需使邪有出路》有云："凡治病，总宜使邪有出路。宜下者，不泄之不得下也；宜外出者，不散之不得外出也。"毒邪瘀阻体内，亦可从内而出，逐邪外出的通道就是人体与外界的通道，亦称"孔窍"，如口鼻、前后二阴、汗孔等，这些孔窍是机体新陈代谢产物得以排出的重要途径。《灵枢·口问》有云："凡此十二邪者，皆奇邪之走孔窍者也。"吴又可《瘟疫论·标本》亦谓："诸窍乃人生之户牖也，邪自窍入，未有不由窍而出。"临床实践证明，如果因病产生孔窍闭塞，则会对人体产生危害。正如《素问·生气通天论》所云："阳不胜其阴，则五脏气争，九窍不通。"因此，在治疗上逐而通之为必用之法。排毒疗法就是因势利导，使邪有出路，而关门逐寇历来为医家大忌。《素问·阴阳应象大论》："因其轻而扬之，因其重而减之……其高者，因而越之；其下者，引而竭之；中满者，泻之于内；其有形者，渍形以为汗；其在皮者，汗而发之；其慓悍者，按而收之；其实者，散而泻之……血实宜决之。”即指明了因势利导给邪以出路的原则。

4.2 推陈致新，邪去则正安

“推陈致新”亦称推陈出新。清·唐宗海《血证论·男女异同论》有云：“腐肉不化，则新血亦断无生理……”在中医学中是指祛除体内的病理产物，如痰饮、瘀血，使得瘀去新生，正气自复，新血再生，从而达到治病的目的。《素问·汤液醪醴论》有云：“去宛陈莝……开鬼门，洁净府，精以时服，五阳已布，疏涤五脏，故精自生，形自盛，骨肉相保，巨气乃平。”说明了推陈可以致新，可以使人体恢复到正常的生理状态。用排毒疗法攻邪，直接驱逐病理因素，间接达到化五谷、流气血、安五脏的效果，尤其是对肿瘤这类疑难疾病，与其辗转延治，消耗日久，致使机体正气衰弱，不若把握病机，一举推荡实邪，使邪去正安。故张子和说：“下者，是推陈致新也。”补的真正含义在于下法使机体在推陈的前提下，达到致新，就是“陈莝去而肠胃洁，癥瘕尽而荣卫昌，不补之中有真补者存焉”。

4.3“排毒”重于“进补”

“癌痛克”发明人李勤教授经过多年研究后认为：“肿瘤治疗的关键不在于‘进补’，而应重在‘排毒’”。人体内有害物质的逐渐蓄积，对肿瘤患者的康复构成威胁，因而在肿瘤治疗中“排毒”重于“进补”。

中医所谓的毒，大半是热毒，即“火热之盛谓之毒”。尤以情绪不畅、肝气郁结，日久化火或嗜食辛辣厚味，积少成多，火毒内生为常见原因。所以有热毒、胎毒、火毒，以后扩大为湿毒、血毒、邪毒、痰毒等等。总体来看，中医所谓人体的毒，其实质是人体不能排泄掉的、多余的且对人体有害的物质。中药药理研究也显示排毒中药有直接抑制肿瘤作用、调节机体免疫功能、抗炎排毒作用、调节内分泌功能、阻断致癌和反突变作用和增强化疗效果等。

第四节　中医免疫疗法

1　沿革

《内经》最早提出“真气从之，精神内守，病安从来”；“正气存内，邪不可干”和“邪之所凑，其气必虚”等论点，并进一步提出扶正祛邪这一基本治则。如果说“邪”是人体内外环境中多种致病因子的总称，则真气或正气就概括了机体免疫系统的正常功能。因而以“扶正祛邪”原则拟定的具体方药可作用于免疫系统，发挥对免疫性疾病的防治作用。

在肿瘤方面，机体正常细胞一旦变成“异己分子”，人体免疫系统就会通过免疫排斥反应排斥这些突变细胞，以免发生肿瘤。即正气协调脏腑经络气血，互相依存、互相制约、“制则生化”，使脏腑和调，经络畅达，气血流通，不致形成痰积血瘀，以免“积聚”发生。“积聚”包括现代称的肿瘤，明代李中梓提出“积之成者，正气不足，而后邪气踞之”，所以“养正积自消”（《医宗必读·积聚篇》）。这说明，正气有防止和消除肿瘤的作用。

总的来说，凡是能够刺激机体产生免疫排斥反应的“非己”物质，都可称为“邪气”。而免疫反应就是“邪正相争”。正气与免疫功能，正邪相争与免疫反应，都是中医学对免疫的认识。中医对人体免疫的认识，可从以下几个方面探讨：

1.1 卫气与免疫

中医将能防御外邪入侵的正气称为“卫气”。《灵枢·本藏》：“卫气和，则分肉解利，皮肤调柔，腠理致密矣。”可见，卫气确保了皮肤黏膜的屏障作用。一旦屏障作用减弱，外邪入侵，卫气立即奋起，与之相争。若卫气充实，邪气薄弱，则邪气不能侵入，即便侵入，也立即被卫气驱出而不发病。可以说，卫气作用不仅与免疫防御功能相似，而且卫气与邪气相争，也类似免疫反应，卫气具有免疫系统的防御功能。

1.2 肺、脾、肾与免疫

正气与肺、脾、肾密切相关，而正气又具有免疫系统的功能，所以肺、脾、肾与免疫密切相关，其中肾为根本。因为肾藏的元气能激发和推动全身各组织器官的生理活动，维持人体的生长发育和生命。五脏六腑之气的产生也赖元气的资助。元气充沛，脏腑功能就正常，身体就健康；若先天禀赋不足，或后天失于调养，或久病损伤，都可致元气衰惫。肾中元气虚损，必然导致整个机体的正气衰减，所以中医注重“培元固本”。肾虽然在调节免疫功能方面起到主导作用，但脾、肺的作用也是不可忽视的。中医认为肾要调节整体的阴阳，就要靠“气化”作用，气化的基本形式是气机的升降出入。肺的宣发与肃降，脾的升清与胃的降浊，心肾的阴阳相交、水火相济，都是气机升降出入的具体体现。升降出入逆乱，器官系统的生理功能也随之发生紊乱。所以，脾、肺的虚实变化，也可影响免疫功能的平衡稳定。脾、肺的虚实得到改善，免疫状态也可相应改变。

对于阴阳平衡遭到破坏所产生的疾病，尤其是虚证的阴阳失调，主要是通过肾阴肾阳即元阴元阳发挥其调节作用。因此，调节阴阳平衡，特别是调节肾阴肾阳就可调整免疫功能，使之趋于平衡稳定，如果机体免疫功能失调，造成生理功能紊乱，引起过高或过低的免疫反应——变态反应，就可导致各种病理损害，发生自身免疫性疾病和恶性肿瘤等。

1.3 经络气血与免疫

经络是运行气血，联络脏腑肢节，沟通上下内外，调节体内各部分的通路。通过经络遍布全身，有规律地循行和错综复杂的联络交会，把人体的五脏六腑、四肢百骸等组织联成一个有机的统一整体。经络的功能活动称为“经气”。卫气、元气、血气、脏腑之气要发挥作用，都须依赖经络的传注，经气可以通过“调其血气”，来调节免疫功能。若经气不利，经络不通，气血运行就会受阻，气血壅塞瘀滞于经络，不但使相应的脏器得不到气的温煦，血的濡养，而且和其他脏器的联络中断，就会造成生理功能异常，阴阳平衡受到破坏，以致引起免疫功能紊乱。根据实验观察，针刺经络的一定穴位，可以提高T细胞比值和淋巴细胞转化率，证明针刺能提高人体的细胞免疫功能。

1.4 扶正祛邪与免疫

中医在病因发病学上，强调了内因的作用，提出了正气学说，正气是针对邪气而言，正邪之间的斗争贯穿在疾病发生、发展的始终，决定着疾病的动向与转归。中医治疗疾病，无外乎扶正、祛邪两大法则。扶正就是调动机体的抗病力，提高机体的免疫功能，增强其稳定性。祛邪就是排除能破坏免疫平衡的一切因素。扶正可以提高免疫，祛邪也可达到免疫平衡。

免疫反应是一种生理反应，能维持机体内在环境的相对稳定性，提高抗病能力，抵御病原体的侵袭，发挥机体的免疫监视作用，防止机体细胞突变和已突变的细胞增生或转移。如果正气虚衰或机体免疫稳定功能失调，生理机能紊乱，出现过高或过低反应。过高反应表现为自身免疫性疾病；过低反应表现对病原感染没有防御力和抵抗力，容易反复感染，慢性迁延，且对自身抗原失去免疫监视作用，易发生恶性肿瘤。

扶正包括了益卫气、补元气、养血气，以及益肺、健脾、补肾等具体治则。祛邪则包括了祛散风邪、清热解毒、活血化瘀、涤痰化浊等治则。在中医理论的指导下，灵活而恰当地运用扶正祛邪的原则，对机体免疫功能有重要的调节作用，对免疫自稳功能有增强作用。

2　具有免疫功能的中药

近年来，对中草药在促进和调节机体免疫功能方面的研究有很多新进展，一般认为中医应用的扶正固本药物均有免疫促进作用。从肿瘤免疫角度研究中药，研究最多的是补益扶正类、活血化瘀类、清热解毒类、软坚散结类、化痰类、动物类及芳香开窍类药。

2.1 补益扶正类

常用中药有人参、党参、黄芪、天冬、刺五加、补骨脂、女贞子、薏苡仁、枸杞子、龟板、鳖甲、核桃树枝、冬虫夏草等。其中人参、刺五加、女贞子等中药具有增强机体免疫的作用。药理研究有调节机体免疫功能的作用，增强机体非特异性免疫功能。

2.2 活血化瘀类

这类药物主要有赤芍、丹参、红花、鬼臼、土大黄、石见穿、羊蹄根、雷公藤、急性子等。这类药物通过动物实验证明对某些肿瘤细胞有抑制作用。

2.3 清热解毒类

这类药物主要有白花蛇舌草、白英、龙葵、半枝莲、山豆根、藤梨根、草河车、蜂房、苦参、蚤休、狗舌草、黄芩、水牛角等。

清热解毒类的药物种类繁多，性能不一，主治各有特长。某些药可兴奋网状内皮系统，增强细胞吞噬能力，如水牛角能增加淋巴细胞数量，兴奋肾上腺皮质；蜂房能提高T淋巴细胞功能和抑制体液免疫作用。

2.4 软坚散结化痰类

这类药物主要有山慈菇、夏枯草、生牡蛎、猫爪草等。软坚散结化痰药物对S180、WK256、S37等瘤株有抑制作用。半夏、皂刺、瓜蒌、南星、硇砂、黄药子等化痰药对S180瘤株有抑制作用，半夏还有免疫佐剂的作用。

2.5 芳香开窍类

这类药物主要有麝香，对细胞免疫有增强作用。中成药如梅花点舌丹的研究证明该药能增加正常小鼠及荷瘤小鼠免疫器官的重量；能明显对抗环磷酰胺的免疫抑制作用；还能提高正常小鼠及受氢化可的松抑制的小鼠及荷瘤小鼠腹腔巨噬细胞的吞噬功能。

3　免疫作用机制

具有免疫作用的中药，按其激活免疫的情况，可分为促进网状内皮系统的药物、促进体液免疫的药物和促进细胞免疫的药物三类。

3.1 对网状内皮系统有促进作用的中药

有补气药、滋阴药、活血化瘀药及清热解毒药。如人参、黄芪、党参、白术、甘草、灵芝、山药、黄精等，它们均有明显增强网状内皮系统吞噬功能及脾脏杀菌能力，其机理在于增强机体的非特异性免疫反应；滋阴药龟板、鳖甲、牡蛎等也具有明显的刺激网状内皮系统吞噬能力的作用；活血化瘀药丹参、赤芍、桃仁、三棱、莪术等能兴奋网状内皮系统而释放大量的巨噬细胞，提高血清调理素的活力，增强白细胞的吞噬作用；清热解毒药如金银花、穿心莲、鱼腥草、山豆根、野菊花、黄连、黄芩等都有促进吞噬作用的功能。

3.2 对干扰素有促进诱生作用的中药

有黄芪、蜀羊泉、刺五加、怀山药、北沙参、紫河车、石斛、丝瓜、瓜蒌皮、降香、龙胆草、丹参等。

3.3 调节体液特异性和非特异性免疫的药物

有促进丙种球蛋白增加的中药黄芪、人参；有增加溶菌酶活性作用的中药桔梗、洋金花等。

第五节　中医中药配合手术治疗肿瘤

中医中药在手术前后的综合治疗中，具有其他方法无法代替的重要作用。

1　术前治疗

术前的扶正治疗，大多选用补气养血、健脾益气、滋补肝肾的药物，如四君子汤、四物汤、八珍汤、十全大补汤、保元汤、六味地黄丸等。这些扶正药物，能增强病人的免疫功能。如观察到消化道肿瘤病人术前应用黄芪注射液治疗，能增强患者周围血液中的白细胞总数及 T 细胞的活性。

此时应以调节患者的阴阳气血和脏腑功能为首要，尽量使患者恢复或接近“阴平阳秘”状态，使之能顺利完成手术，减少损耗人体正气，防止癌细胞进一步扩散，早日进行其他的综合治疗。

2　术后治疗

癌症患者手术后，往往元气更加虚弱，犹如雪上加霜，所以中医中药的配合治疗必须要从培脾固本着手，结合抗癌解毒、活血化瘀等中草药，以扶正祛邪，双管齐下。

2.1 根治术的术后治疗

2.1.1 术后并发症的用药

对做手术造成的一些并发症，如低热、盗汗、食欲减退、乏力等气血衰弱，血虚生热等，可用四君子汤加当归，或八珍汤、十全大补汤辨证加减治疗。术后并发炎症、发热，给予清热解毒治疗。术后并发功能障碍，如消化道手术可用健脾理气，必要时给予通腑理气等治疗；呼吸道手术后出现呼吸道症状，如咳嗽、气急等，可给予益气养阴、润肺止咳、理气化痰等治疗。

2.1.2 后期治疗

后期的中医治疗至关重要，决定着患者是否能长期生存和预后。治疗的目的主要是消除残留的癌细胞，即亚临床病灶。此时应该是在辨病的前提下，进行辨证论治，来调节患者的阴阳气血和脏腑功能。如何来体现辨病呢？不是单纯的开抗癌经验方，更不是各种抗癌中草药的大杂烩，而是按照中医的传统理论，认为肿瘤病人是“本虚标实”的病机认识，予以“补虚（温阳）扶正”。早期肿瘤分化程度较好者，在根治术后无需再予其他的传统抗癌治疗，可长期与扶正祛邪相结合的中医中药治疗，并坚持中医的气功锻炼、自我按摩等保健康复治疗，以巩固疗效，防止复发转移。

2.2 非根治术的术后治疗

2.2.1 急则治其标

肿瘤的非根治手术，虽然不如根治术那样，消灭了全部肉眼可见癌瘤病灶，但它往往是针对某一主要矛盾而采取的急则治其标的措施。如结肠癌或直肠癌，由于肿瘤增长阻塞出现完全或不完全肠梗阻而行结肠造瘘术。术后肠梗阻这一矛盾及时得到解决，病人气滞腹痛消失，腑气得以通畅，脏腑功能得以恢复，尤其是后天之本的脾胃功能恢复，很快病人就有食欲，恢复进食。此时，可见病人一般情况改善，正气有所恢复，为后一步实施对癌瘤的治疗创造了有利的条件。

2.2.2 标本兼治

非根治术后如何对癌瘤进行针对性治疗是一个非常复杂的问题。总的说来，应该是做到有效的祛邪。恶性程度高的低分化、未分化，以及对放疗、化疗敏感的肿瘤，选用放疗和（或）化疗祛邪，对放疗、化疗不敏感的癌瘤，选用中医中药治疗。至于中医是用祛邪为主、扶正祛邪兼顾，还是扶正以祛邪，就要通过对病人进行辨证来决定，这是治疗成败的关键所在。即使是三大传统抗癌治疗无法解决的晚期癌瘤，中医中药治疗只要辨证准确，论治得法，可以取得较好疗效。

3　手术前后肿瘤患者舌质动态观察

3.1 手术前

注意观察有无青紫舌。临证经验表明：有青紫舌则提醒外科医生应考虑为肿瘤晚期或转移，以确定更为周全的手术方案。

3.2 手术后

术后舌色变淡者大多提示手术成功，恢复良好。病灶若获根治性切除，常可使青紫舌变淡。相反，术后见“镜面舌”，则提示阴液枯竭，预后不良，急需滋养阴液；舌红加深或见青紫舌，预示恢复不佳，可能出现多种并发症；开腹探查或姑息切除术后，常见青紫舌加重，此时则需中药活血化瘀、扶正培本来调摄。

第六节　中医中药配合放疗治疗肿瘤

放射治疗在肿瘤的治疗中占有很重要的地位。很多肿瘤，如鼻咽癌、喉癌、舌癌、宫颈癌、霍奇金病等，在早期进行根治放疗后，长期生存可高达90%左右。有些肿瘤术后进行辅助放疗，防止局部复发，可提高长期生存率，如肺癌、食管癌、乳腺癌等。对一些晚期肿瘤进行姑息放疗，可达到减轻症状的目的，如对骨转移的疼痛、肿瘤压迫阻塞、癌性溃疡长期不能愈合出血等，都能收到较好的疗效。但是，放射治疗只是对照射野内的肿瘤细胞局部控制和杀灭，对于亚临床病灶无法达到治疗目的，同时治疗中还会引起一系列局部和全身的副反应。因此，如能在放疗的同时应用中医中药，可以从全身与局部同时进行治疗。临床实践证明，中医中药在这方面能取得较好的配合作用。

放射加中医中药治疗，可抑制瘤体生长，减少放疗的副作用，延长病人的生命。同时，中医中药对放疗的增敏减毒作用，可以抗肿瘤复发和转移。

1　增敏作用

实验证明，活血化瘀中药具有缓解血管痉挛，改善微循环，促进侧支循环，增加组织血流量，抑制血小板聚集，调节结缔组织代谢等作用。中国医学科学院肿瘤医院放射科，对188例放射治疗的鼻咽癌病人，随机分组进行增敏临床研究。加用活血化瘀的放疗病人，5年生存率和原发病控制率均明显优于单纯放疗组，原发灶复发率也低于对照组。另据报道，活血化瘀药川芎、红花具有扩张血管、增加血流、降低血管阻力等作用。在使血流量增加方面，川芎为143%，红花为142%；血管阻力减低值，川芎为59.0%，红花为45.6%。二药用于鼻咽癌放疗病人，同样取得了增敏的疗效。

2　对常见放疗副反应的治疗

2.1 头颈部肿瘤

放射治疗常出现口腔炎、咽炎，中药治疗以养阴生津清热为主。清热药常用桑叶、金银花、连翘、牛膝、山豆根，养阴生津药用生地、麦冬、天花粉、玄参、石斛、沙参，咽喉部水肿用蝉蜕、胖大海、射干、马勃、桔梗和甘草。

2.2 鼻咽癌

放疗常出现鼻腔炎，中药用通窍、清肺热等治疗，药用苍耳子、辛夷花、白芷、川芎、生石膏、桑白皮等。

2.3 食管癌

放疗常引起放射性食管炎，病人诉胸骨后疼痛，尤以吞咽时为剧。治疗以清热解毒为主，辅以活血化瘀理气。药用蒲公英、半枝莲、石见穿、仙鹤草、急性子、三七、枳壳、八月札等。

2.4 肺癌、食管癌

病人在放疗过程中常出现放射性肺炎，表现为咳嗽、气急、咯白色泡沫样痰，可用紫菀、款冬花、麻黄、杏仁、茯苓、法半夏、甘草等止咳、祛痰、平喘之药治疗。干咳少痰，肺热伤阴者，给予养阴润肺药，如南北沙参、天冬、麦冬、百部、百合等。

2.5 放射治疗的全身反应

常见的有头昏、乏力、白细胞减少，一般用补益气血、滋补肝肾的中药治疗，如黄芪、党参、生熟地、当归、女贞子、枸杞子、菟丝子、补骨脂等。消化道胃肠功能失调，如食欲减退、腹胀、恶心，甚至呕吐，治宜健脾理气，降逆止呕，药用四君子汤加陈皮、法半夏、竹茹等。肠鸣腹泻，大便见不消化食物者，加薏苡仁、木香、神曲、焦山楂、炒谷麦芽、鸡内金等消导药。放射性肝炎出现转氨酶升高，可用健脾利湿，清热解毒法治疗，药用半枝莲、白花蛇舌草、白术、茯苓、薏苡仁、甘草等。部分病人还可出现红细胞、血红蛋白减少，一般用八珍汤加黄芪、鸡血藤、首乌、女贞子、枸杞子等治疗。

3　放疗后的治疗

放疗后的中医中药治疗，一方面治疗反射副反应，防止后遗症产生，更为重要的是防止局部复发和远处转移，改善患者的生存质量，提高长期生存率。大量的临床实践表明，中药在这方面可以起到一定的作用。

第七节　中医中药配合化疗治疗肿瘤

恶性肿瘤的化学治疗，已能与手术和放射治疗并重，成为恶性肿瘤治疗的三大手段之一。化学治疗能取得全身治疗的效果，辅助治疗可提高手术及放疗的治愈率，减少复发。因此，化疗在恶性肿瘤治疗中的地位越来越被医务工作者及患者所重视。

但是，目前临床使用的抗肿瘤化学治疗药物均有不同程度的毒副作用，有些严重的毒副反应是限制药物剂量或使用的直接原因。它们在杀伤肿瘤细胞的同时，又杀伤正常组织的细胞，尤其是杀伤人体中生长发育旺盛的淋巴组织细胞等，而这些细胞与组织是人体重要的免疫防御系统，破坏了人体的免疫系统，癌症就可能迅速发展，造成严重后果。主要表现为骨髓造血功能的抑制、消化道反应、免疫功能低下等，个别的药物还会引起心脏、肾脏、肝脏及神经组织的损伤。副反应严重者只好被迫中止化疗，从而造成整个治疗的半途而废。如果以中医扶正祛邪的方法配合治疗，既可资助元气，提高人体免疫力，维护脾胃的运化机能，维持必要的化疗，并避免种种不良反应；又能稳定病灶，防止残余癌细胞转移和扩散，对于已经转移的中晚期病人，亦能不同程度地延长生存期，提高生命质量。

1　全身反应的防治

临床表现为头昏、乏力、汗多、食欲减退、精神差、睡眠不安、多噩梦、易惊醒。中医辨证多为气血两虚，肝肾不足。治以补气养血，滋补肝肾，可用四君子汤、四物汤、补中益气汤、八珍汤、十全大补汤、六味地黄汤辨证加减。

2　骨髓抑制的防治

最常见的是白细胞和血小板减少，有些病人还出现红细胞减少及血红蛋白下降，严重时全血减少并发再生障碍性贫血。临床表明，治疗以健脾补肾方剂疗效较好。白细胞减少，临床表现气虚为多，如头昏、乏力、易出汗等，药用人参、黄芪、麦冬、五味子、黄精、山药，必要时加用滋补肝肾药，如女贞子、枸杞子、菟丝子、补骨脂、紫河车等。血小板减少，一般表现为气血两亏，气不摄血，血虚生热，血热妄动，引起出血等；治以补气摄血，凉血止血；药用生黄芪、仙鹤草、生地、玄参、大枣、鸡血藤、紫河车、女贞子、龟板胶、鳖甲胶等。红细胞减少，病人出现头昏目眩、面色苍白无华、心悸怔忡、多噩梦，治以气血双补，药用党参、人参、黄芪、熟地、当归、鸡血藤、龟板胶、紫河车、阿胶、大枣、枸杞子、桂圆肉等。

3　消化道反应的防治

抗肿瘤药物几乎都能引起不同程度的消化道反应，常见症状有食欲减退、上腹饱胀、恶心呕吐、腹痛腹胀，严重者出现血性腹泻而危及生命。消化道反应产生的原因为药物直接抑制了肠道黏膜上皮细胞及药物对自主神经系统和延髓化学感受器官作用所致。中医常以健脾理气、和胃、降逆止呕为主，药用党参、白术、茯苓、薏苡仁、陈皮、竹茹、旋覆花、法半夏、佩兰、神曲、焦山楂、鸡内金、炒谷麦芽等。腹痛加广木香、延胡索、白芍，腹泻加肉豆蔻、山药、芡实、莲子肉、罂粟壳等。

4　多种脏器及组织损伤的防治

有些药物对于个别脏器表现有毒性反应，如阿霉素、柔红霉素、抗癌锑等对心肌有损伤，中毒时出现心悸、气短、胸闷不适，严重的可发生心力衰竭，心电图见ST段改变。中药给予益气安神，活血化瘀治疗。药用生晒参、麦门冬、五味子、酸枣仁、柏子仁、丹参、菖蒲、川芎。

有些药物，如甲氨蝶呤等大剂量或长期使用，易引起肝脏功能损害，发生中毒性肝炎。临床表现为食减纳差，肝区胀痛不适，上腹饱胀，自觉乏力，转氨酶升高，严重时出现皮肤巩膜黄染。中医给予清热利湿，疏肝利胆，辅以健脾益气治疗。药用茵陈、柴胡、郁金、香附及太子参、白术、茯苓、甘草、薏苡仁、半枝莲等。

植物性生物碱药物，如长春新碱等，对周围末梢神经有损害，出现肢端麻木。中医治疗给予活血通络，补肾益气。药用鸡血藤、川牛膝、络石藤、白花蛇舌草、乌梢蛇、续断、桑寄生、党参、黄芪等。

大剂量的顺铂可引起肾脏功能损害，喜树碱、斑蝥素及其衍生物可引起膀胱炎，临床表现为膀胱刺激症状。中医用清热利湿，解毒通淋治疗。药用甘草、车前草、茯苓、泽泻、瞿麦、萹蓄等。

第八节　中医中药治疗肿瘤的研究展望

近年来，随着社会经济的发展，现代化进程的加快，癌症的发病率和死亡率呈现逐渐增高的趋势。在一些发展中国家，由于城市化步伐的加快，人们的饮食习惯发生了很大变化，逐步向经济发达国家靠拢，一些与饮食相关恶性肿瘤的发病率也不断上升。预测到2020年，每年新发癌症病例将达到1，500万人。

中医中药防治肿瘤的基础和临床研究工作逐步深入，已取得了可喜的进展。其疗效高于单用西医方法治疗，已逐渐为多数中外肿瘤临床工作者所接受。所以，为了能更进一步地克服肿瘤治疗这个难关，探索中医中药治疗肿瘤具有十分重大的意义。合理应用中医中药可对人体失衡的内环境进行调节，使正气存内，提高机体抗御力，提高患者生存质量。

1　提高中医中药科研的理论研究水平

从基因到临床中医中药治疗肿瘤的研究，由个案病例验证发展到一类肿瘤或各种不同类型肿瘤的多数病例对比观察，从回顾性病例分析发展到前瞻性随机分组对照临床研究，从临床研究发展到应用现代科技手段进行相应的实验研究及对疗效机制的探讨，这些都是提高中医中药治疗肿瘤科研理论水平的重要研究手段。

1.1 建立中医“证”的动物模型

通过建立中医“证”的动物模型，开展中医辨证论治肿瘤机制的研究。辨证论治是中医治疗的核心，在长期的临床实践中人们积累了丰富的经验。但是只有把中医的辨证建立在科学和可靠的客观指标上，才能正确地辨证施治，从而提高中医诊治水平。

1.2 从中医经络和藏象理论角度研究

根据中医经络和藏象理论解释肿瘤转移靶器官的机理。经络运行是有方向性的，肿瘤转移属痰毒流注，络损血瘀所致。其“痰毒流注”最易转移到“贮痰之器”的肺脏。脑、肝、脾、胰等脏器的肿瘤转移都有其规律性，需要进一步地研究。

1.3 重视中药和有效方剂的药理研究

现代药理研究表明，扶正培本中药能够调节机体的免疫功能，包括影响非特异性免疫（升高外周血白细胞、增加网状内皮系统的吞噬功能）、影响特异性免疫（促进细胞免疫功能）和增强体液免疫功能，还具有改善物质代谢、增强内分泌功能、改善骨髓功能、增强机体抗害能力、抗肿瘤、促进机体康复等作用。而应用于肿瘤机体，扶正培本中药具有抗突变、抑制诱癌发生、抑制癌细胞生长的作用，其抗癌机制为影响细胞分化、癌基因表达、癌细胞代谢、诱导癌细胞凋亡。协同抗癌作用主要在于对放化疗的增效减毒与对多药耐药的逆转两方面，还可因增强机体的抗肿瘤免疫反应而发挥其间接的抗肿瘤作用。实验研究证明活血化瘀药有改善血液循环、调整凝血功能紊乱、抗炎和提高免疫功能的作用，某些活血化瘀药有一定的抑杀癌细胞的作用。清热解毒、软坚散结类药物在一定程度上能达到抗肿瘤、抗转移、抗复发的效果，需要进一步研究。

2 提高辨证论治水平

本着中医“治病求本”的原则，运用中医的整体观念，扶正固本，重视患者生理功能的调节，只有正气内存，才能提高机体的抗病能力。辨证与辨病相结合，根据病人就诊时的症状，辨明证型，对证施治，改善病人痛苦症状以治标；补益病人气血、阴阳的不足，提高机体免疫力，使之不向肿瘤复发、转移的方向发展。

2.1 从整体出发，辨证与辨病并重

中医强调整体观念，辨证与辨病相结合，重视对患者整体的调节，全面调节人体内环境的平衡。既辨证又辨病，在辨证的基础上因人而异制定中医的治疗法则，采用多途径多手段治疗。《肿瘤鉴证备要》中指出：“中医学认为肿瘤的形成是正气不足，脏腑功能失调而致气滞血瘀、痰凝毒聚、热毒蕴结，形成肿块。”辨证论治是中医理论的精髓和核心，体现了中医治疗疾病的特色，也是中医中药治疗癌症总的原则和指导思想。“病不辨则无以治，治不辨则无以痊”。在辨证论治过程中，应注意辨病与辨证结合、扶正与祛邪结合、局部与整体结合。

2.2 注重整体概念，调节阴阳平衡

从整体观念出发，运用中药调节机体内环境，阴平阳秘是保证治疗效果的关键。选用经现代医药分析抗肿瘤单味药及复方制剂是当前治疗肿瘤的方向。近年来对中药抗肿瘤的研究、探索已取得良好的成效，有不少经验方，在治疗肿瘤方面起到不小的作用。如何在整体观念下调节机体内环境的稳定，就要深入研究单味中药，补气养血、滋补肝肾的复方制剂的临床功效，探求中药对不同类型的肿瘤针对性杀伤癌细胞的作用，探讨中药复方提高肿瘤病人机体免疫力和机体红细胞 CRL 的活性，促进机体造血功能，保护细胞免疫功能，改善病人的症状，抑制肿瘤生长，防治肿瘤病人术后放疗、化疗所产生血白细胞降低的稳定疗效。

3　发挥综合治疗的优势，确定肿瘤治疗合理模式

中医抗肿瘤从一开始的辅助地位（仅是减毒增效模式）已逐步上升为重要地位（阶段治疗的主要模式和中西医联合治疗模式），如何配合肿瘤的绿色治疗，建立综合治疗肿瘤模式，具有重要意义。

3.1 减毒模式

放、化疗是肿瘤治疗的常用手段，但是，其毒副反应在相当程度上限制了放、化疗的应用。抗肿瘤药在杀伤癌细胞的同时，对于人体某些正常器官的组织细胞亦有一定损害，主要表现在胃肠道、骨髓造血组织和生殖细胞。目前仍有许多病人因放、化疗的毒副反应严重而放弃放、化疗。针对放、化疗药的毒副反应，应用中医中药进行辨证治疗，是中西医结合肿瘤研究中进行最早、成果最多的一种治疗方法，也是提升中医中药在肿瘤治疗中的地位。放、化疗减毒的研究仍是今后中药抗肿瘤研究的重点内容。

3.2 增效模式

增效，即通过中医中药治疗，使得用相同的或较低剂量的化疗药物及放疗剂量而产生相同或更高的疗效，最大限度地控制和缩小肿瘤；同时，也明显减少了化疗的毒副反应，提高了肿瘤患者的生存质量，创造出一个中医中药与放、化疗结合的治疗模式，既体现了治疗的个体化思想，又与中医的“因人施治”理论相吻合。

3.3 阶段治疗模式

通过对肺癌、胃癌、淋巴瘤、宫颈癌、乳腺癌等常见恶性肿瘤的中西医结合临床治疗研究提出：病人就诊时由于邪胜，首要任务是应用中西医各种方法，包括手术、放射线、化疗药物，尽可能地打击和消灭肿瘤，但在这时要注意保护正气，待肿瘤负荷大大降低以后，将治疗重点转为最大限度地促进骨髓和免疫功能的恢复，即重建正气的阶段；经过一阶段的骨髓和免疫功能的重建，在必要时还可再转入以拮抗肿瘤为主的第三阶段，即巩固治疗，以后再转入长期的中医治疗。

这种治疗模式，已广泛用于实体瘤的治疗。在最大限度杀灭肿瘤细胞降低肿瘤负荷以后，有一个休整、中医扶正的阶段，通过病人的免疫功能和骨髓功能的恢复，使得病情巩固，以后再采取巩固治疗使肿瘤细胞数目降到正常水平，从而达到治愈。在临床上，根据肿瘤发生、发展规律和治疗特点，探索出肿瘤治疗的程序。同时，发挥中医药优势，对肿瘤不同病种、不同发展阶段的不同证型进行详细的观察，就其各自的特有发展规律及证候特点进行有针对性的治疗，以提高综合治疗的效果。

小　结

近年来中医中药治疗肿瘤取得了相当大的成就，得到国内外同道和一些患者的极大认同，但中医中药治疗肿瘤的研究仍然任重道远，中医中药治疗肿瘤的临床实践有待规范，开发确有疗效并具有实用价值的治疗恶性肿瘤的高效中医药产品还需努力。肿瘤是世界性的医学难题，攻克肿瘤也是世界性的共同目标，我们相信只有在继承传统中医药精髓的基础上，不断加强国际合作与交流，提高世界范围内用中医中药治疗肿瘤的临床和科研队伍的整体水平，才能使中医中药在世界肿瘤诊疗中占有一席之地，并发挥更大的作用。

参考文献

[1] 刘尚全．中医药对甲状腺癌术后患者症状改善的作用．现代肿瘤医学，2003，11（2）：112.
[2] 李忠，张健，黄岳顺．固摄法的提出与恶性肿瘤的中医治疗理论探讨及实验基础．全国第三届中医肿瘤学术年会论文集，2001.
[3] 刘勤，沈亚标，黄兆明．中医辨证与西医辨病相结合治疗晚期肺癌32例临床观察．实用中西医结合临床，2007，7（3）：38.
[4] 李玉英，谢建兴．中西医结合治疗甲状腺癌45例疗效观察．新中医，2001，33（9）：38.
[5] 许尤琪，丁蓉，张玉，等．中药配合化疗治疗晚期非小细胞肺癌疗效观察．辽宁中医杂志，2007，34（7）：916.
[6] 陈捷，李增战，苗文红，等．香砂六君子汤治疗气虚湿盛型胃癌60例．陕西中医，2006，27（10）：1231.
[7] 李玉民．鼻咽癌放射治疗中急性放射损伤的初步分析．临床肿瘤学，2001，6（3）：223.
[8] 唐发清，龚志军，周辉，等．益气解毒颗粒对鼻咽癌裸鼠移植瘤基因表达的影响．实用预防医学，2004，11（4）：637.
[9] 胡文雷，王建中，林胜友．参芪胶草汤治疗晚期肺癌恶病质30例近期疗效观察．浙江中医药大学学报，2007，31（2）：194.
[10] 杨国旺，王笑民，韩冬，等．郁仁存中医综合疗法治疗晚期非小细胞肺癌临床研究．中国中医药信息杂志，2005，12（9）：11.
[11] 尤建良，周留勇．扶正和胃合剂治疗大肠癌48例．药学与临床研究，2007，15（1）：60.
[12] 袁海熊，李素娟．恶性肿瘤血瘀证的研究．辽宁中医杂志，2005，32（7）：663.
[13] 于淑珍．活血化瘀药在治疗恶性肿瘤中的思考．辽宁中医杂志，2005，32（6）：536.
[14] 周岱翰．临床中医肿瘤学．北京：人民卫生出版社，2003.
[15] 尹明浩，金香淑，金勇华．自拟益胃养阴活血汤治疗慢性胃癌前病变53例．时珍国医国药，2007，18（2）：484.
[16] 杨炳．中医药治疗中晚期胰腺癌68例临床观察．中华实用中西医杂志，2002，（11）：1373.
[17] 魏育林，李亚俊，刘轩，等．参麦注射液对内毒素所致的小鼠全身炎症反应综合征和多器官功能失常综合征保护作用的实验研究．中国中西医结合杂志，2001，21（1）：47.

[18] 刘嘉湘，施志明，徐振华，等．滋阴生津益气升阳法治疗晚期原发性肺癌的临床研究．中医杂志，1995，36（3）：155.
[19] 赵含森，游捷，张红，等．中西医结合发展历程．北京：中国中医药出版社，2005.
[20] 顾奎兴，李伟兵．恶性肿瘤中医治疗．南京：江苏科学技术出版社，2005.
[21] 廖遇平，姜武忠．实用肿瘤综合治疗手册．长沙：湖南科学技术出版社，2006.
[22] 李忠，乔占兵．肿瘤病手册．北京：人民卫生出版社，2004.
[23] 沈丕安．虚弱的药补和食补．北京：人民卫生出版社，2000.
[24] 刘正才，尤焕文．中医免疫．重庆：重庆出版社，1983.
[25] 姜良铎．全面排毒．北京：北京出版社，2006.
[26] 杨力．排毒养生．北京：金城出版社，2007.
[27] 陈世伟，张利民．肿瘤中西医综合治疗．北京：人民卫生出版社，2001.
[28] 陈志农．内病外治敷贴灵验方集．北京：中医古籍出版社，2005.
[29] 秦云峰，张小平．中医外治疗法集萃．赤峰：内蒙古科学技术出版社，2002.

第三章　肿瘤的综合排毒治疗

研究表明，肿瘤的发生发展与体内的各种“毒素”蓄积密切相关。“毒素”既包括外来的有害物质如重金属，又包括自体变异的细胞、过多的自由基及人体代谢产物，选择有效的方法清除这些毒素，是肿瘤治疗的重要手段之一。排毒方法很多，本章着重介绍螯合排毒疗法、维生素 C 疗法、维生素 B_{17} 疗法在肿瘤临床治疗中的应用。

螯合排毒疗法是应用以 EDTA 为代表的螯合药物排出肿瘤患者体内重金属的异常聚集，预防、控制及清除细胞癌变；维生素 C 本身也是一种螯合剂，一方面可以排出重金属，另一方面可以直接杀死肿瘤细胞，清除外来和体内产生的毒素和自由基，提高机体抗肿瘤能力；维生素 B_{17} 是近年来从植物中提取的抗癌药，其强大的细胞毒作用不仅导致肿瘤细胞死亡或者长期抑制，而且可以较好地清除肿瘤细胞浸润时产生的炎性因子及机体代谢产生的有毒物质。这些疗法在临床实践中显示了较好疗效，具有良好的临床应用前景。

第一节　螯合排毒疗法治疗肿瘤的作用机理

螯合排毒疗法（Chelation and detoxification therapy）源于西方医学，属于自然疗法。螯合一词来自希腊语，意指螃蟹夹住了东西，但螃蟹本身完好无损。古希腊西医鼻祖希波格拉底提出了螯合排毒的治疗理念，希望有方法使人体能很好地解毒排毒，且对人体的健康和脏器功能无不良影响。十多个世纪已经过去，对人体有害的毒素屡被发现，它们对人体健康的损害也越来越明确，然而理想的螯合排毒疗法却一直未能完全实现。主要原因在于：人体本身的解毒和排毒功能有限，作为最重要的解毒器官——肝脏，可以解除部分细菌、病毒等病原体的毒素及人体新陈代谢的毒性产物，但在解毒过程中肝脏本身也会受到不同程度的损害。对于有些毒素，特别是重金属如铅、汞、砷、镉、铊、钡，还有放射性元素如镭、铀、锶及 X 射线等，肝脏和其他脏器均不具有解毒功能。因此，它们既可以导致人体急性严重中毒造成死亡，又可以在骨骼、内脏、神经组织等部位慢性蓄积形成慢性中毒，对机体危害极大。

1893 年，诺贝尔奖金获得者瑞士科学家 Alfred Werner 教授开始了螯合排毒疗法的先期研究，阐明了铅、汞重金属可与人体特殊蛋白质结合，并引起人体中毒的生化机制和临床表现，他的研究成果率先证明了从外界进入体内的某些重金属是毒物，它们可与体内特殊蛋白质结合，对人体脏器和组织造成损伤，而人体对这些重金属及其结合物没有解毒功能。尽管当时尚未有重金属特效解毒剂，但是 Werner 的研究指明了螯合排毒治疗的方向，解决了关键的理论问题。因此，后人称他为螯合排毒疗法之父。

20 世纪 20 ~ 30 年代，矿山开发、金属冶炼、织染加工等工业的发展，使得多种重金属污染问题变得越来越严重，特别是铅、汞、砷、镉中毒最为常见。由于当时临床诊疗技术的滞后，使许多重金属中毒的患者得不到有效治疗，有的因此致残，有的甚至而失去了生命。医学界开始高度重视治疗重金属中毒的药物开发研制。1935 年，是“螯合排毒疗法”发展史上具有划时代意义的一年，美国和德国的医学科学家分别在自己的国家研制出一种药品，名叫依地酸（乙二胺二乙酸，ethylenediaminetetraacetate，EDTA）。最早发现 EDTA 可以螯合有机钙，继后的研究证实也可螯合铅汞等重金属，但因为制剂纯度不理想，在临床应用受到较大限制。从 Werner 阐明重金属中毒的主要机理到螯合药物 EDTA 问世，经历了 42 年，才真正解决了螯合排毒疗法的两大基本问题，这也是诊断和治疗的基本问题。

第二次世界大战后期，EDTA 和二巯丙醇（BAL）成了治疗多种重金属中毒的标准药物。美英科学家证实，在放射性污染中，凡是以同位素形式存在的重金属离子也可以被螯合剂解毒，从而扩大了螯合剂的临床应用范围。世界大战结束后，随着螯合制剂不断更新和提纯，以及临床经验的不断积累，螯合排毒疗法在西方国家逐渐推广，并取得良好疗效。最具说服力的范例发生在上世纪 50 年代初，当时美国密歇根州一家电池厂因劳动保护工作失误，200 多工人严重汞中毒，有的人危在旦夕，美国联邦和州政府高度重视，责令当地医疗和公共卫生机构全力以赴，并调集了全美高水平医学专家，一起共同抢救患者，EDTA 是治疗的主要药物，结果中毒患者全部获救，无一例死亡。这次抢救大规模汞中毒患者成功，使螯合排毒疗法更加规范化，也确立了 EDTA 在螯合排毒疗法中的主导地位。

1　重金属与肿瘤发病

1.1 重金属致癌机理

在门捷列夫化学元素周期表中，列为重金属的一些化学元素有肯定的致癌作用。早在 1820 年，Paris 就报道了砷化合物可以诱发人类皮肤癌。1911 年，Pfeil 发现在铬生产厂矿的工人容易患癌症；1932 年，Grenfell 观察到镍精加工的从业人员肺癌发病率很高。自 20 世纪 70 年代中期开始，医学界高度重视重金属致癌的研究和观察，曾对 20 余种重金属进行动物实验和长时间追踪随访，公认砷、镉、铬、镍、铊、铍等有肯定的致癌作用，铅、汞、钨、钴等有协同致癌作用，能够引发人类和动物的恶性肿瘤。医学界发现重金属致癌毒性由来已久，在癌症发生过程中的作用已经逐步阐明。随着各国工业化程度的提高，地球物理学的变化加剧（地球表面和海底的地震、火山频发，温室效应的加重等），环境污染导致全球生态条件日益恶化，其中铅、汞、砷、镉等重金属严重威胁着人类的健康，恶性肿瘤发病率明显上升。

由于上述重金属和类金属存在于地球表面，特别是矿山中，同时又是化工、冶炼、织染、建材、机械乃至电子工业的难以避免的附属产物。Althouse 等指出，许多国家在发展工业的过程中，忽略了环境保护，会发生不同程度的污染，加之地震、火山、海啸等自然灾害频发，汽车尾气和二氧化碳排放量剧增，“温室效应”引起气候反常和地球沙漠化，大气臭氧层变薄并出现“黑洞”，如此种种。使得地球生态环境恶化，其中重金属污染变得越来越严重，后果也越来越触目惊心！大气、江河、海洋、土壤、饮水、食品、衣饰、居室、化妆品乃至儿童玩具，从宏观到微观，人们生活在重金属污染的环境之中，健康受到严重威胁，一个非常明显的征象就是与 20 年前相比，恶性肿瘤的发病率增高，发病年龄更加年轻化，病情恶化速度加快，预后更为凶险难测。

1.2 常见致癌重金属

1.2.1 砷的致癌毒性

砷（Arsenic，As）是一种活跃而存在广泛的重金属，它的元素序号 33。在化学元素中，砷是一种变化多端的有毒元素，有时以非金属形式出现，这种特性称为同素异形相（Allotropic forms）。人们常常是从毒药砒霜开始知道砷的，砒霜的化学名称是三氧化二砷，有史以来，从古罗马到中国，这种古老的中西方通用的毒药夺取了不少人的生命。提到它，人们至今还是“谈砷色变”，心有余悸。但是，使化学家们汗颜的是，尽管人人皆知砷有百害而无一益，处在科学技术相当发达的今天，人类依然不能摆脱砷的可怕阴影，从杀虫剂、除草剂、民间草药、化妆品、饮水和食物，直到塑料产品和儿童玩具，砷及其化合物常以“合法”身份混迹其中，因为尚无完美无缺的制作工艺能够彻底将砷清除。砷的毒性表现在多方面，它有接触毒性，引起皮肤黏膜炎症和坏死，更多见的是脏器损害，砷对心脏、肝脏、肾脏、骨髓、大脑独有强烈毒性。人体对砷无解毒功能，砷可以引起急性和慢性中毒。难以克服的环境污染给砷的毒害提供了好机会，其中饮水污染是一个全球性的严重问题。Croal Laura 等对全球砷污染进行了调查研究，他们报道，就在 21 世纪初，孟加拉国发生过饮水砷中毒事件，多达 5，700 万的居民中毒，饮水中砷含量超过 WHO 标准 10 倍以上。越南、柬埔寨、印尼、刚果、埃塞俄比亚、乌干达等国都发生过砷中毒事件。美国的密歇根州、威斯康星州和明尼苏达州也发生过饮水砷中毒。进一步观察到，在大规模人群砷中毒后，恶性肿瘤特别是消化道癌症发病率显著升高。

砷是 WHO 和美国食品与药品监督局（FDA）一致公认的第一类直接致癌物。砷显著抑制糖代谢氧化磷酸化过程，减少 ATP 生成。砷是触发氧化应激的重要因子和自由基，可造成全身性炎症性损伤。更为严重的是砷可进入细胞内，攻击并损害染色体和 DNA，造成基因突变，进而导致细胞癌变。

1.2.2 铅的致癌毒性

铅是工业产物，无处不在，汽车尾气是最大的铅污染源，真正的“无铅汽油”

只是一种理论产品。食物和水污染是铅的常见藏身之地，环保意识淡薄是铅污染的重要原因，化工、纺织、建材、家居是铅污染的主要来源，因此，当前很难做到预防铅中毒。

铅容易在人体内蓄积，造成骨骼、心脏和肺损伤，并抑制造血功能，铅是直接致癌物。临床上发现，慢性铅中毒的患者，其肺癌、皮肤癌、肾癌、膀胱癌和白血病的发病率较无铅中毒者增高2.5倍左右。如果患者同时吸烟，致癌毒性显著增强，特别是对肺癌有很强的诱发作用，在动物试验中也证实了这一结论。鉴于铅既是环境污染中最常见者，又是日常生活衣食住行中难以完全避免的重金属，从防癌保健的角度出发，定期检查、早期发现铅超标或中毒并及时使用螯合排毒疗法治疗，实属必要。

1.2.3 汞的致癌毒性

汞（Mercury，Hg）也是很早被人类认识的古老金属，据史料记载，中国和埃及人在公元前1，500年左右，已经发现并开始使用这种金属，由于它的多态性，长期被称为“水银”。至今，汞与人类生活关系依然密切，医用血压计和体温表以及牙科常用的充填剂都离不开汞。同样在很多化工、建材、化妆品、织染等工业中也存在汞污染，而且由于汞具有多态性及挥发性很强的特点，极易从呼吸道或皮肤侵入人体内，可引起急性或慢性中毒。联合国世界卫生组织（WHO）规定的安全范围是：人体每千克肌肉内的汞不得超过0.5mg。

根据临床和实验观察，由于汞的多态性，特别是挥发性强，因此容易通过呼吸道、消化道和皮肤不断进入体内，劣质护肤品、染发剂、衣料等，汞超过卫生标准可达10~20倍之多。汞的致癌毒性已证实，它可以引起皮肤、肾脏、骨髓、神经系统和结缔组织的癌变，由于汞中毒引起的白血病和多发性骨髓瘤的病例并不少见。因此，应该定期检测血液中汞含量，如果超标，应用螯合排毒疗法清除掉，以确保健康。

1.2.4 镉的致癌毒性

镉（Cadmium，Cd）是具有直接致癌毒性的重金属，原子序号48。提纯的镉比较软，可用刀切割。在电池制造、塑料工业和电镀工艺中，镉都是重要原料。例如镍-镉电池至今使用广泛，电视机、计算机元件中也有镉的存在。镉的发现和命名是在1817年，由德国化学家Strohmeyer提出。多年的研究和观察指出，镉对人体具有绝对毒性，人体组织和代谢都不需要它。即使很低的浓度，也有极强的毒性。镉还有较强的蓄积性，很难完全清除。镉中毒的一个主要机理在于它可阻断由锌离子和镁离子激活的代谢酶，而这些酶对肝功能和细胞氧交换功能起重要作用。

在临床上，镉中毒可以导致呼吸道难治性感染和肾功能衰竭，以及严重的骨质疏松。近年来发现，镉可以引发肺癌、骨癌、肾癌、乳腺癌、恶性淋巴瘤等，而且，在乳腺癌患者的病理组织中发现镉浓度较正常组织高5倍左右。因此，在恶性肿瘤患者的综合治疗中，清除致癌重金属有重要意义。

1.2.5 铬的致癌毒性

铬（Chromium，Cr）是一种比较特殊的重金属，它的元素序号24。铬在空气中非常活跃，极容易被氧化，形成变化多端的化合物，主要为二价、三价和六价化合物，而一价、四价和五价化合物较罕见。其中，三价化合物最稳定也无毒，六价化合物化学特性最强，毒性也最大。事实上，铬在许多厂矿和金属精加工企业中不可或缺，Tchounwou 等对多种致癌重金属进行了调查研究，他们发现，制作不锈钢的过程中必须有铬的参与，制革、玻璃加工、录音磁带，人工色素等也都可见铬及其化合物的踪迹。人们还记忆犹新的“苏丹红”事件，就是不法商人不顾消费者的健康，将毒性很强的六价铬化合物（非食用色素）假冒食用红色素，加于饲料之中，以获取悦色的“红色蛋黄”，结果造成严重的食物中毒。另一方面，在健康人体内，新陈代谢确实需要微量的三价铬，它在正常糖代谢、心血管功能和辅酶活性方面起有重要作用，因此又是人体必须微量元素。在美国、瑞士、英国等制造，广泛市售的维生素和微量元素的复合制剂中，都含有微量的三价铬。这是一种强氧化剂，特别用于玻璃器皿的洁净和消毒，似乎尚无更理想的化合物能够取代它。再次强调，人体仅需要微量的三价铬。其余的铬化合物对人体都有毒性。

1.2.6 铊的致癌毒性

铊（Thallium，Tl）是一种非常特殊和多变的重金属，其元素序号 81。1861 年被英国化学家 William Crookes 所发现，用途广泛，毒性极强，也是公认的直接致癌物。铊的多态性显著，其化合物可无色无嗅无味，尽管美国和许多国家明文禁止，至今不少杀鼠剂和杀森林害虫制剂还在使用铊。它易溶于水，形成氢氧化物，但水味毫无改变，可置人于死地，因此铊有一个可怕的诨名：“投毒者之毒”。由铊致死的新闻媒介的报道屡见不鲜。但是，在一些特殊加工业中，至今尚不能完全抛弃铊，由于它的特殊的电导性，在照片和光学材料、半导体、玻璃制造等工业中依然有一席之地。铊耐低温的特性无与伦比，铊 - 汞合金现被用于低温温度计的制造，这种温度计摄氏零下 58℃才凝固，而单纯的汞温度计，只能耐受零下 38℃的低温。不可思议的是，铊的同位素有 25 种之多，在医学领域相当活跃，放射性同位素铊 - 201（半衰期 73 小时），常用于心血管疾病的诊断和病情评估。而在核磁共振设备中，铊又被用于高温超导和磁源保存和核磁成像等关键材料的制造。

铊的毒性包括皮肤接触毒、重要脏器损害及致命的神经毒性。铊的致癌毒性较常见于与铊及其化合物接触的人群，他们容易患皮肤癌、肺癌、肝癌、脑癌、神经纤维瘤等。据研究，铊可以造成人体多种细胞的基因损伤和突变，并直接攻击和损害细胞线粒体和细胞核，铊和砷的致癌性均较强，鉴于铊的毒性特强，但又广泛应用于工业和医学领域，其中毒的形式可为急性和慢性，临床表现复杂多变，尚无特效解毒药。不管是从业人员还是医务人员都必须提高警惕，注意防范铊中毒。

2 重金属与排毒防癌

随着工业的发展，科技的进步，生活水平的提高，人们衣食无忧，健康状况总体上较过去更好，不少疾病的发病率下降，为什么癌症发病率反而逆势而上，造成人们“谈癌色变”呢？现在有了一个较明确的答案：日益严重的重金属污染是引起癌症发病率升高的罪魁祸首之一。矿山、化工、建材、水泥、电镀、电池、电信器材等工业污染，陆地和海底的地震、火山爆发、海啸等自然灾害以及汽车尾气，均可造成严重的重金属污染，殃及空气、陆地、水、海洋、土壤、粮食、蔬菜等农作物和多种生活用品。可以说，我们的衣食住行都处在多种重金属的包围之中。铅、汞、砷、镉、镍、铬是国际公认的主要的致癌重金属。主要机理在于，它们的毒性可引起正常组织和细胞的基因突变，又可导致人体免疫监视力和调节能力的下降，从而导致细胞癌变，机体无法自行消除癌细胞，最终发生癌症。重金属致癌得到国内外科学家动物实验的客观证实。不仅如此，近年欧美医学家进而发现，在肺癌、乳腺癌、胃肠癌等患者的病理组织内砷、镉、镍等重金属含量显著高于正常组织。各国医疗卫生界的临床流行病学调查进一步表明，在重金属污染严重的地区，癌症发病率较无污染地区可高达 10 ~ 15 倍。有关因重金属污染而造成的“癌症村”已屡见报端。目前已确定，砷可致肺癌、骨癌、皮肤癌、胰腺癌；铅可致肺癌、白血病、胃肠癌；汞可致肾癌、骨髓瘤；镉可致肺癌、乳腺癌、前列腺癌；镍可致皮肤癌、肺癌；铬可致骨癌、血癌等。如果体内多种重金属超标，则致癌作用显著增强。近年的研究表明，减少重金属进入体内，排除体内有毒的重金属，对预防相关癌症有效。由于人体对重金属尚无主动解毒和良好的排泄作用，必须用先进的设备检查人体内重金属和微量元素含量，再量身定做清除重金属的治疗方案，使用有效、安全、无毒副作用的药品清除各种有害的重金属；同时补充有益的微量元素和维生素，增进体质健康，可以提高恶性肿瘤的临床治疗效果，改善病人生活质量，延长病人生存期。

螯合排毒治疗和维生素 C 疗法在恶性肿瘤的综合疗法中，既是一致的，也是有区别的。简而言之，螯合排毒疗法使用以 EDTA 为代表的螯合药物，结合碱性药物和人体必需维生素，在体内螯合有害的铅、汞、砷、镉等重金属，形成无害的结合物主要从肾脏，小部分从消化道排除体外。维生素 C 疗法则主要使用大剂量维生素 C，直接杀死肿瘤细胞，清除外来和体内产生的毒素与自由基，改善脏器功能和新陈代谢，增强机体抵抗力，达到治愈疾病的目的。

螯合排毒疗法治疗恶性肿瘤是该疗法的重大进展，从 20 世纪 70 年代开始，以美国著名科学家 Cameron 和两次诺贝尔奖金获得者 Pauling 教授为首的医疗专家，率先在肿瘤的综合疗法中合理使用螯合排毒疗法结合大剂量维生素 C，取得了良好疗效。使用螯合与排毒疗法治疗肿瘤，有可靠的依据和实验医学基础。Pauling 教授等认为，大规模的临床流行病学资料证实，很多有毒的重金属，如铅、汞、镉、砷、镍等，本身就是致癌物质，可引起呼吸道、消化道、乳腺、皮肤、血液等器官和组织的恶性肿瘤。近年来的研究表明，有些部位的恶性肿瘤，确有重金属的异常集聚。因此，在对恶性肿瘤患者进行手术、化疗、放疗的同时，使用大剂量维生素 C 排除体内毒素，对重金属超标的患者，必须使用 EDTA 疗法和维生素 C（其本身也是一种螯合剂）排除重金属，不但可以增强疗效，促进手术切口愈合，而且可以减轻放疗和化疗的副作用，一部分病人特别是晚期病人，或者是放化疗引起严重骨髓抑制、免疫能力严重受损，螯合排毒和维生素 C 可以改善全身情况，减轻骨髓抑制，增强免疫力，延长患者生存期，改善患者生活质量。Stevens 教授对重金属与癌症的关系进行了深入研究，证实重金属和机体细胞内蛋白质结合，可引致基因突变，用螯合排毒可以抑制或消除细胞的基因突变，可以预防或者早期控制细胞癌变。

瑞士医学家 Blumer 和美国 Cranton 教授一起，对 EDTA 螯合排毒疗法防治肿瘤的效果作了长时期的临床流行病学调查研究，结果令人瞩目。他们选择瑞士一条交通繁忙的高速公路旁的居民与一个无污染的湖边小镇居民作对照研究。两地的观察对象均为 3，500 例成人，研究从 1958 年开始，1979 年先公布癌症比较发病率，高速公路旁居民为 167/10 万，湖边小镇居民为 54/10 万，前者癌症发病率较后者高 2. 3 倍，其中肺癌发病率高 5. 8 倍。随后，他们继续观察 EDTA 螯合排毒疗法对癌症患者死亡率的影响。从 1959～1976 年，他们连续观察 231 例患者，又分为两组，一组为 EDTA 治疗组，每年接受 EDTA 螯合排毒疗法 10 次以上（每次 EDTA1. 9g，加维生素 C 和 B_1），该组共 59 例，男性 35 例，女性 24 例，仅仅 1 例死于癌症；另一组为对照组，共 172 例，男 70 例，女 102 例，均未接受 EDTA 疗法，同期癌症患者死亡 30 例，两组患者其他治疗方法基本相同。治疗组死亡率仅为 1. 7%，对照组高达 17%，相差 10 倍之多。

综上所述，螯合排毒疗法从理想到现实，经历了漫长曲折的历程，直到最近半个世纪才得到快速的发展，临床适应证逐渐扩大，药物制剂质量不断提高，临床疗效得到广泛认可。螯合排毒疗法在肿瘤治疗中的应用，是该疗法的重大进展。也是绿色综合疗法的重要组成部分，在恶性肿瘤的现代治疗中起着重要作用。

2.1　螯合重金属

螯合排毒疗法主要是静脉滴注一种名叫依地酸（EDTA）的氨基酸，这是一种人工合成的非生物性氨基酸，EDTA 进入机体内，本身不被机体所代谢，作为螯合剂，经过血液循环到达周身各组织、器官，它与血管中、全身各组织、器官内蓄积的各种金属如钙、铁、铜、铅、铝、汞、砷、镉、镍等螯合，形成可溶解的、无毒而稳定的结合物并通过肾脏排泄出体外，清除了人体内蓄积的有害重金属，从而达到螯合解毒的功效。螯合作用是不可逆的，EDTA 对重金属离子有不同的亲和力，原则上，化合价三价及三价以上者，亲和力较强，可先被螯合；然后是二价离子如钙离子、镁离子；化合价为一价者，如钠离子、钾离子，基本不被螯合。对人体有害的重金属离子如砷、镉、铅、铬等，常以三价化合物的形式存在，因此，先被螯合排除体外。另一决定因素是体内离子浓度，浓度高的先被螯合，如钙离子常为二价，在体内与螯合剂结合能力弱于三价离子，但在高钙血症情况下，钙离子浓度很高，螯合剂 EDTA 会加强与钙离子的亲和力，先与钙离子结合排出体外，让钙离子浓度恢复正常。部分骨髓瘤患者因为骨质破坏，大量钙离子游离入血，造成严重的高钙血症，引起严重心律失常甚至猝死。这时必须使用 EDTA 螯合过多的钙离子，才能让病人转危为安。

2.2 纠正钙超荷

钙离子（Ca^{2+}）是机体内的第二信使，参与多种代谢，而且具有广泛的生理功能。但是过多的 Ca^{2+} 将会造成高血凝状态、心律失常、动脉硬化等病理状态。EDTA 作为螯合剂，被注入血液中后，跟血液中过高的 Ca^{2+} 螯合，致使血液及机体内的结合钙和游离 Ca^{2+} 适当减少，由此产生了一系列生化和生理反应，最终达到了治疗疾病的目的。EDTA 与血液中的 Ca^{2+} 螯合，血液中钙离子减少而防止了血液的凝固，从而起到抗凝的作用，降低了血液黏稠度，改善了血液循环，防止血栓形成，防止心血管疾病的发生。同时，对于已形成的血栓，通过 EDTA 与 Ca^{2+} 螯合作用，结合其他抗凝药，也具有溶解血栓的功效。

EDTA 与血管壁上沉淀的钙质、脂质、黏多糖、重金属等有害物质螯合，清除血管壁上的“垃圾”，有预防并治疗动脉硬化病、高血压、高脂血症、肥胖症及其他心血管疾病的作用。

EDTA 与机体内其他组织器官中蓄积过多的 Ca^{2+}（钙超荷改变）相螯合，机体内的钙超荷减轻，通过内分泌、神经等系统的反馈调节作用，使组织、骨骼内的钙重新分布，符合生理需要，从而达到预防和治疗骨质疏松、关节炎、硬化症等疾病。

2.3 防止细胞早衰、死亡

根据近年来的研究，细胞内钙超荷是细胞衰老的表现，比较突出的是脑细胞和神经组织，高血压合并动脉硬化的患者，容易发生上述病理现象，长期追踪观察，发生痴呆的比例很高。EDTA 与机体内组织器官中蓄积的 Ca^{2+} 螯合，机体细胞内的 Ca^{2+} 负荷减轻了，相应的也就使细胞线粒体内所富集的 Ca^{2+} 减少，从而就防止了细胞衰老死亡，增进了人体健康。现在，医学最新研究表明：细胞死亡的根本原因是线粒体钙超载。线粒体在调节细胞钙稳态中起重要作用，任何原因所致的胞质钙浓度升高，都可能首先导致线粒体积聚超量的钙，并最终使线粒体呈高通透状态，进而线粒体肿胀破坏，细胞能量耗竭。同时，Ca^{2+} 作为机体内的第二信使，线粒体 Ca^{2+} 大量释放，胞质 Ca^{2+} 升高超过其所能承受的限度时，可导致多种蛋白水解酶、磷脂酶激活，使细胞膜崩解，细胞坏死。另一方面，线粒体 Ca^{2+} 升高时，如果时间短暂，且线粒体能够维持细胞能量供应，细胞不会立即坏死，但线粒体可释放出细胞色素 C 与凋亡诱导因子（Apoptosis inducing factor，AIF），两者均可导致细胞凋亡。因此，EDTA 与机体内组织器官中蓄积的 Ca^{2+} 螯合，降低机体细胞内的过高的钙离子浓度，有利于机体健康。

综上所述，EDTA 作为特效螯合剂，被注入机体后，与机体内的钙质、脂质、胶原蛋白、黏多糖、铁、镁、锌、铅、汞、砷、铝、铜等金属及其他的有害物质结合，致使机体内的这些有害物质减少，通过这些物质的锐减，刺激机体的神经、内分泌、免疫、消化、循环、呼吸、泌尿、生殖等中枢系统，激发保护性的应激反应，产生了一系列内源性物质如神经递质、激素、免疫因子等，增加机体免疫功能。

第二节　螯合排毒疗法在肿瘤治疗中的应用

螯合排毒疗法在临床方面应用较广泛，时间较长，已经有较多的经验可循。但对患恶性肿瘤的病人施行该疗法，应特别小心谨慎，因为他们常已接受传统典的肿瘤治疗，如手术、放射疗法和化疗，机体情况较差，免疫功能低下，食欲睡眠很不理想，心理负担也很重，这些给治疗带来一定困难。要注意治疗的“个体化”，注意遵从“循证医学”的原则，根据病人治疗反应和客观检查结果，适时调整治疗方案和药物，才能取得理想效果。根据美国高级医学研究院（American College of Advancement in Medicine）主席，螯合排毒疗法国际权威 Cranton 教授拟定的通用方案中提出螯合排毒疗法的完整诊疗方案，其中包括适应证、禁忌证、副作用、治疗前病情评估、螯合剂选择和疗程、治疗期间检查和评估、治疗后随访等项目。

1　适应证

螯合排毒疗法主要适应证如下：重金属中毒或超过医学标准；高钙血症；洋地黄中毒性心律失常；动脉硬化症；冠心病，包括心绞痛和冠脉造影证实的血管狭窄；闭塞性血管病变（包括动脉和静脉血管）；退行性骨关节病变。

显然，上述适应证中，重金属中毒或超标，以及高钙血症与恶性肿瘤的治疗直接有关。而部分肿瘤患者血铜、血铁、血镁或血锌超标也应该治疗，因为这几种微量元素虽然是人体正常新陈代谢所必需，但是，它们的浓度过高，会直接损害细胞和脏器功能，已从“量变到质变”，必须使用螯合排毒疗法排除过高的微量元素，因为其他疗法很难奏效。

2　禁忌证

从临床角度来看，螯合排毒疗法是很安全的，禁忌证较少。目前认为以下情况应视为禁忌证：

蚕豆病：又称葡萄糖－6 磷酸脱氢酶缺乏症，小儿多见，是一种对特定物质（例如蚕豆花）过敏的基因病，可能会遗传。故又称为“蚕豆病”，表现为季节性溶血性贫血。可以通过实验室检查确诊；螯合排毒疗法不用于 12 岁以下小儿。

终末期肾功能衰竭：因为螯合后的毒物主要从肾脏排出体外，螯合剂本身对肾脏并无毒性，但是短时间大量螯合后的结合物通过肾脏会加重肾脏负担，因此，对终末期肾功能衰竭（尿毒症期）患者原则上不再使用螯合排毒疗法。但若病人同时接受血液透析疗法，仍然可以施行螯合排毒疗法，螯合物可以在透析过程中被安全清除。

严重出血倾向和癌症患者出现恶病质和多器官功能衰竭也为螯合排毒疗法的禁忌证。

3　使用前的病情评估

在使用螯合排毒疗法之前，必须对肿瘤患者进行全面病情评估，明确是否有禁忌证和特殊临床情况，然后才好拟定治疗方案，这样可以确保疗效，防止发生医疗意外。同时，必须向病人详细介绍螯合排毒疗法的基本知识，为何要使用螯合排毒疗法，可能产生的副作用等，要打消患者对螯合排毒疗法的恐惧感，树立坚定的信心，与医务人员很好配合，力争获得理想疗效。实行螯合排毒疗法前，对病人的评估项目如下：

●明确患者的临床诊断，TNM 分期，肿瘤的病理诊断。

●明确有无螯合排毒疗法禁忌证。

●全面身体检查，特别注意血压、脉搏、心脏、肺、肝脏、脾脏，以及上下肢动脉、静脉状况。

●实验室检查血、尿常规，大便常规和隐血试验，肝肾功能，血脂，血糖，肌酐，尿素，肝酶，心肌酶，电解质等。

●心脏和肢体动静脉彩色超声多普勒检查，常规心电图。

●血中肿瘤标志物检测，包括癌胚抗原（CEA）、甲胎蛋白（AFP）、前列腺肿瘤抗原（PSA）、胃肠癌相关抗原（CA199）、卵巢癌相关抗原（CA125）、乳腺癌相关抗原（CA153）等。

●血中微量元素和重金属检测，包括砷、镉、铅、汞、铜、锌、铁等。

●必要时做胸部、颅脑、腹部的 CT、MRI 检查及同位素扫描等检查，明确病变和可能的转移情况。

●必要时做 PET－CT 检查，了解有无全身转移征象。

4　排毒剂的选择和剂量计算方法

螯合剂目前可分为两大类：EDTA（二乙胺四乙酸、依地酸）类和 BAL（二巯丙醇）类。后者因为副作用较大，使用不方便，现已少用。EDTA 使用广泛，依其结合的盐基不同又有 EDTA－钠、EDTA－钙、EDTA－镁等制剂，其中，EDTA－钠除钠离子外均可螯合排毒，作用最强，使用最多。EDTA－钙不再具有螯合钙离子的作用或作用较弱。

由于螯合剂结合重金属后，绝大部分从肾脏排泄，所以，肾功能是计算 EDTA 剂量的关键因素，现介绍国际通用的计算公式（Cockcroft－Gault 修订公式）如下：

4.1 计算肾小球滤过率

CrCI =（140 - 年龄）×（净体重 ×1.33）／（72 × Cr）

公式中：CrCI 为肾小球滤过率（ml/min）；Cr：血清肌酐（mg%）。净体重计算法：男性 50kg 为基数，5 英尺以上者，身高每增加 1 英寸（2.5cm），体重数加 2.3kg；女性 45.5kg 为基数，5 英尺（152cm）以上者，身高每增加 1 英寸（2.5cm），体重数加 2.3kg。若实际体重男性低于 50kg，女性低于 45.5kg 者，按实际体重计算。

女性 CrCI 实际值为计算值的 85%，男性为 100%。

4.2 计算 EDTA 剂量

EDTA = 体重（50mg/kg）×（净体重 ×1.33）×（CrCI ／ 100）可得出每次 EDTA 剂量，如果剂量超过 3g，可按 3g 给药即可。根据我们（使用 3，000 余例的）经验体会，成年男性每次最大用量不超过 3g，女性患者每次最大剂量不超过 2.5g。

5　排毒制剂的药物配伍和输注要点

螯合排毒疗法是以 EDTA 为主药的复合制剂，目前美国和澳大利亚医学家推荐的处方原则是一致的，但也有异同之处，下列为美国 Cranton 教授推荐的处方：

注射用水 500ml；

5% 碳酸氢钠 10ml；

EDTA Na_2 3g；

氯化镁 2g；

维生素 C 7g；

10% 氯化钾 0.8g；

维生素 B_6 100mg；

维生素 B_1 100mg；

泛酸 250mg；

普通肝素 2，500 单位；

利多卡因或普鲁卡因 100mg。

这一配方的渗透压为 291mmol，正常血液渗透压波动于 274 ~ 295 mmol 之间。两者基本一致，在静脉输注时，无血管刺激性，病人亦无不适之感，有利于保护血管以备长期之用。处方中，碳酸氢钠起稳定药效的作用，补充的维生素和微量元素电解质，有协同和增强 EDTA 疗效的作用。

我们在临床实践中，有时会酌情对 Cranton 处方作微小调整。例如原则上不加肝素，因为肿瘤患者，特别是已经接受化疗者，或脾功能亢进者，凝血机制可能发生障碍，此时用肝素不太安全。如果病人使用 EDTA 不到 2g，也可不加利多卡因，因为此时药物不会引起疼痛。另外，病人有低血糖倾向时，以5%葡萄糖液为溶媒较好。在寒冷季节用药时，EDTA制剂温度低会产生血管刺激性，使用“输液加温器”将液体温度加至接近体温，病人感到比较舒适。

选择静脉应以上臂较粗大且走向较直者为妥，也可直接使用中心静脉穿刺导管，静脉输注前，常规测量血压脉搏，做好观察记录。静脉滴注时间依EDTA用量而定，每次2.5g以上者，滴注3小时，低于2.5g者，滴注时间每次2.5小时，使用电子输液泵校准滴速，不得静脉推注！首次用药者，滴速应该减慢，并密切观察病人反应。

静脉滴注EDTA制剂时，有可能发生一些副作用，常常因为病人饥饿或滴速过快所致。如低血糖、低血钙、头昏（因为血管扩张）、低血压等，发生率仅约0.5%，一般比较轻微，原则上不需要停药，减慢滴速，并对症处理即可。同时告知病人应在进餐后再接受EDTA治疗。为避免因为EDTA多次使用所造成的低钙现象，从用药第三次起，在每次EDTA滴注完毕后，常规静脉缓注10%葡萄糖酸钙溶液10ml。根据我们的观察，能很好预防低血钙。

6　疗程与随访观察

目前对于EDTA螯合排毒疗法的疗程并无统一规定。对肿瘤患者更应依据临床情况的变化而定。原则上不需要每天用药，每周输注EDTA2～3次为宜，建议以10次为一个疗程。EDTA输注5次后，要复查血中微量元素和重金属和肾功能。多数患者的重金属会开始下降，疗程完成后，再全面评估病情，如是治疗需要，可休息1月左右后，再开始下一疗程。

螯合排毒疗法对化疗和放疗均有增敏作用，可以酌情合并使用，能增强治疗效果，但是，并不提倡随意联合应用。螯合排毒疗法与维生素C疗法相结合，加上中医中药、针灸、三氧、营养支持等绿色综合疗法会取得更理想而持久的疗效。

7　结合手术治疗肿瘤

外科手术是治疗恶性肿瘤的基本方法之一，临床应用由来已久。但是，也要看到这种治疗的不足之处。因此在恶性肿瘤的治疗原则上，不可能仅仅使用手术作为唯一的治疗手段。只有合理地将手术、螯合排毒、化疗、放疗、中医中药、热疗、三氧等治疗方法结合起来，才能取得理想疗效。

7.1 外科手术治疗肿瘤的评价

众所周知，恶性肿瘤的特点是无限制增生和转移。要想用手术的治疗手段彻底治愈恶性肿瘤，除非患者早期发现，病变仅在原位癌阶段或者在T1N0M0期，后者可以结肠癌为例，病变仅位于肠道的黏膜－浅肌层，也就是说，浆肌层正常，周围淋巴结无转移，更无远处转移，这种情况在临床上十分少见。因为当病变早期，患者毫无症状，常常自我感觉良好，不去就医。即使接受常规体检，也很难发现早期病变，这是恶性肿瘤诊断和治疗面临的世界性难题。正因为如此，外科治疗也处于类似困境：很难找到能够单纯用手术就能够彻底治愈的病例。

其次，手术治疗不能解决恶性肿瘤的转移和复发问题。根据文献报道和我们的临床经验，当消化道癌症（食道、胃、结肠）患者首次就诊时，有 60% ~65% 的患者已经可用 CT 等检查到转移征象。肺癌患者首次就诊时，查见转移征象的比例更高达 75% ~80%。有不少病人已经失去手术机会，或者只能作姑息手术，所谓“根治性手术”，在很多情况下言过其实。单纯靠手术，不能根治癌症，现在已经是绝大多数肿瘤临床工作者的共识。

值得注意的是，有一部分恶性肿瘤不可能使用手术治疗方法，例如血液细胞的恶性肿瘤，包括各种类型的白血病及恶性骨髓瘤等，都不可能使用手术治疗。此外，一部分病人本来有手术适应证，但因为就医时机延迟，全身情况恶化，或病变周围组织和脏器转移，故失去手术机会。比较典型的病例是胰腺癌和结肠癌，常因为病变向周边的组织、淋巴结浸润和转移较早，且较严重，一旦发生腹膜转移，又会产生大量腹水。癌组织在腹腔转移并导致广泛粘连时，常被称为“冰冻腹”，此时已无法手术。

全面而客观地评价手术治疗恶性肿瘤的作用很有必要。比较重要的原则是：对确诊的有手术适应证的早期实体肿瘤，应及时手术；对手术方式和麻醉方法，以及术中可能发生的意外，术前均要有充分的思想准备并有处理预案，以确保手术安全和术后康复。但是要强调的是，手术并不是万能，更不是治疗恶性肿瘤的唯一方法。必须结合其他行之有效的药物和方法，才能取得满意疗效。对于不宜手术者，不要勉强手术，此时更应加强全身支持治疗。事实证明，未经历手术者的生活质量和生存期，很多情况下和接受手术者并无区别，处于“带瘤生存，长治久安”的良好状态。

7.2 结合手术治疗的优越性

恶性肿瘤的治疗特别要注意纠正病人的全身情况，增强病人的机体免疫力，同时要不断排除体内的各种毒素，加强营养支持，再酌情结合多种治疗方法，力图达到理想的治疗目的。

螯合排毒疗法结合手术治疗恶性肿瘤的优点在于：①术前检查和排除有害的重金属和代谢毒素，有利于改善全身情况和术前准备，为手术创造良好的机体条件；②有利于病人耐受较长时间麻醉，使得较大手术得以成功施行，保障了手术和麻醉安全，避免医疗意外发生；③螯合排毒疗法可增强病人免疫力，防止术后感染和其他手术并发症，有利于病人手术切口的一期愈合及术后恢复；④螯合排毒疗法结合手术治疗恶性肿瘤患者，有利于患者在手术后进行其他疗法的综合应用，可以增强中医中药、三氧、热疗、食疗，以及放疗和化疗的疗效。

第三节　维生素C疗法治疗肿瘤作用机理

总体上来看，对恶性肿瘤的诊断和治疗，从基础研究到临床实践，其进展速度依然不尽如人意。化疗是治疗恶性肿瘤的重要手段，对控制肿瘤的生长和转移有一定作用，但是因为细胞选择性不理想，给药期间会同时损伤正常组织和细胞，经常产生肝、肾、消化道及骨髓抑制等严重毒副作用，而不得不半途而废、中断治疗。寻求疗效好、毒副作用小的治疗药物是肿瘤学术界共同关注的问题。大剂量维生素C治疗恶性肿瘤，早在20世纪70年代已有Cameron等的初步报告，但因当时药理学、药代动力学，细胞生化，免疫组化等研究相对滞后，对维生素C的抗癌机理众说纷纭，莫衷一是。近10年来，有关维生素C治疗恶性肿瘤的基础研究和临床应用均有较大进展，已取得令人鼓舞的成果。

1　维生素C的药理作用和药代动力学

1.1 药理作用

维生素C是人体新陈代谢的必需维生素。哺乳动物的肝脏和肠道可以合成维生素C，并能在体内储存较长时间。但是，人类体内缺乏合成维生素C的关键酶（葡萄糖－乳酸脱氢酶，故已失去自行合成维生素C的功能，必须从体外摄取补充，维生素C的血浆正常值为0.6mg%～1.4mg%（1mg%＝56.7mmol/L），低于0.2mg%，即为维生素C缺乏。正常维生素C在人体内利用和分解速度很快，储存能力有限，一般不超过72小时就会处于维生素C相对缺乏状态，必须从食品或保健品中及时补充，否则会引起坏血病，如牙龈肿胀出血，皮下瘀瘢，腹痛腹泻，乏力失眠，容易感染等，其生理需要量为100～200mg/d。维生素C的主要药理作用包括清除自由基、拮抗氧化应激反应、非特异性解毒作用、改善心脏和肝脏功能/改善凝血功能、适度降低血压、抑制病毒等，是血管和结缔组织中弹性蛋白酶和胶原合成酶的重要酶促因子，对维护全身动脉血管的正常结构和功能至关重要。

1.2 药代动力学

据Wilson和Houston的新近研究，口服维生素C后，约85%以原型通过胃和十二指肠，在小肠经由“钠依赖性维生素C载体”，通过肠道屏障吸收入血液循环；其余先与胃酸结合成为双氢维生素C，然后在小肠壁经“葡萄糖载体”吸收入血。两型维生素C生物活性相同。进入体内的维生素C，可以通过血脑屏障、胎盘和乳汁，也能进入各种类型的组织和细胞，其在白细胞、组织细胞及血小板内的浓度高于红细胞和血浆。值得强调的是，维生素C可进入肿瘤细胞内，并保持较高浓度。

静脉注射维生素C 2g后，8～10分钟可达到血浆峰值浓度（20mg%），半衰期约为2.5小时。当静脉快速滴注维生素C 60g（90分钟滴注完毕）时，15分钟即可达到血浆峰值（35mg%），可维持较高血浆浓度（25mg%～30mg%）3～4小时，然后血浆浓度开始下降，半衰期约为8小时。进入体内的维生素C，少部分转化为无活性成分，短时间存于体内，大部分参与新陈代谢和肝脏解毒功能，然后转换为无毒产物，主要从肾脏排泄出体外。另有两个代谢旁路，一为L型维生素C转化为氧化型维生素C旁路，起着重要的抗氧化作用；另为转换成无毒的维生素C——2－硫酸盐。两型代谢产物均主要从肾脏，极少量从肠道排出体外。肾脏排泄维生素C的阈值约为14μg/ml尿，此阈值相对较稳定。谷胱甘肽和α－硫辛酸具有增加活性维生素C和维持体内浓度的作用，在感染、恶性肿瘤、吸烟等状况下，维生素C消耗增加而上述两物质减少。此外，在人工肾透析时，维生素C可从透析膜丢失，故上述患者应额外补充维生素C。

近年较为重视人体正常细胞内的维生素C再循环（Ascorbate recycling）研究，Wang等报道了中性粒细胞内的维生素C再循环规律，正常情况下，人体粒细胞外的维生素C被氧化后，形成去氢抗坏血酸（Dehydroascorbic Acid），通过Na离子和能量依赖通道进入细胞内，可重新生成维生素C，参与细胞生化代谢。在细菌感染情况下，中性粒细胞内维生素C浓度较正常时可升高达30倍之多，这一过程仅需20分钟。与此相反，细菌不能进行维生素C再循环，在维生素C存在的条件下，会加快细菌凋亡。粒细胞的维生素C再循环功能有利于机体免疫力的增强。研究表明，维生素C具有防止血管内低密度脂蛋白氧化后对白细胞的黏附作用，这是维生素C抗炎、抗动脉硬化的重要机理之一，并认为对维生素C的抗恶性肿瘤机理也有间接的协同作用。

1.3 维生素C对正常细胞安全性的实验

使用维生素C治疗恶性肿瘤，临床应用剂量较大，对正常细胞有无杀伤作用备受关注。在用药安全性方面已有较多研究。Nemoto等观察了维生素C对不同哺乳动物细胞生长的抑制作用，他们对正常豚鼠的肝细胞和软骨细胞，正常大白鼠的脾细胞（LT4Tr）、脑细胞（RCR1）、骨髓细胞（UMR106）、胚胎细胞（3T6），以及人白血病细胞（HL60）和鼠的嗜铬细胞瘤细胞（PC12），分别同时作标准培养，并在细胞培养基中分别加入0.1～15mmol/L的维生素C钠，以不加维生素C钠的培养基作对照，孵育48小时，检测各种细胞的存活率和细胞内过氧化氢酶活性。结果显示：未观测到正常细胞的凋亡或坏死现象，当维生素C浓度达到0.2mmol/L以上时，RCR1、PC12和3T6细胞略为减少。但是，即使维生素C浓度为4mmol/L，肝脏细胞数依然不变。动物细胞对维生素C的不同反应，与其细胞内过氧化氢酶的活性有关，因为维生素C在细胞内生成过氧化氢（H_2O_2），正常肝细胞内该酶活性较其他细胞显著，因此对维生素C不敏感。

近年Chen等的研究有一定的权威性，他们选择人Burkitt淋巴瘤细胞株（JLP－119），3种乳腺癌株（MCF7、Hs587和MB587t），均由美国标准化典型细胞库提供，与6例健康人的淋巴细胞、单核细胞、成纤维细胞和乳腺细胞进行对照观察，各类细胞均作体外标准培养，维生素C新鲜配制成钠盐，pH=7，培养基中肿瘤细胞和各种正常细胞数均以2.5×10^{5}/ml为标准，在培养基中分别加入由0.3～20mmol/L的维生素C钠，孵育1小时，再观察ED50（细胞存活率50%），发现大多数肿瘤株（5/9）ED50的维生素C剂量低于5mmol/L，而各种正常细胞株即使在20mmol/L的高剂量下均全部存活，证明大剂量维生素C对正常细胞无损伤作用。

维生素C对正常细胞无害，在临床应用上有重要意义，也是和许多化疗药物的根本不同点，说明维生素C对恶性肿瘤细胞有选择性的杀伤作用，而对机体代谢和脏器功能无不良影响。因此，维生素C可用于中晚期的多种类型肿瘤患者，大剂量维生素C治疗恶性肿瘤的安全性高，患者的药物适应性也较好。

1.4 维生素C直接细胞毒性的实验研究

Helgestad等在人体恶性淋巴瘤细胞株的体外培养实验中发现，肿瘤细胞对维生素C高度敏感，在50mmol/L的浓度下，2小时即可杀死瘤细胞。他们认为这是维生素C的直接细胞毒作用。Kadaswami等取人体鳞状上皮细胞癌株作体外培养，然后分单用维生素C及维生素C加类黄酮两组做抑癌试验，结果表明，维生素C可抑制癌细胞生长，而维生素C加类黄酮有协同作用，能够明显增强对鳞状上皮癌细胞生长的阻抑，并导致部分癌细胞死亡。日本学者Kao等人研究了维生素C对白血病细胞和淋巴瘤细胞的作用，对两种细胞株作体外纯化培养后，分别在培养基中加入维生素C，发现维生素C在相同浓度（10mmol/L以上）时，对白血病细胞有抑制生长作用，而对淋巴瘤细胞则有直接导致死亡作用。肿瘤细胞死亡形式以坏死为主，少数细胞发生凋亡现象。维生素C的细胞毒作用有剂量和时间依赖性，剂量过小、作用时间过短均会减弱对肿瘤细胞的阻抑或杀伤能力。

为了研究维生素C单用与合用其他抗氧化剂（硫辛酸）的细胞毒作用，Casciari等以人体结肠癌（SW620 HFST）细胞株作空心纤维法（Hollow fibre）标准培养，以人体正常肺组织和皮肤成纤维细胞培养作对照，当培养液中维生素C剂量达到11.2mmol/L，孵育48小时后，用流式细胞仪检测分析，结肠癌细胞株的凋亡率为42.9%，坏死率为24.4%，硫辛酸可增强维生素C效果，上述剂量的维生素C，对正常细胞无损害作用。

2　维生素C治疗肿瘤的基础研究

维生素C治疗恶性肿瘤的基础研究，目前看来，可分为两大阶段：第一阶段从20世纪70年代到80年代末，研究主要着眼于维生素C对患者细胞免疫功能的促进和调节，高浓度维生素C对肿瘤细胞系（株）的直接细胞毒作用，以及维生素C可以增强放疗和化疗效果并能减轻其副作用等，临床和实验室观察结果令人鼓舞。第二阶段从上世纪90年代至今，维生素C的实验研究进一步深入，重点研究维生素C细胞毒性作用的药理学机理和分子生物学改变，维生素C导致不同肿瘤细胞死亡的新机理，大剂量维生素C对正常人体新陈代谢和细胞、组织的生化和免疫组化影响，维生素 C 和维生素 K3 等药物抗肿瘤的协同作用等。

从近年看来，学术界的观点渐趋一致，维生素 C 抗恶性肿瘤的机理已基本阐明，可归纳为三大机理：

2.1 直接细胞毒性作用

认为维生素 C 本身及其代谢产物维生素 C 自由基对恶性肿瘤细胞有直接细胞毒作用，可导致肿瘤细胞生长阻抑与死亡，在这种情况下肿瘤细胞的死亡形式主要是坏死。

2.2 过氧化氢（H_2O_2）促生作用

认为维生素 C 本身是一种在体内具有较强活性的 H_2O_2 促生剂，在肿瘤细胞内外的 H_2O_2 可导致其死亡，主要形式为细胞凋亡，次要形式为坏死，大多数作者认为，“过氧化氢理论”是维生素 C 抗肿瘤的主要机理。

2.3 致肿瘤细胞“自身裂解”（Autoschizis）作用

主要发生在大剂量维生素 C 及维生素 C 和维生素 K_3 联合使用时，这种死亡形式不同于坏死和凋亡。我们重点介绍后两者的国外研究动态。

3 维生素 C 抗恶性肿瘤的“过氧化氢机理”

Clement 等证实，维生素 C 在恶性肿瘤细胞体外培养的实验中，显示了直接的细胞毒性作用，这种作用的强弱与维生素 C 在培养基中生成的过氧化氢浓度有关。近年来，多国医学家通力合作，对维生素 C 抗癌机理进行了更深入的研究，完善了“过氧化氢机理”，进而又进一步研究了维生素 C 和维生素 K_3 之间的抗癌协同作用。

华裔科学家 Chen 等杰出的研究工作，是对明确维生素 C 抗癌机理作出了重要贡献。他们先后做体外癌细胞培养以及猫的动物试验，用三种不同给药途径（静脉、腹腔注射、口服），并以先进的“超微量检测技术”，定量检测细胞内、血液、肿瘤周围及细胞外液的维生素 C 和抗坏血酸自由基含量。得出如下结论：①当培养基维生素 C 浓度超过 25μmol 时，即可杀死癌细胞；实验动物维生素 C 剂量为 0.5g/kg 体重，血药浓度可以杀死癌细胞，临床可以参考这个剂量；②在动物试验中，维生素 C 杀死或引起癌细胞凋亡的主要机理在于癌细胞周围（细胞外液）形成过氧化氢（H_2O_2）和抗坏血酸自由基（Ascorbate free radicals），这两种维生素 C 的代谢产物均有直接的细胞毒作用；③只有静脉注射维生素 C 才能达到有效抗癌药物浓度，口服因药物浓度太低，无抗癌效果；④正常血液中含有过氧化氢酶（Catalase）和超氧化物歧化酶（SOD），有效阻抑了血液中 H_2O_2 和抗坏血酸自由基的生成，故静脉注射维生素 C 不会对血液细胞造成损害，肿瘤细胞内不含上述两种酶，故无法抵御维生素 C 的杀伤作用；⑤维生素 C 在体内生成 H_2O_2 和抗坏血酸自由基的能力呈剂量依赖性，而 H_2O_2 和抗坏血酸自由基的生成量相平行。

维生素 C 静脉注射后，在血液中、细胞外液和癌细胞内的代谢途径也基本研究清楚。在血液中，由于过氧化氢酶和过氧化物歧化酶的作用，阻抑维生素 C 的分解代谢，难以生成过氧化氢和抗坏血酸自由基，而是以维生素 C 原型的形式透过毛细血管壁，进入细胞外液。细胞外液（包括细胞间质）中，由于没有上述两种酶的影响，维生素 C 开始分解，失去一个电荷阴性的电子，形成抗坏血酸自由基（Asc -），然后这个活性电子还原一个蛋白质 - 核心金属离子（Protein - centered metal），现认为是将三价铁还原为二价铁离子，在此过程中，会形成具有高度活性的氧离子，再与细胞外液中的氢离子聚合生成过氧化氢。业已证实，过氧化氢和抗坏血酸自由基对肿瘤细胞有较高的选择性，它们进入肿瘤细胞以后，从 3 条途径阻断肿瘤细胞的 ATP 代谢：①直接造成 DNA 损伤，因为 H_2O_2 激活 ADP 多核糖聚合酶（PARP），消耗大量二氢尿嘧啶脱氢酶（NAD），使还原型辅酶 I 耗竭，ATP 生成原料锐减；②过氧化氢分解过程中，伴以还原型谷胱甘肽（GSH）转成氧化型谷胱甘肽（GSSG），而当 GSSG 再还原生成 GSH 时，需谷胱甘肽还原酶和还原型辅酶 II 参与，后者来源于葡萄糖的戊糖代谢旁路，但是葡萄糖用于将辅酶 II 转为还原型辅酶 II 后，不能再参与糖酵解过程或者还原型辅酶 I 的生成，而肿瘤细胞葡萄糖代谢又以糖酵解为主，因此作为 ATP 生成主要的来源，葡萄糖代谢严重障碍，ATP 生成将显著减少；③过氧化氢和抗坏血酸自由基直接损伤肿瘤细胞内的线粒体，直接阻抑 ATP 合成代谢。肿瘤细胞一旦失去代谢能量，就会发生凋亡或坏死，因为肿瘤细胞代谢非常旺盛，不能耐受“饥饿”，而维生素 C 及其代谢产物恰恰完全阻断了它的能量来源，使其“饥饿而亡”。

4　维生素 C 和维生素 K_3 的协同作用

本世纪以来，关于维生素抗癌作用的研究方兴未艾，医学家们对维生素 K_3 也产生了浓厚兴趣。在上世纪 80 ~ 90 年代，有报道维生素 K_3 具有抑制肿瘤细胞生长的作用，但是作用较弱，初步认为临床使用价值不大。但是近年来，不少医学家通过实验研究证明，维生素 C 和 K_3 有很强的抗癌协同作用。比利时医学家 Taper 和美国肿瘤学家 Gilloteaux 等联手对此进行了广泛而深入的研究，2001 年，他们在前期工作的基础上，发表了重要论文介绍研究成果。他们以缺乏 DNA 酶的雄性裸鼠为实验对象，均进行了严格的无病原隔离一周，然后 分为治疗组（含 5 个亚组，每组 4 只）和对照组（4 只），两组裸鼠均从背部肩胛区注射人前列腺癌细胞株（DU145，雄激素依赖性）100μl（含 1×10^6 癌细胞），4 周后，治疗组全部裸鼠先管喂维生素 C 和 K_3 混合液 100μl（含维生素 C 15g/L，维 $K_3$0. 15g/L），再腹腔注射维生素 C 和 K_3 针剂（维生素 C 1g/kg 体重，维 K_3 10mg/kg 体重）；对照组裸鼠仅管喂缓冲液 100μl 两次。然后治疗组的 5 个亚组分别在给药后 1，2，4，8，和 24 小时，以吸入 CO_2 的方法处死，对照组在 24 小时后以同法处死裸鼠，分别做肿瘤学和 DNA 酶活性的细胞生化检测。结果表明，维生素 C 和 K_3 合剂确有较强的杀死前列腺癌细胞的效果，这种疗效产生机理与癌细胞的 DNA 酶被激活有关。其中，碱性 DNA 酶在注射维生素 C 和 K_3 合剂 1 小时后即开始被激活，2 小时开始衰减，8 小时后失活；酸性 DNA 酶在给药 2 小时后开始被激活，在 4～8 小时之间达到高峰，一直持续到 24 小时才失活。对照组裸鼠依然无 DNA 酶活性，肿瘤细胞也未被杀死。但 DNA 酶活性增加时，肿瘤细胞内的 DNA 急剧减少，从而导致细胞凋亡或坏死。但是它们发现肿瘤细胞在合用维生素 C 和 K_3 时，细胞死亡形式与凋亡或坏死不同，先是细胞膜损伤渗漏，进而细胞质丢失，最后细胞核皱缩分裂，细胞死亡。他们认为这是癌细胞死亡的一种新形式，有其形态学和细胞生化的特点，建议称为“自身裂解”（Autoschizis）。

Calderon 等的研究证实，恶性肿瘤细胞死亡的形式有凋亡、坏死、自身裂解三种。不同的治疗方法或药物可以导致肿瘤细胞的不同死亡方式。其中，自身裂解的发生时间较快，在合用维生素 C 和 K_3 的情况下，肿瘤细胞死亡形式以自身裂解为主。他们进行了小鼠的肝癌动物模型实验，对照组小鼠平均生存期 15.8 天，维生素 C 和 K_3 联合治疗组生存期延长至 23.1 天，实验中还发现维生素 C 和 K_3 均可增强抗肿瘤药环磷酰胺和长春新碱的疗效。Verrax 等证实，维生素 C 和 K_3 主要作用于肿瘤细胞增殖周期的 G1 期（DNA 合成前期），引起该周期的停滞或延长。维生素 C 和 K_3 抗肿瘤细胞的作用具有时间－剂量双重依赖性的特点。在动物试验中的用药比例维生素 C∶维生素 K_3＝100∶1，此时抗肿瘤效果较理想。维生素 K_3 抗肿瘤的药理特性与其主要化学结构萘醌（Naphthoquinone）有关。萘醌在细胞内的代谢中产生硫氢基和胺，有直接细胞毒性，可杀死肿瘤细胞。迄今为止，单用维生素 K_3 治疗癌症患者尚未见诸文献，有关维生素 C 和 K_3 联合应用治疗肿瘤患者的临床试验，目前尚在进行中，相信会有比较肯定的临床疗效。

第四节　维生素 C 疗法在肿瘤治疗中的临床应用

1　维生素 C 疗法治疗肿瘤

维生素 C 疗法治疗恶性肿瘤临床已应用 30 多年，国外有大量的文献报道。Diordan 曾报道晚期胰腺癌使用维生素 C 疗法。具体用法：维生素 C 30g/d，静脉滴注 1 小时，一周后增至 100g/d，静脉滴注 5 小时。治疗 1 周，病人可下床行走，骨痛明显减轻，可以不用麻醉性镇痛剂。在医院进行维生素 C 强化治疗 3 周后出院，全身情况显著改善，体重增加 3kg。回家后，坚持接受维生素 C 疗法，100g 静脉滴注，每周 3 次。3 个月后，复查骨扫描，发现原来的颅骨转移灶已经消失。治疗 6 个月后，病人体力恢复较好，可以自己到商场购物。不幸的是，在继续随访期间，死于交通意外。这一例患者的临床经历说明，即使用经典疗法无效的晚期癌症患者，维生素 C 疗法也能改善病人的生活质量，抑制癌症病灶的扩展和转移，显著延长病人的生存期。

韩国学者 Yeom 等对维生素 C 疗法改善癌症患者生活质量进行了一项前瞻性研究，他们观察 39 例癌症患者，其中男性 20 例，女性 19 例，平均年龄 53.5 岁，包括胃癌 10 例、结肠癌 9 例、肺癌 7 例、乳腺癌 4 例、胆管癌 2 例、肝癌和宫颈癌各 1 例、其他类型癌症 5 例。39 例患者均有癌症转移。以往治疗情况是：手术加化疗 19 例（48.7%），手术加放疗 3 例（7.7%），手术加放疗和化疗 4 例（10.3%），单纯化疗 11 例（28.2%），单纯手术和单纯放疗各 1 例（各 2.6%）。使用短程大剂量维生素 C 疗法，即第 1 周静脉注射维生素 C 两次，每次 10g，间隔 3 天，第 2 周口服维生素 C 4g/d。使用“欧洲癌症治疗研究联盟”制定的“病人生活质量调查表”，对治疗前后患者生活质量的改善进行评分。维生素 C 疗法治疗前后，生活质量评分分别为（36 ± 18）和（55 ± 16）分，有统计学显著差异（$P < 0.001$），功能评分和症状评分在治疗后也有明显改善。

1.1 治疗前的病情检查与评估

在正式开始维生素 C 疗法之前，必须全面了解患者的诊断（包括肿瘤的 TNM 分期，病理诊断和免疫组化检查）；以前曾经接受过的治疗方法，特别是手术、放疗和化疗的情况；有无伴发疾病，患者心脏、肝脏、肾脏、肺及造血功能；全身营养情况；心理素质评估等。对病人的全身情况必须心中有数。

1.2 实验室和特殊检查

常规实验室检查项目为：血、尿、大便常规；血液生化（含血脂、血糖、肝肾功能、电解质、肝酶、心肌酶）；微量元素和重金属；各类肿瘤相关抗原；体液和细胞免疫功能等。血液恶性肿瘤患者要做骨髓检查。甲状腺功能，性激素和其他内分泌功能可酌情检查。

其他检查项目为：①必查项目：心电图、超声心动图、肺功能、腹部超声；②酌情检查项目：X 线、CT、MRI、PET - CT、放射性同位素，检查脏器和部位根据临床情况而定，原则上 3 个月以上未作上述检查者，可酌情选查 1 ~ 2 项；②特殊检查项目：肿瘤活体组织检查、化疗药物敏感试验，要求设备和技术条件较高，对病情特殊的患者可以酌情应用，但尚不能广泛使用。

1.3 用药时间

维生素 C 疗法，作为抗肿瘤药物可以单独使用，在恶性肿瘤早、中、晚期均可应用；与放疗或化疗联合使用时，维生素 C 可在放疗和化疗之前，治疗期间或治疗结束后进行。由于维生素 C 可以增强放疗、化疗效果，减轻其毒副作用，所以我们主张在放疗、化疗一周前即可开始维生素 C 疗法，在放化疗结束一周后停用维生素 C，这样可以取得较理想的效果。

1.4 用药剂量和疗程

维生素 C 治疗恶性肿瘤的原则是大剂量、长疗程，又分为强化治疗期和巩固治疗期。前者是指初治病例，主要目的是力争消除或控制肿瘤；而巩固治疗期的主要目的是预防复发和转移。根据国外文献，在强化治疗期单独使用维生素C时，成人剂量不得低于每次30g，推荐剂量为每次30～60g，稀释后静脉滴注1～1.5小时完毕，每周2～3次，特殊病例可加至每次100g，15～20次为一个疗程。疗程结束后，应临床评估患者全身情况和疗效，必要时适当调整剂量，休息1～2月后开始下一疗程，强化治疗期需要5～6个疗程。在巩固治疗期，可使用维生素C 30～60g，每周1次静滴，周而复始，巩固治疗尚无疗程规定，一般主张长期用药。

当维生素C和放疗、化疗联合应用时，此时主要目的是增强疗效，减少副作用。与维生素C单独抗癌药物的剂量不同，一般使用较小剂量，常用剂量隔日1次。在放化疗一周前开始用药，放化疗结束一周后疗程结束。

国外推荐制剂配方：

注射用水250ml（或0.9% 生理盐水250ml）；

5% 碳酸氢钠10ml；

维生素 C 30g（液量100ml）；

维生素 B6 0.1g；

还原型谷胱甘肽0.6g。

上述配方液体总量约360ml，1～1.5小时静脉滴注完毕。碳酸氢钠起稳定药物的作用，维生素B_6和谷胱甘肽可增强维生素C疗效。使用10g维生素C，上述溶媒和滴注时间可不改变，如果使用60g维生素C，溶媒应加至350ml，总液量约为550ml，静脉滴注时间为2小时。

维生素C溶媒一般不用葡萄糖液，但若患者体弱或者血糖偏低，则应改为5%葡萄糖液，剂量不变。

1.5 注意事项

同时使用放、化疗时，化疗药物与放射剂量要适当减少，尽量避免或减轻毒副作用；接受维生素C疗法期间，要忌食硬壳类海鲜（海贝、海蟹等），可以避免或减少患者对维生素C的过敏性反应。虽然对维生素C过敏非常少见，一旦发生则病情十分严重。维生素C疗法间歇日，要求每日口服维生素C 2g，疗法结束后，也要求患者每日口服维生素C 1g，至少3个月。因为突然完全停药，可能会造成机体急性维生素C缺乏症。

我院肿瘤中心近年来曾收治放、化疗引起的严重毒副作用30余例，包括放疗引起的皮炎、皮肌炎、神经炎、舌咽神经－喉返神经麻痹、出血性肠炎等；化疗引起的肝肾功能障碍、严重贫血或骨髓抑制、精神抑郁、胃肠消化不良综合征等。经过我院使用以维生素C和中医中药为主的综合疗法，绝大多数患者的放、化疗毒副作用得以解除，没有留有后遗症，生活质量也明显改善。

2　结合化疗治疗肿瘤

2.1 化疗治疗肿瘤的基本原则

临床医生在决定对患者进行化疗时，要遵循以下原则：①明确病人临床诊断和病理诊断；②明确病人全身情况和主要脏器功能（特别是肝、肾、心、肺、脑）及骨髓造血功能；③详细了解患者以往治疗情况，以及药物过敏史；④根据病人实际情况，精心设计个体化的化疗方案（药物、剂量、疗程）；⑤治疗期间按规定复查有关生化指标和肿瘤学指标，随时观察有无化疗副作用；⑥对预防性化疗要慎重选择，不要草率从事；⑦同时进行化疗和放疗时，应适当减少剂量；⑧熟悉各类化疗药物的适应证、禁忌证、毒副作用和其他药物的相互作用；⑨尽量避免单药化疗，防止肿瘤细胞产生耐药性，有条件者，可在选药前先作抗肿瘤药的敏感试验。

2.2 化疗治疗肿瘤的局限性

化疗是治疗恶性肿瘤的重要手段，也有一定疗效。但是在临床应用过程中，发现化疗有临床治疗的局限性。主要表现在：①对正常细胞和肿瘤细胞无选择性，在杀死肿瘤细胞的同时也杀死了正常细胞，因此对人体的伤害较大，也是接受化疗者全身情况容易衰竭的原因之一；②临床疗效并不令人满意，无论是哪一类化疗药，治疗恶性肿瘤的临床有效率多在20%～35%之间，再高也不超过40%，与其毒副作用相比，对不少病人而言，实在是“得不偿失”；③对血液系统抑制作用较大，表现为贫血、白细胞减少、血小板下降，常常因此而被迫中止化疗，个别病人发生严重骨髓抑制，造成生命危险；④严重影响机体免疫系统功能，使机体抵抗力低下，容易发生感染，特别是呼吸道和消化道感染，如肺炎、胃肠炎等，而且经久不愈；⑤容易发生脱发、食欲减退、恶心呕吐、消瘦、全身乏力、失眠、记忆力减退等，其中脱发和恶心呕吐发生率可高达85%左右，严重影响病人的日常生活，有不少病人回忆化疗经历，形容其为“死去活来”。不愿意再接受化疗；⑥由于化疗造成严重脱发、消瘦等症状，使患者化疗前后判若两人，常常产生不良的心理影响，少数病人会有悲观厌世等严重心理障碍，给临床治疗和患者生活带来极大困难，也加大了医疗安全的压力。

2.3 过度化疗对肿瘤患者的危害性

很长一段时期以来，有的医务人员常常过高估计了化疗的效果，而过低估计了化疗的毒副作用，他们不很好地掌握适应证和禁忌证，随意加大化疗药物剂量，随意延长化疗疗程。有的人甚至主张“生命不息，化疗不止”。实际上，“过度化疗”对患者造成的危害已超过它的疗效。化疗本身是双刃剑，对患者有益，但也同时有害，我们不能只看到有益的一面，而忽略了有害的一面。在临床医学领域，矫枉过正的做法是不可取的。过度化疗并不能解决肿瘤的转移和复发问题，恰恰相反，会严重损害患者的机体免疫力，严重消耗患者体力和营养，更加快了肿瘤病灶的转移，加速了患者全身衰竭，使患者陷入永劫不复的恶性循环。

2.4 维生素 C 疗法增强化疗效果

多年以来，临床上认为维生素 C 对多种化疗药而言是一种增敏剂。本世纪以来，医学界加强了这方面的科学研究。Dedy 等研究证实，维生素 C 对治疗子宫颈癌的化疗药有增强效果的作用，这种作用的产生是因为维生素 C 具有稳定抑癌基因 p53 的效应。Casciari 等以人体结肠癌细胞（SW620 株）作空心纤维法培养，分别单用不同浓度维生素 C、单用阿霉素（Doxorubicin），以及维生素 C 加阿霉素（两者比例为 10，000:1），观察发现维生素 C 引致癌细胞的凋亡和坏死率与其浓度有关，维生素 C 可以明显加强阿霉素杀死癌细胞的作用。Jennifer 等在对多发性骨髓瘤的研究中，发现维生素 C 可以增强治疗药三价砷制剂的抗肿瘤效力达两倍以上。而 Bahlis 等将维生素 C 和砷制剂联合用药治疗耐药性多发性骨髓瘤也取得了较理想的疗效。

正因为维生素 C 本身具有抗癌作用，能增强很多化疗药物的抗癌功效，White 认为，从本世纪初开始，大剂量维生素 C 已成为恶性肿瘤综合疗法中化疗的增敏剂和重要的替代性抗肿瘤药物，其应用范围非常广泛。

3　结合放疗治疗肿瘤

恶性肿瘤的放射性治疗（Radiation therapy）是经典的治疗方法之一，这一学科建立在放射物理学、生物学、放射技术学和临床肿瘤学的基础之上，实际上它是一门综合学科。自从 1922 年 Coutard 使用分次放疗治疗喉癌获得成功以后，在临床应用日益增多。随着原子物理学、计算机科学、影像学等相关学科的发展，肿瘤的放疗设备和技术也迅速发展，临床应用较过去更为广泛。

3.1 放疗治疗肿瘤的基本原则

各种放疗设备可产生不同的放射线，放射线传到人体组织和器官，射线的能量将会被吸收，然后产生生物学效应。这一类生物学效应主要分为以下三种：①直接作用：射线直接作用于靶分子，引起电离效应，产生有机自由基，使细胞核中的 DNA 链断裂，导致细胞损伤或死亡；②间接作用：射线使机体水分子电离，激发产生氢氧自由基（OH˙），弥散到细胞靶分子的 DNA 上，造成损伤；③细胞放射效应：可导致细胞增殖性死亡（正在分裂的细胞失去分裂增殖能力），或者细胞即时死亡（细胞功能停止，最终死亡）。

鉴于放射线治疗的特殊性，在开始治疗前必须有严格的诊疗程序，拟定全面的放疗计划。该诊疗计划包括：①明确患者的临床诊断和病理诊断，确定肿瘤患者分期；②明确放疗目的，放疗可以是根治性，也可以是姑息性，病人已经发生转移的原则上作姑息性放疗，根据临床需要酌情安排在手术前、手术后或者化疗前后或和化疗同时并举，这种安排应通过专业组共同讨论决定；③根据临床全面的检查资料，精确地判断肿瘤位置、范围、及其与周围正常组织的关系，能够在体表标注的要求标注清楚；④制定放疗的具体实施计划，包括放射剂量、射野、体位等，复杂的射野及多射野放疗必须使用模拟定位机等特殊放疗设备；⑤治疗中必须观察和记录患者对放疗的反应，以及肿瘤大小、软硬度、与正常皮肤和器官组织的粘连程度，以及与周围血管、神经的关系等；⑥放疗期间要加强营养支持，接受营养医生的指导；⑦放疗的疗程结束后，要定期随访，并加强和肿瘤其他学科的联系，全面了解患者的情况，为下一步治疗做好准备。

3.2 放疗的副作用

由于任何放射线对人体的细胞和组织都无选择性，因此在放疗时，尽管采取许多办法来减轻放射线的副作用，但是很难取得理想的效果。射线对肿瘤细胞和正常细胞组织具有相同的杀伤作用，这是放疗副作用产生的主要原因。

放疗的副作用主要表现在：①对正常组织和细胞的杀伤作用，最明显的例证是鼻咽癌的放疗，它是治疗鼻咽癌的主要方法，而且有明显疗效。但是在放疗过程中放射性皮炎难以避免，严重者发生舌咽神经或喉返神经麻痹，导致病人吞咽困难，容易造成误吸及肺部感染，这种“伤及无辜”的现象在放疗患者中较常见，发生率可高达48%；②对机体免疫功能和造血功能的抑制，发生率约35%左右，表现为机体抵抗力低下，容易发生感染和贫血；③白细胞减少及/或血小板减少，严重者发生出血倾向，有时被迫提前中止放疗；④脱发、恶心、呕吐、食欲不振、消瘦都是常见的放疗副作用，与化疗相比有时程度更严重；⑤放射性神经损伤较常见，如盆腔和骶尾部放疗可导致马尾神经损伤，病人会产生大小便失禁，或者顽固的骶尾部疼痛；更为严重的是，在脊柱照射放疗的患者，容易发生脊髓损伤，可能导致截瘫，后果不堪设想。当放疗和化疗双管齐下时，如果剂量掌握不好，副作用发生率更高，对人体损伤也更严重。

在当前的肿瘤学术界和临床实践中，有些人仍然有过分依赖放疗和化疗的倾向，对其疗效估计过高，而对其副作用估计不足，当严重毒副作用出现时又未及时处理，有时会造成不可挽回的后果，这是肿瘤医务工作者必须引以为戒的。

3.3 放疗的临床局限性

放疗在恶性肿瘤的治疗中有一定的作用和地位，但是也有较大的临床局限性，除了很多中晚期患者已经失去放疗机会外，有些患者对放射线过于敏感，接受放疗仅几次就会发生严重的骨髓抑制、脏器功能损害等，不得不提前中止放疗。有些特殊的癌症患者根本无法放疗。我们曾收治一例患肾癌后又接受肾移植的病人，经典的手术、放疗、化疗均难奏效，有些情况下，对晚期癌症手术和放化疗均已无能为力，只有对患者无任何损伤的绿色疗法才能给病人带来生机。

3.4 维生素C疗法和放疗的协同作用

维生素C和放射线疗法的协同作用，多年来已经备受重视。首先，正如前述，放疗治疗恶性肿瘤的主要机理是自由基形成，而维生素C在体内代谢也要生成“维生素 C 自由基”，这两类自由基有抗癌协同作用；其次，维生素 C 和放疗均有细胞毒性作用，但是两者对肿瘤细胞的作用“靶点”不完全一样，维生素作用“靶点”主要在细胞膜、线粒体和细胞核 DNA，而放疗“靶点”主要位于细胞质和细胞核 DNA，因此两种疗法合用，肿瘤细胞就会受到全面攻击，陷于“四面楚歌”的境地，再无生存余地。Calderon 等对维生素 C 和放射线治疗的协同作用进行了研究，他们先塑造大白鼠的肝癌载体动物模型（Transplantable Liver Tumor，TLT），待肿瘤体积达到或略超过 1，000mm^3 时，再将受试动物分为单独放疗组，口服维生素 C 和 K_3 组、口服维生素 C、K_3 加放疗组和空白对照组，放疗剂量为 X 线单次照射 20Gy，然后每周两次测量肿瘤体积，共 3 周 6 次。测量平均肿瘤体积的最后结果显示，对照组上升到 9，000mm^3，单独放疗组上升到 6，000mm^3，维生素 C 和 K_3 组上升到 8，300mm^3，疗效均不满意；而放疗加维生素 C 和 K_3 组肿瘤平均体积仅上升到 2，100mm^3，在统计学上有显著差异（$p<0.05$），显示了比较理想的抗癌效果。可以肯定，维生素 C 可以增强放疗效果，并且减轻放疗副作用。

第五节　维生素 B_{17} 疗法在肿瘤治疗中的应用

人类和癌症的斗争已持续了许多世纪，在以往的漫长岁月里，随着科学技术的不断发展，不少严重威胁人类健康的疾病，如天花、白喉、霍乱、痢疾、部分心血管疾病、支气管哮喘、肺炎等等已逐渐被医学界所认识并得到较好控制，不再成为人类的主要死亡原因。而癌症是一个例外，对它的早期诊断和彻底治疗问题一直未能很好解决。癌症死亡率居高不下、发病率日渐上升、发病人群年轻化问题长期困扰着医药学术界。寻求疗效好，副作用小的抗癌药物已成当务之急。研发植物性抗癌药物的工作在各国都进行得相当活跃，其中维生素 B_{17} 是最近半个世纪以来，在植物抗癌药中研究和应用均较广泛的一种，也是维生素抗癌药物中颇有特色和前途者。

1　发展简史

杏仁是许多人都爱吃的食品之一，而且知道它富含蛋白质，有一定的营养，但对它的医学价值，知之甚少。1950 年，加利福尼亚大学伯克利分校药物化学系的高材生 Krebs 博士（Ernst Theodor Krebs Jr.），经过 5 年的潜心研究，在对多种抗癌植物的筛选和提纯过程中，又为维生素 B 族大家庭发现了一位新成员——维生素 B_{17}，当时取名为苦杏仁苷（Laetrile）。相映成趣的是，他的父亲，老 Krebs 博士（Ernst Krebs Sr.）恰恰又是维生素 B_{15}（泛酸）的发现和临床应用的医学家，对人体代谢酶的深入研究使他蜚声海外。Krebs 秉承了父亲的天赋，父子俩人同心协力，合作多年，在维生素 B 族的研究和抗肿瘤治疗中的应用研究成为国际公认的药物化学家和临床学家。他们对维生素 B_{17}的研究应用一直居于世界领先的地位，也是率先将维生素 B_{17}用于恶性肿瘤治疗的医学家之一，并联合发表科研论文多篇，这对父子合作楷模被上个世纪 50～80 年代的国际医学界传为佳话。

经过多年研究，Krebs 博士查明了这种维生素的化学结构，其化学分子式 $C_4H_{15}NO_7$，完全可以人工合成，保证了临床的用药需求。他同时认为，维生素 B_{17}有着丰富的植物性来源，除了含于苦杏仁之外，也含于许多柑橘类水果的果仁中，包括桃、李、蜜柑、樱桃，当然含量最丰富的还是杏仁。经检测，在干杏仁中，维生素 B_{17}的总含量可达杏仁重量的2%～2.5%不同产地的水果，其维生素 B_{17}的含量也不相同。人类生活中，古代人类每日要食用大量的果实，直到现代社会，像印第安人、非洲人及南美洲的土著居民每日的坚果果仁消耗量依然很大，他们很少发生维生素 B_{17}缺乏症。

由于维生素 B_{17}实质上是提纯的苦杏仁苷，其中有微量的氰化物（Cyanate），而氰化物是一种剧毒物质，因此人们对其毒性多少有些畏惧。Krebs 等对此做了大量的实验研究和实际观察，证明维生素 B_{17}是安全的。首先，维生素 B_{17}是含于自然界的植物之中，它完全不同于人工合成的剧毒药氰化钾；其次，在人们日常食物中，微量的苦杏仁苷并不会转变为氰化钾；再者，人体内氰化钾产生机理是当维生素 B17 与肿瘤组织接触，维生素 B_{17}在 beta－硫代葡萄糖苷酶（Glucosidase）的作用下，可转换成氰化钾，并对肿瘤细胞起杀伤作用，而且在这种情况下生成的氰化钾并不进入正常细胞内，因此不产生对正常细胞和组织的毒性。

对动物的实验观察得知，连续给绵羊饲喂氰氢化物 8～10mg/kg·d，7 日后未见任何毒性反应。对体重 66kg 重的大绵羊，3 小时内静脉滴注维生素 B_{17}达 2.7g 之多（可产生约 300mg 氰化物），绵羊安然无恙！在慢性中毒试验中，对成年群羊喂氰氢化合物 3.2mg/kg·d，长达两年之久，未发现慢性中毒征象。Brown 等人认真研究了维生素 B_{17}对人体可能存在的毒性，观察每日食用杏仁 100～1，000 粒的成年人 200 余人（约相当于每日服苦杏仁苷 13～14mg），系统观察 1 年，每月检查心、肝、脑、肺、肾、造血功能等，均未见异常。Krebs 本人长期食用大量杏仁，同时每 1 个月左右静脉注射 1 次维生素 B_{17}，长达半个世纪，他本人未发现任何副作用，并发现有良好的保健作用，他一直工作和指导青年科技人员，直到高寿 92 岁逝世。因此，对维生素 B_{17}的所谓毒性完全不必过虑，在医生指导下，合理使用维生素 B_{17}会获得很好的保健和治病效果。

维生素 B_{17}是重要的 B 族维生素之一，在人体内的主要作用是：作为多种新陈代谢酶系统的辅酶，增进蛋白质、脂肪和糖合成代谢，为机体积存营养和能量；增进肝、肾、大脑、神经系统功能；增强机体免疫力，特别是对病毒感染的抵抗力，同时增强人体自然杀伤细胞活性；增强骨髓造血功能；维生素 B_{17}还有特殊的抗恶性肿瘤作用，在癌症的绿色综合治疗方法中有重要的地位。

2　抗肿瘤机理

人体正常细胞的生长和分化均受严格控制，一旦人体自身调控系统（相应的基因系统）功能发生障碍，失去对各类细胞正常生长的控制能力，细胞就会无限制生长，并且发生向周围组织浸润及通过淋巴系统和血液循环系统向其他部位转移，对病变部位和全身造成损伤和破坏，癌症细胞代谢率十分旺盛，生存力十分顽强，它们会争夺和大量消耗人体的营养物质，使人体正常组织的新陈代谢无以为继，很快产生恶病质，并导致死亡。但是，实际上从细胞的癌变和克隆（仅表现为原位癌），直到癌组织形成需要一段时间，并非“朝发夕至”。在癌症早期，治疗效果才比较理想。但临床最感困难的是，病人常常就诊时肿瘤已经转移，治疗手段受限，疗效也不理想。任何疗法概莫能助。使用维生素 B_{17}治疗癌症，也要遵循“早诊断，早治疗”这条原则。

Krebs 父子提出的维生素 B_{17}抗癌理论包括两大部分：第一，氰氢化物对癌细胞的杀伤过程和机理；第二，氰氢化物在体内的无毒化代谢。

Krebs 认为，人类癌症的发生起源于原始胚胎细胞（embryonic cell），相当于干细胞。氰氢化物是维生素 B_{17}的主要成分，在体内相当稳定，半衰期约 24 小时，可较长时间保持其生物学活性，维生素 B_{17}对原始胚胎细胞有特殊亲和力，当细胞发生癌变时，维生素 B_{17}具有选择性杀伤或抑制癌细胞的作用，它会首先集聚在癌细胞周围，形成较高的药物浓度，在维生素 B_{17}攻击癌症细胞时，有一种关键酶十分重要，这就是硫代葡萄糖苷酶，它能重组维生素 B_{17}的化学结构，使其具有生物学活性，在此过程中，同时生成苯甲醛（Benzaldehyde），活性维生素 B_{17}和苯甲醛协同穿透细胞膜，此时癌细胞内维生素 B_{17}的浓度可较正常细胞高 3，000 倍以上，因此有强大的细胞毒作用，可以毁坏细胞呼吸器——线粒体，导致癌细胞死亡或长期抑制。维生素 B_{17}还具有清除自由基和炎性因子的作用。

长期以来氰氢化物在体内的代谢途径备受关注。除了攻击癌细胞所消耗的维生素 B_{17}以外，剩余者以游离的苦杏仁苷形式存在，一部分在血液中与巯基－氮碳基相结合生成硫氰酸盐，再进入肝内代谢合成为维生素 B_{17}；另一途径是维生素 B_{17}代谢产物苯甲醛，在血液中被氧化后生成微量的苯甲酸，具有消炎作用。由此可见，维生素 B_{17}的终端代谢产物均对人体有益无害，对正常细胞无损伤性，用药的安全性很好。

3　治疗肿瘤的综合方案

维生素 B_{17}疗法治疗肿瘤的倡导者们强调综合治疗的重要性，并提出如下综合方案：

3.1 辅助治疗的药品和营养支持

执行抗酵母菌，无污染的营养食谱；准备维生素 B_{17}的胶囊剂和针剂；服用下列药物或保健品：胰酶制剂，可帮助消化，并有消灭病菌作用；维生素 C 复合制剂（维生素 C 和生物类黄酮）；复合维生素 B；维生素 A 和 E 滴剂；必需脂肪酸（来自亚麻子油和鱼油）；有机茶（无污染、自然加工法）；离子化胶状的微量元素制剂；夏威夷“诺里果汁”（Noni juice），有直接抗肿瘤作用；适当食用紫云英属和海胆类制品胶囊，提高免疫力；适当食用苦艾、肉桂、黑胡桃等药用植物，对寄生虫、细菌、酵母菌有杀灭作用，可增强维生素 B_{17}的抗肿瘤作用。

有些特殊病人可能会使用组织穿透剂，如二甲基亚砜（Dinethyl sulfoxide，EMCO），可以加强维生素对癌细胞和癌组织的穿透杀伤力。

3.2 维生素 B_{17}用药方案

治疗前，应对患者进行肿瘤病情评估，了解全身营养和内脏功能，有无贫血，免疫力低下等问题。如果有，必须及时纠正，并要对患者进行心理辅导和治疗。

专家建议，治疗分三个阶段：

第一阶段：强化治疗阶段，时间 3 周。给患者维生素 B_{17}针剂，成人常规剂量 100mg，溶于注射用水 5～10ml，缓慢静脉注射，每日 1 次，最大剂量可用到 500mg/d。特殊患者也可作肌肉注射或者腹腔注射，剂量同静脉注射。这一阶段患者应住院治疗。

第二阶段：巩固治疗阶段，需时 3 月。可回家治疗，口服维生素 B_{17}，每日 500mg，分 2～3 次饭后服用。

第三阶段：疗程结束后，要再次进行全面病情评估。休息 2～3 个月，如病情需要，可再进行第二个疗程。

在治疗期间，上述营养支持疗法一定要坚持，并要适当锻炼身体，保持愉快平静的情绪。维生素 B_{17}疗法可以根据病情需要，和肿瘤的其他疗法同步进行，已证明本疗法可以减轻放疗和化疗的副作用。

4　维生素 B_{17}治疗肿瘤的疗效评价

在第九届国际癌症学术会上，意大利学者 Benedetto 总结报道了维生素 B_{17}治疗恶性肿瘤的临床疗效。在用于临床之前，作者曾进行了实验室研究，他们观察了维生素 B_{17}在人体内的代谢过程，确认了其产物（氰氢化物和苯甲醛）对 Ehrlich 腹水癌细胞的明显呼吸抑制作用，可导致癌细胞死亡。Benedetto 等从 1954～1966 年在意大利都灵市的 San Cottolengo 医院，米兰市的 Dosio 医院和 Louvain 大学肿瘤中心，共收治晚期恶性肿瘤 150 例，他们均为其他疗法治疗失败者。其中包括乳腺癌 25 例、结肠癌 20 例、泌尿道（含前列腺）恶性肿瘤 24 例、卵巢癌 10 例等。成人维生素 B_{17}的治疗剂量为平均 100mg/d，最大剂量为 500mg/d，静脉缓注方法同前。按三个标准疗程为一个完整评估周期，治疗前后病情评估包括症状缓解程度、血液、心肝肾等脏器功能、免疫反应、X 光照片、活体组织检查等。根据实验室指标和病人症状改善程度，疗效评估分为优良（++）、良好（+）、有效（±）和无效（-）四个等级。结果有 135 例患者完成了治疗周期，其中疗效优良者 28 例、良好者 39 例、有效 23 例、无效者 45 例，获有效以上等级者共 90 例（66.6%）。进一步分析发现，对 15 例癌性胸腔积液患者，在做穿刺抽出积液后，再使用维生素 B_{17} 胸腔内注射，患者不但疼痛缓解，而且可维持疗效 3 周以上。接受维生素 B_{17} 疗法的患者，无症状缓解期和生存期均有明显延长，平均约 5 个月左右。对于晚期癌症病人，其他经典疗法治疗又遭失败者，能取得这样的疗效应是比较满意的。

参考文献

[1] Cranton E. M.. Bypassing bypass surger. USA: Hampton Roads, Publishing Company, 2nd, 2001.

[2] 张天泽，徐光伟. 肿瘤学. 天津：天津科学技术出版社，1996.

[3] Dixon K., Kopras E.. Genetic altelrations and DNA repair in human carcinogenesis. Semin Cancer Biol, 2004, 14 (6): 441.

[4] Sarasin A.. An overview of the mechanism of mutagenesis and carcinogenesis. Mutat Res, 2003, 544: 99.

[5] Schttenfeld D., Beebe - Dimmer J. L.. Advances in cancer epidemiology: understanding causal mechanisms and the evidence for implementing interventions. Annu Rev Public Health, 2005, 26 (1): 37.

[6] Wicha M. S., Liu S., Dontu G.. Cancer stem cells, an old idea - a paradigm shift. Cancer Res, 2006, 66: 1883.

[7] Croal laura R., Jeffrey A., Gralnick D., et al. The genetics of geochemistry. Annual Review of Genetics, 2004, 38 (1): 175.

[8] Tchouwou P. B., Patlolla A. K., Centeno J. A.. Carcinogenic and systemic health effects associated with arsenic exposure-a critical review. Toxicol Pathol, 2003, 31 (6): 575.

[9] Trumbo P. R.. The level of evidence for permitting a qualified health claim: FDA's review of the evidence for selenium and cancer and vitamin E and heart disease J Nutr, 2005, 135: 354.

[10] Zhang Z. W., Abdullahi M, Farthing M. J.. Effect of physiological concentrations of vitamin C on gastric cancer cell and Helicobacter pylori. Gut, 2002, 5: 165.

[11] Phillip Day. Vitamin B_{17} metabolic therapy. In the prevention and control of cancer. Credence Publications, Tonbridge Kent TN, UK, 2002.

[12] Richartz B. M., Werner G. S.. Reversibility of coronary endothelial vasomotor dysfunction in idiopathic dilated cardiomyopathy: acute effecs of vitamin C. Am J Cardiol, 2001, 88 (9): 1001.

[13] Wilson J. X.. Regulation of vitamin C transport. Annu Rev Notr, 2005, 25 (1): 105.

[14] Houston M. C.. Nutraceuticals, vitamins, antioxidants, and minerals in the prevention and treatment of hypertension. Prog Cardiovasc Dis, 2005, 47 (6): 396.

[15] Wang Y. H., Russo T. A., Kwon O.. Ascorbate recycling in human neutrophils: induction by bacteria. Prog Natl Acad Sci, 1997, 94 (15): 13816.

[16] Chen Q., Espey M. G., Krishna M. C., et al. Phamacologic ascorbic acid concentrations selec-

tively kill cancer cells: action as a pro – drug to deliver hydrogen peroxide to tissues. PNAS, 2005, 102 (38): 13604.

[17] Casciari J. J., Riordan N. H., Schmidt T. L., et al. Cytotoxicity of ascorbate, lipoic acid, and other antioxidants in hollow fibre in vitro tumors. British J Cancer, 2001, 84 (11): 1544.

[18] Clement M. V., Ramalingam J., Long L. H., et al. The in vitro cytotoxicity of ascorbate depends on the culture medium used to perform the assay and involves hydrogen peroxide. Antioxid Redox Signal, 2001, 3 (1): 157.

[19] Chen Q., Espey M. G., Sun A. Y., et al. Ascorbate in phamacologic concentrations selectively generates ascorbate radical and hydrogen peroxide in extracellular fluid in vivo. PNAS, 2007, 104 (21): 8754.

[20] Taper H. S., Jamison J. M., Gilloteaux J., et al. In vivo reactivation of DNAses in implanted human prostate tumors after administration of a vitamin C/K_3 combination. The Journal of histochemistry & cytochemistry, 2001, 49 (1): 109.

[21] Calderon P. B., Cadrobbi J., Marques C., et al. Potential therapeutic application of the association of vitamins C and K_3 in cancer treatment. Current Medicinal Chemistry, 2002, 9: 2271.

[22] Verrax J., Cardrobbi J., Delvaux, et al. The association of vitamins C and K3 kills cancer cells mainly by authoshizis, a novel form of cell death. basis for their potential use as coadjuvants in anticancer therapy. European Journal of Medicinal Chemistry, 2003, 38: 451.

[23] Paday atty S. J., Riordan H. D., Hewitt, S. N., et al. Intravenously administered vitamin C as cancer therapy three cases. CMAJ, 2006, 174 (7): 937.

[24] Yeom C. H., Jung G. C., Song K. J.. Changs of terminal cancer patients health – related quality of life after high dose vitamin C administration J Koran Med Sci, 2007, 22 (1): 7.

[25] Reddy V. G., Khanna N., Singh N.. Vitamin C augments chemotherapeutic response of cervical carcinoma HeLa cells by stabilizing p53. Biochem Biophys Res Commun, 2001, 282 (2): 409.

[26] Casciari J. J., Diordan N. H., Schmit T. L., et al. Cytotoxicity of ascorbate, lipoic acid, and other antioxidants in hollow fibre in vitro tumors. British Journoul of Cancer, 2001, 84 (11): 1544.

[27] Bahlis N. J., McCafferty J., Jordan I., et al. Feasibility and correlates of arsenic trioxide combined with ascorbate acid – mediated depletion of intracellular glutathione for the treatment of relapsed/refractory multiple myeloma. Clin Cancer Res, 2002, 8: 3658.

[28] White J. D.. Complementary and alternative medicine research: a National Cancer Institute perspective. Semi Oncol, 2002, 29: 546.

第四章　肿瘤热疗

第一节　概况

1　肿瘤热疗的概念

肿瘤热疗（hyperthermia）是应用各种热源运用现代医疗科技及 ICU 技术对恶性肿瘤进行加温治疗的一种方法。有学者称之为“温热治癌”、“高热治癌”、“透热治癌”等。就热疗本身来讲，它是一种纯物理性治疗，热源包括高频电磁波、红外线、超声波、热水浴等。在对机体加温时，由于肿瘤组织自身的组织结构不健全，散热较正常组织慢，使肿瘤组织的温度较正常组织高出 5℃ ~10℃，而恶性肿瘤细胞对高热敏感，结果是高热后肿瘤细胞被杀死或逐渐凋亡，而正常组织不受损伤。

热疗相对放疗、化疗的独特优势在于它无毒副作用，同时，热疗可以增强机体的免疫能力，增加放疗、化疗的疗效，配合手术及其他手段治疗癌症，可以减少肿瘤复发，提高肿瘤患者生存质量，延长生存期。

2　肿瘤热疗的起源

热疗一词源于希腊文，意思是高热或过热。西方的热疗史也可以追溯到 5，000 年前，那时埃及医生就曾用加温法治疗乳腺肿瘤。古希腊名医 Hippocrates（公元前 460 ~370 年，医药之父）也用加热疗法治疗肿瘤，他有句座右铭：“药物不能治愈的可用手术治疗，手术不可能治的可用热疗治，热疗不能治的就无法治了”。自 1866 年以来陆续报道一些恶性肿瘤患者因偶患丹毒、严重感染或曾有高热病史而出现肿瘤消退现象。以后有学者陆续报道用加热合并其他疗法提高了肿瘤的疗效或治愈肿瘤的案例。

中国数千年前就已经用药浴、药物熏蒸、热水浴、温泉浴、艾灸、沙浴、火罐等方法治疗疾病。中国古代的医生用砭石和火来治疗疾病，并以此创造了针灸术；《外台秘要》已记载用千金灸治疗瘰疬的方法，瘰疬可能是结核或肿瘤，这可能是热疗最古老的记录。现在民间仍用火针、小烙铁治疗外科疾病，当然也有一部分是浅表的肿瘤。

肿瘤热疗从古老的火针、艾灸、烙铁、药浴到 19 世纪利用感染丹毒进行全身热疗，一直没有更大的进展，直到20世纪80年代才开始在临床上真正地应用，这经历了几千年的漫长历程。现在热疗已经发展成为一门独立的学科，尽管这门学科仍然不完善，但和肿瘤治疗其他手段一样都会经历幼稚和不成熟阶段，从目前热疗在很多治疗领域的疗效来看，它最终会成为一种极具前途的治疗手段。由于热疗有很多机制和多种生物学效应没有被人们完全掌握，它的疗效特点完全不同于传统的放疗、化疗，这引起很多医学临床学者、生物学家、生物工程学家、免疫学家、物理学家的强烈关注，并投入到相应领域的研究中，这对热疗的发展奠定了良好的发展基础。

20世纪80年代，肿瘤热疗虽然在临床上得到了应用，但缺乏基础的生物学研究；虽然涉及生物学领域，但治疗上都属于在物理水平的认识阶段；初步与放疗结合应用得到了良好疗效，但未观察与药物和其他疗法结合应用；所用设备较为原始，类似理疗机器，已开始应用腔内微波、单源旋转超声和13.56MHz射频设备，测温主要以热电偶及高阻线热敏电阻。

第二节　肿瘤热疗的机理

1　热疗对肿瘤的生物学影响

1.1 微循环紊乱

肿瘤微循环的主要特点是结构紊乱、异常。由于组织生长的无序性，造成紊乱的血管格局，微血管延长、受压、呈线圈样扩张扭曲、杂乱，容易形成瘤内血栓或闭塞；其血管管窦宽、有动静脉瘘、血流阻力大、有血管分布不足的区域；血管壁结构不健全，缺乏弹性基膜，表现为内皮细胞水肿、血细胞外溢，甚至无基底层，在高温、压力增高的情况下容易破裂；血管神经感受器不健全，对温度感受能力极差，不能通过神经系统对温度进行有效的调节；毛细血管具有大量窦状隙，即使在正常状态情况下也处于开放状态，因此温度高于正常。

1.2 热疗状态下肿瘤微循环的病理变化

由于上述肿瘤组织的特点，造成肿瘤组织内血流量低、血流停滞、组织缺氧、pH降低、瘤内静脉压增高。同时瘤内的低灌注、原料低流入、代谢产物的低排出导致肿瘤组织中心缺氧、中心坏死。在加温时，组织温度每上升1℃，细胞代谢可增加10%～15%。肿瘤血管结构不能满足代谢的需要，进而发生血管内皮的损伤和红细胞柔性减弱，微血管容积增加，内部压力增高，通透性也增强，液体渗出进入间质，组织细胞核肿胀，核膜破坏，细胞器受损，细胞死亡。总之，热疗对肿瘤血管的作用包括破坏肿瘤血管、肿瘤血管栓塞及抑制肿瘤新生血管形成。

1.3 热疗与免疫

肿瘤的发生与机体的全身和局部免疫防护功能失控有重要的关系，机体的免疫系统功能状态在很大程度上决定着肿瘤的生长和扩散，增强机体的免疫状态对控制原发肿瘤、改善远期生存率及控制复发有着重要的意义。抗肿瘤的免疫机制非常复杂，根据目前掌握的机理中，T 淋巴细胞、B 淋巴细胞、有强烈杀肿瘤细胞能力的 NK 细胞、单核巨噬细胞等都对肿瘤有着重要的防御和攻击功能，热疗可以直接增强这部分细胞的功能或通过体液免疫功能来加强这些细胞的功能。热疗还可直接通过体液免疫功能来控制肿瘤细胞的增长和修复。

1.4 热耐受现象及热休克蛋白

热耐受现象是指细胞在第一次加温到一定的温度后引起对再次加温产生热抗拒的状态。如不掌握其规律，不但影响肿瘤对再次热疗的敏感性，还会影响到对化疗、放疗的敏感性，并影响临床治疗效果。

热耐受不是细胞原有的遗传特性，它是一种细胞暂时保护本身免受损伤而产生的现象。热耐受一般在初次加热后 7 ~ 10 小时出现，24 小时后衰减，48 小时后已经很微弱，120 小时后基本消失。耐热性的产生、耐受程度及耐受衰减时间与初次加温相关；低 pH 值、低氧分压、低营养等影响温热杀伤肿瘤的因素会导致热耐受的产生；S 期细胞热耐受性是最低的；肿瘤细胞与正常细胞热耐受无明显差别，但增生活跃的细胞热耐受性减退最快。这些特点对指导热疗的间隔时间及放、化疗联合应用的方法有重要的临床指导意义。

热休克蛋白（HSP）是细胞在热应激状态下产生的一组有很强活性的分子伴侣蛋白，热耐受的产生主要因此而引起。它如果表达在细胞内则可在一定时间内使细胞产生热耐受现象，而如果表达在细胞外则会使免疫系统产生很强的杀伤肿瘤细胞作用，这就拓宽了肿瘤治疗的思路，详细机制还需进一步探讨。

2 热疗抗肿瘤作用机理

2.1 高热对肿瘤细胞的直接作用

研究表明高热可以直接杀死肿瘤细胞，可以抑制脱氧核糖核酸（DNA）、核糖核酸（RNA）及蛋白质的合成；高热可以损害细胞膜的正常功能，使细胞膜的通透性发生改变，引起蛋白外溢，核染色质结构发生改变，导致癌细胞的死亡。因为肿瘤组织内部结构不健全，高热时抑制了肿瘤细胞的呼吸，无氧酵解增强使 pH 下降，又使溶酶体的活性加强，致肿瘤细胞溶解死亡；由于抑制了蛋白质合成也就抑制了肿瘤细胞的增殖，使肿瘤细胞死亡。所有这些均对细胞增殖的 S 期最敏感，与其他期比较可相差数十至数百倍。因为放射治疗和很多药物都对 S 期以外的细胞增殖周期效果明显。这样一个互补、协同的关系在临床上有着重要的治疗价值。

2.2 热疗增加化疗效果

研究表明，在体外42℃，持续120分钟可以使一些化疗药物的灭癌效果增强10~100倍。在临床实际应用上，热疗与化疗联合应用，其疗效远远大于两种疗效的相加。在达到同一疗效指标的情况下，化疗药物用量可以减少，从而降低了对人体的危害。

2.3 热疗增加放疗效果

热疗和放疗在细胞增殖周期的作用位点不同，即热疗敏感的细胞周期放疗治疗不敏感，这样便形成了一种互补的关系，热疗的同时又改变了肿瘤的组织学、生理学特性，这些又能增强放射治疗的效果。

2.4 热疗影响机体免疫

在肿瘤组织的特殊生物学特性中有着不同于正常组织反应，结果是加速肿瘤组织的死亡。

2.5 热疗排除体内的毒素

人体皮肤为整个躯体提供保护，它既是一个吸收器官也是一个排泄器官。在全身热疗时，人体排出大量汗液，平时不能开放的孔道会得到最大限度的开放，在大量汗液排出的同时会将体内及皮肤吸收的有毒物质排出，这使机体免遭有毒物质刺激而达到预防疾病的目的。

3　杀灭肿瘤细胞的温度指标

大量的临床实验数据表明，多数肿瘤细胞的致死温度阈值下限在42.5℃~43℃之间，如延长时间则会使肿瘤细胞损伤加重或生长抑制加重。研究表明，热疗达到42℃维持2小时可使肿瘤细胞死亡，而正常组织能长时间耐受42℃~43℃的高热。临床实践表明，全身热疗41.3℃~41.8℃/1~2h，或40℃~41℃/4~6h，即可达到治疗目的，也有人持不同的意见，认为在为放、化疗增敏时，时间可以适当缩短。由于肿瘤组织散热较慢，临床观测的温度指标是以全身平均温度作为参考，在全身温度升高到某个指标时，肿瘤组织的温度实际上高于全身组织并且持续更长的时间。在治疗温度范围内，疗效与温度、时间成正比，即温度高，治疗的时间可以缩短；加热时间短，则要求的温度就高。

在射频透热治疗中，把肿瘤表面及附近组织的温度控制在42.5℃~43.5℃，持续60~120分钟就可以破坏肿瘤细胞而正常组织不受损伤。在治疗温度下，温度每提高1℃~2℃，加热持续时间可以缩短一半。有学者总结出规律，一般肿瘤直径小于1.5cm，瘤内温度42℃，并持续1小时就可以杀灭肿瘤细胞；肿瘤直径3cm，需要43℃，并持续1小时，并连续两次方可达到治疗目的。

第三节 肿瘤热疗的分类

临床上习惯将热疗分为三类，按加热范围划分为全身热疗（WBH）、区域性热疗（RHT）、局部热疗（LHT）；按加热源种类划分为红外线、超声波、射频、微波等；按作用部位分类为经体表加热、经体表－体腔加热、体腔内加热、组织间加热等。

1 按加热范围划分

1.1 全身热疗

是指将身体各部都进行加热，使体温均匀升高而达到治疗温度的方法。加热方法有三种，即经体表加热法、体外循环法、生物法（已不用）。

体表加热可分为红外线辐射加热、微波加热等，而上世纪80年代所用的热水浴、热蜡浴、电热毯等因有诸多缺陷已经不再应用。目前因红外线辐射加热效果确实、副作用小、易于监测、成本较低而在临床上较多应用。

体外循环加热是指用特殊的设备将体内部分血液泵出体外进行加热到预定温度，而后再灌入体内达到治疗温度的方法，但因设备和成本昂贵不易普及。

生物法是指用生物制剂使人体发热的方法，因温度时间不易控制，目前已不被应用。

1.1.1 全身热疗的实施

目前德国红外线全身热疗机在国际上应用较为广泛，加热技术及流程也较为成熟，安全性相对较高。其原理是此型热疗系统能产生特选的红外线A来传播热能，系统能将光波均匀地辐射到全身皮肤，而这些光波的能量被皮下组织吸收，由血液通过循环系统将热能分布到全身，使全身温度升高达到所需要的治疗温度。

1.1.1.1 加热方法

加热治疗前要求病人禁饮食、清洁肠道、按全麻前常规准备。如病人无活动不便可事先进行适当运动以缩短升温时间。病人穿棉质衣服，仰卧于热疗帷帐内，头部暴露于外部；安放心电和脉氧监护；深静脉穿刺管接输液泵、麻醉微量泵；根据患者要求可在麻醉前或麻醉后放置尿管；测温探头放置的主要部位为：直肠、前腹壁皮肤、双耳道，如果进行腹腔热灌注可在腹腔内放置测温探头进行有创测温。直肠测温可放置2个探头，是最重要的参考指标，以平均温度为准；皮肤可在最直接辐射区域放置一个，周边放置一个作为参考；耳道为头部温度参考指标，也以平均温度为参考值。

1.1.1.2 加热过程

整个加热过程可分为三个阶段，即升温期、平台期及降温期；静脉麻醉贯穿于热疗的三个时期，它对保证热疗的安全实施起着至关重要的作用。

升温期：以直肠测温为全身平均温度的主要参考指标。升温期是指加热至目标温度所经历的时期。预设的温度值在 40.5℃ ~41.5℃之间，平均 41℃。停止加热后升温幅度差异较大，一般体重较重的患者升温幅度大，反之则小；平均升温幅度在 0.3℃ ~1℃之间，平均 0.58℃；停止加热时的温度值越高相对平台期也就越长。根据患者耐受情况温度升高至一定温度时开始加用静脉麻醉，一般加用麻醉时的温度平均值为 38.53℃，所用时间平均值为 60 ~65 分钟。升至平台期所用时间平均值为 80 分钟左右。

平台期：是指加热至某一特定的温度值后，体温不再升高而相对平稳所经历的时期。平台期时间在 90 ~120 分钟，平均约 100 分钟；平台期温度在 41℃ ~41.9℃之间，平均 41.6℃；此期是整个疗程中温度最高的时期，也是各脏器负荷最大的时期，温度最高时心率最快平均为 127 次/分，可出现一过性高达 160 次/分之心率。

降温期：降温期是指平台期后温度逐渐下降所经历的治疗时期。温度降至 38.5℃所需的时间为降温期时间。在此温度后麻醉撤除，病人清醒，后续再行测温无临床实际意义；降温期时间在 60 ~150 分钟左右，平均约 130 分钟，体重较重者此期时间较长；此期包含着一段治疗所需的温度，即 40℃或 39.5℃以上温度时程。此期因长时间高温后体液损失最多，故血压降低最为明显，常需继续补充大量液体及适时使用升压药物。

附：全身热疗时间/温度曲线（图 4 -1）

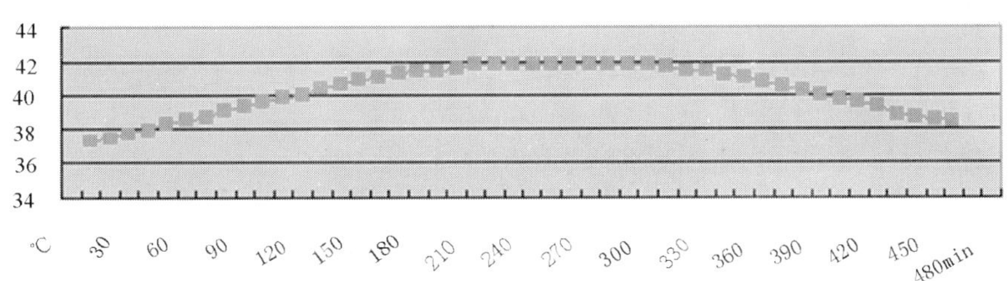

图 4 -1　全身热疗时间/温度曲线

1.1.2 全身热疗前准备工作

在行全身热疗前，应把需要的药品、设备、急救设施等准备齐全，以保证患者在热疗过程中的安全。

药品：镇静药有丙泊酚或异丙酚（静安）、咪达唑仑（力月西）。

液体：10% 葡萄糖溶液、0.9% 生理盐水溶液、50% 葡萄糖溶液、羟乙基淀粉（贺斯）、5% 碳酸氢钠等。

液体输注系统：输液泵、麻醉微量泵、液体三通管、注射器等。

其他：棉质保护衣、冰帽、冰水袋、吸氧管、尿管、尿袋等。

辅助药物：VitC、$VitB_6$、门冬氨酸钾镁、10% 氯化钾等。

备用药品：抢救必须的常规药品，烧伤外用药品；备用带有全套标准设备的急救箱（药品、插管、吸引器等）。

热疗机：全身热疗系统。

监护保障系统：多功能监护仪、测温工作站、呼吸机、麻醉用呼吸球囊、全麻插管所需用器械及材料、鼻咽及口腔通气道、负压吸引、氧气通路、呼叫通路等。

1.1.3 全身热疗的麻醉

麻醉评估及准备：与全身麻醉前的常规准备相同，注意患者有无“睡眠呼吸暂停综合征”，进行 ASA 评级。麻醉前常规禁饮、禁食，治疗前摘掉金属饰品、假牙。全身热疗对于麻醉的要求不同于手术对麻醉的要求，只要达到预设的温度和时间指标及病人对全身加热无主观不适且安全、毒副作用小即可达到目的。

麻醉剂的选择：麻醉药物的选择要求镇静药物在体内代谢快、半衰期短、易于控制深度，这样既能达到患者无痛苦的目的，又能达到安全、并发症少、副作用小的效果。丙泊酚注射液为烷基酚类的短效静脉麻醉药，注射后迅速分布于全身，40 秒钟内可产生睡眠状态，进入麻醉迅速、平稳，虽然对呼吸循环系统有轻微抑制作用，但只要掌握好用量，病人在睡眠中即完成治疗。此药的麻醉恢复也很迅速，约 8 分钟即可苏醒，绝大多数病人无特殊不适。用药剂量为 2 ~ 4mg/kg · h，一般通过深静脉置管以微量泵给予。开始诱导麻醉时可先给予咪达唑仑 2mg，必要时可追加 1 ~ 2mg，此药也是代谢较快的镇静药物，给药后病人进入镇静状态较快，同样恢复期也较短，是此种镇静方法的重要辅助用药。绝大部分全身热疗病人只在这两种镇静药物的应用下即可完成疗程，极少再用其他镇静药物。

1.1.4 全身热疗的液体补充

全身热疗中的静脉麻醉属中深度镇静，液体的补充较为复杂，补液的原则是缺什么补什么，缺多少补多少，补液的速度是在心肺功能允许的情况下，提前补足，保持平稳。最多的整个时程补充液体 8，000ml，最少者 5，000ml，平均为 6，500ml 左右；平均尿量 2，500ml，尿量最多者达 5，000ml，并注意钾的补充；为减少水肿的发生可适量补充白蛋白。总之，液体的补充要有专业的麻醉医师综合监控。降温期过后生命体征平稳可回病房继续监测，一般 12 小时后可撤出。全身热疗后患者会出现肢体肿胀（无明显指陷性）、体重增加，考虑是由于热疗时微循环的开放增加，治疗过程中补充大量液体进入组织间存留导致，一般在 72 小时后可恢复正常，在此期间病人排尿增多，能正常进食者无需特殊处理。

1.1.5 全身热疗注意事项

全身热疗治疗时程长，患者体液丧失较多，且外周循环的过度开放，即使输入大量液体也会重新分布，机体的内环境及心、肺、肾、脑等重要器官都会受到严重功能影响。心率可达 130 ~ 180 次/分，可出现严重的心动过速、房性心律不齐、室性早搏等。长时间的全身热疗可造成体液的重新分布，即使应用血管活性药物，血压有时也会出现严重的下降，平均动脉压很难维持在 60mmHg，肾脏、脑、冠状血管的血液灌注也同时会受到严重影响。缺氧、血液灌注的改变、内环境的干扰、心功能的影响等因素可以造成严重的肺水肿。长时间的高温也会造成脑水肿，甚至组织坏死。

全身热疗在治疗时要掌握既能达到温度/时间的治疗指标，又要尽量避免和减少麻醉意外、皮肤灼伤、唇周疱疹等副反应的产生，使全身热疗达到安全、高效的治疗作用。

1.1.6 全身热疗治疗肿瘤的优势

全身热疗使用辐射热式加热舱，热源多采用红外线由舱壁辐射入人体，加热舱相对封闭。我院目前应用德国的治疗流程及设备，采用静脉麻醉下的全身热疗。这种方法最大特点是舍弃了原来插管麻醉所带来的不安全因素并最大限度地保持治疗温度下的时程，这就为治疗提供了有效保证。

在静脉麻醉下的全身热疗中施行腹腔热灌注化疗具有优势性，其表现在：保证合适温度的同时也能保证了充分的时间，这在其他设备中不容易做到；腹腔热灌注的2，000~3，000ml液体也为全身热疗提供了液体补充；既进行了局部治疗又达到了全身治疗的目的。经临床病例观察，静脉麻醉下的全身热疗流程是安全可行的，这为肿瘤的综合治疗提供了更大的空间。

全身热疗适用于常规肿瘤治疗无效的病人，其中包括多次放化疗不能控制肿瘤，或者肿瘤对大多数化疗药物产生耐药的病例。这些病人最常见的表现是肿瘤继续增大、肿瘤指标增长迅速，病人治愈的可能性很小。全身热疗下的全身化疗、局部化疗及单纯的全身热疗对这些常规治疗无效的恶性肿瘤起到抑制肿瘤增长、改善临床症状和生存质量、延长生存期的良好疗效。

1.2 区域性热疗

是比局部加热范围更大，对身体一部分区域加热的方法。加热方法有微波、射频、区域性热灌注等。由于区域性加热也可以使全身温度升高，目前也有学者用区域性加热进行全身热疗。区域性加热可使机体某一区域温度达到40℃~44℃，多与放疗化疗合并应用以增加热疗效果，治疗范围包括除头颈部肿瘤外的躯干各种早、中、晚期恶性肿瘤。

1.3 局部热疗

加热范围局限于病变和周围小部分正常组织而全身温度无明显升高的加热方法。热源有微波、射频、超声波等，早期局部热疗应用微波较多。局部热疗适应于多种浅表肿瘤，如浅表淋巴结转移癌、皮肤癌、恶性黑色素瘤及其他在机体浅表部位的肿瘤。

2　按加热源种类划分

热源以红外线、超声波、射频、微波等最为常用，每一种加热源理论上都可以应用于不同的加热方式，但根据热源的不同特点，不同的热源用于相应不同的加热方式则更有优势，下面分别介绍。

2.1 红外线加热

通过红外线加热器将热能通过热辐射、热传导传递给组织，使病变部位温度升高，红外线易被人体吸收，作用深度表浅，一般用于全身加热进行全身热疗。

2.2 微波加热

微波是无线电波，其波长在 1mm ~ 100cm 之间，频率在 300 ~ 300，000MHz 之间。微波的频率越高，穿透深度就越浅，不同组织穿透深度不尽相同，在肌肉组织内可达 4cm，在脂肪组织可达 26cm。微波的频率常用的有三种：2450MHz（称厘米波）；915 MHz（称分米波）；433MHz（称分米波）。它主要用于局部热疗、腔内加温、组织间加温和区域性热疗。

2.3 射频加热

射频也是无线电的一个波段，它主要是利用高频电磁场使体内带电离子、分子等粒子发生振动摩擦使电能转变为热能而使组织温度升高的加热方法。射频主要用于深部组织的加热及组织间加热，也称内热源，又称透热疗法。目前有学者利用射频技术在区域性加热下进行全身热疗，可维持 39.5℃ ~41.5℃超过 2 小时。

2.4 超声加热

超声波是一种机械震动波，它是通过声波作用于机体组织细胞的微粒，微粒按超声波的频率发生运动摩擦产生热量，这也称内热源。但超声在空气中能迅速衰减，在骨组织内却能大量吸收，因此超声不能用于含气的组织和不能穿透的骨组织。

国内研发的高能聚焦超声（HIFU）热疗及组织间（腔内）热疗能起到杀灭主癌灶的作用，但对于主癌灶以外的病灶就没有优势，较大面积的区域性热疗则与之有互补作用。

3　按作用部位分类

3.1 经体表加热

是热源通过体表作用于组织的方法，如：红外线、微波、射频都可以经体表加热。

3.2 经体表 - 体腔加热

如射频热疗在体表透热的同时，体腔内也放置电极，使体腔内和相应区域得到了更好的加热而达到治疗目的的方法。

3.3 体腔内加热

把电极或辐射器植入体内加热的方法，如直肠内、鼻咽腔内、食管、宫颈内加热都属于体腔内加热，也称体腔内热疗。

3.4 组织间加热

把加热电极或辐射器等加热终端植入组织间或直接对病变组织加热的方法，如肝癌的射频组织间加热等。

3.5 经体液加热

将体内液体引出体外加热回输体内使机体温度得到升高而达到治疗目的的方法，如“体外循环全身热灌注疗法”等。

第四节　肿瘤热疗的临床应用

1　热疗适应证

由于不同的热疗方式和方法有不同的适应证，在临床热疗中需灵活掌握。总的说来有下列疾病适合热疗：肝癌（原发性、继发性）；肺癌（原发性、继发性）及纵隔占位；腹盆腔恶性肿瘤术后复发转移治疗；腹盆腔恶性类肿瘤姑息术后的根治性化疗；腹腔转移癌；恶性胸腹水、心包积液；四肢及躯干肉瘤；膀胱癌术后、术前热化疗；肾上腺癌；鼻咽癌、食管癌、宫颈癌热、放、化疗三联治疗；体表原发癌及转移癌；恶性黑色素瘤；癌性疼痛治疗等。

2　热疗禁忌证

体温升高可以增加人体血液循环的负载并在一些慢性疾病中可能引起内分泌、新陈代谢的不稳定，故患者在选择使用热疗前需评估其是否患有以下疾病或体征。

2.1 全身热疗禁忌证

绝对禁忌证：高热、心功能不全（Ⅱ级及以上）、心肌梗死（严重心律失常）；严重的脑血管阻塞、脑水肿（在颅内有肿瘤而进行热疗时可出现阵发性头痛或加重脑水肿）；血栓性疾病及四肢末梢血管循环不良、闭塞（静脉曲张）症状严重者；严重感染、坏死性炎症；严重的内分泌和新陈代谢疾病，如甲状腺机能亢进、血卟啉病；导致电解质紊乱的疾病，严重缺水及电解质紊乱，不能出汗者；严重免疫不良的晚期衰竭病人；精神障碍者；孕妇；恶病质，卡氏评分在60分以下者。

相对禁忌证：严重的动脉硬化，晚期多发性硬化性疾病，慢性风湿性关节炎，骨髓炎；严重的慢性肝炎、肝硬化；严重的重要脏器疾病者。

2.2 局部或区域性热疗的禁忌证

局部或区域性热疗主要是利用微波或射频等热源，因此有如下情况不能进行热疗：对装有心脏起搏器的病人；对眼部不能加热；过度肥胖者；加热部位皮肤损伤；有外科金属夹者、骨假体置换术后病人及体内有金属植入物者；治疗区域感觉缺失者。

3 肿瘤热疗方法（表4－1）

表4－1 肿瘤热疗方法

部位	治疗方法
除脑瘤外的无禁忌证的各系统恶性肿瘤	全身热疗或全身热疗配合其他疗法
浅表肿瘤深度<3cm	915MHz 微波普通辐射器超声
浅表肿瘤深度>3cm	聚焦辐射器微波，术中多头超声
脑瘤	组织间热疗
	开颅术后超声，小功率射频
鼻咽癌颈转移<3cm	腔内微波，超声
食管癌	腔内微波、腔内射频
肺癌	全身热疗
肝癌	术中热疗、体外射频
胰腺癌，胃癌，卵巢癌	术中组织间热疗、经内镜组织间及区域性热疗
直肠癌	术中热疗、腹腔热灌注化疗
膀胱癌	腔内热疗、区域性热疗、热灌注
宫颈，宫体癌	区域性热疗、热灌注、射频、超声、聚焦
前列腺癌	腔内热疗、区域性热疗
四肢骨肉瘤	组织间加热、区域性热疗
	术中热疗、隔离灌注、环形感应加热

3.1 体腔热灌注治疗

在众多热疗方法中，体腔热灌注治疗是最成熟、最常用、最被大家认可的热疗方法之一。方法是在体腔内灌注含有药物的高温液体并保持一定的时间来治疗发生在其内部的恶性肿瘤，常用的有胸腔热灌注、腹腔热灌注、膀胱热灌注。

3.1.1 腹腔热灌注

这是临床应用较为成熟和广泛的方法，与腹膜的生理机能密切相关。腹膜在正常情况下能分泌少量液体，润滑腹内脏器的表面，减少活动时的摩擦；腹膜液含水、电解质和其他溶质，也含多种细胞；腹膜中的巨噬细胞、淋巴细胞还同细胞免疫有关；腹膜是一种具有双向通透性的半透膜，对液体和微小颗粒有强大的吸收功能。

治疗机理：腹腔内灌注药物因灌注的药液量大，可以较理想地分布到腹腔的各个部位，使药物和游离的癌细胞或癌灶最大面积的接触。在实验动物中，用经腹膜途径输液，不仅水电解质和尿素能很快透过腹膜，而且内源性和外源性的毒素物质均可自由地吸收。腹腔热灌注应用最多的药物是顺铂（DDP），DDP腹腔浓度比血浆浓度高14倍，肿瘤坏死因子（TNF）高4，854倍。由于腹膜的吸收，门静脉系统的药物浓度也比周围血高达10倍，这对治疗肝、胰腺肿瘤具有良好的疗效。DDP杀伤肿瘤细胞的作用存在着浓度依赖性，即浓度越高杀伤力越强。腹腔内注入DDP后不易透过腹腔屏障，因此腹腔内浓度高于血浆内浓度。DDP在体腔内能维持有效浓度时间较长，有利于杀伤肿瘤细胞。丝裂霉素（MMC）也是腹腔热灌注常用的药物，实验表明，MMC在胃肠道肿瘤中利用率高，当MMC加热至43℃时，肿瘤细胞的摄取量增加78%。

适应证：主要包括腹盆腔恶性肿瘤术后肿瘤粟粒样转移，肠系膜大网膜表面转移；腹盆腔恶性肿瘤术后种植性转移；消化道恶性肿瘤术中发现肿瘤侵破全层，种植或淋巴结转移几率较高；腹盆腔恶性肿瘤手术发现腔内冲洗液癌细胞阳性；癌性腹水；腹盆腔恶性肿瘤术后常规化疗者；腹盆腔恶性肿瘤术后复发不能再次手术者；头颈、胸腔等部位肿瘤腹腔转移者；晚期腹盆腔恶性肿瘤无论是否伴有腹水；消化道肿瘤肝转移。

3.1.2 全身热疗加腹腔灌注

目前临床上对于腹腔热灌注，体外加热、局部加热或循环加热的方法应用较多，但对于全身热疗下的热灌注还未见报道，我们应用德国红外线全身热疗机成功进行全身热疗下的腹腔灌注治疗肿瘤患者，取得了很好的疗效。

治疗步骤：

第一步：治疗前先于腹腔安放灌注用管道，一般采用大型号的深静脉管，确认管道在腹腔内。

第二步：将准备灌注的生理盐水2，000～3，000ml水浴至45℃～48℃，其中一组盐水中含有准备灌注的药物；根据需要多选用DDP60～100mg，或（和）MMC10～20mg；也可根据情况按普通腹腔灌注的用药剂量选用其他药物如$VitB_{17}$等。

第三步：按红外线全身热疗机操作流程进行全身加温，一般肛温升至39.5℃左右时快速灌注药物及水浴过的盐水2，000～3，000ml，灌注药物前半小时按常规应用止呕药物。

第四步：灌注液体结束后以腹穿针引导安放腹腔内测温探头进行有创测温。

第五步：一般全身热疗整个时程在6～8小时，40℃～41.8℃温度可持续240分钟，病人清醒后加用止呕药物。

治疗特点：加热时间长、腹腔内药物在治疗温度下的时间长时、疗效更为显著；腹腔内直接测温不受干扰（在射频、微波加热时干扰较大），全身热疗时腹腔内及全身微循环系统及细胞通透性的改善不同于局部热疗，药物的吸收及发挥疗效更有优势；由于全身热疗时体液重新分布并丧失较多，腹腔内灌注的液体对周围更易渗透，使药物更易进入病灶区，同时对全身的体液是一个辅助的补充。

3.1.3 区域性热疗加腹腔热灌注

区域性热疗加腹腔热灌注因其加热方式相对简单并容易掌握，病人风险较小，临床应用较多，临床较多采用微波体外加热人工腹水腹腔热灌注化疗治疗晚期恶性肿瘤取得肯定疗效。

首先选择符合加用热疗的病人（无热疗禁忌证和化疗禁忌证）在治疗前应空腹、排空大小便，仰卧于热疗机治疗床上，确认腹腔穿刺成功后，以引流管通过穿刺针灌入含有化疗药物的热生理盐水 1.5～2.0L（在水浴锅内预加热至 45℃～48℃，同时将化疗药物溶于其内）。灌入的化疗药物多选用顺铂 60～80mg/m^2，丝裂霉素 8～10 mg/m^2。灌注完毕后将一测温电偶通过穿刺针芯植入腹腔，退出穿刺针，将电偶留置在腹腔内以备测温；同时在双外耳道、腹壁皮肤、直肠均置电偶作参考测温用。

用此方法每 2 周治疗 1 次，4 次为一疗程。每周进行 1 次血常规和肝功能检查。完成疗程后 1 个月进行螺旋 CT 检查以验证治疗效果。

对于腹部恶性肿瘤，无论是原发的或是转移的，一旦失去手术机会或术后复发，后期的治疗将会很困难。除个别种类的恶性肿瘤能够进行较为有效的放、化疗外，大部分病人的生存质量会很低下。腹腔内给予加热的化疗药物也可增加疗效和生存期。顺铂和丝裂霉素均与热疗有协同作用。在高温状态下，癌细胞膜流动性增高，有协同作用的化疗药物进入并积聚在癌细胞内的量增多，也即增加了化疗药物的疗效。在加热治疗时，测温是非常关键的，这有赖于一个健全、准确的测温系统和测温方式（有创测温更为准确），否则治疗非常盲目，热疗的疗效也无从谈起。

3.1.4 胸腔热灌注化疗

胸腔热灌注化疗虽然学者们应用的方法较多，所用设备也不尽相同，但牵涉到胸腔必须密闭负压等多方面的生理机制，相对危险性较大，所以开展并不普及，但治疗结果是令人鼓舞的，对恶性胸水控制的有效率可达到 88%～100%。

其适应证：主要有三大类，即非小细胞肺癌合并的恶性胸水、癌性心包积液、胸膜散在癌灶者。

禁忌证：全身情况较差者 PRS 评分 < 60；有肝、脑、骨等处的转移患者；发热，体温 > 38℃；伴有活动性感染者；白细胞血小板低于正常值及有出血倾向者；严重的心肺功能障碍者。

热疗方法：主要有两大类。一种在麻醉下有进出管道的，并利用恒温水浴箱及体外循环泵进行盐水胸腔循环灌注；一种在胸腔内灌注化疗药物后立即进行密闭式加热的热灌注化疗，此种方式因操作简便、安全性高，应用较多，效果也较满意。

4　常见恶性肿瘤的临床热疗应用

4.1 浅表肿瘤

由于浅表肿瘤容易加热，便于观察，测温或温控也相对容易，所以早期以热疗治疗的肿瘤多为浅表肿瘤。

浅表肿瘤可分为原发性和转移性，皮肤癌、乳腺癌、黑色素瘤、软组织肉瘤等都属于原发性肿瘤；浅表淋巴结的癌性转移及浅表的其他转移性肿瘤都属于转移性肿瘤。

热疗方法：多采用微波、超声、区域热灌等。

4.1.1 皮肤癌

皮肤癌是较为常见的恶性肿瘤，好发于头颈、上肢的裸露部位及口腔内、外阴等部位。鳞状细胞癌年轻者好发，基底细胞癌年老者好发。前者临床症状多为局部红硬之肿块，并迅速出现溃疡，多有局部淋巴结转移，常伴感染及疼痛；后者临床症状多为斑块状丘疹或疣状隆起，基底较硬，出现溃疡较晚、生长较为缓慢，少有转移。

热疗方法：多采用微波、超声聚焦及电针。

疗效分析：在非手术治疗方法中，热疗可增强放射治疗的敏感性，热增强比可达1:1.4，在头颈部热疗中可以减少放疗剂量及保持美容效果；对于面积较大而不能手术和放疗的病人可进行全身热化疗以提高疗效。

4.1.2 乳腺癌

乳腺癌是女性发病率最高的恶性肿瘤，病理分型复杂。由于是一种全身性疾病，在细胞分化程度较低时，可较早出现全身性的转移。

热疗方法：多用微波、射频局部或区域性热疗及红外线全身热疗。

疗效分析：主要用于Ⅱ期以上病人，结合化疗及放疗可增强治疗的敏感性，提高肿瘤的控制率；对复发的乳腺癌进行放化疗增敏有更强的优势。在乳腺癌患者出现皮肤损伤，如橘皮样外观或破溃时或出现上肢淋巴性水肿时，化疗结合热疗则明显提高疗效，在晚期出现肺、肝、骨等处广泛转移及出现疼痛时，行全身热疗可明显改善症状、减轻疼痛、提高生活质量。

4.1.3 黑色素瘤、软组织肉瘤

黑色素瘤是恶性度极高的一种皮肤恶性肿瘤，它生长极为迅速，生物学行为极为恶劣，和软组织肉瘤一样容易出现血行转移。其特点是手术后极易复发，对放化疗等不敏感。

热疗方法：对于局部的恶性黑色素瘤尤其是发生在肢体部位者，行局部区域性热灌注化疗；术中微波加温并化疗、术中微波组织间热疗、放疗与射频热疗等。

疗效分析：对于局部的恶性黑色素瘤尤其是发生在肢体部位者，行局部区域性热灌注化疗较为有效，总有效率可达80%～90%，完全缓解率可达55%～65%；

对于全身转移的恶性黑色素瘤病人只要全身状况允许，实行全身热疗也有一定疗效；软组织肉瘤的热疗方式与黑色素瘤相近。在两种肿瘤的应用上都获得了较好的疗效。

4.1.4 转移性肿瘤

对于一些表浅转移性肿瘤进行放射治疗时配合热疗可以明显提高肿瘤的控制率。浅表性转移肿瘤最常见的是乳腺癌术后胸壁复发、鼻咽癌颈部淋巴结转移。在复发的乳腺癌患者中，有3/5的患者出现胸壁及局部复发，常出现疼痛、溃疡、出血等症状，尤其是大多数患者已经进行过局部的放射治疗，再行控制极为困难。

热疗方法：用局部或区域性热疗配合其他综合治疗方法。

疗效分析：用综合治疗后控制率大为提高，可提高转移性肿瘤患者生存率和生存质量。

4.2 头颈部恶性肿瘤

早期的头颈部肿瘤多以手术治疗为主；而对于不能手术的早期及中晚期患者多以放射治疗为主；对于Ⅲ、Ⅳ期及复发转移者，在局部治疗的基础上加用热化疗以提高控制率减少复发率。

热疗方法：多用微波热疗配合其他治疗。

疗效分析：在放射治疗时加用热疗可增加放射治疗的敏感性，减少放射治疗的剂量，提高控瘤率；对于头颈部恶性肿瘤病变范围大、不能手术者可行全身热化疗；在脑瘤、鼻咽癌、甲状腺癌、腮腺癌、喉癌、口咽癌和唇癌等治疗中都取得显著疗效。

4.3 肺癌

多种热疗方式都可应用于肺癌，但无论是间质凝固热疗还是体外加热，单独应用都难以在肿瘤中形成有效的治疗温度，一般均联合放疗、化疗及中医药等综合治疗。

热疗方法：可以是全身热疗、区域性热疗、胸腔内热灌注治疗，以及经组织间加热。

疗效分析：胸腔内的热灌注治疗对于肺癌癌性胸腔积液及胸膜播散者疗效显著。用DDP或$VitB_{17}$结合43℃热盐水体外循环胸腔热灌注治疗癌性胸水，有效率在80%以上。对无法切除的转移性肺癌行胸内热灌注化疗也收到了较好的疗效。

4.4 食管癌

食管癌是我国常见的恶性肿瘤，主要症状是进行性吞咽困难、胸骨后疼痛等，病理类型以鳞癌为主，手术后的五年生存率不超过30%，而且仅有约1/3的患者可以进行手术治疗。

热疗方法：食管癌的热疗较为成熟，成功的治疗是腔内热疗配合常规放疗。术前热疗与放疗、热放化三联治疗、热放化与手术结合等多种模式的综合治疗都收到了很好的疗效。

疗效分析：20 世纪 70 年代末期首先开始行腔内微波热疗结合放射治疗，其疗效结果在国际上引起轰动，随后热放化三结合治疗、手术前热放疗、热化疗也都收到了良好的疗效；对于复发的食管癌患者应用有热疗参与的综合治疗同样收到良好疗效。

4.5 胃癌

胃癌在消化道恶性肿瘤发病中占第一位。胃癌的病理类型以腺癌为主，早期症状不明显，中晚期常出现上腹包块、纳差、消瘦、贫血、出血、左锁骨上淋巴结转移等症状，死亡率占所有恶性肿瘤的 20% 左右。

热疗方法：本病中晚期胃癌，尤其是腹腔内转移播散者，腹腔热灌注治疗有着重要地位。

疗效分析：热疗主要应用在手术发现肿瘤侵犯至浆膜层以外而不能行根治性切除者，此时可行术中热灌注治疗；术前热灌注化疗能提高手术切除率；对于术后复发的胃癌患者及肝脏或腹腔淋巴结转移的患者行腹腔热灌注治疗，疗效更好。

4.6 肝癌

肝癌特点是起病隐匿、进展快、病程短、短期复发，目前治疗较为常用和有效的方法是手术和介入治疗，而放疗效果差，很少应用。

热疗方法：肝癌热疗以射频和微波应用较多，主要方式有经皮射频消融法、肝动脉栓塞合并区域性热疗、经皮激光热疗法、肝脏灌注合并局部热疗、微波凝固法。经皮射频消融、微波凝固法、经皮激光热疗法多用于 5cm 以下、外形较规则的肝癌病例。对于结节型、巨块型肝癌，肿瘤体积只要不超过肝脏本身体积的 60%，没有门脉癌栓及肝外转移，肝功能 Child 分型非 C 型者，应首选经动脉导管热凝固治疗；对于弥漫性病变者应行动脉导管热化疗加栓塞治疗，术后行全身或区域性热疗进行增敏；在各种消融、凝固治疗前进行一次动脉导管热化疗或全身热疗则有助于提高疗效。在所有疗法中，目前应用广泛的是射频消融法，其相关报道也较多。

疗效分析：手术、介入结合各种热疗形式的综合治疗能提高患者生存率。

4.7 大肠癌

大肠癌包括结肠癌和直肠癌。大肠癌的病理类型以腺癌为主，治疗方法主要以手术为主，辅以放疗、化疗等。

热疗方法：热疗在直肠癌的应用中主要有体外热疗（BSD - APAS）、直肠腔内热疗、热灌注治疗、热放化三结合治疗。其中，热灌注化疗在中晚期病例中有重要地位，现在全身热疗也应用于综合治疗中并取得了良好疗效。在肿瘤已有腹盆腔的转移或播散及肝转移时，可行腹腔热灌注和体外热疗。

疗效分析：术中热灌注化疗可预防种植性转移，治疗手术未切除的病灶；对梗阻的病人进行局部热疗，有助于缓解梗阻；预防性全身化疗加用全身热疗有助于提高控制率。有报道用热放化三联治疗晚期复发性直、结肠癌，有效率为 54%。其中 94% 的病人疼痛减轻，33% 的病人创造了再次手术的机会，治疗后的 1 年生存率

80%，3 年生存率 34%。

4.8 胰腺癌

胰腺癌是一种常见的消化系统恶性肿瘤，发病隐匿，预后差，治疗成功率小，只有少数病例（15% ~20%）能有手术机会，对放化疗敏感性差，治疗棘手。胰腺癌的病理类型以导管腺癌和腺泡细胞癌为主。

热疗方法：主要有组织间微波热疗、射频透热治疗、组织间射频电凝热疗、超声聚焦热疗等。术中不能切除的癌灶可用微波凝固性治疗。

疗效分析：术中热灌注治疗有助于提高控制率；晚期胰腺癌腹腔热灌注化疗药物或 $VitB_{17}$ 等可缓解疼痛及延缓病情进展。

4.9 膀胱癌

膀胱癌是泌尿系统常见的恶性肿瘤，最早出现的临床症状多为无痛性血尿，一旦出现尿频、尿急或排尿困难，则可提示肿瘤恶性程度高或进入晚期状态，复发率极高。病理类型多为乳头状癌、移行上皮癌，但鳞癌腺癌少见。细胞分化好者 3 年生存率 100%，3 级者 3 年生存率 40% 左右。

热疗方法：以射频热疗最为常用，热放疗、热化疗、热放化三联治疗也在临床中应用。对不适合手术的患者行热灌注化疗加放射治疗是目前最有效的方式。

疗效分析：对术后进行膀胱灌注化疗者，若结合热疗可明显降低转移复发的风险；在中晚期患者综合治疗中，结合热疗可明显提高药物及放射治疗的疗效。

4.10 前列腺癌

前列腺癌为老年男性常见的恶性肿瘤，对于早期病例多采用根治性手术和根治性放疗，对较晚期和不能耐受手术者多采用内分泌疗法和放化疗以延长生存期。

热疗方法：主要采用经直肠微波、射频和超声聚焦加热，多配合放射治疗。

疗效分析：超声聚焦（HIFU）治疗前列腺癌有优势；微波等局部超高温热疗疗效明显；各种局部热疗或透热治疗配合放射治疗优于单项治疗。对复发的前列腺同时进行局部热疗和放疗，可提高控制率和生存质量。

4.11 宫颈癌

宫颈癌是女性常见的恶性肿瘤，发病率仅次于乳腺癌。病理类型以鳞状细胞癌为主，常侵犯盆腔器官及阴道膀胱三角区，易发生区域性的转移。宫颈癌的治疗主要是手术和放射治疗，有全身转移或晚期病人则行全身或区域性化疗。

热疗方法：主要采用深部透热和腔内热疗，对盆腹腔转移者采用热灌注治疗。热疗与放疗联合应用较为成熟，临床应用也较为广泛。

疗效分析：放疗加用腔内微波热疗可以减少放疗剂量，或避免腔内放疗，减少相应副反应的发生；加用热疗可明显提高复发病人的治疗效果。对中晚期宫颈癌盆腹腔转移患者行人工腹水射频区域性体外加热热灌注化疗后，总缓解率为 83%，且无明显毒副作用。

4.12 子宫内膜癌

子宫内膜癌也是常见的女性恶性肿瘤，属激素依赖型恶性肿瘤。主要治疗手段是手术、放疗、内分泌治疗和化疗。

热疗方法：手术前或肿瘤腹腔内淋巴结转移者，行人工腹水腹腔热灌注化疗。

疗效分析：手术前应用热灌注化疗可以提高手术切除率；术中应用可减少复发率及清除盆腹腔可能播散的癌细胞；晚期肿瘤侵犯外膜或腹腔内播散及腹腔内淋巴结转移者，行腹腔热灌注化疗有其他疗法不可替代的优势。

4.13 卵巢癌

卵巢癌发病仅次于乳腺癌和宫颈癌，其特点是病理类型复杂、症状多样化，以下腹不适、腹胀为早期症状，晚期常出现大量腹水、疼痛、出血、贫血、恶病质等症状。手术、放疗、化疗都是常用手段，热疗可以配合前三种治疗以提高临床治愈率。

热疗方法：无论是局部热疗还是全身热疗均可在卵巢癌的治疗中得到广泛应用，术前及术中都可行腹腔热灌注化疗。

疗效分析：腹腔热灌注化疗应用于术前，可以增加手术切除的机会；应用于术中，可以明显降低腹腔肿瘤播散的机会；应用于晚期伴腹水者可提高疗效；全身热化疗可以明显增加化疗药物的有效率。

5　热疗与其他疗法的综合应用

5.1 热疗与手术结合

热疗与手术结合治疗恶性肿瘤有着广阔的领域和重要的治疗价值。手术在肿瘤治疗中起着非常重要的作用，但肿瘤是一种全身性疾病，不是单纯靠手术切除就能解决问题的，在整个肿瘤人群当中能进行手术治疗的患者总数不超过30%，但作为综合治疗最重要的手段之一是必不可少的，如果手术能和热疗进行配合将会达到事半功倍的效果。

5.1.1 术前热疗

5.1.1.1 术前热化疗

现在很多肿瘤患者都在术前的新辅助化疗中受益，如果术前将化疗与热疗结合，不但可以提高疗效，而且还可以减少化疗药物的用量和毒副作用，对于远期疗效和生存质量都有着重要的价值。

5.1.1.2 术前热灌注

很多腹腔、盆腔内的各系统恶性肿瘤在诊断时已属较晚期，直接手术切除率低，出现淋巴结转移或粟粒样转移也不易被发现，如果手术前进行腹腔热灌注化疗就会提高手术切除率和根治率，也会减少手术的风险。临床上经常会碰到开腹或开胸后因肿瘤不能切除而使精心准备的手术变成了“开关术”，这种方式虽然不可避免，但可以利用术前热灌注来减少发生的概率，也为再次手术创造条件。

5.1.1.3 术前热放疗

在食管癌、直肠癌治疗中，手术前进行热疗加放疗后，无论其远期生存率、切除率还是放疗的有效率都能明显提高。

5.1.1.4 术前热、放、化疗相结合

在盆腔恶性肿瘤中，手术前采取热、放、化疗相结合治疗，可以明显地改善肿瘤的分期，提高手术切除率，降低晚期肿瘤的局部复发率，延长生存期。

5.1.2 术后热疗

腹腔热灌注化疗治疗腹腔未能切除的及残余的恶性肿瘤；术后热化疗、热放疗或术后热、化、放疗三结合可以防治肿瘤的复发和转移。

5.2 热疗与放疗结合

5.2.1 作用机制

临床上，热疗经常与放疗合用，热疗可以增敏放疗，它的作用机制可能有以下几个方面：

热疗提高肿瘤周边细胞的氧含量，防止缺氧减弱放疗效果，因为放疗对有氧的肿瘤细胞敏感；肿瘤中心的乏氧区对热疗敏感而对放疗不敏感。

细胞增殖期（S 期）对放疗抗拒，对热疗敏感；有丝分裂期（M 期）对射线敏感，对热疗不敏感，这样就形成一个互补关系。

热疗抑制放疗后肿瘤组织内细胞 DNA 的修复，而放疗可以减少肿瘤细胞的热耐受性，这样也形成了一个互补的关系。

热疗与放疗结合治疗肿瘤的研究已经有几十年的历史，临床应用取得了令人鼓舞的效果，近期最新研究成果如下：

5.2.1.1 协同作用

根据可随访的临床试验资料回顾讨论热疗、顺铂、放疗三结合治疗有着潜在的治疗机制。I/II 期临床试验表明，三结合治疗在多种类型和部位的肿瘤治疗中是有效和可行的，其毒副作用也是可以耐受的。以这些结果为基础，III 期临床实验已经开始进行，目的是观察三结合治疗与标准治疗间是否存在着不同的治疗结果。在几个前期临床研究中已经发现重要的临床价值，虽然在这些模式的治疗中可随访的资料较少，但联合治疗的结果是它们之间有协同作用。无论是体内还是体外试验，在前期临床研究的结果是支持三结合治疗用于癌症病人的。动物研究表明，三结合治疗比单一或双向治疗的结果有明显改善。在人类不同的肿瘤细胞系列研究中，表明三结合可获得相互协同作用，这种相互协同作用更可能发生在对顺铂相对敏感的细胞系列之中。

5.2.1.2 增敏作用

已经证明热疗能增强很多化疗药物的疗效。顺铂是一种常与热疗联合并被广泛应用的药剂，通过与热疗联合应用可以增强它的疗效。在临床上，顺铂联合热疗治疗多种恶性肿瘤已经获得了成功，病人对热疗和顺铂联合应用有良好的耐受性。顺

铂联合放疗治疗宫颈癌也获得了显著疗效。在体外试验中，已证明顺铂能增加肿瘤细胞对电子射线的敏感性。因此，将热疗、顺铂和放疗结合在一起，通过三种模式的相互作用可能会出现更好的疗效。

同时，治疗的顺序是决定互相增敏程度的重要因素。在体外实验动物模型中证明，最佳的治疗顺序会产生互相增敏作用。

此外，Herman 等人用顺铂、局部热疗及放疗联合应用在乳腺腺癌、头颈部鳞癌、非何杰金氏淋巴瘤、软组织肉瘤、结肠癌及肺癌治疗中，其完全缓解率（CR）为53%，未发现有严重的并发症。已经通过随机的临床试验证明，热疗结合放疗有很好的治疗效果，发生副作用较少，被认为是安全的。

5.2.1.3 获得了最大的细胞毒效应

体外试验表明，放疗前或热疗后应用顺铂可获得最大的细胞毒效应。在对顺铂耐药的细胞株中，通过对比发现在放疗后同时应用热疗和顺铂则会获得最大的治疗效应；在41℃的热疗下加用顺铂和放疗只会增加对顺铂敏感细胞的放射敏感性，无论肿瘤细胞是否对顺铂敏感，在43℃的热疗下放射敏感性都会增加。Raaporst 等证实，加热到40℃结合放疗可以发生亚致死量损伤的修复，这种治疗的附加效应是无论卵巢的肿瘤细胞克隆是否对顺铂敏感都会被杀灭，加热时间越来越长已经成为可能，并成为最佳的治疗方式。已经证实，通过增加 DNA 的修复及肿瘤的再氧化过程，热疗可以提高放射治疗的效果。增加肿瘤的供氧可以增强放疗的敏感性。另外，热疗通过明显减少肿瘤灌注可以直接诱导细胞死亡。热疗可以增加药物的摄入、加强 DNA 及蛋白质损伤的机制，并在增加摄入的基础上发挥更多的药理学效应。热疗损伤细胞膜可以增加药物的摄入。顺铂进入细胞核后与 DNA 形成加合物导致 DNA 链裂解，从而妨碍 DNA 的复制。顺铂可以引起 DNA 的损伤从而阻碍 DNA 对蛋白质的修复，通过热疗可以加强这个机制。热疗联合放疗还可以减少细胞自由基清除的数量，其结果是顺铂通过自由基的产生可以导致更多的 DNA 损伤。有一些机制是通过药理学的变化形成的，其原因可能是热疗增加了顺铂与蛋白质的结合，从而导致以细胞毒活性形式存在的药物数量增加；另一个原因可能是热疗改变了血流的灌注，使肿瘤接受顺铂的剂量增加。热疗还可以通过抑制 DNA 的修复过程和肿瘤的再氧合作用来增加放射敏感度。热疗所导致的再氧合是通过增加肿瘤的血流量而实现的，这同时使顺铂到肿瘤细胞的传递增加。

5.2.1.4 获得了最大的治疗效果

Ressel 等人进行的实验是在放疗后立刻进行热疗，联合顺铂进行治疗。他们通过移植让裸鼠携带源自人类头颈部的鳞状细胞癌（SCCHN）。这项研究是通过三联治疗来完成的，用顺铂联合环磷酰胺作为化疗方案。热疗选择两种模式，一种是使目标组织温度升高到41℃，另一种是使目标组织温度升高到41.8℃。温度选择因临床选择的热疗方式不同而有所差异，41℃常用在局部或区域性热疗中，41.8℃常用在全身热疗中。在动物实验中，用局部热疗的温度为41.8℃，使含有顺铂的三联结合治疗获得了最大的治疗效果，CR 率达到了80%。研究结果表明，三联结合治疗效果比单一的或双向的治疗模式更有优势。

5.3 热疗与化疗结合

热疗与化疗药物的作用关系可分为协同作用、相加作用和相减作用。临床上尽量使热疗与药物的关系符合前两种，而协同作用更是学者们努力追求的。

高温可以改变药物在体内的代谢。高温时，药物在体内的代谢环节发生了变化，如环磷酰胺在加热的情况下使肝、肾组织对它治疗活性的灭活作用减弱或停止，结果是使药物的治疗活性加强和治疗的持续时间相对延长。

高温时可以改变肿瘤血管的灌注，也改变代谢药物的器官血流灌注。由于血液灌注的改变，药物在体内的分布也发生了改变，结果使药物的代谢发生改变，对肿瘤的治疗作用加强。

高温可以改变肿瘤细胞膜的通透性。在温度升高时，肿瘤细胞膜的通透性增强，药物更容易进入肿瘤细胞内，使浓度增加，从而疗效也会加强。

高温使化疗药物对肿瘤细胞的细胞毒作用加强。很多化疗药物在高温下，细胞毒作用加强，而在常温时细胞毒作用明显减弱，疗效也受到限制。

由于肿瘤内部的血管特点和组织学特性，肿瘤内部对热疗敏感，肿瘤外部对化疗敏感，故同时应用会使化疗效果加强。

热疗可以防止化疗药物的耐药发生，甚至已经产生耐药的化疗药物如果加用热疗也使其敏感性显著增强；高温还可影响肿瘤细胞的自身修复功能，主要是影响肿瘤细胞的 DNA 的修复和合成。

5.3.1 与热疗有协同作用的化疗药物

协同作用的化疗药物有 ADM、BLM、BCMU（卡氮芥）、DP、CTX、左旋溶肉瘤素、TSPA（噻嚁哌）、MIT（米托蒽醌）、MMC、ACTD（更生）。近期文献报道三氧化二砷也与热疗有协同作用。一般说来，在有协同作用的药物中，先给药后加热或给药的同时加热才能增加疗效。

5.3.2 与热疗有相加、相减作用的化疗药物

与热疗有相加作用的化疗药物有 VCR、VDS、5 – Fu、MTX、VP – 16、TASOL；与热疗有相减作用的化疗药物有胺苯吖啶、阿糖胞苷。如先加热则 ADM、ACTD（更生），CPT（喜树碱）VP – 16 亦为相减作用，热化疗应避免相减作用的情况发生。

5.4 热疗与中药结合

热疗与中药结合治疗恶性肿瘤目前还在探索之中，广义地讲，化疗药物中含植物类抗肿瘤药物都属于中药的范畴，如喜树碱、长春新碱、鬼臼乙叉甙、紫杉醇。

目前有学者已经证实斑蝥素、冬凌草、冬凌草甲素、马蔺子素、蝎毒等都与热疗有协同作用。

5.5 热疗与维生素 C 结合

维生素 C 是人体必需的也是最常见的一种维生素，最近研究发现在适当的剂量

下有抗肿瘤作用。这与维生素C在体内的代谢产物有直接关系，也就是“过氧化氢（H_2O_2）”理论，热疗与维生素C结合应用有较好的协同作用。

首先，在加热早期，无论是正常组织还是肿瘤组织循环都会改善，灌注都会相应增加，此时应用维生素C则药物在靶器官的浓度就会比常规增加，抗肿瘤作用也会相应增加。正常组织不开放的血循环通路在热疗时会充分开放，药物灌注也相应增加，此时应用维生素C就会发挥对散在癌细胞的抗癌作用，同时清除自由基和有害的细胞因子，保持内环境稳定及增强免疫作用。

在加热的后期，由于肿瘤组织血管发育不健全，肿瘤组织内血流量低、血流停滞、组织乏氧、pH降低、瘤内静脉压增高，瘤内的低灌注、原料低流入、代谢产物的低排出等导致肿瘤组织中心缺氧、坏死，从而发挥热疗的抗肿瘤作用，这与维生素C前后呼应形成互补关系。基于这个原理，在热疗和大剂量维生素C联合应用时最好在热疗的早期或同时应用才能更好发挥作用；另外，在热疗时，尤其是全身热疗时会消耗大量的维生素C，加用维生素C也为安全地热疗提供了保证，即使是热疗后应用维生素C也会对机体起到有益的作用。

临床中发现，在放化疗期间结合应用热疗及大剂量维生素C，在增加疗效的同时，会明显减轻放化疗的毒副作用，尤其是减轻化疗的肝损伤和放疗区域的正常组织损伤，效果更为显著。

第五节　肿瘤热疗的回顾与展望

1　肿瘤热疗的生物学研究

20世纪90年代，肿瘤热疗有了长足进展，除了进行大量的热放疗基础与临床研究外，在热化疗、组织热敏感性、肿瘤pH值热敏感性、热疗免疫、热增敏剂的基础与临床上进行了大量研究；在设备上也有了更大的发展，大功率微波、大功率RF、浅表/腔内热疗系统、微波体模技术、电容加热的热分布测定等日趋成熟，高阻导线测温也使测温更为先进。

2　肿瘤热疗的临床应用

20世纪80年代，热疗主要应用在浅表肿瘤及腔内的食管、宫颈、直肠及膀胱等少数种类的肿瘤，热疗方式也主要以局部或腔内热疗为主。

至90年代开展了了全身热疗和区域性热疗；深部热疗、腔内微波热疗有了更深层次的发展，从而获得了更好的疗效；肝癌组织间热疗、肢体肿瘤术中热疗技术日臻成熟；热增敏剂用于临床。

21 世纪，全身热疗结合各种形式的肿瘤治疗技术将会被安全有效地应用到临床；各种热疗形式下的腹腔热灌注治疗会被广泛应用；全身或区域或局部热疗与中医药的结合应用会获得理想的疗效；热增敏剂的广泛应用、腔内热疗的推广都会在临床上呈现重要的治疗价值；热疗、免疫、基因的结合应用会获得新的治疗效果。

参考文献

[1] 李鼎九，胡自省，钟毓斌. 肿瘤热疗学（第 2 版）. 郑州：郑州大学出版社，2003.

[2] 彭楠，赵彼得. 临床肿瘤热疗. 北京：人民军医出版社，2002.

[3] 李鼎久，王义善. 实用肿瘤热疗学. 长春：吉林科学技术出版社，2006.

[4] 孙燕. 内科肿瘤学. 北京：人民卫生出版社，2001.

[5] 汤钊猷. 现代肿瘤学. 上海：上海医科大学出版社，1993.

[6] 刘令仪，孙倩. 常见恶性肿瘤的诊断与综合治疗. 天津：天津科技翻译出版公司，2000.

[7] Bergs J. W. J. Franken A. P. , Haveman J. , et al. Hyperthermia cisplatin and radiation trimodality treatment：A promising cancer treatment ? A review from preclinical studies to clinical application International Journal of Hyperthermia，2007，23（4）：329.

[8] Dahl O. . Editorial：Clinical hyperthermia combined with radiation is safe. International Journal of Hyperthermia，2005，21：193.

[9] Haveman J. , Bergs J. W. , Franken N. A. P. , et al. Effect of hyperthermia on uptake and cytotoxicity of cisplatin in cultured murine mammary carcinoma cells. Oncology Reports，2005，14：561.

[10] Raaphorst G. P. , Yang D. P. . The evaluation of thermal cisplatin sensitization in normal and XP human cells using mild hyperthermia at 40 and 41℃. Anticancer Research，2005，25：2649.

[11] Raaphorst G. P. Li . LF，Yang DP，et al. Cisplatin sensitization by concurrent mild hyperthermia in parental and mutant cell lines deficient in homologous recombination and non – homologous end-joining repair. Oncology Reports，2005，14：281.

[12] Richards W. G. , Zellos L. , Bueno R. , et al. Phease Ⅰ to Ⅱ study of pleurectomy/decortication and intraoperative intracavitary hyperthermic cisplatin lavage for mesothelioma. Journal of clinical oncology，2006，24：1561.

[13] Sugarbaker P. H. , Yan TD，Stuart O. A. , et al. Comprehensive management of diffuse malignant peritoneal mesothelioma. European Journal of Surgical Oncology，2006，32：686.

[14] Sreenivasa G. , Hildebrandt B. , Kummel S. , et al. Radiochemotherapy combined with regional pelvic hyperthermia induces high response and resectability rates in patients with nonresectable cervical cancer >/ = FIGO ⅡB ‘bulky’. International Journal of Radiation Oncology，Biology，Physics，2006，66：1159.

[15] Fatehi D. , Van der Z. J. , Wielheesen D. H. , et al. Intra – luminal thermometry：Is tissue type assignment a necessity for thermal analysis? International Journal of Hyperthermia，2006，22：463.

[16] Richel O. , Zum Vorde Sive Vording P. J. , Rietbroek R. , et al. Phase Ⅱ study of carboplatin and whole body hyperthermia（WBH）in recurrent and metastatic cervical cancer. Gynecologic oncology，2004，95：680.

[17] Dewhirst M. W. , Vujaskovic Z. , Jones E. , et al. Re – setting the biologic reationale for thermal

therapy. International journal of hyperthermia, 2005, 21: 779.

[18] Armour E. P. , Raaphorst G. P. . Long duration mild temperature hyperthermia and brachytherapy. International Journal of hyperthermia, 2004, 20: 175.

[19] Kampinga H. H. , Dynlacht J. R. , Dikomey E. . Mechanism of radiosensitization by hyperthermia (≥43℃) as derived from studies with DNA repair defective mutant cell lines. International Journal of Hyperthermia, 2004, 20: 131.

[20] Van der Zee J. , Van Rhoon G. C. . Hyperthermia is effective in improving clinical radiotherapy results. International Journal of Radiation Oncology, Biology, Physics, 2006, 66: 633.

[21] Rybak L. P. , Whitworth C. A. . Ototoxicity: Therapeutic opportunities. Drug Discovery Today, 2005, 10: 1313.

[22] Bergs J. W. , Franken N. A. , Ten Cate R. , et al. Effects of cisplatin and gamma – irradiation on cell survial the induction of chromosomal aberrations and apoptosis in SW – 1573 cells. Mutation Research, 2006, 594: 148.

第五章　肿瘤三氧治疗

三氧疗法是肿瘤绿色综合疗法的主要方法之一。恶性肿瘤是临床上死亡率最高的疾病，传统的手术、放疗、化疗有时无法彻底治愈肿瘤，加之手术、放疗、化疗受很多因素的限制，当手术、放疗、化疗治疗无效或者过量应用放疗、化疗时，其不可避免的毒副作用常常会导致病人进一步衰竭。所以医学界一直在寻求新的、有效的、毒副作用小的抗肿瘤治疗方法，三氧疗法就是在这种情况下被应用于肿瘤治疗的。

三氧疗法在国外属自然医学的治疗方法，其应用已有近100年的历史。早期三氧疗法仅作为消毒剂使用，发展到20世纪50～60年代，三氧被应用于结肠炎、肝炎的治疗，到20世纪80～90年代则被应用于椎间盘突出、视网膜黄斑病变的治疗，显示出良好的治疗效果；在我国，三氧疗法近10余年来被逐渐应用于慢性乙肝、椎间盘突出、妇科疾病的治疗。近几年来，三氧疗法在国外被广泛应用于肿瘤的辅助治疗，如恶性纤维肉瘤、肺癌、结肠癌、肝癌、乳腺癌等，显示出一定的疗效。我们在临床应用三氧配合其他疗法治疗肿瘤取得满意疗效，积累了一定的临床经验。

第一节　氧、三氧、三氧疗法概述

氧、三氧、三氧疗法是不同的概念，氧和三氧是物理学概念，三氧疗法是指将三氧用于医学临床治疗的方法。

氧是地球上主要的元素，同时也是地球上一切生物必不可少的重要组成部分，氧是无色、无味，易溶于水的气体；人的一切生命活动都离不开氧气。

三氧在自然界中又称臭氧、超氧、富氧或者活性氧，其分子式是O_3，由3个氧原子呈116°角排列构成。

三氧疗法的实质是将高纯度的三氧以各种方式应用于人体以达到治疗疾病的目的。

自然界中三氧来源于雷雨天的闪电，闪电后空气中清新的味道就是三氧，也就是俗称的臭氧。但是自然界空气中的臭氧不能直接用于临床医学，因为无法提炼出高纯度无杂质的三氧气体，且无法达到医学上需要的高浓度。

现在，市场上有使用三氧作为消毒剂的纯净水供饮用，而这些水并没有医学上的治疗作用，因为水并不是三氧的主要载体，水中三氧含量较低，纯度不够，存放时间超过半小时就会被分解，但是三氧作为消毒剂还是有很好效果的。而真正医疗用途的三氧来源于99.99%的高浓度纯氧，是通过三氧发生器而产生的，具有高纯度无杂质的特点。

三氧进入体内会导致机体产生超氧化物阴离子自由基、羟自由基及其活性衍生物，如过氧化氢、单线态氧及脂质过氧化物等。

羟自由基（$OH^{\cdot}$）是毒性最强、性质最活泼的自由基，作用于脂质、蛋白质、核酸等有机大分子，并且可以引发一系列的生化反应，导致肿瘤细胞的 DNA 和 RNA 的功能受损。

由于自由基在癌症中的作用被广泛认可，癌细胞易被自由基损伤而凋亡，而自由基也会诱发正常细胞癌变，所以机体也会调动自身的抗氧化机制以保证正常细胞免于受损，故自由基的清除已成为癌症治疗中的一个方面，降低整体自由基水平可以有效地防治各种肿瘤。临床上常用的抗氧化剂、抗氧化酶及中草药等方法可以稳定地清除氧自由基，从而起到抗癌的作用。例如超氧化物歧化酶（SOD）是清除超氧化物阴离子自由基的抗氧化酶，SOD 是机体免受自由基损伤的主要防御酶，对维持机体氧化与抗氧化系统的平衡具有重要的作用，同时维生素 C 和细胞色素 C 也具有很强的抗超氧化物阴离子自由基的作用。羟自由基的清除主要依靠甘露醇、二甲基亚砜、色氨酸，以及谷胱甘肽等。过氧化氢主要依靠还原型谷胱甘肽过氧化物酶和过氧化氢酶的清除，从而防止其损害作用。

三氧还可以诱导机体产生各种细胞因子，主要包括白细胞介素、肿瘤坏死因子等，从而起到杀伤肿瘤细胞的作用。现代研究认为，三氧可以诱导机体的免疫增强，特别是增强 T 淋巴细胞和 B 淋巴细胞，以及自然杀伤细胞的功能，从而起到杀伤肿瘤细胞的作用。

三氧疗法作为一门古老而又新兴的医疗方法，在肿瘤治疗方面取得满意疗效。临床研究证实，三氧和其他绿色综合疗法配合有较好的抗肿瘤作用，在肿瘤的临床治疗中得到广泛应用。

第二节　三氧疗法治疗肿瘤的机制

三氧疗法抗肿瘤的作用机制，包括三氧及其代谢产物对免疫系统的调节作用、过氧化氢直接抗肿瘤作用、产生氧自由基抗肿瘤作用等几个方面。

三氧具有显著的提高机体免疫系统的免疫杀伤作用。三氧及其活性代谢产物可诱导人体产生 CTL 及 NK 细胞，利用人体自身的免疫机能来攻击和消灭肿瘤细胞。同时，三氧具有免疫诱导作用，三氧及其活性代谢产物可以促进特定蛋白质的合成，最后释放出特异性的细胞因子，这些细胞因子随血液循环转移到体内的各个淋巴器官，传递信息并激活其他免疫活性细胞，产生进一步的级联免疫反应，发挥三氧的抗肿瘤作用。三氧还可以诱导机体产生多种细胞因子，如各种内源性干扰素、白细胞介素、肿瘤坏死因子等。

三氧进入人体后和体液反应生成过氧化氢。过氧化氢可以直接作为细胞毒性因子，杀死癌细胞，还可以调节体内抗肿瘤抗体的活性，增强机体的抗肿瘤功能。

在三氧治疗肿瘤的过程中，直接生成大量的氧自由基，这些氧自由基提高了肿瘤细胞内部的自由基水平，使肿瘤细胞凋亡。

1　三氧及其代谢产物对免疫系统的调节作用

1.1 免疫杀伤作用

三氧及其活性代谢产物可诱导人体产生杀伤性 T 淋巴细胞（CTL）及自然杀伤细胞（NK），利用人体自身的免疫机能来攻击和消灭肿瘤细胞。

1.2 免疫诱导作用

三氧及其活性代谢产物可以进入免疫活性细胞间隙和细胞内，并激活核因子 NF - KB，从而进一步激活细胞核 mRNA，促进特定蛋白质的合成，最后释放出特异性的细胞因子，后者随血液循环转移到体内的各个淋巴器官，传递信息并激活其他免疫活性细胞，产生进一步的级联免疫反应，发挥三氧的抗肿瘤作用。

1.3 诱导产生多种细胞因子

三氧及其活性代谢产物可诱导产生多种细胞因子，如各种内源性干扰素（IFN - α、IFN - β、IFN - γ），白细胞介素（IL - 2、IL - 4、IL - 6、IL - 8、IL - 10），粒细胞及单核细胞集落刺激因子（GM - CSF）和转化生长因子（TGF - β1）等。GM - CSF 可使白细胞增多，而干扰素可以阻止病毒复制，同时内源性干扰素避免了人工合成干扰素的混杂成分，从而解除了它所带来的一些毒副作用。同时 IL - 2 和 IFN - α 可以激活基本免疫调节功能，激活 T 淋巴细胞、巨噬细胞、中性粒细胞和嗜酸性粒细胞，并激活抗体依赖性细胞介导的细胞毒（ADCC）作用，最终杀灭肿瘤细胞。

研究证实，三氧还可以诱导机体释放肿瘤坏死因子（TNF - α），它是机体免疫系统监视和杀灭肿瘤的重要因素。正是基于这个原理，自体血经三氧化后回输在肿瘤的临床治疗中得到应用。

2　过氧化氢抗肿瘤作用

三氧进入人体，和体液接触，可以产生过氧化氢，而过氧化氢的抗肿瘤作用已经证实是多方面的，以往是把过氧化氢治疗癌症的过程和放化疗增敏联系在一起的。对肿瘤组织学的观察可以辨别为两类细胞，一是增殖得很好的细胞，二是已死亡或正在死亡的细胞。考虑到在这两个极端之间，有一个氧张力稳定下降的现实，可预期有一个区域内的细胞处于氧张力高得足以让细胞有形成克隆的能力，但又低得足以保护细胞不受电离辐射的影响。在这区域的细胞，将因它们的低氧张力而在放射治疗中受到保护，而这些细胞有些将是提供肿瘤再生长的据点。基于这些观点，可假设在肿瘤内，这些相对小部分的乏氧细胞的存在，在某些临床情况下会影响放射治疗的成功率。

2.1 放化疗增敏的作用

国外研究证实，过氧化氢动脉内注射可以为机体提供更多的活性氧，提高动脉血氧压力，增强癌细胞对放射线的敏感性，如用过氧化氢水溶液直接注入肿瘤部位可增加局部肿瘤的氧化，一方面可以使肿瘤细胞处于氧化环境，失去生存的空间；另一方面可以使肿瘤的乏氧部分再氧合，增强了肿瘤对放射线的敏感性。

据 Baylor 大学癌症研究学会的研究，动脉注射过氧化氢不仅具有放疗增敏作用，而且可以改善肿瘤的分期，有利于手术的进行。研究还证实，过氧化氢配合化疗药物对肿瘤进行治疗，大部分患者的肿瘤可以消失或缩减。采用过氧化氢动脉注射配合放化疗，具有明显的增效作用。无论是肿瘤的缩小率、症状的改善，还是患者的远期生存率均优于单纯化疗的患者。

2.2 直接杀伤肿瘤细胞

三氧进入人体后和体液反应生成过氧化氢。据研究，过氧化氢既可以直接作为细胞毒性因子杀死癌细胞，还可以调节体内抗肿瘤抗体的活性，增强机体的抗肿瘤功能。研究还发现，当三氧进入人体生成过氧化氢后，正常的人体细胞可以通过自身的调节机制——产生过氧化物酶来避免受到伤害，而肿瘤细胞缺乏产生过氧化物酶的能力。

过氧化氢还可以增强巨噬细胞和中性粒细胞对肿瘤细胞的杀伤和清除能力。当癌细胞存在时，正常机体细胞会分泌过氧化氢来清除癌细胞，而外源性的过氧化氢则增强了这个效应。研究还发现，过氧化物酶能激活低水平的过氧化氢，改变霍奇金病的细胞毒素数量，并可杀死霍奇金病的肿瘤细胞。

3　产生氧自由基抗肿瘤

自由基也称游离基，是指独立存在的含有一个或一个以上未配对电子的任何离子、原子、原子团或者分子。三氧进入机体后可以产生氧自由基，主要包括超氧化物阴离子自由基、羟自由基、过氧化氢和单线态氧等。超氧化物阴离子自由基的产生部位为细胞中的线粒体、微粒体、浆膜和细胞质等，通过酶系统和非酶系统反应而产生，其最重要的作用是通过歧化而产生过氧化氢。羟自由基主要有超氧化物阴离子自由基歧化作用和电离辐射的作用而产生。羟自由基是毒性最强、性质最活泼的自由基，可作用于脂质、蛋白质、核酸等有机大分子。过氧化氢除了歧化反应外，还可以由酶性生成反应等过程所产生。这些氧自由基的清除主要依靠抗坏血酸、胡萝卜素、谷胱甘肽、生育酚等。

机体氧自由基含量的升高，可以影响细胞内的生物分子、信号转导和免疫功能及肿瘤血管生成等，导致肿瘤的发生和发展。目前清除氧自由基的方法主要是应用抗氧化剂和抗氧化酶，以及中草药等。

自由基可损伤正常细胞并使之癌变，但是也能杀伤肿瘤细胞而治疗癌症。在癌症发展的某些阶段，某些类型的癌细胞中自由基含量下降，所以把等量的自由基或可生成自由基的物质投给癌细胞和正常细胞，由于癌细胞缺乏 Mn－SOD 等使自由基清除的能力，故癌细胞容易被自由基杀死。目前已知的很多抗肿瘤的药物如博莱霉素、丝裂霉素、蒽环类抗生素等都是通过这种方法起作用的。

在三氧治疗肿瘤的过程中，直接生成大量的氧自由基，这些氧自由基提高了肿瘤细胞内部的自由基水平，而肿瘤本身并无清除自由基的机制，因而使肿瘤细胞凋亡，而正常的细胞组织有清除自由基的机制，从而避免了损伤。这也可能是三氧治疗肿瘤的主要作用机制。

在绿色综合治疗过程中，三氧疗法是作为生成自由基或增加自由基的数量来对抗肿瘤细胞的；而排毒疗法，也就是 VitC 疗法有对抗自由基的作用。这两者在治疗中是否会出现矛盾呢？经过两年的观察，一边接受三氧治疗，一边接受排毒治疗，两者之间并没有出现矛盾和冲突，相反两者有相辅相成的作用。三氧治疗中出现大量的自由基可以被 VitC 所清除，避免对机体造成影响；同时 VitC 对肿瘤细胞内的自由基水平并没有影响，并不影响三氧的治疗效果。但是两者在使用时要间隔一定时间，VitC 对肿瘤的作用机制与三氧并不相同，两者并不矛盾。

第三节　三氧治疗肿瘤的常用方法

在国内外有些国家已将三氧广泛用于各种癌症的治疗，通过三氧治疗已有 60% 的患者症状得到了长期缓解，20% 的患者得到了明显改善，70% 的病人疼痛减轻，同时还可抑制肿瘤复发。

1　三氧直肠灌注法（RI）

1.1 三氧直肠灌注的机理

三氧的直肠给入方法是最成熟的治疗方法，在溃疡性结肠炎的治疗方面有非常显著疗效，优于传统的结肠炎治疗方法。我们就从三氧的直肠灌注法来讨论三氧的具体应用。早在 1935 年，三氧肢体血液治疗出现之前，Payr 和 Aubourg 建议将 O_2 － O_3 混合气体注入直肠－结肠中。这种方法在欧洲已被广泛采用，如俄罗斯、古巴等，因为它既便宜，也没有发现对直肠药剂的厌恶感。即便是在美国的几个州禁止应用三氧治疗，许多艾滋病患者也经常使用一个通常是不精确的小发生器进行主动注入。在加利福尼亚州，Carpen－dale 等（1993 年）被允许在由条件致病菌隐孢子虫感染引起严重腹泻的艾滋病患者身上进行此项实验，并有一些患者获得了暂时的症状改善。主要应用领域为皲裂、肛瘘和直肠脓肿、直肠炎、细菌性胆囊炎、克罗恩病、溃疡性结肠炎和慢性病毒性肝炎。即使是缺血性疾病和痴呆也用直肠灌注法进行治疗。研究显示 RI 使用两周可诱导对慢性氧化应激的适应。

O_2-O_3 混合气体的直肠注入是一种简单而廉价的递送三氧的方法，实际上是没有危险的，有明显的好处而没有任何副作用。尽管实际上每年有成千上万的患者进行此项治疗，但还不能真正知道这些气体如何影响一些基本的生理和生化参数。有几个问题需要解释：O_2-O_3 混合气体通过肠黏膜能被吸收吗？直肠注入三氧是只有局部治疗效果还是有全身治疗作用？三氧对呼吸道黏膜有快速和强烈的毒性作用，将直肠黏膜暴露于三氧有毒性刺激吗？

Knoch 等在兔子身上进行直肠注入后测定静脉氧分压的试验研究。他们发现在直肠注入 150ml 气体的 8～20 分钟后，静脉氧分压值在结肠系膜静脉、门静脉和肝实质分别比基础值增加 230%、121% 和 127%，50 分钟后又回到基线值。

氧气被吸收的结果并不令人惊奇，因为众所周知，有几种由细菌菌群产生的气体都被部分吸收，或者被排出体外。但是三氧会怎么样呢？由于不能直接测量静脉三氧分压值，必须通过测定由三氧产生的复合物来间接估计。与一层薄的液体覆盖的呼吸道黏膜相比，肠黏膜由丰富的多糖蛋白质、一层厚的黏蛋白及具有明显抗氧化活性的水溶性分泌产物包层所覆盖。包层腔内所含物质比血浆具有更高浓度的抗氧化物。然而这种胶质－黏膜层不是均匀分配。三氧与包层腔内成分相互作用产生复合物可以被吸收，因此直肠注入能够发挥局部和快速的全身效应。三氧在包层腔内的水中迅速分解，其中部分与粪便物质反应并被无数的抗氧化物所还原。当然，通过与剩余物质、不被吸收的多不饱和脂肪酸反应产生活性氧和脂类氧化产物。前者的化合物，像氧气穿过黏膜肌层并经淋巴和静脉毛细血管进入循环。这将支持 Mattassi 等的论点，其在慢性肢体缺血患者中直肠注入的效果与三氧自体血液治疗相等。如果这个结果能够被证实，将对患者非常有利，因为他们将能去做自我治疗而避免重复的静脉穿刺。此外，运动员和老年受试者延长直肠注入可以导致红细胞中 ATP 和 2，3－二磷酸甘油酸酯的增加。这些结果更加令人惊奇，因为每个三氧治疗师都知道三氧的应用及其在肠道中保留的气体量很难精确测定。

1.2 临床应用方法

直肠灌注法应该在排便后或者灌肠后操作，这时直肠壶腹是空的。病人必须侧卧并尽量放松。通常患者更愿意接受插入一次性的、涂有润滑油的聚丙烯（一定不要使用橡胶管）导管（30～40cm）。气体必须缓慢地、逐步地导入，每 1～2 分钟输入 50～100ml。如果太快，气体将被立即排出。如果我们开始用 150ml，根据病人耐受力缓慢逐渐加到 500ml，就能获得流动惯性，这个容量很容易被留住至少 20～30分钟。Knoch 等在 1 分钟内注入达 800ml，结果被快速地排出大部分气体。

三氧的浓度对诱导局部或全身的效应是重要的，但一般三氧的浓度不宜超过 40μg/ml，超过这种浓度通常引发痉挛性疼痛，尤其是在溃疡性结肠炎患者或者灌肠后应用，暗示着它对局部肠道产生一个危险刺激。如果覆盖的黏液层被洗掉，高浓度三氧可以直接破坏肠上皮细胞，因为三氧能够诱导突变的产生。因而，建议开始治疗时用 3 ~ 5μg/ml，如果患者耐受性好的话可以缓慢加到 30μg/ml。有记载在治疗出血性溃疡性结肠炎的情况下，为达到止血的目的，三氧浓度常用 70 ~ 80μg/ml，但这可以引起细胞毒性损伤，反倒是不可取的。此外，根据三氧诱导耐受的观点，在 2 ~ 3 周内三氧浓度达到 30μg/ml 是合理的，最高达到 40μg/ml，而是否合适将依赖于病理类型、病人的耐受力和每日通过与其良好临床对照研究所获得的观察信息。治疗可以每日或隔日进行，每周连续做 2 ~ 3 次，维持一个中等三氧浓度。

1.3 疗效评价

直肠灌注法看起来没有引起任何局部副作用。为减少毒性，应合理地考虑适宜的三氧剂量、黏膜层、抗氧化系统和肠内皮细胞自动调节反应是理所当然的。我们应用直肠灌注法来治疗各种疾病，推测三氧的局部效果及原理如下：

生化效应：直肠灌注法可上调大鼠肝和肾酶的抗氧化反应，但在肠内皮细胞中却没有检测到。

杀菌效应：人类结肠 - 直肠含有的细菌高达 500g，多数为厌氧菌，大约 400 多种，$O_2 - O_3$ 混合气体可以在短时间内改变这种环境。除特殊条件外，像克林霉素相关的小肠结肠炎，每秒钟的杀菌活性可能不是重要的，但可引起脂多糖类和胞壁酰肽的释放。当然，人如果每天可以吸收微量的与特殊蛋白及脂蛋白结合的脂多糖类，对于维持基本细胞因子反应和免疫系统警戒是必要的。在过去的文献中，推测人们忽略的肠道菌群在某种程度上具有免疫刺激作用，这种想法一直保留到今天，可能是直肠灌注法有利于提高脂多糖类的轻度吸收，从而促进肝内的淋巴细胞和枯普弗细胞活性，这可以改变慢性肝炎的进程。

细菌菌群平衡的改变：由于细菌种类的多样性，使这一场所依然是一个复杂的领域。正常菌群包括嗜酸产气乳杆菌、大肠埃希菌、变形菌和各种肠道球菌。细菌和它们的产物及与肠道内皮细胞、杯状细胞、肠道内分泌细胞和肠相关淋巴样组织之间相互作用。另一方面，众所周知，污染的食物和水、抗生素能够破坏这种动态共生局面，由于允许致病性细菌和真菌的存在，如白色念珠菌、热带念珠菌、光滑球拟酵母菌等。这些持续菌群紊乱的微生物通常产生了广泛有害的后果——引发急性、慢性肠炎及自身免疫反应。每天输入 $O_2 - O_3$ 混合气体的直肠灌注法被认为在重新平衡菌群及保证正常免疫活性方面是有作用的。

对肠相关淋巴样组织的影响：胃肠道区域将近占全部免疫系统的 40%。除 Johann Konrad Peyer 描述的著名空斑外，大约整个肠道表面积超过 $300m^2$，每平方米大约有 1011 个免疫细胞，每 6 ~ 7 个肠道内皮细胞就有一个免疫细胞。

上皮细胞内的免疫细胞主要为 T 淋巴细胞，或者是胸腺来源的 α - β 或者是局部来源的 γ - δ。后者诱导 Th - 2 型抗炎和免疫抑制反应，对于抑制由于饮食、细菌、病毒和毒性抗原引起的过度刺激相当重要。Perdue 曾经强调免疫细胞和肠道内皮细胞不断地相互交流可以维持健康的体内平衡及阻止黏液层破坏和炎症。维持炎症和抗炎症细胞因子之间平衡的任何变化看来都是至关重要的。在溃疡性结肠炎中，IL - 4 也是很重要的，过多地释放可影响肠道内皮细胞功能。

另一个问题是通过 Hereman 的“保护性涂剂”或多或少的合成作用中表现出来，即由浆细胞（B 淋巴细胞）产生的 A 型免疫球蛋白（IgA）。IgA 在中和外来抗原中起着重要的作用，并可以限制自身免疫过程的发生。一旦这个过程开始，这个恶性循环就会由于其他细胞的参与及其他炎症复合物的释放而变得复杂，这些细胞可以是细胞毒性淋巴细胞、单核细胞、巨噬细胞和粒细胞。这些复合物主要指活性氧、蛋白酶、廿烷酸衍生物和血小板激活因子等。

1.4 适应证

直肠炎（阶段Ⅰ）、溃疡性结肠炎、胃癌、直肠癌及其他各种恶性肿瘤的治疗。

具体方法：①准备：治疗当日先排便，然后清洁灌肠，再次排便，休息 3 ~ 5 分钟；取侧卧位。首次治疗时，临床医师先做直肠指检。②设置参数：启动三氧发生器，浓度调节在 10 ~ 30μg/ml，流速根据浓度对应值调节。③充气：当三氧发生器提示三氧与氧气混合气体已生成时，打开直肠充气袋的旋钮开关，将直肠充气袋连接到三氧气体输出口，充气至医嘱量，关闭旋钮。④剂量：直肠三氧气体治疗总量首次为 100 ~ 150ml，后续直肠三氧治疗气体总量为 300 ~ 500ml。具体三氧浓度、流速及总量根据病情调整。⑤操作：将涂有石蜡油的直肠导管轻柔地插入直肠内，插入深度为直肠导管的一半长度，然后连接带有血管钳夹闭的充满三氧与氧气混合气体的三氧充气袋，此时将血管钳松开，打开充气袋上的旋钮开关，匀速按压充气袋，使三氧气体经导管充入直肠内。当充气袋排空以后，夹闭血管钳，拔出直肠导管，嘱病人卧床 20 分钟以上，在半小时内尽量不排气、不排便，以便于三氧气体在直肠内与肠道黏膜充分接触而达到治疗效果。

2　体外循环三氧治疗（EBOO）

EBOO 是指在体外通过静脉血管将血液引出，对静脉血直接三氧化，然后再回输至静脉血管内的一种治疗方法。EBOO 的治疗目前是三氧治疗的主要方法，我们经过几年大规模的临床使用，并没有发现明显的毒副作用，其中一些技术上的难题已经被克服。EBOO 治疗可以精确控制三氧的剂量和浓度，能够良好控制进入体内的三氧剂量对于肿瘤病人来说是很重要的。EBOO 是从静脉到静脉的循环过程，避免了动脉穿刺，对技术操作要求较高。

EBOO 治疗最明显的操作难题是在治疗的过程中出现凝血，引出的血液在体外出现凝固而无法回输到体内。通过技术改进，使用很小剂量的肝素，可以保证操作的正常进行。经过观察发现小剂量的肝素对于晚期癌症病人是适合的，并没有发现出血等并发症。当然对有出血倾向的患者慎用。

EBOO 治疗在短时间内生成大剂量的氧自由基会提高肿瘤局部的自由基水平，诱导肿瘤细胞的凋亡，起到杀伤肿瘤细胞的作用；由于机体有强大的抗氧化和降低自由基水平的作用，故对机体的影响并不明显。总体来说，由于在操作技术上的进步和改进，EBOO 治疗是安全、有效的。

适应证：各种肿瘤传染病等的治疗。

具体方法：①设置参数：三氧发生器的浓度调整在 0.8 ~ 2.5μg/ml，流速为 1L/分。②操作：穿刺两条静脉，一条用于引血，另一条用于回血，两静脉穿刺处各推注肝素钠 1，000 ~ 1，250 单位。静脉穿刺连接管道后开血泵，先以每分钟 20ml 速度引血，然后缓慢加至每分钟 35 ~ 40ml，治疗时间 20 ~ 60 分钟，结束时用生理盐水冲管回血。

在 EBOO 的操作前应对患者进行指导，如进食、适量饮水等，治疗中需医护人员全程监护，注意观测血压、心率、血氧饱和度、呼吸等客观指标。

3 三氧大自血治疗

三氧大自血治疗是指将患者的静脉血 100 ~ 150ml 在体外与三氧气体混合后再回输到体内的方法。这种治疗操作比较简单，无并发症，治疗时间短，患者比较容易接受。在 20 世纪 60 年代，Hans Wolff 提出了这种治疗方法。

适应证：主要包括心脑血管病、外周血流障碍、急慢性病毒性疾病（乙型、丙型肝炎、疱疹）、代谢障碍（高脂血症、糖尿病）及各种肿瘤。三氧大自血在肿瘤科中的应用并不多，主要考虑到肿瘤治疗中需要的三氧剂量较多，而这种治疗方法并不能够提供足量的三氧，往往需要做 EBOO 治疗。三氧大自血的能够提供肿瘤治疗但是三氧剂量不一定足够仅做为辅助。

在三氧大自血的治疗过程中，最主要的障碍就是将血液抽出到体外的储存问题。塑料袋是严禁使用的，三氧可以使塑料袋氧化、分解而破损，同时塑料袋中的邻苯二甲酸盐成分会对机体造成损害，所以必须使用玻璃瓶或者专用的抗氧化血袋。

三氧大自血在治疗过程中不会出现凝血或空气栓塞，不会出现溶血。在操作过程中，必须注意三氧与血液的混合时间为 5 分钟，这样做可以最大限度地减少泡沫和减少溶血的机会。在我们治疗的几千例患者中，没有出现栓塞和溶血的病例，表明这种方法是有效和安全的。

具体方法：①设置参数：启动三氧发生器，选取三氧浓度 10 ~ 50μg/ml，流速根据相应浓度进行调节。②操作：由静脉抽取 100ml 血液至耐三氧血袋，再抽取适当浓度的三氧气体，缓慢注入血袋，边注入边轻轻摇晃血袋，使血液与三氧气体充分混合，再根据病情适速回输，最后用生理盐水冲管。拔针后用无菌棉球按压穿刺处 10 分钟左右。

4 三氧小自血治疗

三氧小自血治疗同大自血治疗主要是抽血的剂量的不同，一般为 3 ~ 5ml，其次是使用方法不同，经过充分地与三氧混合后进行臀部注射或者穴位注射。

令人惊奇的是使用非常小的三氧剂量，效果却出乎预料。有一位终末期肺癌的患者，其肺部情况非常糟糕，患者不能平卧，满肺湿啰音，使用任何药物无效。使用三氧小自血背部穴位注射，患者奇迹般地康复了，后尽管肿瘤没有明显缩小，但却提高了生活质量；其主要的作用机制可能是由于三氧及其代谢产物触发了机体的免疫机制，而且发挥了中医经络学说透过特定穴位的作用，使免疫系统出现了级联扩大反应，从而增强机体的抗过敏及杀菌抗炎等作用。

适应证：哮喘、过敏性体质、自体免疫性疾病、各种肿瘤等。

具体方法：①设置参数：启动三氧发生器，选取三氧浓度10～40μg/ml，流速根据相应浓度进行调节。②操作：当三氧发生器提示三氧与氧气混合气体已生成时，用注射器抽取三氧与氧气混合气体5ml，然后抽静脉血5ml，抽血后轻轻摇晃注射器5～8分钟以保证血液与三氧气体充分混合，排出多余三氧气体，于臀部或者穴位注射三氧化血液，注射完毕后，无菌棉球按压片刻。

5　经阴道三氧治疗

适应证：阴道癌、子宫经癌、子宫内膜癌等妇科肿瘤及妇科炎症。

三氧对阴道感染的治疗是非常成功的，对于每个患者来说，都应该进行充分地治疗。三氧在阴道癌、宫颈癌、子宫癌、卵巢癌和附件癌的治疗及预防中也有非常明显的效果；同时对放化疗患者进行三氧治疗，能够增加放化疗的效果，并减轻毒副作用，如对于放化疗引起的肠炎、阴道炎有明显的预防作用。

必须注意三氧的浓度问题，浓度过高可以对阴道黏膜造成损伤。

经阴道三氧治疗的方法有以下两种：

5.1 阴道三氧水冲洗

在阴道三氧吹气治疗前一般先进行阴道冲洗。①设置参数：启动三氧发生器，浓度调节至10μg/ml，流速为每分钟0.5L。②操作：当三氧发生器提示三氧与氧气混合气体已生成时，制作三氧水，三氧气与水作用5～10分钟后即可使用，用窥阴器显示阴道，并置导管于阴道内，持续冲入总量为200～400ml的三氧生理盐水15分钟，确保三氧生理盐水能和阴道黏膜充分接触以达到治疗效果，治疗完毕后取出窥阴器和导管。

5.2 阴道三氧气体灌注

适应证：慢性盆腔炎，阴道炎、子宫经癌、阴道癌等妇科肿瘤。

先进行阴道三氧生理盐水阴道冲洗。①设置参数：启动三氧发生器，浓度调节至3～10μg/ml，流速为0.5L/min。②操作：借助窥阴器将阴道导管置于阴道内，取出窥阴器，连接三氧发生器的导管，持续吹入三氧气体15分钟，确保三氧与氧气混合气体能和阴道黏膜充分接触以达到治疗效果，治疗完毕取出阴道导管。

6　三氧包裹治疗

三氧包裹治疗，三氧对这些损伤有非常显著的疗效。

适应证：皮肤肿瘤，皮肤放射性损伤，皮肤外伤、感染，糖尿病等。

具体操作：①设置参数：启动三氧发生器，调整浓度至20～40μg/ml，流速根据浓度对应值表调节。②操作：治疗前局部消毒后用三氧盐水冲洗，使患处皮肤湿润，与氧包连接，进气端连接三氧气体，排气口连接负压吸引装置，治疗时间为10～30分钟。具体三氧浓度、流速及总量根据病情调整。

7　三氧橄榄油或三氧水制作

7.1 三氧橄榄油制备

适应证：外伤创口、转膜病变，放疗后皮肤黏膜损伤，皮肤或口腔肿瘤。

准备带有长、短针头瓶盖的400ml玻璃瓶。①设置参数：启动三氧发生器，调整浓度至20～40μg/ml，流速为每分钟1L。②操作：当三氧发生器提示三氧与氧气混合气体已生成时，与长针头连接；短针与三氧分解器相连，持续充三氧气体进入装有橄榄油的玻璃瓶内40小时。避光阴凉处保存，保质期3个月。

7.2 三氧水制备

准备带有长、短针头瓶盖的400ml玻璃瓶。①设置参数：启动三氧发生器，调整浓度至20～40μg/ml，流速为每分钟0.5L。②操作：当三氧发生器提示三氧与氧气混合气体已生成时，与长针头连接，充三氧气体进入装有蒸馏水的玻璃瓶内10分钟；短针与三氧分解器相连，三氧水必须在半小时内使用。

8　静脉三氧生理盐水输注

将生理盐水与三氧充分混合后再输入到患者的体内，这种操作方法可以作为EBOO和三氧大自血的补充，由于生理盐水溶解三氧的浓度较小，故不能替代EBOO和三氧大自血的治疗，只是在特定的条件下如患者无法引出足够的血液，而患者又需要做三氧治疗时，我们才考虑使用。

适应证：各种肿瘤或经性炎性病变，传染病等。

具体方法：设置参数：启动三氧发生器，调整浓度至5～10μg/ml，流速为每分钟0.5L。②操作：当三氧发生器提示三氧与氧气混合气体已生成时，连接各相关导管，使其充分经三氧气体消毒。同时开始准备0.9%生理盐水250ml（玻璃瓶装），先将长针插入到玻璃瓶底部，再将短针插入高出液面，将长、短针与导管连接，玻璃瓶内插入输液器，使三氧气体充入液体内15分钟以后，开始静脉输液。持续注入三氧1小时后停止使用三氧机，待液体输完后，结束输液治疗。

第四节　三氧疗法的临床应用

三氧在临床的发展经历了近100年的时间。早在20世纪初，三氧即应用于临床，当时主要利用三氧的强氧化性进行创口的清创和消毒。德国军队在一战中大量利用三氧治疗开放性的伤口和厌氧菌感染。1932年，德国医生Fisch应用三氧水作为抗感染药物，随后法国医生Aubourg采用三氧直肠灌注法治疗结肠炎。德国医生Payr率先应用三氧治疗病毒性肝炎和循环功能失调。Dr. Zable首先将三氧应用于癌症治疗。Horst Kief创造了自体血回输的三氧治疗方法，应用这种方法可以治疗许多传统治疗效果不理想的疾病，并成功地应用于艾滋病感染患者。德国人Hansler发明了可以准确测量三氧浓度的三氧发生器，将三氧的临床治疗带入新的天地。

20世纪末，随着临床生化和病理、药理学的发展，关于医用三氧的作用机理得到了进一步的阐释和证实，三氧的操作规程日益成熟，治疗范围越发广泛。目前德国有超过8，000名卫生人员得到应用三氧治疗疾病的许可，整个欧洲有超过15，000名从业者单独使用三氧或作为其他治疗方法的辅助手段治疗疾病。在过去的10年中，有超过1，000万的患者应用三氧进行治疗，仅德国就有100多万患者接受了三氧治疗，有很多患者取得了意想不到的疗效，未见任何与三氧直接相关的重大并发症报道。

用三氧和过氧化氢治疗肿瘤已经有20余年的历史了，主要基于三个重要发现。1966年诺贝尔奖获得者德国医生Warburg提出了癌症的发生发展是由于细胞水平缺氧的理论；同时另一位诺贝尔奖获得者、DNA双链结构的创立者Watson和Cric认为，肿瘤是由病毒导致的；1974年德国人Varro发现癌细胞对过氧化氢敏感，并阐述了其机制为三氧和过氧化氢可以降低肿瘤细胞的代谢水平，从而使肿瘤的生长受到抑制。

今天在临床上使用的三氧主要来源于医用氧气经过三氧制氧机的处理，医用三氧不包括任何杂质，是安全的，并且其使用的剂量也能够被很好地控制。在临床使用三氧治疗的过程中并没有发现明显的毒副作用。在我们治疗的病人中，最多的已经进行了110次体外循环静脉三氧治疗，持续时间达到1年半时间，其临床上未见毒副作用，对血液系统也无明显影响，这说明三氧在治疗上是安全的，并不存在毒副作用的问题。

关于三氧的治疗效果，经过几年的临床观察及众多临床研究资料证明其效果是明显的，尤其是在肝炎、椎间盘脱出、褥疮、溃疡性结肠炎、视网膜黄斑病变等方面显示出了巨大的作用。其治疗效果明显优于传统治疗方法。

1　三氧疗法与其他治疗方法的综合应用

1.1　三氧疗法与手术结合

目前，外科手术可用于治疗肿瘤发展过程的不同阶段：在肿瘤的诱导期，可采用外科手术及时处理肿瘤前病变而防止肿瘤发生；在原位癌阶段，用外科手术即可将癌瘤治愈；在癌症浸润期做根治性切除，可获良好效果；在癌症播散期虽大多失去了根治时机，但手术治疗可起到改善症状的作用，并为实施其他治疗提供有利条件。由于有多种手段综合运用，对早期癌症目前多主张施行缩小范围的手术切除，这样既可减少手术的破坏，又有利于保存某些器官的生理功能。对于一些较晚期的癌症，手术虽达不到根治目的，但可以针对性地施行姑息性切除，以消除患者难以耐受的某些症状，提高生存质量。

三氧具有显著的抗感染、增加组织细胞供氧量、调节机体免疫功能等作用，手术后病人机体免疫功能下降，由于手术损伤，部分组织细胞的供氧量也不足，而且容易出现感染，所以在手术前后使用三氧的效果是显著的。对于肿瘤病人来说，手术对组织的破坏及免疫力的影响会导致肿瘤细胞的过度生长转移，有时候也会出现种植转移，所以很多病人在短时间内都要进行手术后的放化疗，以控制肿瘤细胞的生长和转移，而三氧除了增加免疫功能以外，对于局部的转移和复发也有很好的控制效果。三氧疗法在外科中的应用主要体现在以下几个方面：

某些患者的手术切口容易感染或者由于机体的营养状况较差而不易愈合，这时手术部位应用三氧气体局部治疗配合三氧橄榄油可以提高切口部位的愈合成功率，尤其是对于那些迁延难愈的患者有明显的效果，可以使手术部位很快愈合，缩短愈合时间，为下一步的治疗节约时间。三氧气体局部治疗隔日 1 次，三氧橄榄油可以涂抹 4 ~6 次/日。

三氧可以有效地提高供氧量，对应用大自血和体外循环三氧治疗的患者，可以明显地提高血氧饱和度，改善手术区域的局部缺血和缺氧，减少恢复时间和并发症。体外血液循环（EBOO）每周 1 ~2 次，或大自血每周 2 ~3 次即可。

外科手术病人应用三氧可以提高患者的免疫功能，减少手术感染等各种并发症。同时三氧应用可以控制肿瘤的微小转移灶的发生和发展，这在肿瘤外科手术中可能是很重要的，肿瘤的种植转移是常见的并发症，应用三氧可以有效地控制这些并发症。如果 EBOO 或大自血治疗困难，可以考虑使用直肠三氧灌注疗法。

三氧治疗还能够减轻和消除肿瘤手术的副作用和后遗症，并能够减轻化疗对机体的副作用和后遗症。三氧可以在相当长的时间内抑制肿瘤的复发和转移，并能延长存活时间，提高患者的生存质量。

三氧治疗后，可以迅速改善患者的身体状况，使术后放化疗得到顺利进行，这主要是由于机体含氧量的提高和免疫功能的增强。在术前术后使用三氧治疗，三氧进入人体后可以生成过氧化氢，而过氧化氢可以增加肿瘤对放化疗的敏感性。

总之，在手术前后使用三氧治疗是安全有效的。我们积累了丰富的临床经验，在减少手术后并发症，增强机体免疫功能及抵抗能力，可以尽快进行术后的放化疗，而且对于姑息性和减瘤的手术有非常明显的效果。

1.2　三氧疗法与放疗结合

放疗在鼻咽癌、食管癌、肺癌、宫颈癌等肿瘤中是主要的治疗方法，而且在肿瘤的姑息治疗中扮演着非常重要的角色。近几年来我们进行三氧与放疗结合的临床观察，已证实三氧与放疗相结合可以提高疗效，同时降低放疗的毒副作用。其作用机制主要体现在两个方面。

1.2.1 增强机体免疫功能

三氧可以提高机体免疫力，调动机体各个器官和组织的活性，使机体在接受治疗前已处于准备状态，为进一步的治疗打下基础。放疗后的骨髓抑制、机体的免疫功能下降是严重的，有时候会影响到放疗的完成，而三氧可以增加机体的供氧量，提高骨髓的氧含量，从而减轻骨髓的放疗反应，保证骨髓的正常功能，使放疗可以正常进行。经过我们观察，一边使用三氧治疗，一边进行放疗的病人，反应很轻微。放疗结束后再使用三氧治疗，可以减轻放疗后的长期并发症，如骨髓炎症及纤维化、皮肤组织纤维化等，而且三氧可以保证放疗长时间作用的实现。

1.2.2 增敏作用

恶性肿瘤细胞分为两类，一类是乏氧细胞，一类是有氧细胞。有氧细胞对放射线敏感，放疗后很快死亡；而乏氧细胞不敏感，不易凋亡，乏氧细胞是影响放疗效果最主要的因素。三氧可以加快肿瘤中心乏氧细胞的再氧合，从而增加肿瘤组织局部的氧饱和度，使乏氧细胞变为有氧细胞，从而增强其对放射线的敏感性，使乏氧细胞凋亡，以保证放疗的治疗效果。

在一些局部放疗的恶性肿瘤中，如：鼻咽癌、淋巴瘤、基底细胞癌可以局部涂用三氧橄榄油。一方面减轻放疗造成的局部皮肤组织损伤、溃烂等；另一方面由于局部含氧量的增加，可以提高放疗的治疗效果，使病人的生存时间明显延长。

由于在治疗前已经对机体进行了超前激活和放疗增敏，对于放射线敏感的肿瘤在等同条件下，效果优于常规放疗；而对于放射线不敏感的肿瘤，经过三氧治疗的机体可以耐受超过常规的放射量，放射量的增加可以取得快速去除肿瘤负荷的效果，同时也可以使肿瘤细胞对放射线的敏感程度明显增强。三氧对正常组织细胞没有损伤作用，因为正常的细胞对于三氧的氧化具有较强的防御机制。

放疗与三氧疗法相结合的治疗机理目前认识不多，需要做更多的研究来证实。

1.3　三氧疗法与化疗结合

化学药物虽然对肿瘤细胞具有强大的杀伤作用，但是对机体正常的组织细胞和器官功能也有显著的损害，所以提高对肿瘤细胞的杀伤作用，减轻毒副作用是化学治疗的主要目标。我们将三氧与化疗相结合治疗恶性肿瘤收到了减毒增效的明显作用。

化疗前给予1次三氧治疗，化疗后给予3～5次如EBOO、大自血或三氧直肠灌注等，可以提高机体组织的含氧量，机体本身的抗肿瘤活性被激活，避免白细胞、红细胞和血小板的下降，使化疗能够正常进行。同时三氧由于提高了机体的免疫功能，可以避免各种感染，如肺部感染、泌尿系统感染及真菌感染等。

三氧与化疗相结合可以起到增效的作用。某些化疗药物，如博来霉素、丝裂霉素、阿霉素、表阿霉素等就是通过增加肿瘤组织细胞内的自由基水平而起到杀伤肿瘤细胞作用的，而三氧可以提高肿瘤细胞内的自由基水平，两者相结合使肿瘤细胞内的氧自由基（如羟自由基、过氧化氢等）水平显著提高，诱导细胞凋亡，而正常组织有抗自由基损伤的机制不受其影响。

三氧与放化疗相结合的临床应用时间不长，我们在临床上观察到了明显的效果，但需要做更多的研究去证实其相互作用机制，为常规使用打下坚实的基础。

2　三氧疗法的禁忌证

葡萄糖-6磷酸脱氢酶缺乏症、血小板减少性疾病或有出血倾向者慎用。

第五节　三氧疗法治疗肿瘤的展望

三氧治疗癌症已经有了很大的发展，并且取得了很大的成绩，已有越来越多的临床和实验可以证明三氧疗法的价值。在欧洲，三氧疗法已为数万癌症患者的治疗提供了帮助，在美国、俄国、古巴及其他很多国家，人们已经意识到三氧治疗癌症的价值。

从我们近几年的临床研究中得出一个明确的结论：三氧疗法在肿瘤的治疗中是有效的，尤其对于那些已经经过传统放、化疗无效的病例。

三氧疗法在肿瘤治疗中已显示其优势，包括它没有明显的毒副作用，能增强相关治疗如放疗、化疗和手术效果，而且费用较低，对于传统疗法无效的病人也显示出了良好的效果。我们并不满足于三氧对晚期肿瘤病人的治疗，正在积极地开展对早期病人的治疗，并且已研究出完整的规范化的三氧疗法治疗方案。

现在我们的三氧医疗中心是亚洲最大的中心之一，在三氧的治疗方面积累了丰富的经验，正在从三氧治疗的传统性疾病如乙肝、感染等向肿瘤、风湿病等方面转变，并且正在进行三氧基础医学方面的研究，如对免疫系统的作用机制、对肿瘤细胞的凋亡诱导机制等。现在我们已经完善和开发了三氧治疗新的使用方法，如三氧的包裹疗法就是在临床的治疗过程中开发出来的，它已经常规地用于临床，对于皮肤损伤、手术切口不愈合、糖尿病神经病变、脉管炎等治疗显示出了惊人的疗效。我们研究的三氧盐水静脉滴注对于不能接受抽血治疗的病人也有很好的疗效。三氧疗法作为古老而又新兴的疗法已在肿瘤的治疗中显示出强大的作用。

参考文献

[1] Agus D. B. , Vera J. C. , and Golde D. W. Stromal cell oxidation: a mechanism by which tumors obtain vitamin C. Cancer Research, 1999, 59: 4555.

[2] Andreulab C. F. , Simonettia L. , De Santisa F. , et al. Minimally invasive oxygen - ozone therapy for lumbar disk herniation. AJNR American Journal of Neuroradiology, 2003, 24 (5): 996.

[3] Bailar J. C. . Cancer undefeated. The New England Journal of Medicine, 1997, (336): 1569.

[4] Bocci V. . Ozone as a bioregulator. Pharmacology and toxicology of ozonetherapy today, ournal of Biological Regulators and Homeostatic Agents, 1996, (10): 31.

[5] Bocci V. , Aldinucci C. , Borrelli E. , et al. Ozone in medicine. Science & Engineering, 2001, (23): 207.

[6] Brown J. M. , and Giaccia A. J. . The unique physiology of solid tumors: opportunities (and problems) for cancer therapy, Cancer Research, 1998, (58) 1408.

[7] Burstein H. J. , Gelber S. , Guadagnoli E. , et al. Use of alternative medicine by women with early - stage breast cancer, The New England Journal of Medicine, 1999, (340): 1733.

[8] Cassileth, B. R. , Lusk E. J. , Guerry D. , et al, Survival and quality of life among patients receiving unproven as compared with conventional cancer therapy, The New England Journal of Medicine, 1991, (324): 1180.

[9] Dianzani M. U. . Lipid peroxidation and cancer, Crit Rev. Oncology Hematol, 1993, (15): 125.

[10] Dreher D. , Junod A. F. . Role of oxygen free radicals in cancer development, European Journal of Cancer, 1996, (32): 30.

[11] Gohil K. , Cross C. E. , Last J. A. . Ozone - induced disruptions of lung transcriptomes. Biochemical and Biophysical Research Communications, 2003, 305 (3): 719 .

[12] Kondo S. , Toyokuni S. , Iwasa Y. , et al. Persistent oxidative stress in human colorectal carcinoma, but not in adenoma, Free radical Biology Medicine, 1999, 27 (3 - 4): 401.

[13] Levi F. , Lucchini F. , Negri E. , et al. Cancer mortality in Europe. 1990 - 1994 andn an overvrew of tiends from 1955 to 1994. European Journal of Cancer, 1999, (35): 1477.

[14] Los M. , Stricker K. . Hydrogen peroxide as a potent activator of T lymphocyte functions. European Journalof Immunology, 1995, (25): 159.

[15] Ma HW, Hsu YC, Yang HC, et al. The effectiveness of a new gasinduced reactor in treating phenolic wastewater by ozonation and hydrogen peroxide. Journal Environmental Science and Health Part A, 2003 Apr, 38 (4): 619.

[16] Perletti, G. , Concari P. , Giardini R. , et al. Antitumor activity of endostatin against carcinogen - induced rat primary mammary tumors, Cancer Res, 2000, (60): 1793.

[17] Suzuki Y. J. , Forman H. J. , Sevanian A. . Oxidants as stimulators of signal transduction. Free Radical. Biology Medicine, 1997, (22): 269.

[18] Su WY, Gordon T. . In vivo exposure to ozone produces an increase in a 72 - kDa heat shock protein in guinea pig. J Appl Physiol, 1997, (83): 707.

[19] Tamura Y. , Peng P, Lin K, et al. Immunotherapy of tumors with autologous tumor - derived heat shock protein preparation, Science, 1997, (278): 117.

[20] Zhong H, De Marzo A. M. , Laughner E, et al. Overexpression of hypoxia - inducible factor Ialpha

in common human cancers and their metastases, Cancer Research, 1999, 59: 5830.

[21] 李庆祥，王燕申主译．臭氧治疗学．北京：北京大学医学出版社，2006.

[22] 沈瑜，糜福顺．肿瘤放射生物学．北京：中国医药科技出版社，2002.

第六章　肿瘤针灸治疗

针灸在抗肿瘤的综合治疗中的作用已越来越受到人们的高度重视，成为目前防治肿瘤的常用方法之一。针灸疗法的特色在于整体功能的自然调节，特别是对一些不适合手术及放化疗的晚期患者，针灸疗法更能体现出其独特的优势，在肿瘤的防治中发挥着不可替代的作用。而且针灸因其无毒副作用并能减轻放化疗的毒副反应、促进手术后机体功能的恢复、改善病人全身状况及调动人体免疫能力上的独到之处等而被临床所验证，取得了令人瞩目的成效。

第一节　针灸治疗肿瘤的基础研究

1　中医经络基础理论

针灸学是中医学的重要组成部分，它的理论基础是以整体观为主导，针灸的整体性就是指针灸机体的一定穴位，可对多个脏腑的机能产生影响，并且对机体的各个系统和各个器官的功能均能发挥多方面、多环节、多水平及多途径的调整作用。如耳针、头针、手针、足针、鼻针、舌针、眼针等微针的局部刺激都可以激发经气，从而对机体产生整体的调节功能，以治疗全身各系统的多种疾病。

中医整体观认为，人体是一个完整的有机整体，构成人体的各个部分在组成上不可分割，功能上相辅相成，病理上相互影响。经络是经脉和络脉的总称，是运行气血、联络脏腑肢节、沟通上下内外的通路。经脉通过十二正经和奇经八脉，附属于正经的十二经别、十二经筋和十二皮部，以及络脉中的浮络、孙络等网络全身，把人体的脏腑、器官、孔窍及皮肉筋骨等组织连接成一个有机的整体。由于经络系统内连脏腑外及皮肉筋骨，因此，适当刺激体表穴位，激发经络感应传导，疏通经络，调和阴阳气血，可以达到扶正祛邪、纠正脏腑气血盛衰及虚实，调整脏腑阴阳平衡，达到治疗疾病的目的。

2　针灸对肿瘤免疫调节作用的整体性和双向性

中医针灸学的整体观和现代免疫学的整体观是针灸对免疫调节作用的理论基础。人体具有自动调节维持稳定内环境的平衡能力，针灸治疗疾病是通过调节机体失衡的免疫功能，从整体上进行双向性调节而得以实现的。由于针灸疗法的特色在于整体功能的调整，能双向调节机体的免疫防御功能，增强正常机体的免疫功能，提高低下的免疫能力，抑制亢盛的免疫反应，可使失调的生理功能得以恢复，重建内环境的平衡与稳定。所以，针灸能使肿瘤患者紊乱的脏腑功能得以调整，失衡的免疫功能得到调节，从而发挥整体的抗肿瘤效应。针灸作为一种自然疗法，因其在双向调整肿瘤免疫功能上有其独特的优势，因此，在抗肿瘤治疗中可发挥重要作用，是肿瘤免疫治疗中的一种颇有前途的治疗方法。

第二节　针灸治疗肿瘤作用机理

中医认为肿瘤的发生多因正气虚弱、阴阳气血及脏腑功能失调。人体在正常情况下是一个保持阴阳平衡、各脏腑功能相互协调的统一整体，即所谓“阴平阳秘，精神乃治”，一旦机体出现偏盛或偏衰就会导致疾病的发生。而正虚邪实是肿瘤发生的最主要的病因病机，“邪之所凑，其气必虚”。人的正气能维持机体的正常生理功能，并有抵御外邪的能力，即所谓“正气存内，邪不可干”。疾病的过程是邪气与正气相互斗争的结果，若正能胜邪，则疾病向着好的方向转化，若正气虚不能胜邪，疾病就会恶化、进展，因此肿瘤的发生与正虚有着密切的关系。而针灸能扶持人体正气、固本培元，可从整体上调节人体阴阳、气血、经络、脏腑功能的平衡稳定，以增强机体抗病能力。所以扶正祛邪，提高人体免疫能力是治疗肿瘤的根本方法。

1　调节免疫功能

近 20 年来，针灸调节肿瘤免疫一直是国内外学者研究的重点课题。随着针灸疗法的广泛开展，针灸抗肿瘤的免疫调节机制已越来越受到人们的高度重视。目前，人们已认识到肿瘤的发生、发展、消亡和转归与机体的免疫功能有着密切的关系。大量的临床观察和研究表明，针灸能显著提高机体的免疫功能，无论对机体的非特异性免疫，还是特异性免疫均有重要的调节作用。大量的临床观察和研究表明，针灸能够提高机体的免疫力和免疫监视功能，使具有抗癌能力的免疫活性细胞 NK 细胞、LAK 细胞的活性增强，对肿瘤患者低下的免疫水平有较好的提升作用。由于某些肿瘤病人具有细胞免疫功能降低而体液免疫功能过高的错综复杂现象，针灸能在不同的免疫环节上协调机体的免疫反应，使之趋于正常而达到免疫平衡，即中医的正气平衡。针灸治疗肿瘤的作用途径主要有两个方面：一是对肿瘤的间接治疗，即通过提高人体免疫功能来抗肿瘤；另一方面则是直接作用于瘤体，以杀灭癌细胞并消散肿瘤。针灸的免疫调节作用不是单一地作用于某个环节，而是从神经、体液、细胞和分子等不同水平上进行的多个层次、多个环节的调节，优于西药免疫制剂单方面的调节作用。针灸能影响肿瘤发生、发展的整个过程，对改善临床症状、延长生存期及预防正常组织的癌变具有独特的作用。

1.1 针灸对免疫细胞的调节作用

在抗肿瘤免疫效应中，细胞免疫比体液免疫起到更为重要的作用。参与抗肿瘤免疫监视作用的细胞主要是T淋巴细胞、巨噬细胞、NK细胞、LAK细胞、外周血白细胞和红细胞的数量等。针灸对免疫细胞活性及功能均有不同程度的调节作用。

1.1.1 针灸对T淋巴细胞的调节作用

T淋巴细胞是机体重要的免疫活性细胞，其数量和功能的变化是衡量细胞免疫功能强弱的重要指标。T淋巴细胞可分为CD_4^+、CD_8^+两大亚群，前者包括TH/TI，后者包括TS/TC。前者对免疫系统的功能起辅助和促进作用，而后者起抑制的作用。具有杀伤功能的效应性细胞毒T细胞（TC）在抗肿瘤免疫中发挥着重要作用，其机制是对瘤细胞发挥直接特异性杀伤作用。现有的研究资料表明，癌症患者的CD_4^+亚群比例下降，而CD_8^+亚群相对增高，CD_4^+/CD_8^+比值下降，代表着恶性肿瘤患者的免疫功能下降。大量的研究证实，针灸调节T淋巴细胞的功能是针灸治疗多种疾病的重要作用机制之一。针灸不仅能提高T细胞及其亚群在外周血的比率，还能增强它的活性。严桂珍等择时针灸三阴交穴观察脾阳虚家兔模型免疫功能的影响，结果显示针灸三阴交能提高脾阳虚家兔T淋巴细胞的转化率，与自愈组对照差异有非常显著性意义，并以巳时组疗效最佳。赵粹英隔药针灸可显著提高老年人CD_3^+和CD_4^+细胞数量（$P<0.01$），CD_8^+虽有下降但无显著性差异（$P>0.05$）。汪军等取穴双侧足三里、三阴交、合谷、内关，观察电针对消化道肿瘤患者围手术及围化疗期T淋巴细胞亚群和淋巴细胞转化功能的影响，发现电针对恶性肿瘤患者围手术期及围化疗期的细胞免疫功能有明显改善作用。恶性肿瘤免疫主要以细胞免疫为主，其中以T细胞起重要作用。动物实验研究表明，艾灸关元或大椎穴有促进荷瘤小鼠脾T淋巴细胞转化和分泌IL-2的作用。CD_4^+/CD_8^+的比值能一定程度地反映机体的免疫功能状态。针刺内关、合谷、足三里、关元、曲池等穴，艾灸大椎、肺俞、脾俞等穴，可调整CD_4^+、CD_8^+的百分率，提高CD_4^+/CD_8^+的比值。吴滨等对40例实体恶性肿瘤患者针刺，选用穴位为内关、合谷、足三里、关元，进针得气后，以提插捻转为手法，平补平泻，留针30分钟，每日1次，共针10次。于针刺前和针满10次后，各采肘静脉血1次，对其外周血T淋巴细胞亚群观察。结果表明：针刺具有提高恶性肿瘤患者细胞免疫功能的作用。针刺治疗可增加恶性肿瘤患者T淋巴细胞亚群CD_3^+、CD_4^+，提高CD_4^+/CD_8^+的比值（$P<0.01$），增强了细胞免疫功能。

1.1.2 提高巨噬细胞的吞噬能力

巨噬细胞在抗肿瘤免疫中具有重要作用，同NK细胞一样起到免疫监视作用。有学者采用移植性实体瘤模型，观察艾灸对腹腔荷瘤小鼠巨噬细胞、肝脏及肿瘤组织的影响，结果表明当小鼠接种肿瘤后，巨噬细胞的活性降低，而艾灸“关元”组小鼠腹腔巨噬细胞的吞噬率和吞噬指数明显增强。组织学观察与对照组相比，艾灸组肿瘤组织坏死程度轻，细胞分化程度较好，淋巴细胞浸润较多。说明艾灸抗肿瘤生长的作用可能与艾灸激活巨噬细胞的吞噬能力有关，从而为艾灸抗肿瘤作用提供了实验依据。朱梅等针刺双侧“足三里”及“关元”穴，对老年大鼠肝脏巨噬细胞功能进行研究，结果表明，针刺能使老年大鼠肝脏内巨噬细胞不但在数量上增加、体积上增大，而且处于激活状态。朱文莲等探讨艾灸对免疫低下小鼠巨噬细胞吞噬功能的调整作用，将小鼠分为正常对照组、正常加灸组、免疫低下模型组、免疫低下加灸组，通过涂片镜检及流式细胞术两种方法计数其吞噬情况，结果艾灸大椎穴对正常小鼠巨噬细胞吞噬功能影响不大，对免疫低下小鼠巨噬细胞吞噬功能有显著增强作用。杨志新等发现艾灸对荷瘤小鼠巨噬细胞免疫功能有增强作用。实验还发现，针刺能使已被免疫抑制剂环磷酰胺抑制的巨噬细胞吞噬功能恢复到正常水平，从而增强环磷酰胺的抗癌作用。巨噬细胞还能与T淋巴细胞、B淋巴细胞、NK细胞、抗体、补体协同作用，发挥抗肿瘤效应。

1.1.3 提高NK、LAK细胞的活性和数量

NK细胞是一类异质性、多功能自然杀伤细胞，不需抗原刺激而先于T淋巴细胞发挥杀伤抗肿瘤作用，为抗癌第一道防线。其抗癌机制包括直接杀伤作用，能广泛提高免疫调节功能，能够调节T、B淋巴细胞和骨髓造血干细胞的功能，还可通过γ-IFN、IL-2的释放以加强或扩大其免疫监视功能。裴建艾灸大椎穴或尾部非经穴区，隔日连续6次，观察结果为艾灸大椎血清穴组NK、LAK细胞活性较荷瘤小鼠血清组明显升高，且艾灸大椎组与非经穴对照组比较，NK、LAK细胞活性明显升高，差异有显著性意义。陈少宗等取足三里、三阴交（均双侧）电针刺激，结果显示电针疗法可以弱化化疗药物对NK细胞的毒副作用，使NK细胞的测值均恢复至正常范围。

NK细胞活性在肿瘤发展期降低，完全缓解时正常，复发时又降低，NK细胞的变化有提示预后作用。临床研究证明，针或灸可以使癌症患者明显低下的NK细胞毒活性得到不同程度的增强。吴滨等报道针刺足三里、曲池、气海等穴，可使恶性肿瘤患者NK细胞活性得到明显提高。孙华等研究结果显示，肿瘤患者低于正常对照组的NK细胞活性，通过针刺的补法或泻法后，NK细胞活性明显提高，且在NK细胞活性调节方面补法优于泻法。动物实验研究证明，艾灸关元穴也能提高小鼠NK细胞的毒性。不同时辰针灸对小鼠的NK细胞毒活性有着不同的影响，以酉时的NK细胞毒活性最高，而子时的NK细胞毒活性最低。大量实验观察证实，针灸可明显提高NK细胞、LAK细胞活性，从而提高肿瘤病人细胞免疫功能，达到防治肿瘤的目的。

1.1.4 针灸对外周血白细胞的调节作用

外周血白细胞包括粒细胞（包括嗜中性粒细胞、嗜酸性粒细胞和嗜碱性粒细胞三类）、血单核细胞和淋巴细胞。白细胞中具有吞噬消化处理异物的细胞称为吞噬细胞。吞噬细胞是机体非特异性免疫功能的重要组成之一，也是特异性免疫的重要辅佐细胞。能吞噬、处理和消灭病原微生物等异物，具有消炎、抗感染等作用。大量临床实践与研究表明，针灸能调整外周血白细胞的数量及功能，特别是对吞噬细胞系统具有明显的调节作用，并且呈现双向性调节特点，这与针刺手法、穴位特异性及时间变化等因素有密切关系。

实验研究表明：电针刺激家兔的合谷、足三里，可使白细胞总数上升，中性粒细胞比率相应升高，而淋巴细胞和嗜酸性细胞下降。临床中对放疗、化疗所引起的白细胞减少，通过针刺大椎、足三里、合谷、脾俞、三阴交等穴后，不仅能增高白细胞总数，而且对全身症状有明显改善。贾振和等应用脐血足三里穴位注射治疗化疗所致白细胞减少46例，结果对Ⅰ～Ⅲ度骨髓抑制有效率为95.1%，用药11～12天白细胞大部分恢复正常，其疗效与集落刺激因子相近。曹氏利用针刺对人体白细胞吞噬作用进行了研究，取足三里（双侧），其吞噬指数不论最低值、最高值或平均值，亦不论男女，发现针刺后嗜酸性细胞增高，白细胞吞噬能力显著增强。梁雅珍等报道，取双侧足三里、曲池、合谷、三阴交针刺治疗放化疗病人白细胞低下58例，与26例口服利血生40mg，鲨肝醇0.1g，每日3次的药物对照组相比，针灸组明显比药物组升白细胞作用迅速（$p<0.01$）。李晓军等应用艾灸和艾灸配合王不留行子贴压耳穴治疗放化疗后白细胞减少等不良反应，结果32例患者显效21例，有效8例，总有效率为90.6%。范钰等穴位注射黄芪注射液在提高恶性肿瘤患者化疗过程中白细胞的数量明显高于艾灸及常规西药组。谢玲等研究足三里穴位注射对90例放、化疗所致白细胞减少症的疗效为穴位注射组恢复比药物组快，穴位注射组总有效率明显高于药物组。有人在不同的时机针刺对缓解化疗药物所致骨髓抑制的研究中发现，先针刺后化疗组化疗前后白细胞总数无明显变化（$P>0.05$），而针刺与化疗同时进行组化疗后的细胞有明显降低（$P<0.05$），但化疗后均数T检验仍较对照组为高（$P<0.05$），提示掌握适宜的针刺时机是针刺达到缓解化疗药物所致血象损害的重要影响因素。所以化疗前给予针灸治疗，可以预防白细胞下降，其疗效优于针刺与化疗同时进行。研究表明，针灸不仅能使白细胞的数目发生改变，而且还能使其吞噬能力增强，提高机体的抗感染能力。北京医科大学微生物教研室观察到针刺单侧足三里或合谷穴，均能提高白细胞对金黄色葡萄球菌的吞噬能力。此外，针刺足三里穴，使白细胞数增高的同时，其吞噬能力也随之提高，且发现针刺双侧较单侧更为显著。针灸对白细胞吞噬功能的影响也存在时效关系。实验发现针刺正常人足三里、合谷、内关、阑尾等穴，均可使白细胞吞噬金黄色葡萄球菌明显增加。而且，一般多在针后30分钟开始增加，24小时达最高峰，48小时回落，72小时恢复正常，其吞噬率与吞噬指数的升降变化呈平行关系，即在针后24小时，吞噬指数可比针刺前增加65%～150%，吞噬率比针前增加50%。机体在病理状态下针刺也获得了与上述基本一致的结果。叶维德等对8例健康人针刺双合谷及足三里穴，发现原白细胞数增高者，其针后值均下降，而针前白细胞数低者，针后均见上升，且原来越低者上升越显著。在不同的病理状态下，针刺患者白细胞可表现出不同的影响。如张佐民在对妇产科各种有菌手术及有炎症感染的366例患者采用单纯针刺消炎的过程中发现，对白细胞总数原来过高或过低者，针后均有调节作用。解放军145医院对40例白细胞超过10，000/mm^3、中性粒细胞超过80%的

患者进行针刺，每天检查血常规 1 次，结果发现，绝大多数患者白细胞在 3 天以内降低到了正常水平。有人针刺大椎、肺俞、足三里治疗热带嗜酸性粒细胞增多症，有效率可达 100%。因此，针灸对白细胞具有明显的双向调整作用，并具有增强白细胞的吞噬功能，从而加强机体抗炎、抗感染、发挥抗肿瘤效应。

1.1.5 针灸对红细胞的调节作用

红细胞由骨髓产生，释放入血，循行全身，发挥着各种生理功能。由于血液中红细胞数量巨大，其免疫作用在血液免疫细胞中占有重要地位。红细胞具有若干免疫相关物质，如补体受体（CR_1 及 CR_3）、SOD 酶及 NK 细胞激活因子等，具有识别、黏附、浓缩、杀伤抗原的能力，在清除体内循环免疫复合物（CIC），保护组织免遭 CIC 沉积所致的损伤中起着重要的作用。红细胞还参与机体的免疫调控，对 T 细胞功能，γ - IFN、IL - 1 及 IL - 2、免疫球蛋白的产生等均有影响。近年来，国内外许多学者采用针刺或艾灸对红细胞免疫的调节作用进行了大量的研究，取得了一定进展。

研究发现：针灸对实验动物红细胞的免疫功能具有调节作用。实验证明，针刺曲池穴、关元穴可增加小鼠红细胞免疫黏附功能；针刺兔五脏夹脊穴可提高 C_3 受体花环率，从而提高红细胞免疫功能。针灸对气虚模型大鼠、阳虚模型小鼠、变态反应性关节炎模型大鼠、脾虚证模型动物均可以提高其红细胞免疫功能。骆永珍等采用平补平泻手法对家兔肾经的涌泉、太溪及复溜穴进行针刺，发现对红细胞免疫黏附功能的增强以复溜穴作用最强，太溪穴次之，涌泉穴最低，呈现显著的穴位特异性（$P<0.01$），认为这种特异性可能是由于气血盛衰有异而致调节作用强弱不同。詹氏等针刺小鼠足三里穴，采用补体致敏酵母菌血凝法测得在血凝滴度为 1∶16时，对照组与针刺组小鼠阳性率有显著性差异（$P<0.01$）。高巍等应用电针刺激大鼠足三里穴，采用红细胞 C_3b 受体一酵母菌花环试验和红细胞一 IC 花环试验检测红细胞免疫功能，结果见足三里组大鼠 T_4 细胞百分率、C_3b 受体花环率（RBC - C_3bRR）、红细胞免疫复合物花环率（RBC - ICR）明显高于正常对照组（$P<0.01$）。裴健等报道，荷瘤小鼠 RBC - C_3b 受体花结形成率和肿瘤 RBC 花结率均显著低于正常组（$P<0.01$），RBC - IC 花结率较正常组明显升高（$P<0.05$），而“大椎”穴区施灸组 RBC - C_3b 受体花结率和肿瘤 RBC 花结率较肿瘤对照组增高显著（$P<0.01$），其值均接近正常组（$P>0.05$）；但艾灸组 RBC - IC 花结率明显高于正常组（$P<0.01$），与肿瘤对照组比较有升高趋势（$P>0.05$）；且肿瘤对照组血清 CIC 的 OD 值显著高于正常组（$P<0.05$），而艾灸组 CIC 则降至与正常组水平相近（$P>0.05$），与肿瘤对照组比较差异显著（$P<0.05$）。上述实验结果表明，艾灸大椎穴可使荷瘤小鼠 RBC 免疫功能低下状态得到明显回升，表现为 RBC - CR1 受体活性增强，RBC 免疫黏附肿瘤细胞能力提高，血清 CIC 含量降低。针灸还能够调整人体红细胞免疫功能。附子饼灸足三里、气海、命门能明显提高老年人红细胞免疫功能，温灸贴敷脐部能提高呼吸道感染小儿的红细胞免疫。熊学琼等采用艾灸双侧肺俞、脾俞、肾俞、足三里及关元穴，使老年肾虚患者外周血 T 细胞亚

群CD_3^+、CD_4^+及CD_4^+/CD_8^+比值、红细胞C_3b受体花结率和红细胞免疫复合物花结率均显著提高，而CD_8^+细胞则下降。这表明艾灸可同时提高红细胞免疫黏附活性，且与调整机体T细胞亚群功能相一致。针与灸并用可使红细胞免疫功能的调节作用进一步增强，二者有明显的协同作用。因此，针灸对肿瘤病人红细胞的免疫功能具有明显调节作用，增强其抗肿瘤疗效。

1.2 针灸对免疫分子的调节作用

针灸对免疫分子的调节主要表现在对IL－2等细胞因子、免疫球蛋白、补体、凝集素、溶血素、杀菌素、沉淀素、血浆杀菌素等的调节作用。

1.2.1 针灸对细胞因子的调节作用

目前研究资料表明，针灸对白细胞介素Ⅱ和干扰素等细胞因子有良好的调整作用。白细胞介素Ⅱ是重要的免疫调节剂，主要由活化TH细胞和NK细胞释放的，具有全面增强机体免疫功能的作用。它能增强NK、Mφ和K细胞的活性，诱导LAK细胞、γ－IFN的产生，调节T、B细胞效应。IL－2、γ－IFN主要是由活化的TH细胞产生的细胞因子，在抗肿瘤免疫中占据重要的地位，二者的水平可反映机体细胞免疫的状态。已发现癌症患者白细胞介素Ⅱ的产生能力降低，而大量注射白细胞介素Ⅱ可使某些病人肿瘤消退。最近的一些研究表明，针刺和艾灸能增加IL－2含量，如针刺正常大鼠足三里，其脾淋巴细胞中IL－2含量、RNA和蛋白质合成率明显增加（$P<0.01$）。施伶俐等研究针刺对肺癌手术患者γ－IFN活性的影响时，发现针刺能升高肺癌手术患者血清中γ－IFN含量，对肺癌手术患者有调节免疫功能的作用。有人针刺健康人的合谷穴，成功地诱生出γ－IFN，如南京中医药大学仇裕丰等曾用针灸使乙型肝炎病毒表面抗原携带者IFN诱生能力增强。实验证明，针和灸均有一定诱生IFN的作用，诱生时间8小时达高峰。进一步研究表明，艾灸对小鼠IFN的促诱生作用较针刺强，弱刺激和强刺激均能提高小鼠IFN的促诱生作用，但强刺激疗效更好。大椎、关元、素髎、足三里等穴均能明显增强小鼠IFN的促诱生作用，其中以足三里穴的作用最为明显，认为针刺治疗病毒性疾病是通过促进诱生IFN而发挥作用。

研究表明，艾灸疗法能提高机体细胞免疫功能，并激活患者被抑制的免疫活性细胞，恢复并加强机体的免疫监视功能，对机体紊乱的免疫功能具有良好的双向调节作用。灸法可以通过调节与肿瘤免疫有关的体液因子而使机体免疫功能得到加强，从而更好地发挥抗肿瘤的潜能。艾灸能提高机体IL－2的活性和含量，IL－2是由活化T淋巴细胞分泌的一种细胞因子，具有多种免疫调节作用，它可促进T淋巴细胞增殖和活化，增强对肿瘤细胞的杀伤作用；促进NK细胞增殖、活化并促进γ－IFN、TNF等发挥免疫效应；诱导产生和激活杀伤细胞、肿瘤浸润性淋巴细胞（TIL）；促进B淋巴细胞的增殖及免疫作用。一般认为，血清中IL－2水平基本上可反映体内抗肿瘤的免疫能力，是免疫功能的重要指标。此外，灸疗还促进免疫应答，对胸腺等免疫器官也有一定的细胞保护，从多方面增强机体免疫功能，起到抗肿瘤作用。

总之，白细胞介素Ⅱ能够促进 T、B 淋巴细胞分化增殖，促进 TH 细胞活化和释放淋巴因子，增强 NK 细胞的杀伤活性及 γ－IFN 的分泌，诱导活化 LAK 细胞和促进 B 细胞增殖分化产生抗体等，因而具有强大的抗肿瘤效应。γ－IFN 能抑制多种致癌病毒，并能直接作用于癌细胞增殖周期中的 G1 期而选择性地抑制其分裂，同时它可通过增强巨噬细胞和致敏淋巴细胞功能，激活 NK 细胞等环节来增强机体抗癌能力。目前研究表明，在针灸影响 IL－2、NK 细胞、IFN 的同时，常伴有其他免疫指标的改变，表明针灸一方面直接影响各免疫成分，另一方面可通过白细胞介素Ⅱ－NK 细胞－干扰素免疫网络发挥整体调节作用。

1.2.2 针灸对免疫球蛋白的调节作用

免疫球蛋白是机体特异性体液免疫的重要效应物质，是体液免疫中的关键成分，具有多种免疫效应。免疫球蛋白分为五类：IgG、IgM、IgA、IgD 及 IgE、其中 IgG、IgM 和 IgA 主要是具有抗菌、抗感染和抗肿瘤等免疫功能。针灸对人体免疫球蛋白有明显的调节作用，不但对正常机体，而且对不同疾病患者的血清免疫球蛋白也有不同程度的调节作用。抗肿瘤抗体可以通过几种方式发挥抗癌效应：①能激活补体系统溶解瘤细胞；②IgG 能使巨噬细胞、NK 细胞、中性粒细胞等发挥抗体依赖性细胞介导的细胞毒杀伤作用（ADCC 效应），溶解瘤细胞；③抗体的调理作用使吞噬细胞增强吞噬瘤细胞的细胞毒作用；④抗体还可使瘤细胞的黏附特性丧失，可防止肿瘤的血行转移。临床观察表明，癌症患者的体液免疫常发生明显的改变，其中以血清中 IgG、IgM、IgA 表现较为突出。由于 IgG 抗体占血清抗体总量的 75% 左右，在体液免疫中发挥主力免疫作用。某些恶性肿瘤患者往往有 IgG 含量下降，针刺足三里、大椎、天枢、曲池、上巨虚、三阴交等穴后，IgG 明显升高，提示患者的免疫力增强，有利于延长生存期。李敏等报道足三里、脾俞、肾俞穴位注射黄芪液可使化疗后病人的免疫球蛋白提高，其中足三里组较脾俞、肾俞组效果更好。故针灸对肿瘤病人的体液免疫功能紊乱具有调整作用。王凤龄等观察到灸神阙穴对于 IgG、IgA 偏低的中老年人有明显提高作用，而对于 IgG、IgA 正常水平者影响不大。由此说明，针灸可针对病因不同而起着不同的调整作用，故针灸的调整作用是多方面的，而且具有选择性的良性调整作用。

1.2.3 针灸对补体的调节作用

补体系统参与机体特异性和非特异性免疫效应，在抗肿瘤免疫中有重要作用。补体是一种非特异性体液免疫因素，同时具有扩大特异性免疫效应的重要作用，能与抗体、淋巴细胞、巨噬细胞等协同作用，杀伤和溶解癌细胞。血清中以 C_3 含量最高，C_3 是补体系统中最重要的成分。而肿瘤病人补体水平常随着病情恶化而下降，这是由于肿瘤抗原抗体复合物消耗了补体，因此测定补体特别是 C_3 含量对了解病人免疫状态、评定疗效及预后都有一定意义。

实验证明，针灸对血清补体含量具有调整作用。针刺足三里、天枢、大椎、曲池穴后，补体水平的平均值远较针前为高。有学者研究表明，瘢痕灸和多次温和灸都有增加补体滴定度的作用。王雪苔观察了 38 例针灸前后补体的变化，在针灸后第一次采血，其血液中平均补体效价由原来的40.5U/ml上升为44.0U/ml，第二次采血其平均水平至50.8U/ml。此外，还观察了补体增加与原补体的关系，即原来补体量少者，针灸后增加较多，原来补体量多者，针灸后增加较少。这一实验结果证明，针灸可增加补体的含量并对补体具有良性调整作用。

现代实验研究表明：艾灸疗法有热辐射效应，其实质是温热刺激的结果，温热刺激人体穴位皮肤感受器，通过经络的传导作用进而影响组织细胞的生化代谢及神经系统功能。实验研究测定，艾在燃烧时的辐射能谱，不仅具有热辐射——远红外辐射，而且还具有光辐射—近红外辐射，其光谱是以靠近近红外区的远红外为主的光谱。根据物理学原理，一般远红外线能直接作用于人体的较浅部位，靠传导而扩散热量；近红外线能量较远红外强，可直接渗透到深层组织，穿透机体的深度可达10mm以上，并通过毛细血管网传到更广泛的部位，而为人体所吸收。但不论是近红外还是远红外，艾燃烧产生的红外线都可为机体细胞代谢活动、免疫功能提供必要的能量，也为能量缺乏的病态细胞提供活化能，并有利于生物大分子氢键偶极分子产生受激共振，纠正病理状态下的能量代谢的混乱。灸法的局部温热效应：灸刺激对皮肤局部免疫细胞的影响通过连续观察艾灸过的局部皮肤组织切片，发现刺激部位下的真皮组织与单纯热灼伤所致的炎症表现不同，其伴有单核细胞的游走和血管的增生，血管外有大量的辅助T细胞、自然杀伤细胞。灸法抗癌肿瘤的作用可能与温热刺激对于施灸部位皮肤组织的变化和肿瘤的组织学变化有着内在的关系。日本专家等曾证明施灸部位组织提取物对小鼠移植性肿瘤有抗癌作用，这种组织提取物可能含有抗癌因子，从而提高了机体抗肿瘤的能力。进一步的实验中还发现皮肤组织有潜在的抗癌作用，当施灸后皮肤组织得到活化，移植到荷瘤机体内亦不会丢失，而在荷瘤晚期更加激化，灸刺激还可诱导局部肌肉产生热休克蛋白。灸刺激在热引起的炎症反应及物理性温热刺激的基础上，艾的有效成分对免疫细胞的作用，或该成分反应性细胞对机体内循环的调节机制等参与了激活包括调节细胞因子表达在内的局部免疫系统。灸刺激时这些局部免疫系统的激活以及免疫细胞的循环是灸疗产生免疫学作用的关键。

2　抑制肿瘤细胞生长

施茵等发现针刺荷瘤小鼠大椎、足三里等穴可使腹腔巨噬细胞吞噬功能和白细胞介素Ⅰ（IL－1）含量及辅助性T细胞百分率显著增高，并对肉瘤有一定的抑制作用。裴建观察发现荷瘤小鼠组血清淋巴细胞刺激指数、杀伤细胞（NK）活性、淋巴因子激活杀伤细胞（LAK）活性较正常血清对照组明显降低。艾灸大椎穴组与荷瘤小鼠血清组以及艾灸非经穴对照组比较，NK活性、LAK活性明显升高，提示清除肿瘤来源的免疫抑制因子可能是艾灸抑瘤免疫反应中的重要机制。杨志新等艾灸大椎穴能明显抑制恶性淋巴瘤的生长，抑制率达41.08%，使小鼠生存期延长，并提高腹腔巨噬细胞吞噬能力、杀伤活性及IL－1诱生能力。梁军等研究表明，艾灸大椎穴能抑制肿瘤细胞的生长，提高巨噬细胞活性，NK 细胞毒活性，淋巴细胞转化功能和混合淋巴细胞增殖反应。翟氏通过艾灸关元抗小鼠移植性肝癌的实验表明，艾灸可提高脾 NK 细胞毒活性和腹腔巨噬细胞抗体依赖细胞毒细胞（ADCC）活性，并能提高脾淋巴细胞转化和分泌白细胞介素Ⅱ功能，明显稳定脾 T 淋巴细胞亚群比例。在早期对肿瘤生长有较明显的抑制作用，揭示艾灸的免疫调节作用是其抗肿瘤的重要机理。杨友泌通过艾灸对小鼠移植性肿瘤 S180 抑制作用的实验观察后，认为艾灸能促进抗体的产生，提高机体的免疫功能和网状内皮的机能活性，通过提高带瘤机体的免疫功能，激活巨噬细胞的吞噬活力，保护带瘤机体糖代谢，使带瘤机体内环境稳定起到抑瘤生长的作用，而且对带瘤人体有一定的支持和保护作用。

实验研究还证明，艾灸大椎、关元等穴后，发现瘤体重量明显轻于对照组，灸后瘤体内癌细胞生长不活跃，部分细胞也破坏严重，肿瘤与周围组织之间还形成一层包膜包裹。杨友泌等报道，灸小鼠“大椎”穴，对带瘤生存的机体有一定的保护作用，且对瘤体的生长有抑制作用，艾灸可使瘤体的重量减轻。孙兰英的实验表明，灸大椎穴对小白鼠实体瘤和腹水瘤均有一定防治瘤体生长、向外扩展侵袭的治疗作用。艾灸“关元”穴能显著地延长接种 HAC（小鼠腹水型肝癌）瘤细胞后的小鼠存活期，对肿瘤的生长有较明显的抑制作用。目前认为，针灸抑制肿瘤生长的作用与针灸激活了带瘤机体的免疫系统，激活了巨噬细胞的吞噬能力，增强了带瘤机体抗肿瘤免疫反应能力有密切关系。

3　消散肿瘤作用

针灸疗法具有一定的缩小肿瘤和消散肿瘤的作用。肿瘤的消失形式有两种情况：一种是大肿瘤逐渐缩小而消失，另一种是大肿瘤分散为若干小肿瘤逐渐消失。临床上运用电热针治疗部分浅表性恶性肿瘤已取得了可喜的疗效。夏玉卿等以电热针治疗皮肤癌，100 例患者经 2 ~3 个疗程治疗，肿瘤全部消失 56 例，部分缩小 36 例，无变化或恶化 8 例，总有效率 92%。唐学正等运用电热针对 3 种小鼠可移植性癌（胃鳞癌、乳腺癌、肝癌）的抑制作用进行了实验研究，方法是用电热针直刺肿瘤当中，热量 135 ~196 卡，时间 40 分钟。结果治疗组存活期明显长于对照组，小鼠胃癌治愈率 70% ~100%，乳腺癌分别为 50% ~60%、76% ~83. 3%、84. 8% ~90. 6%，肝癌分别为 70% ~88. 2%、88. 2% ~90%、84. 2% ~94. 4%，重复实验时治疗组无一例转移现象。实验表明，运用电热针治疗肿瘤的原理是利用高温烧灼，直接刺激瘤体，能使肿瘤组织萎缩，癌细胞发生凝固坏死，最后结痂、脱落。另外，用艾灸直接作用于肿瘤局部，同样是利用高温灼烧来达到杀伤肿瘤的目的。这种方法对于机体浅表肿瘤的治疗具有重要意义。动物实验表明，针灸对动物移植性肿瘤的生长有明显抑制作用，并可提高带瘤动物的存活率或生存期。

日本开展针灸抗癌效果的基础研究，表明在施灸的动物皮下移植癌细胞的抑制率增高，施灸部位的皮肤组织提取物具有抗癌物质，其抗癌因子是施灸的物理刺激对机体的一种非特异性反应。野间重任采用灸法对荷瘤小鼠实体癌进行了观察治疗，当肿瘤增殖到10mm×10mm时，以其中5只为灸治组，另5只为对照组。施灸组每天以1壮小艾柱放在癌肿皮肤上进行治疗，灸治疗3～6周后，全部癌肿消失，对照组6周后癌肿全部明显增大。

4　预防肿瘤细胞转移

针灸具有抗凝与纤维蛋白溶解作用，能保持血凝和纤维蛋白溶解系统的平衡。所以针灸能降低恶性肿瘤患者的血液黏稠度，改善肿瘤患者的“高凝状态”，可选用具有活血化瘀的常用穴位如三阴交、足三里、合谷、太冲、血海、百会、阳陵泉、大椎、脾俞、膈俞等。现代研究表明，这些穴位可扩张微血管，增加血流量，促进免疫活性细胞深入瘤体，抑制癌细胞的生长，并且能抑制血小板聚集，促进纤维蛋白溶解，破坏肿瘤周围及癌灶内纤维蛋白凝集，从而阻止癌细胞着床，防止肿瘤的转移。

5　双向调节内分泌系统

体内的激素水平和内分泌平衡失调与肿瘤的发生、发展有密切关系。郑魁山等临床研究表明，热补针法能明显改善肾阳虚小鼠肾上腺皮质结构和功能，提高血浆中皮质激素水平，抑制肾上腺皮质的萎缩，促进细胞内的物质代谢和激素合成过程。这说明针刺能增强肾上腺皮质功能，对肾上腺皮质激素具有调节作用。

徐铮等研究表明，乳腺增生病患者存在细胞免疫功能的紊乱和性激素的紊乱，针刺可使这种紊乱得以调节。杨金洪等研究表明，针刺对恶性肿瘤患者异常增高或降低的雌二醇（E_2）、雌三醇（E_3）水平有一定的调节作用，使增高的睾酮降低。另外，针刺对雌性激素的调节，可使高水平的血清促卵泡雌激素（FSH）下降，降低的孕酮有所提高，尤其使降低的雌二醇（E_2）升高作用更明显。研究还发现，针灸肾俞穴、关元穴，能使肾阳虚大鼠已降低的黄体生成素及睾酮激素显著升高。吴玉筠等采用耳针刺激实验结果表明，耳针刺激对生长激素的分泌存在双向调节作用。因此，针刺对体内激素水平具有双向调节功能，可以用于治疗与激素有关的疾病，如乳腺癌、前列腺癌等。

6　调节细胞内 cAMP 含量及 cAMP/cGMP 比值

环磷酸腺苷（cAMP）和环磷酸鸟苷（cGMP）是细胞内体现阴阳相对平衡的关键环节。cAMP在体内起着重要的作用，与肿瘤的发生发展有着密切关系。癌变与细胞中cAMP含量有关，机体癌细胞内cAMP低下和cAMP/cGMP比值异常，就会导致细胞增殖和分化功能紊乱。肿瘤患者癌细胞的 cAMP 含量越低，病情越严重，增加 cAMP 的含量或提高 cAMP/cGMP 比值，就能抑制癌细胞的增殖，使肿瘤细胞向正常细胞转化，可抑制肿瘤的生长。近年来，许多学者临床研究表明，针灸能够调和阴阳，调节机体内外环境的平衡稳定，能够提高 cAMP 含量及 cAMP/cGMP 比值。cAMP/cGMP 比值是调节肿瘤病人内外环境平衡的关键。郭尧杰以接种 Sl80 肉瘤的小鼠为动物模型，小艾炷灸中脘穴，观察艾灸对肿瘤的抑制作用。结果显示，艾灸能抑制癌鼠瘤体的增大，提高癌鼠血浆 cAMP/cGMP 比值，增强其脾 NK 细胞毒活性。动物实验还表明，在体内的原发性或移植性肿瘤注入 cAMP，可抑制肿瘤的生长。因此，cAMP 对肿瘤细胞有促进分化和抑制增殖的效应。

综上所述，经过大量的临床实践和现代医学研究结果表明，针灸治疗疾病具有三大作用：第一是镇痛作用；第二是增强机体防御免疫作用；第三是对机体各系统的调节作用。这三大作用对于肿瘤的治疗都是需要的。针灸治疗肿瘤作用的途径主要有两个方面：一是对肿瘤的间接治疗，即通过提高人体免疫功能来抗肿瘤；二是直接作用于瘤体，以杀灭癌细胞并消散肿瘤。针灸的免疫调节作用不是单一地作用于某个环节，而是从神经、体液、细胞和分子等不同水平上进行的多个层次、多个环节的调节，因此优于西药免疫制剂单方面的调节作用。针灸抗癌作用主要是能提高机体的免疫功能，使人体的免疫细胞如 T 淋巴细胞、淋巴细胞转化率明显升高，并且能显著增强 NK 细胞、LAK 细胞及巨噬细胞的活性。这些免疫细胞的提高，对肿瘤病人是非常重要的，它能在人体内起到自然杀伤癌细胞的作用，促进癌细胞凋亡。同时通过针灸的调节，可使机体紊乱的脏腑功能得以调整，使机体生长正常细胞的功能得以恢复，而异常增生的癌细胞逐渐衰老死亡，肿瘤病灶因而停止生长，瘤体缩小，直至消失。针灸能影响肿瘤发生、发展的整个过程，对改善临床症状，延长生存期及预防正常组织的癌变等具有独特的作用。这就是针灸目前对治疗肿瘤取得疗效的机理认识。

第三节　针灸抗肿瘤的临床应用

1　针灸结合放疗、化疗

放疗与化疗在其杀伤肿瘤细胞的同时，也杀伤人体的正常细胞，或破坏人体某些正常机能，因而，肿瘤病人接受放疗或化疗后常出现一些局部或全身的不良反应，常见的有：骨髓抑制而致的白细胞和血小板减少；消化道反应：如恶心、呕吐、厌食、腹泻等；全身症状如：乏力、头晕、失眠、脱发等，有些化疗药物还可导致心脏及肾脏功能等方面的毒副作用。而针灸具有对抗放疗、化疗毒副反应的作用，能解除放疗、化疗所导致的骨髓抑制、免疫抑制，同时也改善了造血功能，从而增强了患者的免疫功能；能减轻放疗、化疗引起的神经、消化道反应，缓解恶心、呕吐、乏力、头晕、失眠等症状。针灸治疗始于病人接受放疗和化疗之前，并贯穿在肿瘤病人治疗的全过程，以保证放疗和化疗的顺利完成。

1.1 防治化疗造成的骨髓抑制

化疗易造成骨髓抑制，骨髓造血功能障碍，病人白细胞减少而并发感染，影响化疗的顺利进行。目前临床上多给予粒细胞—巨噬细胞集落刺激因子治疗，常用药物有粒生素、特尔津、惠尔血等，升白疗效确切，但价格昂贵，患者依从性差等问题。临床中采用针刺加艾灸疗法防治化疗后导致的骨髓抑制，可以取得较满意的临床疗效。

针刺取穴：足三里、三阴交、合谷、内关、脾俞、肾俞、太溪等。艾灸取穴：关元、气海、大椎、膈俞、脾俞、肾俞。由于肿瘤患者白细胞降低，常表现出的脾肾两虚或气血双亏的临床特点。取足阳明胃经合穴、足三里及脾俞、胃俞，以调理脾胃，扶助正气；取肝、脾、肾三经之交会穴三阴交，以调脾胃、益肝肾、补精血、生精髓；取肾俞温阳益肾，补骨生髓；取八会穴之血会、膈俞，以补血、调血、活血；取督脉与六阳经之交会穴大椎，以扶助阳气。以上诸穴配合应用，可达健脾胃、理中焦、益肝肾、补骨髓、养气血、扶正气之功。同时配合艾灸，更增强其作用。灸法可以提高白细胞及增加其吞噬作用；增加红细胞及增加血量；改善微循环；促进抗体的产生，提高机体的免疫功能和网状内皮功能的活性。

穴位注射：取足三里（双）、三阴交（双）、大椎。用黄芪注射液，每支2ml，每次取两穴。局部皮肤常规消毒后，用5ml注射器5号针头，吸取药液4ml，用快速进针法，分别刺入足三里（单）、三阴交（单）或大椎。抽无回血，以患者穴位局部发胀能忍受为度，每穴注入2ml，每日1次，针刺5次，休息2天，为一个疗程，直至化疗后一周。此法不仅可增强针感，提高穴位对机体的调整作用，而且由于腧穴、经络的药物作用相互协同，可迅速达到补气生血的目的。黄芪具有显著的补益气血升阳作用，用黄芪注射液穴位注射，是运用针刺和药物相结合的一种新疗法。它通过针刺的机械作用，药物的药理作用，穴位的开阖与传导作用，使三者共同结合起来对人体产生强烈刺激，从而恢复机体的正常功能，消除化疗造成的骨髓抑制作用。

1.2 防治化疗引起的胃肠道反应

恶心、呕吐是化疗所致的另一个比较常见的化疗副反应。主要是化疗药物对胃、食管等黏膜的刺激，从而使病人出现恶心、呕吐、食欲减退、胃脘胀闷等症状，长期摄入量少可导致人体的免疫力下降而加重病情，以致影响化疗的顺利进行。中医认为恶心、呕吐是化疗药物导致人体气血失调、痰浊内生、脾胃受损、升降失司所致，故选用中脘、丰隆等穴，采用平补平泻的方法进行治疗，以达到调和脾胃、改善气血失调之功效。针刺一般在化疗早期使用疗效更佳，从化疗前5天开始至化疗结束。

针刺取穴：中脘、内关、足三里、上巨虚、阳陵泉、合谷、曲池等，每天1～2次，留针30分钟，手法为平补平泻，因肿瘤病人化疗后身体虚弱，对强刺激的承受能力大为下降，故采用平补平泻手法。行针时主要以提插法和捻转法两法并用，针刺治疗时必须达到一定刺激量，才能具有治疗作用。而刺激量的构成，则以刺激强弱和刺激时间为主要因素。刺激时间所用的行针手法主要有两种，间歇行针和持续行针手法，比较而言，持续行针法的刺激强度大于间歇行针法，临床中考虑到肿瘤化疗后的病人体质虚弱，采用间歇行针法，对化疗中出现呕吐反应严重者，同时配合穴位注射足三里、中脘等穴。另外，对某些病人惧怕针刺者，我们采用单独艾灸疗法，艾灸足三里、关元、中脘、内关等穴，明显起到降逆止呕的作用。

针灸之所以能防治化疗所致的恶心、呕吐反应是对中脘穴加以适度刺激，因中脘为胃之募穴，募穴为脏腑经气所结聚之处，针灸该穴能使脏腑功能得调，气血运行得畅。内关功擅理气降逆，为止呕要穴，足三里为胃腑下合穴，“合治内腑”，以通调腑气，降逆止呕，配合手阳明大肠经原穴合谷、合穴曲池及下合穴上巨虚等，诸穴合用共奏健脾理气，和胃降逆止呕之功效；对于化疗引起顽固性呕吐，可配合穴位注射及耳穴疗法，一般常取足三里、内关等穴。注射药物可选用胃复安注射液10mg或维生素B_6注射液2～4ml，每次取一侧足三里和对侧内关两穴，两组交替使用，疗效显著。

1.3 防治放化疗引起的口腔溃疡及干燥症

针灸治疗放疗、化疗导致的口腔溃疡及口腔干燥症有较好的疗效，根据患者的病情，实证用泻法，虚证用补法。其机理可能是通过针刺促进神经肽释放，引起唾液腺的分泌。

针刺取穴：廉泉、颊车、合谷、内庭、曲池、足三里、通里等。因手阳明经和足阳明经之脉均入口中，故取足阳明胃经颊车、内庭、足三里穴相配，可疏泄足阳明经之邪热。合谷、曲池为手阳明经穴，有清泻胃热，疏通经脉的作用。廉泉为任脉经穴，具有清热利咽之功。通里为手少阴心经，舌为心之苗，心开窍于舌，诸穴合用，共奏调补心阴，清热利咽之功效。热甚配大椎；口舌干燥配金津、玉液；潮热配间使、太溪、三阴交，同时配合耳穴及三棱针。耳穴取神门、口、心、脾、胃、耳尖等，三棱针点刺金津、玉液、少冲，溃疡面多者加四缝穴，或穴位注射维生素B_1、维生素B_6等。

2　针灸治疗肿瘤并发症

2.1 治疗癌性疼痛

疼痛是中晚期癌症最主要的症状之一，据统计临床发生率达70%以上。各种癌症晚期，由于瘤体增大，压迫或侵犯邻近器官、神经末梢或神经干，患者均有不同程度的疼痛，如烧灼痛、隐痛、胀痛、牵扯痛和顽固、持续性剧痛。这种疼痛与所在部位、生长方式和增长速度有关，其特点是持续时间长，并且呈进行性加剧，随着疾病的发展，疼痛越来越剧烈，不仅给患者带来极大的痛苦，使病人失去治疗的信心，而且影响抗肿瘤治疗计划的实施，使肿瘤进展更加迅速。因此，缓解疼痛是改善中晚期癌症患者生存质量的一个重要方面。针灸的镇痛作用在缓解癌性疼痛方面显示了较大的优势，具有控制癌性疼痛、应用方便且无成瘾等特点，有较好的止痛作用。中医认为癌性疼痛的病机是气滞血瘀、痰凝经络、闭阻不通而痛，日久邪盛正虚、气血亏虚、不荣而痛。针灸治疗以疏通经络，调畅气血为主，因此能达到通则不痛的良好效果。

2. 1. 1 体针疗法

肺癌痛：取三阳络、尺泽、郄门、外关、内关、合谷、三阴交、肺俞、列缺。每次选用 4 穴为 1 组，交替应用。快速进针，中等刺激，待有酸、麻、胀感后，留针 20 分钟，每日针刺1 ~2次，可使疼痛减轻或缓解。若效果不佳时，可加针太渊穴、太溪穴；灸大椎、肺俞、膏肓俞、关元。每穴灸 10 分钟，5 天为一个疗程。

食管癌痛：取曲池、商阳、合谷、上脘、膻中、内关、足三里、廉泉。快速进针，中度刺激，待有酸、麻、胀感后，留针 20 分钟，每日针刺 1 ~2 次。对晚期剧烈疼痛的患者，可配合灸法，灸心俞、胃俞、脾俞、关元，每穴灸 10 分钟，5 天为一个疗程。

胃癌痛：取中脘、上脘、内关、足三里、三阴交、合谷，中等刺激，每次留针 20 分钟。每日针刺 1 ~2 次，可使疼痛缓解或消失。若止痛效果不明显，可加针公孙穴、太冲穴，可配合灸中脘、关元、神阙、足三里。每穴灸 10 分钟，5 天为一个疗程。

肝癌痛：肝炎点（右锁骨中线直下，肋弓下缘 2 寸处）、足三里、阳陵泉、太冲、期门、章门、三阴交。除肝炎点外，足三里、阳陵泉、三阴交均取双侧；章门、期门局部取穴即可。每次选 3 ~4 个穴位，交替使用。宜缓慢进针，肝区穴位进针不宜深，切忌提插。可留针 20 分钟，每日针刺 1 ~2 次，一般进针后，疼痛渐止，止痛维持时间可长达 10 余小时，留针时间长者，止痛效果更好。对晚期肝癌疼痛剧烈者，可配合灸肝俞、胃俞、脾俞、关元。每穴灸 10 分钟，5 天为一个疗程。

胆囊癌痛：取足三里、三阴交、阳陵泉、合谷、胆囊穴。快速进针，待有明显的酸、麻、胀感后，留针 20 分钟，每日 1 ~2 次。疼痛剧烈者加针刺支沟、行间、太冲，同时配合艾灸，灸肝俞、胆俞，每穴灸 10 分钟，5 天为 1 个疗程。

胰腺癌痛：取三阴交、太冲、公孙、足三里、心俞、阳陵泉、中脘。快速进针，有明显的酸、麻、胀感后，留针 20 分钟，每日 1 ~2 次。疼痛剧烈者可加艾灸，灸关元、足三里、中脘、脾俞、胃俞，每穴灸 10 分钟，5 天为 1 个疗程。

大肠癌痛：取足三里、上巨虚、三阴交、蠡沟、合谷、天枢、五枢、维道。快速进针，待有酸、麻、胀感后，给予中等刺激，留针 20 分钟，每日 1 ~2 次。疼痛剧烈者可加艾灸，灸大肠俞、天枢、关元，每穴灸 10 分钟，5 天为 1 个疗程。

乳腺癌痛：取肩井、下翳风、外关、合谷、曲池、三阴交、足三里。快速进针，到达穴位深度时，出现酸、麻、胀感后，留针 20 分钟，每日 1 ~2 次，可使疼痛立即减轻或消失，对晚期癌性疼痛者加针足临泣、太冲穴，5 天为一个疗程。

宫颈癌痛：取三阴交、蠡沟、太冲、行间、肾俞、次髎。快速进针，到达穴位深度，中等刺激，产生酸、麻、胀感后，留针 20 分钟，每日 1 ~2 次。若剧烈疼痛加针双侧白环俞，同时配合灸法，灸关元、中极、子宫穴，每穴灸 10 分钟，5 天为一个疗程。

肾癌痛：取昆仑、太溪、阴陵泉、太白、合谷、外关、足三里穴。快速进针，到达穴位深度，即有明显的酸、麻、胀感，中等刺激运针 2 分钟，留针 20 分钟，每日 1 ~2 次。对于晚期疼痛者，可加针刺中极、陷谷、太冲，并配合艾灸关元、肾俞、命门。每穴灸 10 分钟，5 天为一个疗程。

膀胱癌痛：取三阴交、阴陵泉、足三里、中极、关元、膀胱俞、白环俞穴。快速进针，到达穴位深度后，产生酸、麻、胀感后，中等刺激，留针 20 分钟，每日 1 ~2次。疼痛剧烈者加刺涌泉、京门、束骨，配合艾灸膀胱俞、肾俞、三焦俞、阿是穴，每穴灸 10 分钟，5 天为一个疗程。

上颌窦癌痛：取迎香、百会、太阳、上星、合谷、攒竹、印堂、阳白、风池，中等刺激，待产生酸、麻、胀感后，留针 20 分钟，每日 1 ~2 次，5 天为一个疗程。

鼻咽癌：取巨髎透四白、百会、迎香、合谷、支沟穴。快速进针，到达穴位深度，产生酸、麻、胀感。中等度刺激，留针 20 分钟，每日 1 次，5 天为一个疗程。

2.1.2 电针疗法

电针疗法是在针灸学的基础上发展起来的，它是电脉冲、经络系统和神经系统相结合的产物，是通过针刺穴位和电刺激的综合作用产生镇痛效应的。癌性疼痛主要是由于癌组织向周围浸润性生长，侵犯了神经组织，以及癌组织扩散转移到神经干、神经根、神经末梢部位等组织引起的。电针信号由外周神经传入中枢，一方面可以在脊髓水平抑制疼痛信号的传递，更重要的是经腹外侧索上传至脑，通过某些核团，对疼痛信号的传递或感觉起调节作用。研究表明电针镇痛可通过 5 - HT 系统而实现，而使吗啡耐受脑内 5 - HT 转换率增高，故电针镇痛与吗啡类镇痛剂镇痛作用相似。

取穴：足三里、三阴交、合谷、太冲等，并根据疼痛所在或病变的脏腑，配以相应的背俞穴。以 1.5 寸毫针，刺入穴位得气后，电针连接 G6805 治疗机，予连续波，中频，以能耐受为度，留针 30 分钟，每天 1 次，针 5 次休息 2 天，10 次为 1 个疗程。

2.1.3 穴位注射疗法

穴位注射疗法由于用药量较肌肉注射少，也相应降低了用药的毒副作用。如杜冷丁常规肌肉注射为 25 ~50mg 时，有的病人就会出现头痛、头晕、恶心等副反应，而穴位注射用量一般仅为 10mg，疗效不减而副作用却很小。所以用于癌症镇痛疗效较好，穴位注射在治疗癌痛方面是利用穴位的治疗作用和药物的药理性能而发挥作用的。

腧穴注射法：取合谷、三阴交、足三里、中脘、阿是穴（痛点上缘）。如体内组织剧痛，则取该脏腑所属经络的原穴。方法：皮肤常规消毒后，用5号注射针头，快速刺破皮肤，到达穴位深度，得气后即回抽，如无回血，则注入曲马多等药液，每穴注入1~2ml，一边退针，一边推注药物。阿是穴取痛点上缘，药物注射使其成半弧形，以抑制痛觉。一次总量不超过10ml。

耳穴注射法：取皮质下、心、肝、耳尖、交感、神门、病变相应部位耳穴。方法：每次选3~4穴，单耳或双耳。注射杜冷丁或吗啡或曲马多等，每穴0.1~0.3ml，每日或隔日1次。或用生理盐水10~20ml行耳根环形注射。取神门、皮质下、肾、心、肝、耳尖、压痛点、病变相应部位耳穴。行耳根环行注射时，必须沿着耳根完整地注射一圈，或用度冷丁0.1~0.3ml（含该药1~5mg）从神门穴向前下方斜刺皮下2~3mm注入，注射完毕，针头慢慢退出，以免药物从针孔流出。注射10分钟左右发挥作用，止痛效果和止痛时间与肌注杜冷丁100mg相似，有时止痛时间长达20多小时。如体表癌块较小，可在癌块外围注射成一圆圈。合谷、三阴交注射1~2ml，癌痛上缘或外围封闭可注射6~10ml，每次注药总量不超过10ml。

2.2 治疗术后尿潴留

结肠癌、卵巢癌、子宫癌等术后常出现的并发症为尿潴留。尿潴留属中医“癃闭”范畴。其病位虽在膀胱，但与肺、脾、肾、三焦密切相关。肺气充盈，则能通调水道，下输膀胱；脾气充盈，则能升清降浊；肾阳充盈，则气能化水，使水道通畅。由于肿瘤病人其正气本已虚，再经手术广泛切除后，其气血亏虚，肾气不足更为明显。肺脾肾亏虚，三焦失调，膀胱气化功能失司，导致小便不利而致尿潴留。

针刺取穴：选用中极、关元、气海、三阴交、阴陵泉、水道、肾俞、膀胱俞等穴位，针刺手法：关元、气海、肾俞、膀胱俞用补法，其余用平补平泻手法，针刺得气后，留针20分钟，每日1次，5次为一疗程，针灸并用。具有固肾益精，扶正培元，通利小便的作用。三阴交为足三阴经交会穴，可调理肝、脾、肾，助膀胱气化；阴陵泉具有健脾渗湿，通利下焦，促使肺脾肾三焦气化功能正常，从而使小便通利；中极为膀胱之募穴，配膀胱俞，为俞募相配，具有疏调膀胱气化功能；气海、关元、阴陵泉、水道、肾俞具有补益肾气、通利小便作用，因此取得较为满意的临床疗效。

2.3 治疗顽固性呃逆

癌症中晚期患者因长期饮食减少，同时接受手术或放化疗，身体虚弱，胃气衰竭，脏腑阴阳俱损，气机运化及升降失常，胃气上逆，易发生顽固性呃逆，在短时间内较难治愈。顽固性呃逆，是晚期恶性肿瘤患者的常见症状，也是上消化道大出血等严重并发症的诱因，所以应及早治疗。针灸治疗本病见效快，在治疗顽固性呃逆的同时，要注重调理紊乱的气机，即调整脏腑升降气机的平衡，和胃降逆，以使清气得升，浊气得降。

针刺取穴：内关、中脘、膈俞、膻中、足三里、合谷、阳陵泉、天突、丰隆、太冲、三阴交等。同时配合耳穴疗法，取穴：交感、神门、膈、食道、胃、肝、皮质下、枕等。天突为任脉与阴维脉交会穴，内关为厥阴之络、八脉交会穴，通阴维脉，两穴共用，有升清降浊、和胃理气之效；膻中穴为八会穴之气会，且为心包经之募穴；中脘为胃之募穴及腑会，同时又是任脉与手太阳、手少阳、足阳明交会穴，合谷为手阳明之原穴，足三里乃足阳明之下合穴，泻之能除热降逆，补之能益胃肠之虚；膈俞利膈镇逆；三阴交补之治脾胃虚弱，泻之能滋阴降虚火。诸穴配伍具有降逆宽胸，利气止呃的作用。另外，在针灸时，嘱患者配合呼吸调息吐纳法，使患者的精、气、神集中在将要针刺的穴位上，以增强经气感传，达到气至病所，再根据患者的体质、精神状态，因人制宜，采用不同的补泻手法，从而取得显著疗效。

2.4 治疗麻痹性肠梗阻

麻痹性肠梗阻是中晚期肿瘤病人常见的并发症，常见于胃癌、胰腺癌、结肠癌、卵巢癌等晚期肿瘤。由于肿瘤广泛转移并侵犯周围组织器官，加之肿瘤晚期正气不足，胃肠蠕动功能减慢或脏腑功能失调所致。中医学认为本病属于“肠胀”、“鼓胀”范畴，多由热结、气滞、津枯、气虚等，而致大肠传导失司，腑气不通，气聚作胀或术后脏腑功能未复，气机逆乱而成。针灸治疗重在行气导滞，调理胃肠功能。

针刺取穴：天枢、大肠俞、中脘、足三里、上巨虚、内庭。由于大肠传导失司，腑气不通，故取大肠俞与天枢，俞募相配，行气导滞，调理肠胃，以恢复大肠传导之功能；配以腑之会穴中脘，及大肠经下合穴上巨虚，运中通腑，以利中焦升降之功能；再加足三里、内庭和胃降逆，通导腑气。诸穴合用，共收理气导滞之功。并可艾灸中脘、天枢、足三里、气海、神阙等，以及使用穴位注射及耳穴疗法等疗效较好。

3　促进肿瘤患者康复

肿瘤康复医疗的任务是研究恢复某些根治术后遗留的功能障碍，消除放疗、化疗出现的毒副反应及预防复发、转移和对癌前病变进行前瞻性治疗，以提高肿瘤病人的生存质量，延长生存期。

针灸作为心理治疗的手段之一，能明显改善肿瘤病人的临床症状，如常见的睡眠障碍、食欲减退、消化功能不良、胃肠功能紊乱以及疼痛综合征等。因此，针灸能增强患者康复的信心，在改善肿瘤病人的临床症状、提高生存质量等方面可发挥重要作用。

针灸能够促进肿瘤病人的脏腑功能恢复。如乳腺癌手术后常出现同侧上肢淋巴液回流不通畅，肢体肿胀疼痛；面颌部手术后常出现张口受限，面神经瘫痪等症；

颅内肿瘤摘除术后常出现记忆力减退，语言不清，肢体瘫痪等；头颈部肿瘤放疗后常出现口干、舌燥、耳鸣、牙痛等；还可出现放射性脊髓炎、放射性肺炎和肺纤维化等。针灸在肿瘤康复治疗中可发挥重要作用。通过针灸治疗刺激腧穴、疏通经络，可以调整人体的阴阳气血及脏腑功能的平衡，从而使肿瘤病人得到整体康复。

肿瘤之所以能在外界致癌作用因素下产生，主要是机体细胞免疫功能低下，免疫监视系统功能不能识别正常细胞与癌细胞。因而，提高细胞免疫功能是防治“内虚”的重要一环。有效地防止复发和转移，除了做彻底的根治性手术，不残留癌细胞外，更重要的是提高患者自身免疫力，调整机体内脏腑、阴阳、气血、经络功能，使内环境达到稳定。故调整机体的内环境，使之保持平衡稳定，增强机体的抗病能力，是预防肿瘤的重要措施之一。针灸能够增强和激活人体的免疫监视系统，在预防肿瘤的转移和复发治疗中有其独特的功能。针灸能疏通经络、调整阴阳平衡、调和气血、补益肝肾、健脾益气、培元固本、扶持人体正气、调整脏腑功能，充分发挥整体内在的抗病能力，可达到防治的目的。因此，预防治疗是减少肿瘤复发或转移的有效措施。

4　耳穴疗法治疗肿瘤

耳穴可以作为肿瘤的辅助诊断。运用经络理论诊断肿瘤，已受到广泛重视。人是一个统一的整体，任何局部的病理改变都可能是整体病变的反应。肿瘤患者耳部的阳性特征主要表现为耳壳的有关位置的增厚隆起，以及相应部位及皮肤颜色的异常。研究发现耳廓穴位中，肿瘤1、肿瘤2、肿瘤3、肿瘤4、内分泌、肾上腺、皮质下等7个具有不同代表性质穴位信号，直接反映了肿瘤的有无和性质，也提示了肿瘤的分期，指出肿瘤1和肿瘤4阳性指数增高，较多出现于恶性肿瘤；肿瘤1至肿瘤4测得的信号强弱及出现规律可以判断有无肿瘤，并区别其为良性或恶性，从而认为阳性穴位电流的平均值下降及皮质下阳性指数变化是诊断肿瘤的重要依据之一。

耳穴疗法治疗肿瘤具有疗效，是由于耳穴疗法具有调节免疫功能。耳穴与内脏存在着免疫系统的联系，耳穴疗法既能增强体液免疫功能，又能提高细胞免疫功能。耳穴疗法对于癌性疼痛有较好的疗效，根据“经穴－脏腑相关理论”，在耳穴施以针刺、耳穴贴压、及耳部穴位注射等，均可以达到疏通经络，调整脏腑，运行气血的作用。

耳穴贴压疗法是利用王不留行子等材料，对耳穴进行刺激，这种疗法安全无副作用，其特点具有渗透性、集中性、持续性及反复性，故在耳部相应穴位按压刺激可以疏通经气，达到行气止痛之目的。从而达到经络气血畅通，即“通则不痛”。现代研究亦表明，在针刺刺激下，机体内发生从外周到中枢各级水平的，涉及神经、体液等许多因素的动态变化，包括5－羟色胺、内啡呔等物质的分泌增加，从而提高“痛阈”。

耳针及穴位注射，耳针取穴：皮质下、耳尖、心、神门、肾上腺、交感、病变相应点。每次可取 3～4 穴，行捻转手法，留针 1～3 小时，每日 1 次，两耳交替，10 次为一个疗程。穴位注射可选用生理盐水 10～20ml 耳根环形注射，沿着耳根完整注射一圈。或选用杜冷丁、曲马多等止痛药，每穴注入 0.1～0.3ml，每次取 2～3 穴，每日或隔日一次，两耳交替。穴位注射可通过注射针具对经穴的机械性刺激发挥针刺样作用，又可通过经穴注射药物发挥其更强的止痛作用。由于耳穴疗法简便易行，适应范围较广，患者易于接受，故可用于肿瘤病人治疗各期，与中药配合治疗放化疗导致的骨髓抑制、恶心呕吐等胃肠道反应，疗效显著。

5　辨证论治治疗肿瘤

辨证论治是中医学的特色和精华所在，在针灸疗法中具有特殊的运用形式，即以脏腑气血证治为基础，以经络证治为核心，以八纲证治为纲领。针灸适用于肿瘤的各期治疗。如肿瘤初期，邪气盛，正邪相争，通过针灸可以疏通经络，行气活血，软坚散结、清热解毒、宣肺化痰等治法来抑制肿瘤的生长；癌症晚期，正气已虚，无力抗邪，故可采用扶正固本法来扶助正气，补益气血，增强人体抗病能力，以达到调和气血，平衡阴阳的目的。

5.1 辨病与辨证相结合

针灸治疗恶性肿瘤，应该辨病与辨证相结合，具体实施时可分为“同病异治”和“异病同治”两大类。“异病同治”是指同一种治法（同治）可用治疗具有相同证型的不同性质的恶性肿瘤（异病）；“同病异治”则是指同一种恶性肿瘤（同病）由于临床表现为不同的证候类型，则需要施以不同的治法（异治）才能获得很好的疗效。

同病异治：同一种癌肿，由于个体的体质及疾病发展的阶段不同，如早期、中期、晚期，往往表现出不同的动态综合征，即“同病异证”，治则就应采用“同病异治”方法。如原发性肝癌，在不同的患者或同一患者不同的病期可表现为早期，癌块初结，常见气机郁滞的表现，治疗当以疏肝利胆，消癥散结，取肝俞、阳陵泉、内关等穴；肝癌中期，癥块坚结，脏腑受损，气血郁阻，治疗重在调和脏腑、软坚散结为主，取三阴交、阳陵泉、肝俞、期门、太冲、足三里等穴；肝癌晚期，正气耗伤、津液亏损，治当扶肝健脾、滋养肝肾，取肝俞、期门、脾俞、足三里、肾俞、太溪、三阴交等穴。

异病同治：中医认为，各种不同的癌肿虽属于不同的“疾病”，但他们在发生发展过程中，却又经常会出现相同或类似的临床表现，即“异病同证”。如原发性肝癌和肺癌虽属于不同的恶性肿瘤，但在各自发展过程中，均可出现局部疼痛、面色黯淡、包块、舌见瘀斑、脉象弦涩等“气滞血瘀”的证候，此属“异病同证”，可采用“异病同治”的“活血化瘀、行气止痛”的治法，取穴三阴交、合谷、太冲、血海、阳陵泉、大椎、膈俞、脾俞等。总之，中医在治疗恶性肿瘤时更多考虑的是整体“证候”，通过治疗“证”而达到治疗局部“病”（瘤体）的目的。

5.2 辨证取穴位治疗肿瘤

针灸抗肿瘤的主要中医机理在于扶正固本。临床取穴常选择任、督二脉、阳明经穴、背俞穴及原络穴等，如大椎、足三里、曲池、内关、关元、神阙、合谷、三阴交等穴。由于督脉为“阳脉之海”、任脉为“阴脉之海”，督脉与任脉同起于胞宫，相交于口唇，首尾相接，成为人体“小周天”。因此，针刺任、督二脉可协调机体的阴阳平衡。阳明经穴系为“多气多血”之经，针灸有较好的调畅气血功能。背俞穴为脏腑经气输注于腰背部的一组穴位，在膀胱经上，与督脉并行，其间有精气相通，以阳中求阴、益气养阴、滋濡脏腑。故针灸背俞穴可舒畅气机、调理脏腑功能。针灸治疗肿瘤虽以扶正固本为主，但取穴仍以辨证施治为原则。在辨证的基础上，需根据肿瘤的不同部位及症状的不同而取不同的腧穴，这样才能取得更好的效果。

气滞血瘀证：取穴有足三里、阳陵泉、脾俞、三阴交、内关、合谷、太冲、血海、百会、大椎、膈俞等。此组穴位的现代研究表明，可扩张微血管，增加血流量，促进免疫活性细胞深入瘤体，抑制癌瘤细胞的生长；还能够抑制血小板聚集，促进纤维蛋白溶解，破坏肿瘤周围及癌灶内纤维蛋白凝集，从而阻止癌细胞着床，防止肿瘤的生长和转移。针刺治疗，每日 1 次，每次留针 15 ~ 30 分钟；足三里、大椎、膈俞用艾条灸，每次取 2 穴，每穴 10 分钟，每日 1 次，10 次为一个疗程。

痰湿凝聚证：取穴有内关、足三里、脾俞、胃俞、中脘、三阴交、间使、丰隆、公孙、行间、阴陵泉、鱼际、合谷、外关、肺俞等。此组穴位的现代研究表明，可疏通淋巴管道，促进淋巴和血液循环，提高巨噬细胞吞噬能力等作用。针刺治疗，每日 1 次，每次留针 15 ~ 30 分钟。

热毒内炽证：取穴有合谷、内关、足三里、阳陵泉、三阴交、曲池、行间、太冲、百会、神阙（灸）、大椎（灸）等。针刺治疗，每日 1 次，每次留针 15 ~ 30 分钟；用艾条灸，每次取 2 穴，每穴 10 分钟，每日 1 次，10 次为一个疗程。

气血不足证：取穴有足三里、中脘、内关、三阴交、阳陵泉、涌泉、太溪、太冲、气海、肾俞、肝俞、脾俞等。针刺治疗，每日 1 次，每次留针 15 ~ 30 分钟；中脘、足三里、内关、脾俞用艾条灸，每次取 2 穴，每穴 10 分钟，每日 1 次，10 次为一个疗程。此组穴位可益气养阴，生津润燥，适用于放、化疗所致的火毒内攻、阴虚内热和晚期患者阳损及阴、气血虚损等证，对放、化疗所致白细胞减少有一定疗效。近代研究表明，此组穴位能够兴奋骨髓造血系统，促进造血机能的恢复，提升白细胞。

脾肾两虚证：取穴有足三里、三阴交、脾俞、太溪、内关、胃俞、中脘、公孙、肾俞、命门、气海、关元等。针刺治疗，每日 1 次，每次留针 15 ~ 30 分钟；用艾条灸脾俞、肾俞、关元、足三里，每次取 2 穴，每穴 10 分钟，10 次为一个疗程。此组穴位滋养先天，补养后天，培元固本，增强机体抗肿瘤的能力，达到阻抑癌瘤发生、发展的治疗目的。近代研究资料表明，以上补脾益肾穴位，可增强机体免疫机制，激活肝、脾单核吞噬细胞系统，促使造血功能活跃、白细胞总数增加及吞噬功能增强，对抗放、化疗的毒副反应。

阴虚火旺证：取穴有太冲、合谷、三阴交、肺俞、足三里、太溪、照海等。针刺治疗，太冲与合谷用泻法，其余用平补平泻法，每日 1 次，每次留针 15 ~20 分钟，间断捻针，10 次为一个疗程。

阳虚水泛证：取穴有水分、气海、足三里、三阴交、关元、命门、脾俞、肾俞等。艾灸以神阙、脾俞、肾俞为主，每日 2 ~3 次，每次每穴艾条灸 10 分钟；针刺为平补平泻手法，留针 20 分钟，10 次为一疗程。此组穴位可温补人体阳气，增强防卫机能，抗御癌瘤。近代研究表明，此组穴位，多可激发和增强机体的免疫功能，激发巨噬细胞的活力，提高淋巴细胞的转化率，从而提高细胞免疫功能，增强机体抗癌能力。

针灸调节免疫的机理在于扶正固本，调和阴阳。针、灸、针灸并用、电针、穴位注射、耳穴疗法等都能对免疫功能产生影响。常用的针灸穴位为足三里、关元、大椎。临床观察研究表明，针灸治疗时间的长短对机体免疫功能的影响不同，一般针刺时间 20 ~30 分钟，艾灸时间 10 分钟左右效果最佳。对于癌症早、中期，可用平补平泻手法；晚期一般以补法为主，浅刺效果较好。

第四节　针灸配合其他疗法治疗肿瘤

1　针灸与中药配合

针灸与中药相结合，相辅相成，相得益彰。二者结合能显著提高肿瘤病人的免疫功能，增强抗肿瘤疗效。针灸与活血化瘀药结合，如针刺合谷、太冲、阳陵泉、足三里等穴，配合穴位注射当归注射液及耳穴疗法，能增强疏通经络，调和气血的作用，改善凝血机制的异常，防止肿瘤扩散转移。针灸与中药结合，对晚期癌症病人疼痛有较好疗效。同时针灸并用，取足三里、关元、大椎等穴与扶正固本的中药结合，能预防肿瘤患者放化疗后的免疫功能抑制，明显改善肿瘤病人的全身症状，提高生存质量，延长生存期。

针灸与中药相配合，既能相辅相成，又可起到佐辅作用。近年来，大量研究证明，中医药对免疫反应的作用可分为：免疫促进剂、免疫抑制剂和免疫调节剂等。由于有些肿瘤病人表现为细胞免疫功能降低，而体液免疫功能过高的错综复杂现象，免疫功能亢进会造成机体的损伤而加速肿瘤的发展，所以就要用对细胞免疫有促进作用，而对体液免疫有抑制作用的这种具有双向调节的方法。然而肿瘤免疫有多种因素参与，有极其复杂的过程和环节，至今还有许多问题尚未弄清。免疫反应既受整体因素的制约，又受分子水平的调控，常常不是单一的免疫促进剂或免疫抑制剂所能解决的，目前西药免疫剂疗效不是很理想，中医中药在调节免疫功能方面发挥了重要作用。临床处方中常应用活血化瘀的抗癌药物，某些活血化瘀药如：川芎、赤芍、丹参、桃仁、莪术、水蛭、益母草、穿山甲等既有抗癌效应，又有免疫抑制作用，而某些化疗药物、激素、放射线等都在杀灭癌细胞的同时产生免疫抑制效应。如果我们再给免疫抑制的中药，就会更加重其免疫抑制，降低肿瘤患者的免疫功能。因此，需要抑制这种反应，使之趋于正常，达到免疫平衡，即中医的阴阳平衡。所以在应用中药的同时配合具有双向调节免疫反应的针灸疗法，就能弥补中药的不足之处。针灸的特色在于对机体整体功能的双向调节作用，即通过调动机体自身的积极因素，进行有机地全面调整，可使过低的机能状态提高，过高者降低，以平为期，使机体恢复到正常状态。

2 针灸与热疗配合

由于热疗抗肿瘤的作用原理是根据癌细胞群的血运较弱、散热能力差，当全身加热，温度达到40.5℃时，肿瘤局部组织温度就可以达到45℃以上，就可直接杀伤癌细胞，导致癌细胞凋亡，而正常细胞却不被损害。同时，热疗还具有提高机体的免疫功能，针灸与热疗结合具有明显的增敏作用，可以大大提高抗肿瘤疗效。另一方面，临床中我们观察到某些肿瘤病人常表现为阴虚症状，热疗后虽然能通过毛孔扩张、出汗，排除毒素，但易出现口干、口渴、汗多乏力等阴阳失衡症状，而针灸疗法能够调节人体代谢，平衡阴阳，改善全身症状，提高抵抗力，保证热疗的顺利进行。

3 针灸与螯合排毒配合

螯合排毒疗法是肿瘤绿色综合疗法之一。它是近年来对恶性肿瘤治疗的重大进展，也是颇有发展前途的一种有效治疗肿瘤的方法。是以抗坏血酸钠为代表的抗氧化剂，有直接杀伤肿瘤细胞的作用，又能排除肿瘤坏死因子、炎性细胞因子、自由基等毒素，具有很好的排毒作用。现代研究发现，肿瘤的发生与体内某些重金属如铅、汞、镉、砷等超标有关，而螯合排毒疗法能促进体内有毒物质的代谢排出。若在应用螯合排毒疗法的同时配合针灸，能起到协同作用。如选取手阳明大肠经穴合谷、曲池和足太阳膀胱经穴肾俞、大肠俞，以及足阳明胃经穴足三里和上巨虚等穴针刺，再配以艾灸关元、中极、水道等穴，能起到疏经活络、通调水道、导滞通便、调节脏腑功能的作用，使毒素从尿便排出。姜氏等认为人体自由基损伤与肿瘤的发生、发展、转移及预后有密切关系。放疗照射及化疗药物生成的生物大分子和机体损伤过程中存在大量自由基，导致脂质过氧化损伤，为肿瘤患者的治疗和康复带来不利影响。而艾灸强壮穴能对放疗、化疗肿瘤患者的血浆丙二醛（MDA）含量和超氧化物歧化酶（SOD）的活性产生影响，具有一定的抗自由基损伤作用，因而对放疗、化疗肿瘤患者具有较好的保护作用。而螯合排毒疗法在清除氧自由基及对血管内皮损伤的修复中发挥重要作用。因此，针灸与螯合排毒疗法结合能够明显地提高抗肿瘤疗效。

4　针灸与三氧配合

根据癌症的发生发展是由于细胞水平的缺氧理论，并且臭氧和过氧化氢能降低癌细胞的代谢率，从而使肿瘤的生长受到抑制。如果给予三氧治疗，则可增加局部肿瘤的氧化，使肿瘤细胞处于氧化环境，失去生存的空间。针灸与三氧结合，可以起到增加杀伤肿瘤细胞的力量。临床中无论在给三氧治疗前或后，同时配合针灸，不但能增强肿瘤病人的细胞免疫功能，改善全身状态，而且还能显著增强巨噬细胞和中性粒细胞对肿瘤细胞的杀伤和清除能力。

研究证实，臭氧可以诱导机体释放肿瘤坏死因子，肿瘤坏死因子是机体免疫系统监视和杀灭肿瘤细胞的重要因素。而针灸对免疫细胞和免疫分子的调节作用是非常显著的，针刺和艾灸都能明显增强巨噬细胞的吞噬能力，提高 NK 细胞、LAK 细胞的活性，因此，针灸与三氧疗法结合能明显提高抗肿瘤疗效。

5　针灸与医疗气功配合

医疗气功是在中医理论指导下，以经络腧穴学说为理论依据，研究人体自我身心锻炼方法和理论的科学。气功锻炼有增强人体内部元气、提高身体素质、协调机体适应环境、保持内外环境稳定、发挥人体潜能、防病治病、养生延年等作用。

现代研究表明，气功作用原理是由于练功者通过一定的呼吸、入静和放松等活动，调节了呼吸系统、心血管系统、神经系统、内分泌系统、免疫系统等多系统和多层次的生理效应，调节了中枢神经和自主神经系统，达到安定情绪，减低氧耗量、血压、心率、呼吸频率等，防止过度紧张、过度疲劳导致的人体心身功能失调，从而达到防治疾病的作用。临床观察表明，气功能够增强细胞免疫和体液免疫，纠正病人整体身心紊乱、阴阳失衡的状态，气功与中医针灸经络学说有十分密切的关系。可以说，中医理论是气功和针灸的理论基础，经络学说是气功和针灸共同的理论核心和作用基础。而气功则更多地依赖于人体内部经络结构及其功能而发挥作用，并以经络感传等方式反映出来。研究表明气功入静可以诱发循经感传，提高感传的出现率，并贯通十二经脉和奇经八脉，使全身经络中的气机畅通，达到调节阴阳平衡的作用。因此，肿瘤病人在针灸的同时配合气功疗法，能更快促使经络感传现象的出现，达到气至病所，两者结合达到事半功倍、相得益彰的作用。

第五节　针灸防治肿瘤的研究方向与展望

近20年来，针灸作为独具特色的绿色疗法在抗肿瘤的综合治疗中越来越发挥着重要作用，并取得了令人可喜的疗效。针灸在抗肿瘤综合治疗中，具有广泛的免疫调节作用。临床表现为多效性，可改善肿瘤患者的临床症状及生活质量，延长生存期，减轻患者放疗、化疗的毒副反应，缓解癌性疼痛等。实验研究结果显示，针灸调节肿瘤免疫具有整体性和双向性，即针灸可在不同免疫环节上，同时对机体的多个器官、多个系统功能产生影响，调节机体的抗肿瘤免疫反应。目前免疫学已发展到细胞分子、基因水平，并已着眼于机体多个系统间的相互作用及相关因子的相互调节作用研究向系统生物学进展。随着经络 - 神经 - 内分泌 - 免疫网络介导的整体调节机制介入，针灸学科研究的不断发展，我们应该不断挖掘和深入探索针灸调节肿瘤免疫机制，为针灸抗肿瘤提供更多的科学理论依据。此外，为了进一步提高针灸在肿瘤综合治疗中的疗效，临床上应该进一步加强研究和分析针灸不同的腧穴配伍、腧穴特异性、刺灸方法、刺灸量、刺灸时间长短、刺灸时机等，针灸的手法强度、时间与针灸诱导产生生命活性物质间的关系，不断总结探索针灸抗肿瘤的作用规律。

展望未来，随着肿瘤防治研究工作的不断进展，对针灸治病机理的广泛深入的研究、探索，针灸疗法将会在肿瘤综合治疗中越来越发挥巨大的作用，展示出广阔的发展前景。由于针灸疗法对早期肿瘤的生长抑制更明显，故可用来治疗某些癌前病变，我们更期待着针灸疗法在肿瘤预防医学方面取得显著疗效。然而，我们深知在攻克癌症的道路上，任重道远，深入研究和探索防治肿瘤的各种有效方法和途径以及如何更好地将各种绿色综合疗法有机地结合在一起，发挥其综合治疗肿瘤的巨大作用，以取得更好的疗效，这是我们今后要不断努力探讨和思考的方向。

参考文献

[1] 骆永珍，张燕华，周荣兴．针灸与免疫．北京：人民卫生出版社，2002.

[2] 吴焕淦．针灸治疗疑难病症的现代研究．上海：上海科学技术出版社，2002.

[3] 陈锐深．现代中医肿瘤学．北京：人民卫生出版社，2003.

[4] 汪军，姜建伟，蔡三军，等．电针对消化道肿瘤患者围手术及围化疗期T淋巴细胞亚群和淋巴细胞转化功能的影响，2004，23（11）：5.

[5] 严桂珍，郑家铿，许少峰，等．针灸三阴交穴择时治疗脾阳虚家兔免疫功能的影响．中国针灸，2001，21（12）：735.

[6] 裴建，陈汉平，赵肄英，等．艾灸对荷瘤小鼠免疫功能的增强作用．上海免疫学杂志，1997，17（5）：297.

[7] 范钰，杨兆民，万铭，等．不同针灸方法防治恶性肿瘤化疗毒副反应临床比较研究．中国针灸，2001，21（5）：259.

[8] 谢玲，赵遴，李明众．足三里穴位注射治疗放、化疗所致白细胞减少症90例．陕西中医，

2002, 23 (1): 59.
[9] 朱梅. 针刺足三里、关元穴区对老年大鼠肝脏内巨噬细胞功能影响的实验研究. 针灸临床杂志, 2003, 19 (6): 52.
[10] 吴滨. 周荣兴, 周鸣生, 等. 针刺治疗对恶性肿瘤患者细胞免疫调节的影响. 针灸研究, 1995, (3): 67.
[11] 杨志新, 乔跃兵, 赵粹英. 艾灸对荷瘤小鼠巨噬细胞免疫功能的增强作用. 承德医学院学报, 2002, 19 (2): 97.
[12] 裴建, 陈汉平, 赵粹英, 等. "艾灸血清" 对免疫活性功能的影响. 针灸临床杂志, 1999, 18 (1): 38.
[13] 陈少宗, 叶芳, 刘美芹, 等. 电针疗法抑制化疗药物破坏肿瘤患者T细胞、NK细胞作用的初步观察. 针灸临床杂志, 2000, 16 (1): 42.
[14] 吴滨, 周荣兴, 周鸣生, 等. 针刺对恶性肿瘤患者外周血白细胞介素-2含量及自然杀伤细胞活性的影响. 中国中西医结合杂志, 1994, 14 (9): 537.
[15] 高巍, 黄裕新, 赵宁侠, 等. 电针对大鼠红细胞免疫和T细胞亚群的影响. 第四军医大学学报, 2000, 21 (4): 414.
[16] 施茵, 吴焕淦. 足三里穴在免疫功能调节中的应用. 现代中医药, 2003, (3): 3.
[17] 于颖梅, 裴建, 吴焕淦, 等. 针灸调节免疫抑制的研究进展. 江西中医学院学报, 2003, 15 (3): 37.
[18] 戴颖, 刘运泉, 宿宝贵, 等. 针灸治疗脑梗塞的免疫调控机制. 中华实用中西医杂志, 2003, 3 (16): 1047.
[19] 周雄元, 王跃华. 针刺调节免疫功能的机理研究进展. 湖北中医杂志, 2004, 26 (7): 55.
[20] 杨志新, 张晓峰, 赵粹英. 艾灸对小鼠淋巴瘤的治疗及对免疫功能的增强效应. 辽宁中医杂志, 2001, 28 (10): 635.
[21] 朱文莲, 刘仁权. 艾灸大椎穴对免疫低下小鼠巨噬细胞吞噬功能的影响. 北京中医药大学学报, 2005, 28 (1): 89.
[22] 沈国伟, 肖扬, 高雍康, 等. 针灸足三里对抗化疗呕吐反应临床研究. 中国针灸, 2001, 21 (3): 158.
[23] 姜平, 唐天友, 刘忠华, 等. 毫米波防治放射治疗后白细胞减少的作用观察. 徐州医学院学报, 2000, 20 (5): 422.
[24] 程绍鲁, 陈权彰, 刘惠娟, 等. 远红外穴位照射缓解放疗或化疗对血象损害的观察. 针灸临床杂志, 2000, 16 (1): 37.
[25] 李晓军, 李秀华, 刘亚书. 灸法配合耳穴贴压治疗放化疗所致不良反应32例. 中国针灸, 2001, 21 (9): 523.
[26] 贾振和, 薛芙蕖, 吕晔, 等. 脐血足三里穴位注射治疗化疗所致白细胞减少46例疗效观察. 中国针灸, 2000, (10): 585.
[27] 施伶俐, 周红, 童稳圃, 等. 针药复合麻醉对肺癌手术患者γ-干扰素免疫调节活性的影响. Shanghai J Acu-mox, 2005, 24 (3): 18.
[28] 蔡念光, 程健君. 针灸对免疫功能调节的研究进展. 河北北方学院学报, 2005, 22 (4): 76.
[29] 吴松, 陈泽斌. 针灸调节免疫功能的研究进展. 湖北中医杂志, 2005, 27 (12): 48.
[30] 吕琳. 针灸调节肿瘤免疫的临床及实验研究进展. 辽宁中医杂志, 2001, 28 (10): 638.

第七章　肿瘤药膳及营养治疗

第一节　营养失衡与肿瘤的发病

目前对肿瘤发生的病因研究结果表明，饮食因素起着不可忽视的作用。美国肿瘤研究所和世界肿瘤研究所指出，在合理的饮食搭配下，30% ~40% 的肿瘤的发生能被有效预防。肿瘤的发生及发展分为启动期、促癌期和恶变进展期。前两个时期是肿瘤生长的相对良性阶段，合理的膳食营养可以使处在这两个时期的肿瘤病变逆转，而且某些营养成分还起到抗氧化、抑制肿瘤血管生成、提高人体免疫力等作用，具有很好的治疗价值。现就医学界已研究证实的食物营养因素与恶性肿瘤发病率有关（表 7 -1）及食物中含有的致癌物或致癌物前体（表 7 -2）列表如下。

表 7 -1　食物营养因素与人体恶性肿瘤的关系

恶性肿瘤	致癌物	促进致癌因素	保护或抑制因素
食管癌、口腔癌	烟草、加盐与腌制食品（亚硝基胺）	酒精	富含 VitA、Vit C 的食物
胃癌	干咸鱼、咸菜与熏鱼、食物与水中硝酸盐水平高（亚硝酸盐 + 致癌物前体）	食盐、新鲜水果与蔬菜的摄取量低、维生素 C 摄取量低	增加新鲜水果与蔬菜的摄取量，增加维生素 A、C、E 的摄取量
结肠癌	在油炸或烤肉与鱼时形成的致癌物（杂环胺）	高脂肪膳食、胆酸	麦麸与谷物纤维，某些蔬菜，如：卷心菜、菜花、甘蓝菜、微量元素硒
胰腺癌	烟草、油炸的肉和鱼	酒精、咖啡、高脂膳食	新鲜水果蔬菜
乳腺癌	油炸的肉和鱼	高脂膳食、内分泌紊乱	低脂膳食
前列腺癌		高脂膳食	低脂膳食，补充适量的硒与锌

表 7－2 食物中含有的致癌物或致癌物前体

致癌物	来源	肿瘤部位
丙西腈	食物包装材料	胃上部、中央神经系统、某些腺体
黄曲霉毒素	霉变的谷类、牛奶、花生和玉米等	食管、肝、肾、肺、结肠
砷	海产、肉类、蔬菜和饮水	未定
丁羟茴香醚	油脂、饼干、口香糖与非酒精饮料的保存剂	胃上部
丁羟甲苯	同上	肺
亚硝基胺	食物中的硝酸盐与亚硝酸盐	多发部位（与胃癌与食管癌高发有关）
多环芳烃	熏烤食物、鱼中的污染物	多发部位（胃癌与皮肤癌多发）
糖精	甜味剂	膀胱癌
氯乙烯	食品包装材料	多发部位（脑、肝、呼吸系统多发）
镉	食物与饮水的污染	皮肤
铅	罐装食物、油漆、废气等污染	肾

1 与肿瘤发病相关的营养素

1.1 产热营养素

1.1.1 总热量

热量摄入过多是可能肿瘤发生的一个重要原因。根据最近的一项前瞻性的肿瘤预防性队列研究显示：超重与肥胖引起的肿瘤死亡率在男性中是14%，在女性中是20%。流行病学的资料表明，肥胖和超重的人群，其患食管癌、胃癌、肝癌、胆囊癌、胰腺癌、肾癌、大肠癌、前列腺癌、乳腺癌、宫颈癌和卵巢癌的危险性明显增加；而当增加运动量，减轻体重以后却能降低患大肠癌和乳腺癌的危险性。而国际上的14个动物试验的分析显示控制热量的摄入不仅能使实验室大鼠的自发性肿瘤发生率降低55%，还能遏制人工植入的肿瘤细胞的生长，延长大鼠生存期。而瑞士的一项流行病学的调查显示，在患厌食症的妇女中，未经产妇罹患乳腺癌的几率比正常饮食的妇女罹患乳腺癌低了23%，而在经产妇中对比发现患病率下降了76%，由此可知，总热量摄入过多增加了人体发生肿瘤的危险性。

1.1.2 葡萄糖

现代研究证实膳食中的血糖生成指数与肿瘤的发病呈正相关。精制糖类及谷类食品的血糖生成指数通常比较高，在75以上。平常我们所吃的精制米、面是我们获得碳水化合物的主要来源。精制的小麦面粉由于在制作过程中将其麦胚与麦麸去掉，加工后所含的纤维素比未加工前减少了78%，B类维生素和维生素E减少了

74%，矿物质减少了69%。美国的病历对照研究发现血糖生成指数增高，罹患食管癌、胃癌、子宫内膜癌、卵巢癌、大肠癌的危险性增高。近年来，糖化血红蛋白比血糖生成指数更为广泛地被临床用于观察与肿瘤发病之间的关系。美国华盛顿的一项大队列研究表明，当糖化血红蛋白高于正常值，并且 BMI > $30kg/m^2$ 时，大肠癌的发病率增高。同时，大量的临床观察还发现糖尿病患者比血糖正常的健康人更容易患子宫内膜癌和胰腺癌。

在平常饮食中，注意减少精制米、面的摄入，增加粗、杂粮的摄入，适当增加血糖生成指数低于55的食物有助于我们预防胰腺癌、子宫内膜癌、卵巢癌、大肠癌的发生。

1.1.3 蛋白质

蛋白质的摄入在肿瘤的发病中扮演着重要的角色，一项回顾性的流行病调查显示，蛋白质摄入过低增加食管癌、胃癌和肝癌的危险性，上述参与调查的患者在肿瘤发病前，其蛋白质的摄入量比对照组要少。日本一项前瞻性观察报告，经常喝牛奶的人比不喝牛奶的人胃癌发病率低。上海第二医科大学的流行病调查研究显示，经常吃豆制品，喝豆浆的人患胃癌的相对危险度降低。相反，蛋白质摄入过多也同样增加肿瘤发病的危险性。早在20世纪70年代，Armstrong 和 Doll 在对32个国家的14种肿瘤死亡率与营养素之间的关系调查时发现，总蛋白质的摄入量及动物蛋白质的摄入量越多，其乳腺癌、大肠癌、胰腺癌及子宫内膜癌的发病率越高。动物实验也得出相同的结论，研究人员将 Syvian 鼠分成两组，两组均给予220mg/kg 致癌剂 N-2 羟丙基-2 氧丙基-亚硝胺，并且一组喂养占总热量的20%的蛋白质的食物，另一组则喂养占总热量8%的蛋白质的食物。最后两组动物胰腺癌的发病率分别为46%和13%。说明蛋白质的摄入增多增加了胰腺癌的发病率。由此可见，膳食蛋白质的摄入过高或过低均增加癌症发病的危险性。

1.1.4 脂类

大量的流行病学研究结果表明，膳食中动物脂肪的摄入过多增加了患乳腺癌、大肠癌、前列腺癌，以及胰腺癌的危险性。动物实验的结果提示：ω-3（EPA 或 DHA）脂肪酸有预防肿瘤发生的效果，而 ω-6（花生四烯酸）脂肪酸则被认为是促进肿瘤发生的因素之一。目前与脂肪相关的研究最多的应该是多不饱和脂肪酸与人类乳腺癌之间的关系。国外6项大型对照研究均表明：膳食中 ω-3 脂肪酸/ω-6 脂肪酸的比例增高，乳腺癌的发病率降低。ω-3 脂肪酸与 ω-6 脂肪酸对乳腺癌的抑癌基因 $BRCA_1$ 和 $BRCA_2$ 有着截然不同的作用，在乳腺癌细胞的培养基中加入 ω-3脂肪酸以后，抑癌基因 $BRCA_1$ 和 $BRCA_2$ 的表达增强，然而 ω-6 脂肪酸对此没有任何作用。多数学者认为，ω-3 脂肪酸降低乳腺癌发病率的作用机制是 EPA 与花生四烯酸竞争前列腺素内过氧化物酶，抑制了花生四烯酸合成前列腺素 E_2，而前列腺素 E_2 通过抑制 NK 细胞的活性降低机体的抗癌能力。因此，富含 ω-3 脂肪酸的鱼油能通过抑制前列腺素 E_2 的合成而起到抑癌作用。

胆固醇与肿瘤发病之间的关系一直以来均有不同的意见。我国65个县的流行病学调查发现，血浆胆固醇水平的增高增加了肺癌、肝癌、大肠癌、白血病、脑肿瘤的危险性。然而国外的一项前瞻性研究则得出血浆胆固醇水平与肿瘤的发病呈负相关。所以在预防肿瘤发生的措施中，应提倡适当控制富含胆固醇食物的摄入，使机体血浆胆固醇处于正常范围内。

1.2 维生素类

维生素（Vitamin）的英文词意是“生命活力要素”，这是一类人体新陈代谢必需的特殊物质，有些维生素可以在体内生成，有些必须从外界摄取，一旦维生素缺乏，不仅会影响正常新陈代谢，还会产生相应的疾病，甚至危及病人生命。

维生素可分为 A、B、C、D、E 等几大类。其中 B 族维生素成员最多，功能也最复杂；维生素 C 在临床和医疗保健方面最活跃，也最受关注。维生素 A、C 和维生素 E 又被称为抗氧化维生素。

近年来，越来越多的临床流行病学和实验室研究提示，维生素在肿瘤的发生、转移、恶化等环节上均起着重要作用。维生素在维护上皮组织健全、机体良好的免疫能力、机体正常的免疫监视作用、微循环及血管增生正常调控、腺体内分泌功能等方面都有十分重要而不可取代的作用。恶性肿瘤特别是上皮组织恶性肿瘤（癌症）的发生又与上述各项功能的障碍息息相关。维生素缺乏已成为癌症发生的一项重要致病因素。同理，对一些癌症患者，合理补充维生素，特别是人体必需维生素（不能在体内合成者），对恢复患者体力、增强免疫力、减缓肿瘤转移、改善病人生活质量，延续生命等都有不可低估的作用。目前，市售的形形色色的含维生素或微量元素的保健品不下百种，应在医生指导下使用。不正确的乱用维生素，也会产生严重副作用，损害健康。

1.2.1 维生素 A 和类胡萝卜素

维生素 A 类化合物是一大类天然或合成的具有维生素 A 结构或活性的化合物。维生素甲酸与动物上皮正常生长有关，类胡萝卜素包括有 β－胡萝卜素、叶黄素、番茄红素、玉米黄素等。以往流行病学资料表明支气管癌、肺癌、食管癌、胃癌、口腔癌、喉癌、大肠癌、乳腺癌、前列腺癌、子宫颈癌、子宫内膜癌与维生素 A 和 β－胡萝卜素的含量明显相关。体内的过度氧化应激（Oxidative stress）会损害正常细胞的 DNA，引起基因突变，进而导致癌变。这在动物试验中已得到证实。目前认为，氧化应激可致卵巢细胞恶性变，而抗氧化物质特别是维生素 A 的缺乏或者过度消耗，均可以导致上述情况发生。为此，美国夏威夷大学和南加利福尼亚大学的专家们耗时 6 年（1993～1998 年），分别对当地 558 例手术确诊的卵巢癌患者（年龄 18 岁以上，平均年龄 54.8 岁）和 607 例非癌症成年人（平均年龄同患者组）进行比较和追踪观察，重点分析维生素 A、β－胡萝卜素、吸烟、β－玉米黄素，以及经期、吸烟、饮酒对卵巢癌发病的影响。并且进一步观测了上述因素与卵巢癌病理类型的关系。结果表明，维生素 A 和 β－胡萝卜素确有减低卵巢癌发病危险的作用，而且这种作用表现为剂量相关性，换言之，长期坚持服用标准剂量维生素 A 和 β－胡萝卜素的人群，卵巢癌发病率较偶尔服用者显著降低。维生素 A 及 β－胡萝卜素对吸烟者的保护作用更为明显。专家们未发现其他观测因素，包括 β－玉米黄素、饮酒、经期等对卵巢癌发病有明显影响。另一有趣的发现是，即使在卵巢癌患者中，平时服用维生素 A 或 β－胡萝卜素者，其病理改变也是以非黏液腺癌居多，恶性程度较低。可谓不幸中之万幸！特别值得注意的是，β－玉米黄素对绝经后女性可能具有触发卵巢癌的作用，对此不得不谨慎，切勿自行胡乱服用保健品！

维生素 A 可以减轻吸烟对人体的损害，对此一直备受关注，因为吸烟是肺癌的重要致病因素，吸烟率居高不下，肺癌发病率也位居癌症榜首。专家们认为，烟草燃烧中产生的有害物质经呼吸道入血液循环，激活细胞色素 P450 系统，同时激发肾素－血管紧张素系统，造成血压升高、心率加快等新陈代谢加速表现；另一方面，肾素－血管紧张素系统功能亢进会消耗大量抗氧化物质，包括维生素 A、维生素 C、β－胡萝卜素等，造成维生素 A 的相对缺乏，并导致维甲酸类信号旁路代谢（Retinoid signal pathways）功能低下，最终可致对细胞增殖的失控。可以认为，维生素 A 有拮抗吸烟致癌的作用。从现有情况来看，β－胡萝卜素尚不能肯定有无预防肺癌的作用，维生素 A 的长期观察正在进行中，但是有一点已经肯定，吸烟者同时维生素 A 缺乏者较维生素 A 含量正常者的肺癌发生危险增加 4. 5 倍。总之，合理补充维生素 A，对预防恶性肿瘤有一定作用。

1. 2. 2 B 族维生素

维生素 B 族在维生素家族中是成员最多、作用最复杂的一类，对维护正常新陈代谢和机体功能有重要作用。绝大多数的维生素 B 均可以通过胎盘和乳汁供给胎儿和婴幼儿，对下一代的健康施以影响。维生素 B 族在防治恶性肿瘤中的作用近年来也备受重视，并取得可喜成果。2006 年，一篇在国际上影响广泛的论文发表，详细报道了美国哈佛大学公共卫生学院和耶鲁大学公卫学院的专家们一起，在国际知名专家 Moore 教授的组织和领导下，进行长达 12 年（1992～2004 年）的科研成果。这项科研设计较严密，目的在于评价维生素 B_6 和叶酸预防大肠癌的效果。观察对象为 37，916 例女性，年龄 45 岁以上，均无恶性肿瘤或心血管疾病，每例平均随访 10. 1 年。分为三大组，第一组观察组日常补充多种维生素和微量元素，第二观察组补充维生素叶酸和 B_6，对照组则均未补充。三组例数和平均年龄相近。在随访期间，一共发生大肠癌 220 例。将三组患者和健康者作综合多变量相对危险性分析，与对照组相比较，第一观察组未发现患癌症相关危险性有显著变化，第二观察组患癌症的相对危险性下降。认为长期口服维生素 B_6 和叶酸确能减少罹患大肠癌的危险。这项大规模临床流行病学研究有很重要的临床指导意义。

1. 2. 2. 1 维生素 B_6、叶酸和维生素 B_{12} 降低罹患乳腺癌的危险

近年来，乳腺癌在欧美等国发病率显著上升，是严重威胁女性健康的疾病，而发病人群年轻化，甚至殃及年仅 10 余岁的少女，事实上在女性人群中已造成“乳腺癌恐怖”。如何降低乳腺癌发病率已成为医学界迫在眉睫的任务。最近，名不见经传的墨西哥医学家们对此作出了较大贡献，他们和美国哈佛大学公共卫生学院专家一起，系统观察了维生素 B_6、B_{12} 和叶酸对预防乳腺癌的作用。这项科学研究得到了美国癌症研究学会（American Association for Cancer Research）的大力支持和赞助，他们对墨西哥市医院近年收治的女性乳腺癌 475 例患者（平均年龄 53 岁），从临床流行病学的角度，认真收集和分析了各种可能的致癌因素，特别注意患者平时各种维生素的摄取情况，并进行血液标本的维生素检测，同时对健康对照组 1391 例女性（平均年龄 49 岁），进行同样的分析和维生素检测。在进行统计学分析后得出结论：长期规律摄取叶酸和维生素 B_{12} 的女性，其罹患乳腺癌的危险性下降，这种趋势在绝经后妇女中尤为显著，而且，叶酸和维生素 B_{12} 是预防乳腺癌的独立因素。维生素 B_6 则未见明显预防乳腺癌的作用。

1.2.2.2 维生素 B_6 对预防结肠肿瘤的作用

癌症的发病是多因素长时间致癌物作用的结局，其过程十分复杂，不同部位的癌症从发病到治疗、预后都不完全一样。维生素和其他防癌药物一样，并不表现为“万应药方”，一成不变。维生素 B_6 之所以被广泛研究用于预防癌症，是因为它在体内的代谢特性。维 B_6 吸收入血后，其代谢的主要形式为 5－磷酸吡哆醛（PLP），在体内单碳物质代谢中起重要作用，正常情况下，维生素 B_6 直接参与关键性的细胞 DNA 合成与 DNA 甲基化过程，如果维生素 B_6 缺乏，可能导致这两个过程的代谢异常，这恰恰是潜在性的结肠癌致癌因素。Wei 等对此进行了前瞻性研究，从 1989～2000 年，他们一共测定了 32，826 例标本的血浆维生素 B_6 含量，其中包括 194 例大肠癌和 410 例结肠－直肠腺瘤患者。统计学多变量回归分析结果表明，大肠肿瘤（包括癌症和腺瘤）的发生与维生素 B_6 含量呈负相关。因此推断，长时间合理补充维生素 B_6，对大肠的肿瘤有一定预防作用。

1.2.2.3 维生素 C 和 E 防治癌症的作用

维生素 C 和 E 均为抗氧化维生素，多年以来医学家们一直在研究它们对癌症的预防和治疗作用，由于治疗癌症的经典方法一直是手术、化疗和放射性疗法，在科研中不可能完全抛弃它们而单纯使用维生素，因此，尽管在多种动物试验和人体肿瘤细胞株的体外实验中均证实维生素 C 有直接的抗肿瘤作用，但在临床疗效评价上仍面临许多困难。更多的是采用长时间、大样本的流行病学调查随访并进行特殊的统计学处理。这种结果临床指导意义依然很大，经常被临床医生作为重要参考和借鉴。

上世纪 80 年代后期，Kune 等在澳大利亚进行的一项研究曾证实，长期服用维生素 C 可以减少成年人患结肠癌的危险。以后文献报道的结果不一致。到了本世纪初，美国癌症协会（American Cancer Society）组织一项科研，对维生素 C 和 E 降低大肠癌死亡率的效果进行了长期观察并作荟萃分析，这项研究就是国际知名的“癌症预防研究 II”。研究始于 1982 年，入选对象为成年原无癌症病史者，分为长期服用（每月服用 25 天以上）和未服用两大组，然后按期检查登记大肠癌症的发病和死亡情况，新发癌症患者死亡的登记一直到 1996 年底结束。总共观察了 711891

例，在14年的追踪观察中，有4，404例患者死于大肠癌，经先进的危险比例模式（Proportional Hazards Modeling）统计学分析，两组人群是否服用维生素E与癌症死亡率变化无关。但是在亚组分析中，发现长期服用维生素C达10年的65岁以上患者，大肠癌死亡率低于未服维生素C者，而任何年龄的单纯直肠癌患者死亡率均低于未服维生素C者。

维生素C的直接抗癌作用应该是毋庸置疑的。目前认为，它在为数不多的抗癌维生素中名列榜首。有关抗癌机理及临床应用以下有专文论及。有个在消化科和肿瘤科长期争论不休的问题是，幽门螺旋杆菌是否影响维生素C对胃癌的疗效。Zhang等对此进行了实验室研究，他们在人类胃癌的两系细胞株（AGS，MKN45）的培养液中分别加入正常胃液、幽门螺旋杆菌及不同剂量的维生素C（L－ascorbate acid），再培育72小时。结果发现，维生素C可以抑制胃癌细胞生长，抑癌作用呈剂量依赖性，但是胃液中的幽门螺杆菌可使维生素C的抑癌作用减弱。维C抑癌的作用机理是加速癌细胞凋亡，或使胃癌细胞增殖停顿。维生素C对幽门螺杆菌无特殊影响。这结果提示使用维生素C治疗胃癌患者时，应加用消除幽门螺杆菌的药物，以期增强疗效。

维生素E早在1922年就被发现，但直到1936年才分离成功，得以明确它的化学结构，长期用于临床的内科和妇产科的某些疾病。维生素E呈脂溶性，其化学结构和生物学效应均比较特殊，而且结构的变化会引致特殊的临床疗效。维生素E是典型的“多构性”物质，至少有8种异构体。近年来，已经淘汰了一些疗效不确切的维生素E类化合物。目前在临床使用的维生素E中，基本上可以分为两大品种，第一种是α－生育酚琥珀酸盐（α－tocopheryl succinate），含于自然维生素E之中，也可人工合成。第二种是δ－生育三烯酸（δ－tocotrienol）。1982年，实验室研究证实，只有第一种化学结构的维生素E才具有抑制细胞过度分化－增生，将细胞增殖周期阻滞在G0－G1期，导致癌细胞发生凋亡，这种作用呈剂量依赖性。根据Kline等人的进一步研究：发现第一种维生素E制剂，对多种上皮组织癌细胞或癌组织有抑制作用，包括乳腺、前列腺、肺、结肠、卵巢等。通过同基因鼠（Syngeneic mouse）的乳腺癌实验模型，证明这种类型的维生素E可以显著减轻肿瘤负荷和转移。同时在研究中发现，如果合用环氧化酶－2抑制剂赛来西布（Celecixib）及化疗药物喜树碱（Camptothecin）对减轻肿瘤负荷、抑制转移会取得更好疗效。第二种维生素E（δ－生育三烯酸）具有抗氧化和清除自由基的作用，但是对肿瘤的作用不明显。

芬兰科学家有一项随机研究认为，维生素E可以降低男性吸烟者罹患前列腺癌的危险性。美国南方乔治亚州的Rodriguez等长期追踪观察维生素E对前列腺癌患病的影响，他们从1992年开始收取资料并追溯到1982年，直到1999年观察结束。在此期间，接受观察的72704例男性中，共确诊前列腺癌4281例，发病率高达5.9%，经分组比较，维生素E可以适度降低吸烟组罹患前列腺癌的危险性。长期服用多种维生素和微量元素对预防和治疗恶性肿瘤有重要意义，其中抗氧化维生素

A、D、C、E 又具有特殊意义。

1.2.4 维生素 D 对恶性肿瘤的防治作用

近 20 多年以来，对维生素 D 防治恶性肿瘤的研究增快，而且取得了可喜成果。现在认为，维生素 D 的功能远远超过以前的认识水平，它不仅仅对钙磷代谢起关键作用，而且对部分恶性肿瘤的发病和治疗意义重大。

1.2.4.1 维生素 D 抑制恶性肿瘤的机理

维生素 D 具有抑制恶性肿瘤发生和转移的作用，为了进一步阐明其机理，美国波士顿大学“维生素 D、皮肤、骨骼研究室”的专家们设计了一项先进的实验，在实验的第一阶段，他们先培养人结肠癌细胞株（MC－26），然后分别加入不同剂量的维生素 D_2 和维生素 D_3，再进行培育，证明两种剂型的维生素 D 均具有抑制结肠癌细胞增殖的作用。在实验第二阶段，作者选择裸鼠（Balb/c mice）为实验对象，人工喂养无维生素 D 食物达 3 个月，造成维生素 D 缺乏，然后将裸鼠随机分成两组：治疗组开始补充维生素 D，达正常水平后，腹腔注射 MC－26 结肠癌细胞，然后连续测量癌细胞生长情况 20 日；另一组裸鼠不补充维生素 D，同法注射和监测肿瘤生长情况。结果证明，维生素 D 正常组结肠癌细胞计数较维生素 D 缺乏组减少 40%，具有统计学显著差异。他们还运用 RT－PCR 法研究肿瘤细胞“信使核糖核酸”（mRNA）对维生素 D 受体和维生素 D－1α 氢氧化酶的表达情况。在维生素 D 正常组，上述两种物质的表达分别较缺乏组升高 37 倍和 6 倍。他们认为，维生素 D 缺乏，将会促进肿瘤细胞的增殖，而维生素 D 受体和维生素 D－1α 氢氧化酶在肿瘤细胞 mRNA 中的表达状况，提示具有自分泌和旁分泌（Autocrine/paracrine）功能的肿瘤细胞增殖，可能受到维生素 D 的抑制性调节，这也是维生素 D 抗癌的主要作用机理。在另一项由以色列医学家 Gilad 等完成的实验研究中，证明在乳腺癌和结肠癌细胞中的维生素 D 受体可通过雌激素表达，同时激活“细胞外信号调节激酶”（Extracellular Signal－regulated Kinase，ERK）旁道，能够适当抑制引起细胞增殖的内分泌反馈效应，乳腺癌和结肠癌细胞都具有自分泌和旁分泌作用，维生素 D 对癌细胞增生，既有细胞内的也有细胞外的抑制作用，可见使用维生素 D 综合治疗上述癌症是合理的选择。

1.2.4.2 维生素 D 合用钙剂防治恶性肿瘤

自 1993 年开始，由美国哈佛大学公共卫生学院专家组织和牵头，进行了全美医学史上影响深远的、大规模的癌症临床流行病学调查研究。这是一项前瞻性科研，目的在于了解维生素 D 和钙剂对女性罹患大肠癌危险性的影响，是“美国女性健康研究”的一个重要的分支研究。入选的观察对象为年龄 45 岁以上的女性共计 39，876 例，她们均无心血管和癌症病史，平均随访 10 年，直到 2005 年才正式发表研究结果。在随访期间，共有 223 例确诊为大肠癌。其间，对所有被观察者均定期了解、登记维生素 D 和钙剂（包括食物和保健品）服用情况，全部资料经统计学处理后，认为维生素 D 和钙剂摄入对降低女性大肠癌的发病危险性有一定作用，即或在统计学上区别尚不够显著。

“美国女性健康研究”的另一分支领域是由 Lin 等主持的维生素 D 和钙剂预防乳腺癌的临床流行病学研究。他们以乳腺癌发病率为评价指标，观察对象为 10，578例未绝经和 20，909 例已绝经女性，年龄均在 45 岁以上，无心血管疾病和癌症。随访时间长达 10 年之久，在此期间，未绝经组确诊 276 例（26.9%），绝经组确诊 743 例（35.6%），比较发病率以绝经女性较高。进一步分析发现，长期服用钙剂或维生素 D 者，在未绝经组女性组，其乳腺癌发病危险性较未服用者为低，均有统计学意义（分别为 $P<0.04$，$P<0.07$）。有较大临床意义的是，这种差别还反映在肿瘤体积和分化程度上，长期服用维生素 D 及钙剂者，即或不幸罹患乳腺癌，与未服用者相比较，前者的肿瘤体积较小，细胞分化程度较高，预后也相对较好。

有关维生素 D 和钙剂对前列腺癌及结肠癌的预防作用及病情影响的研究情况，美国明尼苏达大学医学院知名教授 Gross 对近年来多项研究进行了全面评价，由于他在病理－医学实验科工作多年，特别擅长分子生物学技术，是国际公认的新兴学科“分子－生化标志物流行病学”（Molecular－Biomaker Epidemiology）的先驱者，因此他的观点有较高的权威性。Gross 教授认为，维生素 D 既是人体必需维生素和营养素，具有类激素作用，在维生素 D 家族中，25－羟基维生素 D_3 生物活性最强，也是存在于人体和自然界的形式，在补充维生素 D 时应以它为准。维生素 D 的缺乏会引起慢性疾病如佝偻病、骨质疏松、抵抗力减退等。近年来的观察和研究，进一步重视与某些癌症的关系。有一个流行病学资料很有说服力，在美国北方纬度较高的州如马塞诸塞州、密歇根州、华盛顿州等，气候较冷，日照时间较少，南方的佛罗里达州、密西西比州和新奥尔良州等纬度低，日照时间较长，气候较热，两者相比，北方各州人群死于癌症的平均危险性竟比南方高出两倍。在欧洲进行的相似的对比性研究中，也得出纬度高而较寒冷的国家，其居民死于癌症的平均危险性显著高于低纬度国家人群。因为日照时间与维生素 D 的体内生成量成正相关，维生素 D 对癌症患病危险性及病情严重性都有不可估量的影响。目前看来，已获公认的是，维生素 D 对乳腺癌、结肠癌和前列腺癌的患病危险性呈良性影响。因为这三种癌症都与腺体内分泌功能异常有关，而维生素 D 可抑制异常的腺体内分泌功能，稳定细胞生长程序，因此具有预防这三种正常细胞恶性变的潜在特性。

Gross 教授建议，有条件的医疗单位应进一步加强对维生素 D 和钙剂预防恶性肿瘤的研究，同时检测肿瘤的敏感而特异的生物学指标，例如前列腺肿瘤抗原（PSA）、乳腺癌抗原（CA15－3）、癌胚抗原（CEA）等，使研究更具科学性。同时要求检测血 25－羟基维生素 D_3 的浓度及动态变化，最后确定合理的用药方案（包括剂量和疗程）。

在维生素 D 和钙剂的有效预防剂量尚未确定之前，推荐使用国家批准的含钙的多种维生素制剂，鼓励日光浴，适当运动和科学的生活方式。对癌症的预防必须使用综合的方法，才能达到预期效果。

1.2.4.3 维生素 D 降低癌症死亡率

从维生素 D 预防多种恶性肿瘤的效果来看，自然会得出它也会延长患者的生存期，同时降低癌症患者的总死亡率。由 Freedman 教授领衔的专家工作组，从 1988 年开始，到 2000 年结束，系统而全面地观察和分析了 25 - 羟基维生素 D 和癌症患者的总死亡率的关系。这项研究重点分析了 16，818 例成年参与者，定期检查他（她）们的血清维生素 D 浓度，再按 50nmol/L、62.5nmol/L、80nmol/L、100nmol/L 和 120nmol/L 浓度分组比较，在长达 12 年的随访期间，其中 536 例罹患癌症死亡。在对所有参与者及死亡者的维生素 D 浓度进行统计学多元回归分析后，得出结论：癌症总死亡率与维生素 D 含量无明显关系。但维生素 D 含量水平 >80nmol/L 组与 <50nmol/L 组相比较，前者大肠癌死亡率较后者下降 72% （$P=0.02$），有统计学显著意义。维生素 D 含量高组的乳腺癌死亡率也低于含量较低组。原来认为，保健品视黄醇（Retinol）可能会阻碍维生素 D 的保护作用，本研究结果否定了这一看法，亦即视黄醇对维生素 D 的保健作用无不良影响。这一项研究可定量评估维生素 D 与癌症死亡率关系，因此对临床的指导意义较大，也会坚定医生对癌症患者和保健治疗者使用维生素 D 的信心。

1.2.5 维生素 K

维生素 K 中尤以维生素 K_3 具有抑瘤活性，对白血病具有细胞毒的作用。对乳腺癌、卵巢癌、大肠癌、胃癌、肾癌和肺鳞状细胞癌有不同程度的抑制作用。维生素 K 可延迟苯并芘诱癌时间。

1.3 微量元素

人体由几十种元素组成，其中含量占人体总重量万分之一以下，每日需要量在 100mg 以下者称为微量元素。如铁、铜、锌、碘等 41 种元素，其总量约占人体的 0.05%。微量元素在体内的作用是多种多样的，其主要通过形成结合蛋白、酶、激素和维生素等发挥作用。随着对微量元素生物作用的不断深入研究，其在人体中的作用日益受到人们的重视。近来在微量元素与致癌方面的研究有许多进展，这里主要详述几种研究最多的微量元素。

1.3.1 铁

铁是人体必需的微量元素，铁缺乏与摄入过多均能诱导肿瘤的发生。早在上世纪 50 年代的欧洲研究观察表明，缺铁与上消化道肿瘤有着密切联系。动物研究发现，大鼠严重的慢性缺铁可以导致胃黏膜萎缩和癌前病变，然而体内铁过多也会导致肿瘤的发生。近来流行病调查的结果显示，高铁膳食可能增加肝癌、结肠癌、直肠癌的危险。有报道显示，从几个非洲国家招募的男性中的南非金矿 1964 例癌症中有 52% 是原发性肝细胞癌，这组工人尸检显示 70% 有广泛的铁沉积。患原发性血色素沉着症的患者，恶性肿瘤（尤其是肝细胞癌）是其主要死因。关于铁负荷过多致癌的机理，可能是由于宿主铁贮存过多，有足够数量的铁被肿瘤细胞利用，肿瘤的生长需要铁。

美国的一些学者认为铁失去隔室封闭可能是很多严重疾病（包括癌症）分子水平的发病机理。认为铁具有强烈催化自由基能力，正常组织中铁被各种大分子形成的复杂结构包围、分割并严格控制其生物学作用的“隔室封闭”中。一旦铁超负荷失去“隔室封闭”形成自由基就会损伤细胞的代谢、分裂、生长及遗传特性，甚至死亡。

众所周知，尽管每年有不少抗癌药物问世，但由于这些药物“敌我不分”，不能区别或不能很好区别正常细胞和癌细胞，所以引起严重副作用。这样限制了药物的使用，使癌细胞无法被彻底消灭，所以人们一直期望有一种只杀伤癌细胞而无损于正常细胞的“导向抗癌”药物。希望它能像导弹一样，有载体和弹头两个部分组成，要求制备具有特异识别结合能力的载体和具有攻击作用的弹头。铁蛋白是一种肿瘤相关抗原，其抗体可作为肿瘤的导向诊断和治疗应用。静注^{131}I标记异种抗铁蛋白 IgG 抗体，通过扫描可精确显示多种原发癌和转移癌的定位。

1.3.2 锌

一般成人体内含锌量为 1.4～2.5g，在骨骼中含量较高，但为非代谢锌，肌肉中所含的锌占总量约 65%，其余则主要存在于皮肤组织包括毛发、指（趾）甲及前列腺、睾丸等。血清锌浓度一般为 100μg/dl。近来研究认为锌代谢障碍与肿瘤的发生有一定的关系，锌缺乏或过多均有致癌性或有利于肿瘤的发生。流行病调查发现，血锌在肺癌、食管癌、胃癌、肝癌、膀胱癌、白血病病人中均降低。河南省林县的调查发现，食道癌患者血、头发、食道癌组织中的锌含量低于正常人，而且癌组织内的锌含量低于非癌组织。锌与肿瘤发生的机制尚不明确，考虑与机体免疫系统密切相关。锌能维持胸腺的健康发育，使其产生足量的有活力的 T 淋巴细胞，这些 T 淋巴细胞是杀伤肿瘤细胞的主力军。锌缺乏可引起人体免疫系统缺陷，使淋巴结、脾脏和胸腺重量减轻，T 淋巴细胞功能不全。而且，锌是许多金属酶的组成成分或激活剂，也是 DNA 和 RNA 聚合酶呈现活性不可缺少的成分。

1.3.3 铜

人体内的铜是在金属蛋白中被发现的。铜的主要功能是参与氧化还原反应，生物分子中的铜与分子氧直接反应产生自由基。铜离子是第二重要的离子，它参与体内需氧的有害反应，它也是许多金属酶的组成成分。已知超氧阴离子（$O_{\bar{2}}$）是线粒体中产生的主要的反应性超氧阴离子（ROS）经反应产生过氧化氢（H_2O_2）。有金属离子如铁和铜存在时，H_2O_2 就变成高度反应性的自由基（$O_{\bar{2}}$和 $OH^{\cdot}$），后者能引起 DNA 和膜损伤。铜与 DNA 有高度亲和力；铜离子与蛋白质、多核苷酸或 DNA、生物膜的特异部位结合能改变其结构。自由基的过量产生使 DNA 损伤，这在癌症的发展中起一定作用。铜离子浓度异常增高可能发生铜中毒，虽然铜是生物必需的金属离子，但高浓度的铜对细胞有毒。有氧化还原活性的金属离子如 Fe^{3+}、Cu^{2+} 有催化剂作用，它们通过 Haber-weiss 反应，与 H_2O_2 或 $O_{\bar{2}}$ 反应产生游离的羟自由基是有毒的。

超氧化物阴离子自由基 $O_{\bar{2}}$ 与 Cu^{2+} 反应生成的 $OH^{\cdot}$ 能引起生物分子损伤，

完整细胞中DNA的损伤可能是由于内源的铜离子暴露于氧化剂，特别是在铜离子浓度超过正常范围时。DNA损伤包括多核苷酸链断裂和碱基羟化，从而导致癌症。总之，铜以催化剂形式参与致癌，当铜浓度升高时，铜也以必需金属形式参与致癌，即以高浓度或以被吸收的催化性金属形式在有代谢产生的H_2O_2和$O_{\bar{2}}$存在时通过氧化还原反应参与致癌。体内ROS（$O_{\bar{2}}$）的反应能引起DNA损伤并导致癌症。铜通过与氧自由基（$O_{\bar{2}}$）反应产生分子氧和H_2O_2，降低氧化应激。

大量研究证实肿瘤患者血清铜、铜/锌比值增加可作为肿瘤诊断、鉴别诊断、评价治疗效果、监视复发和估计预后的重要参数。支气管癌、白血病、Hodgkin氏病、各种肉瘤患者血清铜/锌比值常>2.0。对各种恶性淋巴瘤血清铜/锌比值可作为疾病活动、复发或好转的指标。血清铜、铜/锌比值增加的机理：①血清铜、锌有一定的比值并相互影响：肿瘤病人胃肠道摄取锌能力下降，低蛋白血症和某些激素可使血锌降低，锌在肿瘤组织中积聚和尿排锌增加等原因，因而血清锌下降，致使铜、铜/锌比值增高。②非特异性应激反应：有人观察到一些常见病、多发病，如外科急腹症、急性感染、胃十二指肠溃疡、肿瘤、甲状腺肿大或亢进和糖尿病等血清铜含量均升高，仅程度上有差异，因此肿瘤病人血清铜增加可能是非特异性应激反应。应激反应使锌在肝或其他组织中累积，就减少血清锌的浓度，致使铜/锌比值增加。许多学者发现肝癌组织中有铜和铜结合蛋白的积聚，而继发性肝癌无此现象，因而可鉴别原发性和继发性肝癌。铜与肝癌的关系尚有争议，有人发现肝癌周围硬化组织中64.1%有铜的积聚，因而不支持铜能预防肝癌的设想，这一方面需认真研究。关于血清铜、铜/锌比值增加的原因，虽有几种解说，但均不令人满意，有待进一步探索。另有一些流行病学研究提示缺铜与癌症的发生有关，故有人将铜列为抗癌微量元素。有人研究发现低铜地区往往是食管癌高发区。在肝癌高发区，人群铜含量常较低。用含0.09%二甲基偶氮苯的饲料喂养大鼠8.5个月，结果全部发生肝肿瘤。而在饲料中加0.5%醋酸铜，500天未发生1例肿瘤。用甲基亚硝胺喂饲大鼠9个月，诱发食管肿瘤的比例为91%；而亚硝胺加铜组的动物则为58.8%。许多本无抗癌活性的有机化合物如二甲基羟肟等一经与铜结合便可穿透癌细胞而呈现抗癌活性。

1.3.4 硒

在微量元素与肿瘤发病的众多研究中，硒被研究得最多，而且其防癌作用也是比较肯定的。多数流行病学调查显示硒可降低约50%的肿瘤发病率，并发现土壤和植物中的硒含量、人群中硒的摄入量，血清中硒水平与人类各种癌症如肺癌、食管癌、胃癌、肝癌、肠癌和乳腺癌等的死亡率呈负相关。血液中硒主要与白蛋白结合。硒是谷胱甘肽过氧化物酶（GSHPx）和磷脂氢过氧化物谷胱甘肽过氧化物酶（PHGSHPx）的成分。

硒的防癌作用：①抗氧化：人体内两种重要的抗氧化酶GSHPx和PHGSHPx都

含有硒，GSHPx 尚有同工酶，分布于胞液和体液中，在有还原型谷胱甘肽的条件下催化过氧化物还原。PHGSHPx 存在于细胞中能催化生物膜中的磷脂氢过氧化物还原，还能催化低密度脂蛋白中的各种成分还原。这两种酶对保护细胞膜正常结构与功能，及防止红细胞溶血，防止动脉粥样硬化等疾病有重要意义。②抗癌特性：A、硒蛋白作用：在低硒状态使肿瘤危险性增加，低硒状态限制了硒蛋白的合成，包括抗氧化酶 GPX（谷胱甘肽过氧化物酶）等。B、硒代谢物作用：硒的代谢中间产物小分子有直接的抗癌作用，他们包括硒化氢、谷胱甘肽硒醚和甲基醚醇等。主要癌症为肠癌、前列腺癌、乳癌、卵巢癌、肺癌及白血病等。③降低某些元素的毒性：硒可降低镉、汞、砷、铊等元素的毒性，硒的中间代谢产物一甲基硒、二甲基硒能与金属离子螯合形成络合物而减轻其对机体的毒性，硒和维生素 E 一起可减轻维生素 D 中毒引起的钙沉着。④对甲状腺的作用：硒是 T4 脱碘酶的必需成分，该酶催化 T4 转变为 T3 的反应，后者的活性是前者的 3～4 倍。⑤促进免疫功能：有机硒有促进淋巴细胞增殖，诱导干扰素和肿瘤坏死因子生成的作用，可使 T 淋巴细胞的 IL－2 受体表达，促进 B 淋巴细胞抗体生成。含硒丰富的食物有海产品、动物内脏、牛奶等。

1.4 膳食纤维

膳食纤维包括非淀粉多糖（纤维素、半纤维素、果胶类物质、树胶和黏胶）、木质素、抗性淀粉和抗性低聚糖等。

膳食纤维预防肠癌的机制：①增加了粪便量，缩短了粪便在大肠内存留的时间，稀释了致癌物。②黏附了胆酸或其他致癌物。③细菌使膳食纤维分解产生短链脂肪酸，降低了粪便的 pH 值，以及抑制了致癌物的产生。④改变了大肠中的菌群。⑤增加肠内的抗氧化剂。

1.5 消化酶

大部分被诊断为肿瘤的患者通常都有消化功能紊乱的问题，已被破坏的消化功能会影响营养支持辅助治疗的效果。假如机体不能有效将食物的营养素送至小肠内被机体吸收，那么再有营养的食物也只是纸上谈兵。消化酶在这个过程中起到了很大的作用，即便消化酶并不直接针对治疗肿瘤，但是它能起到帮助机体更有效的消化和营养素的作用，从而使患者有一个良好的营养状况。美国的一项研究表明，消化酶不仅能帮助肿瘤的患者更好地从小肠黏膜吸收碳水化合物和蛋白质，还能提高健康人群的消化功能。在这当中，功效最显著的应为蛋白酶。

Wald 等进行动物研究显示，口服蛋白酶能阻止小细胞肺癌其他脏器的转移。他们将大鼠分为 4 组，所有动物的原发肿瘤均已手术切除。第一组为对照组，第二组为切除当天应用直肠蛋白酶补充剂，第三组为手术前 6 天就给予直肠蛋白酶补充剂，第四组是在大鼠被诱导为肿瘤模型的当天就给予直肠蛋白酶补充剂。对照组中 90% 的大鼠 18 天以后死于肿瘤其他部位的转移；第二组在接受了直肠用消化酶以后，只有 30% 的大鼠于第 25 天时死于肿瘤其他部位的转移；第三组在术前就应用蛋白酶的大鼠，只有10%在第15天出现其他脏器的转移；而第四组的所有动物，一个月内未发现有任何脏器的肿瘤转移，所有大鼠生存期超过3个月。同样的，德国的一个多中心研究显示，补充消化酶的宫颈癌妇女在接受放疗过程中，其副作用明显减轻，比没有补充消化酶患者的远处转移率下降，生存期延长。

2　营养膳食能预防肿瘤的发生

2.1 均衡饮食

所谓“病从口入”，合理的膳食营养摄取不仅能够起到预防疾病的作用，还能提高机体免疫力以协助抵抗疾病，减少上述谈到的致癌物的摄入及保持均衡的饮食是预防肿瘤的基本前提。美国一些著名的营养学家在多年工作后得出一致的结论：饮食一定要均衡，而不是偏向哪种单一的营养素。人体就像一把秤，无论是摄入的品种还是数量多了、少了都会引起失衡。许多致癌因素和防癌因素，其中有些似乎是矛盾的。有的因素可能引发这种肿瘤，但同时也是预防另外一种肿瘤的有利因素。而且我们每日所摄取的天然食物里，很可能含有抗癌营养素的同时也含有致癌元素。毕竟我们每天所吃的是食物，而并非单一的营养素片。所以，如何做到均衡饮食以达到防病治病成为世界各国卫生组织的热点话题之一。

1997年我国营养学会通过的“中国居民膳食指南”充分体现预防肿瘤的饮食原则，也强调了合理健康的均衡饮食结构。

●食物多样，粮、豆类为主；每天摄入量为400～500g

●多吃蔬菜、水果和薯类；每天至少摄取300～400g

●每天吃奶类或其制品；每天应摄入200～300g

●经常吃适量鱼、禽、蛋、瘦肉，少吃肥肉和荤油；每天可摄取100～200g；

●食量与体力活动要平衡，保持适宜体重，避免过轻过重

●膳食清淡少盐；成人每天摄取食盐6g以下，调味料以香料为主

●禁止酗酒

●吃清洁卫生、新鲜不变质的食物

美国政府2005年颁布的最新饮食指南中进一步建议食用2000年饮食指南所建议数量的两倍的水果和蔬菜（每天可达600～800g），并主张以富含高纤维和高营养的谷类食物代替精制或加工后的谷物，用以预防某些癌症。

传统的“地中海饮食习惯”被认为是欧洲某些国家的居民肿瘤及冠心病发病率较低的原因。地中海的饮食习惯起源于1960年的希腊、意大利、葡萄牙和西班牙。一直以来，这些国家的肿瘤及心脏病的发病率比其他临近国家的居民低。研究表明这可能与他们每天食用全麦面包、大量蔬菜、水果、豆类和橄榄油，以及每周食用适量的鱼、家禽、蛋类，但很少吃富含饱和脂肪酸的牛羊肉有关。

2.2 能够预防肿瘤的食物

2.2.1 全麦面包、麦片、麦芽、谷物和果仁

这些食品不仅提供丰富的膳食纤维，还提供适量维生素 E。膳食纤维能够促进肠道的蠕动，吸水性强以增大粪便体积，从而能清除肠道内的促癌物质，被微生物降解后产生的短链脂肪酸有助于预防大肠癌。而维生素 E 是一种脂类抗氧化剂，不仅能够促进白细胞的生成，提高免疫力，还能保护机体细胞免受自由基的氧化破坏，对癌细胞有良好的抵抗力。所以，每天早餐吃 50g 全麦面包，适量的麦片，麦胚芽及新鲜果仁有助于阻断细胞癌变的作用。

2.2.2 蔬菜和瓜类

国外研究显示，经常吃十字花科的蔬菜包括椰菜花、西兰花、卷心菜、甘蓝菜、红萝卜及白萝卜可减少结肠癌、胃癌及乳腺癌的发病率。这些蔬菜含有丰富的吲哚类化合物，具有提高谷胱甘肽复合物的含量，从而能降低促癌、致癌物质的合成。但是这类蔬菜煮的时间不能过长，否则抗癌的有益成分会流失。其他的蔬菜如芦笋、茄子、蘑菇、四季豆、苦瓜等都具有不同程度的抗癌作用。番薯的抗癌作用应当为蔬菜中的第一位，番薯中含有 DHEA（脱氢表雄酮），可以阻断并抑制癌细胞的生成。黄心番薯所含的 β－胡萝卜素较多，在抑制上皮细胞异常分化的同时，还能防止促癌物与细胞核中的蛋白质结合，对预防呼吸道及消化道肿瘤有一定的疗效。

2.2.3 葱和蒜

葱和蒜的功效可追溯到古代文明社会，医学之父希波克拉底在当时就曾用大蒜治疗患有各种不同疾病的患者。流行病学的研究发现，每日食用大蒜地区的人群胃癌的死亡率比较低，以大蒜素进行干预研究发现其能预防胃癌的发生。体外实验研究表明大蒜有抑制幽门螺杆菌生长及阻止亚硝胺合成的作用。在 2004 年，美国国立癌症研究所曾对 709 名中老年男性进行对照研究发现每天食用 10g 以上的大蒜、洋葱、青葱、细香葱、大葱等蔬菜的男性患前列腺癌的危险明显低于每日食用 2.2 克以下上述葱蒜类蔬菜的男性。蒜头和葱类蔬菜中含有丰富的大蒜素，不仅具有抗细菌和真菌功能，还能诱发干扰素的生成，激活巨噬细胞，提高机体免疫力。

2.2.4 水果类

柑橘橙类水果含丰富的维生素 C、类黄酮、β－胡萝卜素、纤维素和果胶。它们不仅是强有力的抗氧化食品，还是很好的天然螯合剂。维生素 C、类黄酮和 β－胡萝卜素能干扰和阻断致癌物二甲基亚硝胺的生成。其所含的果胶及纤维素能够与体内毒素和致癌物质结合并排出体外。其他的水果如山楂、猕猴桃、黑加仑、草莓、柠檬、柚子、木瓜、大枣、枸杞子等均有相似的作用。另外，我们经常用来煲汤的无花果含有佛手柑内脂、β－谷甾醇、香树脂醇及补骨脂素等活性抗癌成分，不仅抑制肿瘤细胞蛋白质的合成，还能提高免疫细胞的活力，是一种很好的保健佳果。

2.2.5 豆类和植物油

豆类如黄豆和扁豆中含有丰富的抗氧化剂及蛋白酶抑制剂，能有效抑制肿瘤细胞的生长。黄豆中含有的大豆异黄酮可以抑制血管生成，阻断癌细胞吸收营养的通路。动物实验也证实，黄豆中所含有的植物激素能有效防止前列腺及乳腺癌。

德国明斯特大学的一项研究发现，在经常食用橄榄油的地中海居民中，各种癌症的发病率比其他国家的居民要低。尤其是消化系统和乳腺癌的发病率明显低于其他人群。实验室研究证明橄榄油预防肿瘤的作用与它含丰富的单不饱和脂肪酸、抗氧化剂及某些微量元素有关。其中所含有的维生素 A、β－胡萝卜素、维生素 C、维生素 E 起到协同作用，从而提高抗肿瘤的功效。

第二节　肿瘤病人的营养障碍

蛋白质－热量营养不良是中、晚期恶性肿瘤患者一个普遍的现象。据统计，我国住院的肿瘤病人中超过50%存在营养不良，其最突出的临床表现就是体重下降。患者的营养状况与肿瘤的类型、肿瘤所在的部位、不同的分期密切相关。营养不良及恶病质的发生率在消化道及晚期肿瘤患者中比较高。

1　肿瘤恶病质的基本概念

恶病质一词最早源于希腊语“kakaos Hexis”，指“机体处于恶劣的状态”。常见于各种慢性或终末期疾病。在各类肿瘤患者中，大概有 1/3－2/3 会发生恶病质。一旦出现恶病质，通常很难逆转。恶病质是一种复杂的代谢状态，是以脂肪组织和瘦体组织群的消耗为特征的进行性营养状况恶化的症候群。常表现为厌食、进行性的消瘦、肌肉萎缩、贫血、低血糖、低蛋白血症、免疫功能低下及体内代谢的改变和障碍等。肿瘤恶病质不仅使机体体重进行性下降，还能导致骨骼肌和内脏蛋白质的耗竭，损害机体组织的结构和功能，损害酶的生成和免疫功能，增加宿主的易感性。最常见于肺癌、胃癌和胰腺癌，发病率达60%，在终末期的肿瘤患者中其发病率可高达80%。在老年及儿童患者中更为常见，这类病人通常伴随严重的体重减轻。瘦组织群的消耗会令肿瘤患者对肿瘤治疗的敏感性和耐受性降低，不仅使抗肿瘤治疗难以达到预期的效果，还是导致肿瘤患者最终死亡的主要原因之一。

2　肿瘤恶病质的发生机制

肿瘤恶病质的发生机制尚未明确，早前一直认为肿瘤恶病质与肿瘤所在的部位呈恒定关系，但最近大量研究发现恶病质的发生机制非常复杂，不能以单一因素解释。不仅与肿瘤局部的影响有关，还与肿瘤引发的全身性的代谢紊乱因素有关。总的来说，癌性恶病质的发生是多因素引起的，是各种因素相互作用的结果。目前认为，恶病质的发病与机体摄入减少、营养物质代谢紊乱、细胞因子的作用、肿瘤治疗过程中带来的负面影响等相关。

2.1 食欲下降或摄入减少

食欲下降是肿瘤患者常见的主诉，33% ~75% 的肿瘤患者都会遇到食欲下降的问题。尤其是在消化系统肿瘤，超过 50% 的患者有厌食的表现。食欲下降是一种复杂的进食障碍，也是导致肿瘤患者营养不良的主要原因之一。引起食欲下降的原因有以下几个方面：

2.1.1 肿瘤本身局部的影响

上消化道肿瘤，如咽喉部、食管的肿瘤患者因上消化道梗阻引起的吞咽困难和进食疼痛导致其不愿进食或畏惧进食；胃癌病人因肿瘤致胃容量缩小或肠癌等引起消化道部分或完全性梗阻，导致恶心、呕吐、腹痛、腹胀等引起的厌食和营养素摄入减少；腹壁或腹膜后肿瘤的压迫，以及肝癌、卵巢癌等引发的大量腹水压迫肠腔，最终导致患者食欲缺乏，摄食量减少。

2.1.2 肿瘤病人味觉和嗅觉的改变

这些因素的改变也可导致食欲下降。

2.1.3 体内乳酸堆积

肿瘤患者的体内代谢与正常人不同，主要以糖酵解为主要的供氧形式，由此导致体内乳酸增加，乳酸需要在肝脏内转化成葡萄糖被肿瘤细胞利用，在这个过程中需要消耗大量的能量。而当肿瘤累及肝脏时，肝功能受损，不能清除由无氧糖酵解而产生的乳酸，导致乳酸在体内蓄积，从而引起恶心和食欲下降。

2.1.4 神经传递物质分泌异常

下丘脑侧部的饥饿中枢与饱食中枢起着平衡机体合理进食的作用。动物实验中发现，荷瘤状态下，动物大脑中 5 －羟色胺浓度增高，导致其食欲下降，摄入减少。

2.1.5 心理因素

肿瘤患者通常会有情绪低落，精神紧张，或伴有癌性疼痛；部分肿瘤患者还伴有消化功能紊乱、胃排空延长、吸收不良等，均可导致摄入减少。

2.2 机体能量代谢的变化

2.2.1 能量消耗的变化

肿瘤患者的营养不良通常归因于能量摄入减少和能量消耗的增加。能量摄入减少与肿瘤患者的食欲下降有关。能量消耗增加的原因有：①肿瘤在细胞分裂、生长的过程中需要额外能量供应；②肿瘤在生长过程中所产生的一些化学物质使机体原本的代谢状态发生改变，使能量消耗增加。早期的研究均发现，肿瘤患者的静息能量消耗高于正常人，认为由于能量消耗的增加导致机体处于负氮平衡的状态，引起机体各组织群不断消耗，最终发展为恶病质。然而，对于早期的这些研究结果，并没有统一的定论。最近一些大样本的临床研究发现，并非所有恶性肿瘤病人都处于高代谢状态。上海复旦大学附属中山医院普外科在采用开放式间接测热法对 226 例多源性恶性肿瘤住院病人进行静息能量消耗测定，将其与同期 293 例非肿瘤住院患者作对照，结果发现 30% 的恶性肿瘤患者处于高代谢状态，45% 的患者在正常范围内，而有 24% 的患者处于低代谢状态。同时，肿瘤患者的静息能量消耗与肿瘤的类型和发病的部位关系不大，而与患者的荷瘤时间有着密切的关系。晚期的恶性肿瘤患者由于荷瘤时间长，往往处于能量消耗增加的状态，其营养不良的发生率较之荷瘤时间短的肿瘤患者要高。而当患者接受手术切除以后，其能量消耗也随之降低。

2.2.2 葡萄糖代谢的变化

肿瘤患者葡萄糖代谢异常主要表现为体内葡萄糖储存减少，消耗增加；糖异生活性增强，外周组织利用葡萄糖障碍。大多数实体肿瘤主要依赖葡萄糖作为主要的能源物质。正常情况下，乳酸循环在葡萄糖转化中只占 20% ，而在肿瘤恶病质的患者中，这一代谢方式却占了 50% 。荷瘤状态下，机体没有足够的氧供给三羧酸循环和氧化磷酸化，以致营养素在体内主要代谢生成乳酸。由于 1mol 葡萄糖酵解产生 2molATP ，而自乳酸再合成葡萄糖却需要消耗 6molATP。此过程需要消耗大量能量，可谓无效代谢，最终将增加患者的基础能量消耗，成为引起癌性恶病质的原因之一。

肿瘤患者机体内瘦体组织群的消耗还与葡萄糖耐量差、胰岛素抵抗相关联。日本学者认为肿瘤局部的影响是诱导胰岛素抵抗的主要原因，除此以外，还包括炎症反应对机体的影响。胰岛素抵抗导致葡萄糖储存减少，外周组织利用葡萄糖减少，氧化底物部分从葡萄糖转化为脂肪酸。此外，对于肿瘤病人葡萄糖耐量差和对胰岛素产生抵抗的另一合理解释是，肿瘤病人存在高胰高血糖素血症，而且即使输注葡萄糖也不能抑制胰高血糖素的分泌。由于胰高血糖素的作用，进展期癌症患者的葡萄糖更新率明显增加。

稳定性同位素标记示踪测定结果显示：早期或体重正常的癌症患者，葡萄糖更新率接近正常；然而晚期癌症患者，同时伴体重明显减轻者，葡萄糖生成明显增加，其更新率的增加是每天葡萄糖摄入量的 42% 。最近的研究还发现，不同类型的肿瘤在葡萄糖代谢的改变也不相同。白血病、肉瘤的患者其葡萄糖更新率比健康人高 2 ~3 倍。消化系统肿瘤患者葡萄糖的更新率与荷瘤程度相关，而淋巴瘤患者的葡萄糖更新率与正常人几乎没有差别。

2.2.3 蛋白质代谢的改变

癌症患者蛋白质代谢的变化，表现为蛋白质合成减少，分解增加，转变率增加，血浆氨基酸谱的异常。癌症患者体质衰弱与骨骼肌蛋白的分解增加有直接的关系，由于肌肉占总氮量的 45% 和总体钾的 85% ，所以机体内源性氮的消耗首先表现在骨骼肌部分。其次才表现在内脏蛋白，例如循环蛋白质的消耗。肌肉数量取决于蛋白质合成和分解之间的平衡，随着病程的进展，肌肉蛋白质分解率比合成率增加更明显。利用亮氨酸稳定同位素标记示踪测定方法，比较一组正常体重的良性疾病患者与体重正常的肿瘤患者的总蛋白质合成率、总蛋白质分解率和净蛋白质分解率，各组之间未见明显差异。但体重下降超过15%的癌性恶病质患者的总体蛋白质分解率明显增高，净蛋白质分解率也增高。表明这部分病人的蛋白质大量丢失与总体蛋白质分解率的增加有关，与疾病的病程有关。

骨骼肌的蛋白质分解代谢主要有三种水解通路：①溶酶体系统参与细胞外蛋白质和细胞表面受体的水解；②细胞内的钙离子调节的钙激酶激活蛋白酶参与组织损伤，坏死和细胞自溶；③ATP 泛素依赖的蛋白质水解通路。在这三种水解通路中，泛素依赖的蛋白质水解通路是大多数分解状态下最重要的一个通路。一项研究表明：泛素 mRNA 水平在平均消瘦 6% 的胃癌患者的腹直肌中增高 2 倍，提示泛素水平的增加可能是骨骼肌消耗的一个早期特征。

大量的动物实验发现癌性恶病质病人蛋白质代谢的改变可导致体内血浆氨基酸谱的变化，大脑中游离色氨酸和 5－羟色胺浓度的增高，是引起癌症病人厌食，继而发生恶病质的关键因素。

2.2.4 脂肪代谢的改变

恶病质以机体脂肪消耗为主要特征，可发生在肿瘤的各个阶段。肿瘤病人存在脂肪代谢的改变，与脂质降解的增强相关联，而不是由于脂肪合成的减少所致。这是因为在体重进行性下降的癌症病人中甘油和游离脂肪酸的更新速度增快，游离脂肪酸的周转速度增快在患者体重下降之前就已经出现。

体重下降的癌症病人，其血清甘油三酯的浓度比正常体重的患者更高，表明癌性恶病质患者体内脂肪分解作用的增强。脂肪分解的增加可能与肿瘤的类型有关。脂蛋白酯酶（LPL）活性下降可能是促使血甘油三酯升高的原因之一，并与体重下降的程度相关。例如，肺癌病人体重下降比乳腺癌患者的体重下降明显。前者体内脂蛋白酯酶活性下降，而后者体内脂蛋白酯酶水平则正常。而且，体重减轻的癌症病人机体的脂肪氧化率比正常体重的癌症患者明显增高，但葡萄糖的氧化率却降低。表明脂肪酸是荷瘤状态下机体利用的主要能源物质。

肿瘤病人存在脂肪代谢障碍可能与肾上腺髓质受刺激，导致血儿茶酚胺水平升高有关。有研究显示，给予明显消瘦的癌症病人口服特异性的 β_2－肾上腺素受体阻滞剂阿替洛尔，或非特异性的 β_1、β_2－肾上腺素受体阻滞剂普萘洛尔，均能显著降低他们的静息能量消耗、全身氧耗量和 CO_2 的生成。此外，特异性的 β_3－肾上腺素拮抗剂在癌性恶病质中减少脂肪的分解和能量消耗方面也非常有效。

2.3 恶病质相关的介质作用

参与肿瘤恶病质过程中的介质一般分为两类。一类是机体分泌的内源性细胞因子，包括 TNF－α、IL－1、IL－6、IFN－γ、LIF。另一类是肿瘤细胞生长过程中产生的分解代谢物质，如 LMF、PIF。前者主要影响机体的食欲，具有食欲抑制的作用。后者通过增强脂肪组织的脂肪分解，在并不影响食欲的前提下导致体重下降，参与肿瘤恶病质过程。

2.3.1 内源性细胞因子

肿瘤坏死因子（TNF－α）：TNF－α又称为恶病质素，被证实是引起恶病质的一个重要的细胞因子。它是由巨噬细胞分泌的一种蛋白分子，也可以由肿瘤细胞产生。动物研究显示，摄入TNF－α可引起厌食、体重下降、蛋白质和脂肪分解，TNF－α通过抑制脂蛋白酯酶参与肿瘤恶病质的诱导。动物实验提示，TNF－α能导致高脂血症，其作用机制被认为是抑制了脂蛋白酯酶活性以及肝脏极低密度脂蛋白合成分泌的增加。TNF－α还可以抑制蛋白质的合成，增加蛋白质的分解。骨骼肌细胞在TNF－α的作用下，短时间内其蛋白质的合成即可被抑制。骨骼肌消耗与TNF－α所致的氧化应激和一氧化氮合成，最终导致肌凝蛋白肌酸磷酸激酶活性下降有关。Nakashima等人在对110例前列腺癌患者血中的TNF水平分析时发现TNF水平与患者死亡率呈正相关。血中的TNF增高，患者的血红蛋白和白蛋白水平下降，体重减轻。动物实验发现，在应用了TNF－α抗体之后，尽管能阻止体重减轻，但不能使体重恢复正常。这些现象提示除TNF－α外，还有其他细胞因子参与恶病质的形成。

白介素1（IL－1）：IL－1具有与TNF－α相似的作用，参与恶病质的发生。IL－1和TNF－α直接作用于下丘脑饱食中枢和外周部位，使宿主产生厌食。动物实验证实IL－1能减少大鼠进食的种类和数量。IL－1引起的厌食作用与5－羟色胺相关，它能使5－羟色胺合成、释放增加，引起厌食。除此以外，IL－1还能抑制脂蛋白酯酶活性。应用IL－1受体拮抗剂能改善宿主厌食的情况，增加体脂，对恶病质有一定的治疗作用。

白介素6（IL－6）：IL－6是由巨噬细胞和成纤维细胞所产生。动物实验发现，荷瘤大鼠体内IL－6水平明显增高，且增高的水平与恶病质呈正相关。当荷瘤大鼠体内肿瘤被切除后，IL－6浓度下降，且体重增加。IL－6还可抑制脂蛋白酯酶的活性，刺激急性相肝内蛋白质的合成，IL－6的产生有赖于IL－1。中枢神经系统中，IL－1可导致IL－6的产生，后者反过来作用于下丘脑而影响进食。IL－6可以引起肌肉萎缩，体重减轻，应用免疫IL－6单抗可以抑制恶病质的发展，但不能单独诱导恶病质综合征。

γ－干扰素（IFN－γ）：IFN一γ是由激活的T淋巴细胞分泌。动物实验证实其参与恶病质发生的机制与TNF－α有关，两者有协同作用，均能抑制脂蛋白酯酶活性，减少脂肪的合成，增加脂肪分解，并减轻蛋白质合成，促使机体组织消耗，最终发生恶病质。IFN一γ抗体可以抑制脂肪分解，并能使摄食增加，减少体重丢失，但对蛋白质代谢无明显作用。最近的研究认为，IFN一γ并不能单独诱导恶病质的发生，其作用机制仍然不是十分明确。

白血病抑制因子（LIF）：动物实验发现，发生恶病质的黑色素瘤裸鼠细胞能产生一种因子，称为白血病抑制因子。实验证实此细胞因子是诱导裸鼠发生恶病质的主要物质，它与 TNF－α 一样，能抑制脂蛋白酯酶活性，促进宿主脂肪的分解，导致体重下降。由此推测，不同类型的肿瘤可能存在不同的细胞因子参与恶病质的发生。

2.3.2 分解代谢物质

脂肪代谢因子（LMF）：与宿主分泌的细胞因子不同，脂肪代谢因子是由肿瘤细胞产生的分解代谢产物。它并不影响食欲，但能引起脂肪组织分解。通过激活甘油三酯酶活性而引起脂肪分解，导致宿主体重下降。体外实验发现，应用 EPA 类制剂能抑制肿瘤细胞脂肪代谢因子的分泌。

蛋白水解诱导因子（PIF）：蛋白水解诱导因子同样由肿瘤细胞分泌。动物实验表明，它与恶病质的发生密切相关。蛋白水解诱导因子拮抗剂能阻断肌肉蛋白质的分解，抑制动物的体重减轻。

大量的研究表明，上述细胞因子的释放与肿瘤细胞产生的分解代谢产物在恶病质发生过程中起着重要的作用。在荷瘤动物及人体内产生的某些细胞因子被认为是恶病质发生的启动因子。目前恶病质发生的确切机制尚未明确，但能确定的是，在恶病质发生发展过程中，有多因素参与，是由一个多细胞因子网络在起作用。细胞因子及分解代谢产物之间相互作用，互相促进，通过不同的途径共同导致恶病质的发生。

2.4 肿瘤治疗对机体营养状况的影响

各类型肿瘤患者在接受手术、放疗、化疗等治疗时，其营养状况或多或少都会受到影响。围手术期如术前禁食，术后一段时间不能正常摄食均能影响各种营养素的吸收，加上手术创伤带来的应激反应，更容易引起负氮平衡。不同部位的手术切除还将带来包括吞咽障碍，胃酸分泌减少，吸收功能减退，内因子缺乏，水、电解质吸收障碍等等的并发症，直接影响患者的营养状况和生活质量。

化疗对患者营养状况的影响包括两大方面：其一是化疗过程中对机体的直接影响，干扰机体细胞代谢，DNA 合成和细胞复制；化疗对消化道黏膜的损伤，引起消化道炎症、溃疡，最终导致机体吸收功能减退。其二是化疗过程对机体的间接影响，包括药物引起的食欲减退、恶心、呕吐、味觉改变等，导致负氮平衡，机体瘦组织群的消耗。

放疗对患者营养状况的影响主要是对消化系统的影响，并与放射治疗的剂量及被照射的面积有关。放疗容易引起骨髓抑制，导致机体贫血，白细胞减少，使机体免疫功能下降，易感性增加。而且，放疗过程中将引起患者蛋白质合成障碍、分解代谢率增加，机体处于超高代谢状态，导致负氮平衡，体重下降。

表 7－3　　肿瘤各种治疗过程中对营养状况的影响

治疗方法	引起的营养问题
放疗	
口、咽部放疗	味觉受破坏、口干、吞咽疼痛
颈部下段和纵隔放疗	吞咽困难、食管炎
腹部和盆腔放疗	急慢性肠炎、吸收不良、腹泻、肠腔狭窄、梗阻
手术治疗	
口、咽部癌根治术	咀嚼、吞咽困难
食管癌根治术	胃酸分泌减少、腹泻、早期饱腹感
胃癌切除术	消化吸收不良、胃酸及内因子和 R 蛋白缺乏、低血糖
胰腺切除	吸收不良
空肠切除	各种营养素吸收率下降
回肠切除	维生素 B_{12} 缺乏、脂溶性维生素吸收不良、脂肪吸收不良
结肠造口术	水、电解质失衡
药物治疗	
细胞毒性化学药物	恶心、呕吐、腹泻、骨髓抑制
TNF	恶心、呕吐、腹泻
IFN	厌食、恶心、呕吐、腹泻

3　营养支持与肿瘤生长的关系

营养支持是否促进肿瘤生长，是对肿瘤病人应用营养支持所涉及的颇多争议的核心问题之一。从完全胃肠外营养（TPN）的发展史看，当初将 TPN 应用于肿瘤病人的出发点是因为部分肿瘤病人不能正常饮食或难以耐受各类肠内营养制剂，以致因营养不良而不能接受完整的抗肿瘤治疗。故最初的应用目的仅为改善病人的营养状况，支持病人安全渡过手术关或能耐受其他抗肿瘤治疗。数十年来，营养支持对于营养不良的肿瘤病人的正性作用已得到认同，但是，出于对营养支持潜在性刺激肿瘤生长的顾虑又使不少临床医师对营养的应用处于进退两难的境地。

20 世纪 70 年代后，有关营养支持与肿瘤生长间关系的报道逐渐增多，但多数为动物实验研究，Daly 等通过对 Morris 肝癌模型大鼠提供不同营养方案，结果观察到接受 1 周 TPN 组肿瘤生长速度并不快于经口正常饮食或低蛋白饮食组。其后，Mahaffey 等对皮下种植 Lewis 肿瘤的瑞士小鼠提供 1 周 TPN，结果发现小鼠的肿瘤重量和肿瘤细胞的 DNA 合成率反较正常饮食组低；而且，TPN 组的宿主体重得以增加，证实了前者的观点。但也有持相反意见者，认为营养支持具有促进肿瘤生长的作用。营养支持与人体肿瘤生长间关系的研究报道见于20世纪80年代中期。Baron等较早应用流式细胞仪（FCM）测定技术分析了头颈部肿瘤病人接受TPN后肿瘤细胞的动力学变化，发现TPN后肿瘤细胞增生活跃，异倍体细胞百分比比TPN前显著升高，从而推论：TPN具有促进肿瘤细胞生长的作用。至于肠外营养支持何以干扰肿瘤细胞动力学、刺激动力学、刺激肿瘤生长，众说不一。一种观点认为，肿瘤生长与TPN中的能量来源有关。Burby等曾分别以脂肪乳剂和葡萄糖作为TPN中的非蛋白质能量来源，对一组种植性乳腺癌模型大鼠作了对比研究，证实了两种能量来源对宿主的支持效果相同，但对肿瘤生长则具不同作用，其中葡萄糖具有促进肿瘤生长的作用。理由是，荷瘤状态下糖异生途径十分活跃，如用脂肪供能，既不能直接产生糖异生前体，又可减少由宿主蛋白质分解提供的糖异生前体，达到有利于抑制肿瘤生长的目的；而且，脂肪乳剂对肿瘤具有类似化学性或物理性抗癌剂作用，但Evelyn等则持反对态度，认为脂肪乳剂具有刺激肿瘤生长的作用。另一观点认为肿瘤生长与TPN中能量的摄入量有关，在宿主能承受的范围内，肿瘤生长的速度随能量的增加而增加，而且此种快速增长并非水潴留和脂肪堆积所致，而是符合生理学生长特点的。除了从能量角度考虑外，也有人发现慢性蛋白质缺乏性营养不良将减缓肿瘤的生长速度。Popp等对接种由甲基胆蒽诱发的肿瘤细胞的Fisher334大鼠，提供等热卡、等电解质、等维生素量，但不等氨基酸量（分别为正常蛋白质需要量的0%、5%、16%、33%、67%、100%、133%和167%）的肠外营养10天。结果表明：接受氨基酸量为正常需要量的5%的大鼠，其最终的肿瘤重量显著低于其余各组，而各组宿主营养状况的变化并无显著差异。因而认为，将蛋白质供给量限制在一定范围，可有针对性地达到饥饿肿瘤而又满足宿主基本代谢需要的目的。

Bozzetti等通过提供营养不良的胃癌病人肠外营养，利用3H－胸腺嘧啶标记法判断营养与肿瘤生长的关系，发现50%病人的肿瘤细胞有增殖现象，但术时并未发现与对照组病人有大的差别。作者认为TPN的这种刺激作用程度一般，术前短期应用对预后影响极小。此结论进一步证实本文作者在20世纪90年代初，通过对进展期胃癌病人所作的该方面的研究。本文作者在提供营养支持前、后经胃镜或术时获取肿瘤标本，并作肿瘤细胞动力学检测，结果发现，肠外营养支持可增加肿瘤细胞周期中增殖相细胞的比例，减少静止相细胞比例，提示了TPN对肿瘤细胞的潜在刺激作用。鉴于此，本组研究人员又在上世纪90年代后期，对曾接受肠外营养支持并存活的胃癌病人作长期随访，结果并不支持营养支持促进肿瘤生长的结论。从术后5年生存率分析，接受营养支持与未接受营养支持的胃癌病人分别为53.7%和52.6%，说明营养支持并不影响该组病人的远期疗效，也意味着实验室检测结果并不能代表临床结果。

综上所述，由于实验设计、动物种系、肿瘤类型、研究条件及营养支持方案间的差异，以及实验动物的瘤重与体重比远远大于人体、实验过程中营养支持的持续时间在动物荷瘤期中的比例远远超出病人等因素，使得各项研究结论迥然。但是，一个更为重要的因素可能是评判者存在概念上的误区，即往往从“肿瘤是氮的陷阱”这一初始概念出发，误将肿瘤蛋白质合成率等同于肿瘤生长率。现今认为这种观点似过于简单化，因为所提供的不同营养配方往往可能使某些肿瘤的生长特性受到正向或逆向调节，其中环节相当微妙。尽管缺乏临床肿瘤病人接受营养支持后肿瘤生长加速或转移的直接证据，但对于营养支持与肿瘤生长间的关系仍有待在细胞周期调节机制上作更为科学、深入的研究分析。

第三节　肿瘤病人的营养支持

在我国每年 180 万例新增肿瘤病人中，超过 80% 存在体重下降和营养不良，在中晚期恶性肿瘤病人中营养不良发生率更高。在中晚期肿瘤病人中，胃肠道功能障碍是最常见的，也是最难处理的，约 71% 肿瘤患者早期出现饱胀感、60% 患者出现味觉改变、56% 的患者出现厌食、超过 40% 患者出现便秘、接受放疗的病人约 5% 出现严重胃肠道并发症。

肿瘤病人营养支持与良性疾病性质不同，并不是所有肿瘤病人都能从营养支持治疗中获益。在肿瘤发展的不同时期，针对不同个体，提供适宜的营养支持，对疾病的进展和归宿具有很大的影响。营养不良伴免疫功能减退者，术后并发症发生率和死亡率均上升，对那些伴有营养不良而又需手术治疗的肿瘤病人来说，围手术期营养支持显得十分必要；而那些应用放疗、化疗作为治疗手段且伴有营养不良或不能正常摄食的肿瘤病人，营养支持亦同样重要。经大样本肿瘤病例分析，发现无体重下降者的生存率明显优于体重下降者，营养不良的预后明显差于营养良好者。下面几组数据充分地反应营养支持的重要性：胃癌患者约 20% 的病人首先出现的症状就是体重进行性下降，体重稳定的病人比体重下降的病人生存期长一倍。肺癌患者体重下降幅度在 6% ~18% 以内，抗肿瘤治疗和营养支持同时进行，可使 50% 的病人取得一定疗效；若单一使用抗肿瘤治疗而忽视病人营养支持，则大概只有 20% 的病人可以取得同样疗效。癌症的晚期患者 50% 以上死于营养不良。

给肿瘤患者制定营养支持方案时，应首先进行客观、全面、综合的营养评价，营养评价结果对营养治疗具有十分重要的指导意义。

1　肿瘤患者的营养评价

肿瘤患者住院后，首先应对患者进行综合、全面、客观的营养状况评价，营养评价多采用主观的全面评价（SGA）和测量身体组成的营养评价方法（BCA）相互结合 。根据评价结果一般将营养状况分为五级：即营养良好、营养中等、轻度营养不良、中度营养不良、重度营养不良。一般达到轻度营养不良，应及时采取营养干预措施。其中营养不良又分为消瘦型营养不良、蛋白质营养不良、混合型营养不良三种。

1.1 常用营养评价指标

1.1.1 主观症状

膳食变化情况：包括饮食习惯、膳食种类、饮食量等变化的显著程度。

胃肠道症状：如食欲不振、恶心、呕吐、腹泻等。这些症状必须持续两周，偶尔一次不予考虑。

病人活动能力或功能变化：如活动能力减退，能起床走动或是卧床休息。

有无应激反应：如大面积烧伤、高烧、大量出血、脓毒症或大手术属高应激反应；长期发烧、慢性腹泻属中应激反应；长期低烧、恶性肿瘤属低应激反应。

踝水肿：踝部是否有水肿，以及水肿程度的轻重。

1.1.2 人体测量指标

身高、体重：身高、体重对一般营养评价是一个基础指标，常用于医院病人、诊断慢性营养不良如恶病质、消瘦等，但对身体组织有变化的病人则不能准确判断，如大量输液或肝、肾病变有体液潴留时。

体重变化：包括过去6个月内的体重变化与最近尤其是住院时两周的变化，如果在过去6个月内体重减轻10%以上，为非常显著体重丢失，减轻5%～10%为显著体重丢失，5%以内为少量体重丢失。如果在过去6个月体重丢失10%以上，可在最近一个月体重无丢失甚至增加；或在最近两周经治疗后，体重稳定或增加，则体重丢失一项可不予考虑。临床经验提示，若在抗肿瘤治疗合并营养支持后，凡体重获得增加者，预后均较理想。

肱三头肌皮褶厚度：肱三头肌皮褶厚度用于了解身体脂肪组织的变化，其标准为男性12.5mm，女性16.5mm，低于标准60%为脂肪严重缺乏，标准60%～90%为中度缺乏。由于皮下脂肪的积聚和维持需较长一段时间才能体现，以致营养支持前后皮下脂肪厚度改变的程度常难以明确反映和测得。因此，到目前为止，对于短期营养支持有效改善人体测量指标的报道极少。

上臂肌围：上臂肌围用于了解身体蛋白质储存情况，其标准为男性25.3cm，女性23.2cm，低于标准60%为严重蛋白质热能营养不良，低于标准60%～90%为中度蛋白质热能营养不良。测量必须标准，误差不得<0.1cm。

1.1.3 生化指标

血清白蛋白：血清白蛋白半衰期较短，为20天左右，对在营养不良时热量与合成蛋白质前体的氨基酸缺乏形成蛋白质合成缓慢的反应比较敏感，故用于蛋白质热能缺乏。一般认为21～30g/L为中度营养不良，低于21g/L属严重营养不良。但在肝、肾和胃肠道疾病时应考虑其蛋白质丢失及合成障碍。

血清铁传递蛋白：在蛋白质热能营养缺乏时比血清白蛋白更敏感，1.8～2.6g/L为正常值，1.0～1.5g/L为中度营养不良，低于1.0g/L属严重营养不良。

尿肌酸酐身高指数：蛋白质热能营养不良，其尿肌酸酐的排出量降低，这一降低与肌肉组织减少成正相关。24小时尿肌酸酐排出量男性为23mg/kg，女性为

18mg/kg。尿肌酸酐身高指数为1，90% ~110%为正常值，60% ~90%中度营养不良，低于60%属严重营养不良。因尿肌酸酐身高指数与肾功能密切相关，又可作为测定肾功能的良好指标，24小时尿肌酸酐收集必须准确。24小时尿肌酸酐实际排出量与标准尿肌酸酐排出量的百分比。

淋巴细胞总数：血液中白细胞数乘以分类中的淋巴细胞百分数反映机体的免疫功能，淋巴细胞总数低下和皮试阴性反映机体免疫功能不良，从而也反映蛋白质热能营养不良。

皮试：用链激酶-链球菌DNA酶、流行性腮腺炎病毒与念珠菌抗体，在注射后24小时与48小时测量硬块的大小，若三个硬块皆小于5mm，则表示无变应反应，呈阴性，两个硬块小于5mm为假阳性，其余为阳性。阴性则表示蛋白质热能营养不良。

1.2 营养评估过程与结果

根据常用评价指标，给病人进行营养分析时，要结合病人的临床症状、诊断及病人所处疾病阶段，作出综合客观的评价。并根据要求出具营养评估报告，报告内容应有病人的基本信息、现病史摘要、体格检查摘要等临床基本信息，主要给出营养评估结果与营养治疗建议。

2　肿瘤患者的营养干预

2.1 营养干预的意义

在肿瘤病人的治疗过程中，营养支持治疗与抗肿瘤治疗同等重要。在我国肿瘤的治疗中普遍重视是外科手术、化疗和放射治疗，而轻视最基础的营养支持。适当的营养治疗可改善病人的营养状况，增强病人的免疫力、抗癌能力，提高生活质量，加强肿瘤病人对手术治疗的耐受性，减少或避免手术后的感染，加快术后伤口的愈合，提高肿瘤病人对放疗或化疗的耐受能力和减轻毒副反应。

相对正常组织，肿瘤细胞扩张迅速，对营养物质的需求十分贪婪，往往是掠夺式的，在与正常组织争夺营养物质的过程中，正常细胞永远是失败者，且常常成为肿瘤细胞的掠食者，所以在肿瘤治疗中不进行营养支持，受损的首先是正常细胞、组织、器官，最后导致营养不良，机体的免疫功能下降，严重影响病人的康复。在肿瘤病人的治疗期间，配合高营养是有好处的，营养疗法使机体受益大于肿瘤受益。国外已将营养疗法作为整个抗癌计划的一个重要组成部分。

2.2 营养支持与肿瘤免疫

免疫系统主要由淋巴器官（胸腺、淋巴结、脾脏、扁桃体）、淋巴组织和淋巴细胞等组成，是机体自我保护的防御性机构。免疫系统的核心成分是淋巴细胞，能使免疫系统具备识别能力和记忆能力，淋巴细胞经血液和淋巴液遍布全身，使分散各处的淋巴器官和淋巴组织连成一个功能整体。免疫系统的功能主要有两方面：①

识别和清除侵入机体的微生物、异体细胞或大分子物质（抗原）；②监护机体内部的稳定性，清除表面抗原发生变化的细胞（肿瘤细胞和病毒感染的细胞等）。

免疫监视在肿瘤的发生、发展和转归中意义重大。细胞免疫是机体整个免疫监视系统中抵御恶性肿瘤的主要部分，淋巴细胞库中的自然杀伤细胞（NK 细胞）是一种具有 IgGFc 受体、非黏附、无明显吞噬作用的淋巴细胞，具有非抗体依赖性溶细胞毒性，作用时无须抗原预先致敏，是机体防御肿瘤生长和进展的第一道防线。淋巴因子激活的杀伤细胞（LAK 细胞）是由 T 淋巴细胞在白介素－2（IL－2）的刺激下转化而来，具有非特异性杀伤肿瘤细胞的功能，对部分能抵抗 NK 的肿瘤细胞亦具细胞毒作用。

中晚期肿瘤病人的营养不良同时伴有明显的免疫功能低下，具体表现为 NK 细胞活性和 TH（T 辅助）细胞水平低下，而 TS（T 抑制）细胞水平升高。这种免疫功能低下主要受肿瘤抑制因子影响，但手术等创伤性治疗对机体的免疫功能影响也较大。肿瘤的免疫抑制并非营养支持就能消除，近年多篇的国内外文章报道，术前或术后一周左右的 TPN 能增强 NK 细胞活性、提高 TH 和 TH/TS 细胞比例，部分细胞免疫功能得到改善，而术后 TS 细胞比例未出现下降趋势，说明 TPN 虽能提高 TH 细胞比例，但不能在短期内消除肿瘤或手术所致的免疫抑制作用。

营养在抗感染方面极其重要，临床上营养不良常与感染同时存在，互为因果并起协同作用，并发感染常是恶性肿瘤病人的重要致死原因。营养不良时，血浆和白细胞中溶菌酶的活性降低，有感染时，白细胞中的溶菌酶渗出到血浆中增多，血浆中溶菌酶的降低意味着黏膜表面的防御能力降低。营养不良时，小肠的结构和功能发生变化，加上肠道菌群的紊乱，营养不良肿瘤患者的腹泻发病率比正常人高 2～3 倍。溶菌酶可以溶解许多革兰阴性细菌的细胞壁的黏多糖，在多形核白细胞和单核细胞中溶菌酶的浓度很高，在各种体液中也含有溶菌酶。

判断营养支持必要性和有效性，首先要看肿瘤病人的营养状况、生活质量是否有改善，以及对预后的影响。营养不良伴免疫功能减退者，术后并发症发生率和死亡率均上升。故对多数需手术治疗而又伴有营养不良的肿瘤病人而言，围手术期营养支持显得尤为必要；对于放疗、化疗且伴营养不良或不能正常摄食的肿瘤病人，营养支持同样重要。

3　营养支持的实施

进展期肿瘤病人往往存在不同程度的营养障碍或不良，这种状态将直接影响整个治疗过程。对所有这些慢性消耗性疾病病人而言，不应指望在短期内达到机体各组成部分的明显恢复。必须认识到营养不良的改善和纠正是一个相对漫长的过程。

不论良性或恶性疾病的营养不良，都会影响病人的生活质量和原发病的治疗，甚至影响预后。这已是临床医师的共识，也引起了临床医师的普遍重视。肿瘤的生长部位及临床分期不同，其对机体的营养状况影响也不一样。早期、进展其和晚期肿瘤病人其营养不良的发生率依次增加，故对肿瘤病人实施营养支持时，不同情况不同对待。

早期肿瘤病人的营养状况一般尚可，肿瘤组织对机体影响甚微，患者承受各种抗肿瘤治疗的能力相对较强，只要患者饮食正常，无需提供额外的营养支持。进展期肿瘤病人，其体重的丢弃一般较明显，而且呈进行性的下降趋势，局部和全身的症状表露无遗，诸如局部压迫、疼痛、畏食、味觉改变、进行性消瘦、低蛋白血症、水肿、感染等，此期肿瘤存在手术和治愈的机会，营养支持在此期对伴有营养不良病人尤为重要，因为营养不良会对手术或其他抗肿瘤治疗的耐受性下降，从而影响抗肿瘤治疗的整体效果。因此，进展期肿瘤病人若伴有营养不良时，应及时、合理、有效地提供营养支持。从营养治疗角度来看，本期营养支持也仅是短暂地提高病人的生活质量，减慢病人营养状况的恶化速度，不能改善或纠正病人的营养不良，对其最终预后也无实际意义。

营养支持的途径分为肠内营养支持和肠外营养支持两种，是综合治疗的有机组成部分。当胃肠道功能可用并治疗许可时，应首选肠内营养，肠外营养只有在胃肠道功能不可用或治疗限制时才考虑。预计术后长时间不能恢复经口摄食而胃肠道功能存在的病人，可考虑术中胃或空肠造瘘，利于术后给予肠内营养支持。当内环境稳定后也可在术后实施肠外短暂营养支持。

3.1 肠内营养支持

肠内营养支持与胃肠外营养支持相比较，肠内营养支持有利于营养素的吸收和利用，更符合生理要求。肠道内营养物质刺激肠黏膜，促使黏膜的生长、预防黏膜的萎缩和维护肠道屏障功能的完整性。在长期禁食状态下，病人肠结构和形态都发生变化，肠黏膜缺少谷氨酰胺的刺激而易出现肠源性感染、肠功能衰竭。在决定提供病人营养治疗方式时，在胃肠道可用的情况下应首选肠内营养，只有当患者出现肠梗阻、肠道缺血、严重腹胀或腹腔间室综合征等情况下才避免使用。对严重腹胀、腹泻，经一般处理无改善的病人，建议暂时停用肠内营养。

术后早期肠内营养可维持胃肠道黏膜结构和屏障功能的完整性和调节肠道菌群，有助于防止肠道细菌易位和肠源性感染。在标准肠内营养的基础上增加精氨酸、ω－3 脂肪酸和核苷酸，可改善癌性恶病质，增强肿瘤病人的免疫功能，提高抗侵袭性治疗的能力。

肠内营养支持主要应用于头、颈部肿瘤引起的吞咽障碍、幽门梗阻或胃排空障碍或癌性恶病质等肿瘤病人中。头颈部肿瘤由于解剖位置关系易引起吞咽障碍，在头颈部肿瘤病人中 57% 的患者一开始治疗时就已出现明显的体重下降，但绝大部分病人的胃肠道功能是完整的，最适合肠内营养支持。食管癌病人几乎多存在吞咽障碍，在食管癌治疗中包括手术治疗、放疗、化疗，多可能损害经口进食并加重营养不良，食管切除需切断双侧迷走神经，常导致胃排空障碍。另外，术后吻合口瘘及狭窄常妨碍进食，放疗引起的食管炎和黏膜炎都会引起进食障碍。PEG 可以在 97% 的食管癌病人中进行。胃癌病人在行全胃或胃次全切除后可出现早期饱胀，不能消化足够的食物，常出现体重下降，胃的贮备能力丢失，易发生倾倒综合征，进一步影响营养物质的吸收，但空肠功能存在，且能耐受空肠营养，以经皮内镜下空肠造口术（PEJ）进进肠内营养支持。

肠内营养的途径（见图1）根据病人的情况可采用鼻胃管、鼻空肠、经皮内镜下胃造口、经皮内镜下空肠造口术、术中胃/空肠造口，或经肠瘘口等途径进行肠内营养。

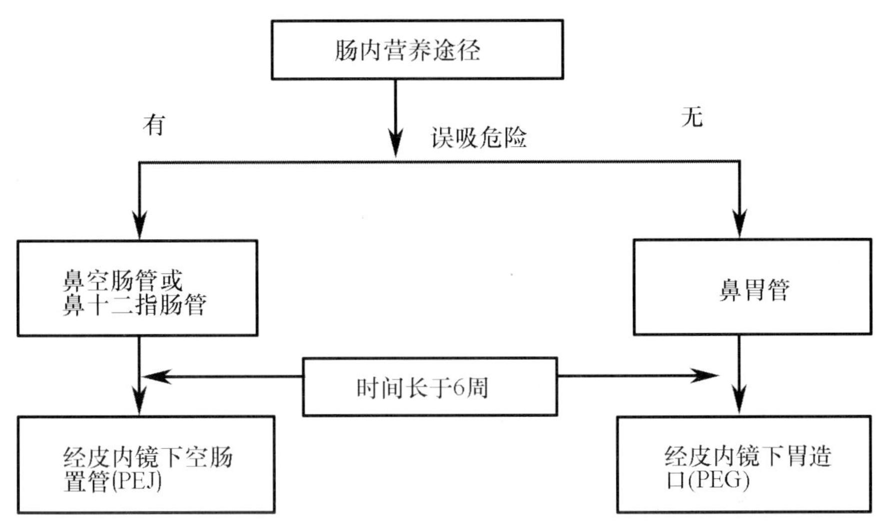

图7－1　肠内营养支持途径选择

3.1.1 常用肠内营养配方

匀浆膳：是一种混合食品制剂，有现成商品形式，也可在家中用牛奶、豆浆、肉类、鸡蛋、烂面、水果、蔬菜等食品自行制备。有“自然食物”的优点，合适于经口摄入或胃肠道功能完好肿瘤患者。

非要素饮食：较大分子聚合物制剂，品种很多，以完整型蛋白质或蛋白质分解物作为氮源，三酰甘油和糖类多聚体等大分子营养素作为热量供应，此配方食品能提供完整的营养，其渗透浓度接近等渗。可经口摄入或经喂养管注入，适用于胃肠道功能正常肿瘤患者。

要素饮食：有短肽型和氨基酸型两种，其特点是化学成分明确，含人体必需的各种营养素，营养全面，搭配合理，无需消化，可直接被胃肠道吸收利用，无渣，多为高渗，适口性差。适合于经空肠喂食肿瘤病人，如合并重症胰腺炎的肿瘤患者等，该类配方的高渗透压可导致游离水进入肠腔，易产生腹泻。

特殊配方制剂：是指在配方中加入或去除某种营养素以满足特殊代谢需要。常用的有肝病用高支链氨基酸（BCAA）配方、肾病用必需氨基酸配方、高脂肪/低糖类配方及免疫增强配方等。如高支链氨基酸（BCAA）配方，其特点是支链氨基酸（L－亮氨酸、L－异亮氨酸和L－缬氨酸）的浓度较高，约占总氨基酸量的36%～

40%，而芳香氨基酸（AAA）（色氨酸、酪氨酸和苯丙氨酸）的浓度较低。支链氨基酸是唯一可经肌肉代谢的氨基酸，不增加肝脏负担，同时可与芳香族氨基酸竞争性的进入血脑屏障，常用于肝功能障碍和肝性脑病病人。

3.1.2 肠内营养的管理与肠道喂养安全性评估

经胃营养病人应严密检查胃腔残留量，避免误吸的危险，通常需要每6小时后抽吸一次腔残留量，如果潴留量≤200ml，可维持原速度，如果潴留量≤100ml增加输注速度20ml/hr，如果残留量≥200ml，应暂时停止输注或降低输注速度。

3.2 全肠外营养支持

不能耐受肠内营养和肠内营养禁忌的病人，应选择完全肠外营养支持（Total parenteral nutrition，TPN）。胃肠道仅能接受部分营养物质补充的重症病人，可采用肠内与肠外营养（Partial parenteral nutrition，PPN）相结合的联合营养支持方式，目的在于支持肠功能，一旦病人胃肠道可以安全使用时，则逐渐减少至停止肠外营养支持，联合肠道喂养或开始经口摄食。如术前或术后有轻度营养不良的患者，恶性肿瘤术前改善营养，术后需营养支持。

TPN的适应证：①胃肠道功能障碍的肿瘤病人。②由于手术或解剖问题胃肠道禁止使用的肿瘤病人。③存在有尚未控制的腹部情况，如腹腔感染、肠梗阻、肠瘘等。

以下情况不宜给予肠外营养支持：①早期复苏阶段、血流动力学尚未稳定或存在严重水电解质紊乱或体内酸碱失衡；②严重肝功能衰竭，肝性脑病；③急性肾功能衰竭存在严重氮质血症；④严重高血糖尚未控制。

肠外营养支持途径可选择经中心静脉和经外周静脉，超过1周时间以上的TPN多选择经中心静脉途径，中心静脉首选锁骨下静脉置管。1～2周以内的短期TPN，且营养液容量和浓度都不高，或作为部分营养支持时，可采取经外周静脉途径。

3.2.1 全肠外营养支持的实施

营养液制剂的选择：TPN输入液的成分有些是常用药物，如葡萄糖、生理盐水、注射用水、其他无机盐溶液等注射用制剂。有些营养素制剂专为TPN而准备，可根据具体情况选用。

常用组方为：

葡萄糖溶液（占总热能的50%～60%，成人供给量<6g/kg·d）

脂肪乳剂（占总热能的30%～50%，成人供给量1～2g/kg·d）

氨基酸溶液（占总热能的14%，成人供给量1.0～2.0g/kg·d，经典热氮比为150kcal:1g）

10%氯化钠20～50ml

10%氯化钾30～50ml

25%硫酸镁10ml

胰岛素

微量元素（I、Fe、Zn、Cu、Cr、Mn、Se等）

水溶性维生素（B_1、B_2、B_6、VPP、C、B_{12}、泛酸、叶酸和 VH）

脂溶性维生素（VitA、VitD、VitE、VitK）

其他补充（磷、制酸药、谷氨酰胺等）

3.2.2 完全肠外营养须密切观察的检查项目

临床监测包括病人的基本生命体征如体温、体重、脉搏、血压、出入水量常规每日 1 次；实验室指标：如白细胞分类与计数每周 2 次；血色素和红细胞计数每周 1 次；凝血酶原时间每 1～2 周 1 次；血电解质开始每日 1 次，稳定后每周 1～2 次；碳酸氢根及尿素氮每 1～2 周 1 次；血糖、尿糖每日 1 次，如发现异常，则增加频数；肝功能每 2 周 1 次。

4　放疗、化疗期间肿瘤病人的营养支持

4.1 营养支持意义

对于放疗、化疗的肿瘤病人，如果已有营养不良则应在放疗、化疗的同时给予营养治疗，这主要是因为营养治疗提高肌体对放疗、化疗的耐受性，减轻不良反应，同时营养使得肿瘤细胞增殖，而加用化疗药物后，加强对肿瘤细胞的抑制作用。

临床营养治疗应遵循“只要胃肠道有功能，就应使用肠内营养”的原则，尤其对于那些无法吞咽的头、颈或食管癌病人，肠内营养可以维护肠黏膜屏障和免疫功能。放疗、化疗导致胃肠道功能受损、短肠或不完全性肠梗阻同样是肠内营养的适应证。在给予方式中，鼻饲简单易行，但存在一定的并发症如误吸、鼻窦炎等，胃造口或空肠造口则较鼻饲优越，尤其是近来出现内镜下胃造口、空肠造口，避免了手术造口。

营养支持能促使肿瘤细胞对化学药物的应答反应，利用营养支持对肿瘤细胞动力学的影响，促使肿瘤细胞周期趋于同步，以便更有效地发挥周期特异性抗癌药物对肿瘤细胞的杀伤作用。20 世纪 90 年代，Frank 等用 FCM 技术检测 TPN 前后头颈部鳞癌细胞动力学的变化，该组病人在 TPN 开始前及结束前，静脉输注 5－溴脱氧尿嘧啶核苷，利用其掺入合成期 DNA 分子的特性，直接测定肿瘤细胞 DNA 合成期（S 期）的比例。结果为 TPN 后处于 DNA 合成期的肿瘤细胞比例显著升高，使之趋向同步，分析原因，可能是 TPN 干扰了肿瘤细胞的代谢周期，缩短了肿瘤细胞增殖周期或选择性地缩短了 G1G2 期过程，使单位时间内 S 期细胞增多，提高了肿瘤对周期特异性（S 期）化学药物的敏感性，使周期特异性化学药物的优势得以充分发挥，同时应用非周期特异性化学药物，又避免了处于其他各时期的肿瘤细胞的逃逸。

4.2 饮食选择

根据患者具体情况，选用合理平衡饮食，制定合理的能量供给量，既满足需

要，又避免过多。蛋白质、脂肪和碳水化合物分别占总能量12% ~14%、25% ~30%和50%左右；要让病人保持足够的蛋白质摄入量，食物中食物纤维和维生素应供给充足，每天须进食新鲜的蔬菜和水果，如油菜、菠菜、小白菜、西红柿、柿子、山楂、鲜枣、猕猴桃等。

具有明确抗癌效果的食物，都含有丰富的维生素A、C，B族维生素，微量元素锌、硒、碘，不饱和脂肪酸和必需脂肪酸亚油酸、亚麻酸等具有较强还原性的物质，且多以红、黄、绿、白、黑五类食品常见。某些抗氧化营养素可以减轻放疗、化疗引起的不良反应，所以应该多补充抗氧化营养素，例如维生素A、维生素C、维生素E、β-胡萝卜素、微量元素锌和硒等。维生素C可以保护细胞间质结构完整，还可阻断亚硝酸胺和亚硝酰胺产生，从而起到防癌作用；维生素A的主要功能是维持上皮组织正常结构，刺激机体免疫系统，调动机体抗癌的积极性；矿物质和微量元素的摄入量应尽量满足机体的需要，并注意锌铜比值和钙磷比值。

化疗病人的饮食宜清淡、富营养、易消化，可进食少渣半流质或少渣软饭食，忌油腻、难消化的食品。为防止或减轻骨髓抑制引起的白细胞、血小板等的下降，宜多食血和肉等，烹制上以煮、炖、蒸等方法为佳，可以选择含铁质较多的食品，如动物内脏、蛋黄、瘦肉等，以纠正肿瘤病人的缺铁性贫血。菌类中的香菇、蘑菇、猴头菇、木耳之类食品，已被发现其中富含多糖类，对提高人体的细胞免疫功能有很大作用。

放疗会消耗大量的体力、能量及营养素。因此，在放疗中应注意营养的补充，保证足够的蛋白质及能量。病人在治疗期间往往出现口干、咽痛、恶心厌食。因此要根据临床症状的不同处理饮食上的有关问题。放疗反应严重，胃口不好、吞咽疼痛、口腔有溃疡者，宜选用半流饮食或管饲营养支持。为刺激食欲，可稍稍多放点食盐以缓和口中乏味的感觉，肉类可切细或炖烂，蔬菜或水果若无法咽下可以榨汁。头颈部放疗的患者，以汤水较多、细软、清淡的食物为主。如果吞咽困难，可以吃一些冷食来缓解，多饮水。腹部放疗的患者，饮食宜细软，多选择容易消化的食物，少吃多餐。辐射损伤对营养代谢影响涉及能量、碳水化合物、脂类、蛋白质、维生素、矿物质和微量元素，影响的程度与放射损伤轻重有关，应注意补充。少喝牛奶及少食甜食和蜂蜜，以防肠道不适。

4.3 饮食“忌口”说

对于肿瘤患者，在放疗、化疗间，在食物的选择上究竟该吃些什么，不该吃些什么，在临床营养咨询时，常遇到患者问到担心吃了某些“发物”会引起肿瘤的复发或转移。在这个问题上，我们应用客观、科学态度去分析。

肿瘤复发或转移，主要是体内的免疫功能低下，导致癌细胞的逃逸，沿着血行或淋巴四处播散的结果，而并不是吃了某一“发物”而引起的。在平时生活中，我们常见有些肿瘤患者忌口很严，很多东西不吃，但癌肿仍复发转移，而且进展很快。有的患者饮食多样化，不偏食，饮食节制有规律，却生活得很好。因此，民间流传的鸡、鱼、牛肉、虾等可以引起肿瘤复发或转移，是缺乏理论和实验根据的，过多的“忌口”对肿瘤病人是有害的。华西医科大学第一附属医院作了一个试验，一组忌口，另一组不忌口，最后治疗效果是不忌口的效果要好。

在流行病学调查中，癌症的致病因素中饮食因素占到35%左右，同时饮食与肿瘤的发生、发展关系密切，所以必要的忌口是需要的。在食物的选择上主要忌食那些含有高致癌因素的食物，如酸菜、腌菜、咸菜、剩菜等（含有大量的亚硝酸盐），霉变食物（含大量的黄曲霉毒素），油煎、油炸、烧烤食物（含大量的杂环胺），烟熏食品（含大量的苯丙芘），干咸鱼、熏鱼（硝酸盐含量高），食品添加剂如防腐剂、食用色素、香精等，罐头食品，包装食品，重金属污染食品和重金属含量超标的饮用水等。

从中医学的角度分析，食物同药物一样，也有寒、热、温、凉四气，酸、苦、甘、辛、咸五味之分。所以肿瘤病人在选择食物时也应根据自身的病情辨证施食。热性体质病人宜吃凉性食物，忌食燥热辛辣之物；虚寒体质的病人宜吃温补祛寒的食物，忌食寒凉黏滞之物；辛辣热燥食品，能助火耗津，对热性体质的肿瘤病人，则应忌口；甜腻之物，易生痰助湿，对湿阻的肿瘤患者则应忌口。所谓“所食之味，有与病相宜，有与身为害”，与疾病有益的可食，对身体有害的忌口，但忌口不宜太严，食谱不宜太窄。

在临床上没有任何证据证明饮食可致使肿瘤复发或转移。肿瘤病人在食物的忌口上，应因病而异，因人而异，因治疗方法而异，不能机械地规定能吃什么，不能吃什么，这也“忌口”，那也“忌口”，甚至连鸡、鸭、鱼、肉、蛋、豆腐、蔬菜都不敢吃，这样只会使病人的营养状况日趋恶化，对肿瘤病人预后十分不利。

5　营养素治疗肿瘤的方案

前文已经述及机体营养素不均衡将增加肿瘤发病的危险性。由于世界上还没有一种食物能供给人体全面的营养素，因此，许多国家的膳食指南中都提出膳食应该是多样化的。日本甚至具体地提出：每天所吃的食物应该不少于30种。这是因为保证人体健康是一个非常复杂的问题，特别是当机体患某种疾病的时候。所以，除了使用对疾病有特效的药物以外，还需要服用一定量的营养素给予辅助。有助于增强治疗效果的合理的营养组方，有时甚至比单纯服用药物还重要。

国内目前虽然已经开始有类似的营养保健品，但是产品的特点通常比较单一，局限于单方而非组合的形式出现。我们参考国外多年关于营养素辅助治疗肿瘤的成功经验，总结出下述比较合理的组方搭配（表7-4）。肿瘤的治疗应当是综合的，而营养素防治肿瘤在提高人体免疫功能（表7-5），辅助增强治疗效果方面起到非常重要的作用。

表 7－4　　营养素组方辅助抗肿瘤

肿瘤部位	营养素方案	饮食注意
食管癌	维生素 A、C，B 族维生素，锌，硒，大蒜素	忌烟、酒。忌辛辣刺激性食物：花椒、辣椒、桂皮等。忌坚硬不易消化、粗糙食物。宜吃新鲜，细软，少渣食物
肺癌	维生素 A、C、E，维生素 B_{17}，锌，硒，鱼油，月见草油，胰酶，菠萝蛋白酶，木瓜蛋白酶	忌油腻、黏滞生痰的食物。宜多食具有增强机体免疫、抗肺癌作用的食物，如薏米、甜杏仁
胃癌	β－胡萝卜素，维生素 C、E，维生素 B_{15}，锌，硒，大蒜素	忌烟、酒。忌辛辣刺激性食物，如葱、蒜、姜、花椒、辣椒、桂皮等。忌霉变、污染、坚硬、粗糙、多纤维、油腻、黏滞不易消化的食物。忌煎、炸、烟熏、腌制、生拌食物
肝癌	维生素 C，维生素 B_6、B_{17}，维生素 D_3，维生素 K_3，谷胱甘肽	忌食重油厚腻食物，宜多吃富含优质蛋白质的食物。多吃新鲜蔬菜和水果
胰腺癌	维生素 A、C、E，维生素 B_6、B_{17}，益生菌，海藻，乙酰半胱氨酸，胰酶，菠萝蛋白酶，木瓜蛋白酶，EPA	饮食宜清淡，富含优质蛋白质为主的食物。禁忌煎炸、油腻，烧烤的食物
结肠癌	维生素 A、C、E，维生素 B_{15}，维生素 D，丁酸，钙，锌，硒，辅酶 Q10，姜黄素	忌辛辣、燥热、刺激性食物。少吃油炸、熏烤及腌制食物
肾癌	维生素 A、C、E，B 族维生素，必需氨基酸，	忌食发霉、熏焦食物
乳腺癌	吲哚－3－甲醇，维生素 B_3，辅酶 Q10，蓝藻，银杏	禁忌煎炸、油腻，烧烤的食物。宜多吃十字花科的食物如西兰花、菜花等
前列腺癌	番茄红素，维生素 A、C、D、E，钙，褪黑素	减少高脂肪食物和红肉类食物的摄入，增加豆类及其制品的摄入，多吃富含番茄红素的食物
卵巢癌	维生素 A、C、E，β－胡萝卜素，类黄酮，猫爪草	忌葱、蒜、椒、桂皮等刺激性食物。忌肥腻、油煎、霉变、腌制食物
子宫内膜癌	维生素 A、C、E，锌，叶酸，β－胡萝卜素	忌肥腻、油煎、霉变、腌制食物
骨肿瘤	维生素 A、C、E，维生素 B_{17}，鲨鱼软骨素，蓝藻	忌肥腻、油煎、霉变、腌制食物。宜吃具有止痛消肿作用的食物：芦笋、藕、山慈菇、山楂
霍奇金病	维生素 B_6、C、E，维生素 B_{17}，β－胡萝卜素，硒	忌肥腻、油煎、霉变、腌制食物

续表

肿瘤部位	营养素方案	饮食注意
白血病	维生素 A、C、E，B 族维生素，锌，硒，大蒜素，葡萄子精华，日本灵芝，亚麻油，褪黑素	忌羊肉、狗肉、韭菜、胡椒等温热性食物。宜多吃具有抗白血病作用的食物：蟾蜍、苜蓿、小麦，胡萝卜
脑肿瘤	维生素 C，维生素 B_3，维生素 B_6，维生素 B_{15}，生酮饮食	宜进食抗脑瘤的食物，如小麦、薏米、荸荠、海蜇、芦笋。宜吃具有保护颅内血管作用的食物：芹菜、荠菜、菊花脑、茭白、向日葵子
膀胱癌	蜂胶，日本灵芝，亚麻油，大蒜素，维生素 A、C、E	宜吃新鲜十字花科蔬菜西兰花、菜花等。新鲜水果蔓越莓、蓝莓、黑莓
鼻咽癌	维生素 A、C、E，β－胡萝卜素，维生素 B_{17}，锌	戒烟酒，忌食辛辣刺激食物。经常口含话梅、橄榄、青梅、无花果等，可刺激唾液分泌，减轻干燥症状
甲状腺癌	维生素 A、维生素 B_6、维生素 C、维生素 E	多吃新鲜蔬菜、水果和海带、紫菜等
皮肤癌	维生素 A、维生素 D、β－胡萝卜素，钙，硒，锌	宜吃新鲜十字花科蔬菜西兰花、菜花等

表 7－5　减轻化疗药物毒副作用的营养素

化疗药物	营养素
5－氟尿嘧啶	维生素 A、C、E，维生素 B_6，木瓜蛋白酶，谷氨酰胺，叶酸
阿霉素	槲皮素
博莱霉素	维生素 C、E，β－胡萝卜素
白消安	槲皮素
卡铂	维生素 D，钙，硒，褪黑素
顺铂	维生素 A、C、E，硫辛酸，多不饱和脂肪酸 DHA/EPA，槲皮素，褪黑素，谷胱甘肽，茶多酚，β－胡萝卜素
环磷酰胺	维生素 A、C，叶酸，β－胡萝卜素，乙酰半胱氨酸
阿糖胞苷	钙，维生素 D，槲皮素，谷氨酰胺
表柔比星	维生素 A，褪黑素
足叶乙苷	β－胡萝卜素，维生素 A，褪黑素
美法仑	维生素 E，β－胡萝卜素
长春新碱	维生素 C，槲皮素

6　调节体内酸碱平衡为肿瘤治疗带来新的希望

人体在正常的代谢过程中，不断产生酸性物质和碱性物质，也从食物中摄取酸性物质和碱性物质，所以人体的酸碱度在不断地变化。但由于人体具有一定的酸碱平衡调节能力，所以正常情况下体内酸碱保持相对平衡，这个平衡就是酸碱平衡，平衡范围为酸碱度（即 pH 值）7. 35 – 7. 45，平均为 7. 41，呈弱碱性。如果人体内的 pH 值经常低于 7. 35，就称为酸性体质。人体的免疫细胞最适宜的 pH 值条件就是 7. 35 – 7. 45。在这个条件下，免疫细胞的战斗力最强，人体的免疫功能最好。当 pH 值偏低时，免疫细胞的活性将大幅度降低，免疫功能将随之减弱，这时，某些病毒和细菌的活性最强。据一项都市人群健康调查发现，在生活水平较高的大城市里，80% 以上的人群血液 PH 值经常处于较低的一端，使身体呈现不健康的酸性体质。人体的体液偏酸时，免疫细胞的战斗力下降，人体的新陈代谢相应减慢，废物不易排出，肾脏、肝脏的负担加大。因此，目前有医学专家提出：人体的酸性化很可能是诱导肿瘤发生的原因之一。

这个理论早在在 20 世纪 20 年代就已经成为讨论的热点之一。当时的德国生物化学家 Otto Warburg（1931 年生理及医学诺贝尔奖获得者）提出异常的细胞内能量代谢是导致癌症发生的原因之一。细胞能够通过线粒体的有氧呼吸或胞质中的糖酵解来获取能量。Warburg 认为发生肿瘤的细胞存在于酸性的外部环境中，这使细胞从有氧呼吸供能转向糖酵解供能，最终导致细胞的恶性发展。

一般情况下，人体可以通过自体的调节作用，将多余的酸性或碱性物质排出，达到弱碱性。虽然目前尚未有确凿的科学依据证明饮食和人体酸碱度之间的定量关系，但实践证明，多吃呈碱性的食物的确有助于人体酸碱度的平衡。日本人干脆把酸性食物称为“半健康食物”，而把碱性食物称为“健康食物”。酸性体质是人体大量摄入高脂肪、高蛋白、热量食物的结果，那么平时我们可以把它们和碱性食物一起搭配着吃，比如炖肉时放些海带，烧牛肉时加些萝卜等等，以中和食物的酸碱度。

食物吃在嘴里，经过味觉的反应后，有酸性、涩味或其他种种味道，但是这种味觉反映出来的酸、碱味道，却不能代表这种食物是酸性食物或者碱性食物。例如橘子、杨桃吃起来是酸溜溜的，然而它却是碱性食物。又如白米、面类并无显著的味觉反应，可它们却是酸性食物。所以味觉器官的反应并不代表食物本质上的酸、碱性。

一般而言，食物中所含无机质成分如硫、碘、氯、磷等较多者，可认定为酸性食物，而含钠、钙、钾、镁、铁、铜等成分较多者，可列为碱性食物。因为这种食物在人体内消化、吸收后对血液之酸碱度有影响，所以会关系人体健康。

要保持人体酸碱度的平衡，宜在日常饮食中多摄取天然水果、蔬菜等植物性食物，荤素搭配以 14 或 3 比 7 为宜，另外要尽量在生活方式上避免过多地用脑、用眼、熬夜和酗酒等不良习惯，这些行为会在短时间内大量消耗人体氨基酸和脂肪，增加代谢产物中的酸性物质，影响人体酸碱度。

以下总结了我们日常生活中经常碰到的酸、碱性食物：

酸性食物：鸡肉、猪肉、牛肉、干酪、蛋黄、鱼子、牡蛎、鳗鱼、鲤鱼、鲫鱼、鲍鱼、虾、白米、面粉及面制品、大麦片、花生、油炸豆腐、芦笋、清酒、啤酒等。

碱性食物：豆腐、大豆、四季豆、菠菜、莴苣、芜菁、萝卜、竹笋、甘薯、马铃薯、洋葱、茄子、黄瓜、西瓜、海带、柑橘、杨桃、香蕉、苹果、葡萄、柿子、牛乳、蛋白、咖啡、草莓、甘蓝菜等。

7　合理饮水预防肿瘤的发生

俗话说“水是生命之源”，是因为人的生命来源于水。水不仅是重要的营养素，还有防病、治病的功效。缺水，更是引发人体多种疾病的根源。人体里，水是含量最多的一种化学物质。人体内的一切组织器官都含水，但分布不一样，血液中水占83%，肌肉中水占75.6%，骨骼中水也占22%。水是细胞构造中不可缺少的物质。人体内的水2/3在细胞内，叫细胞内液。1/3分布在细胞外，叫细胞外液，包括细胞间液、血浆、淋巴液、脑脊液等。正常情况下，细胞外液中的水、电解质组成和含量是相对恒定的，以使浸浴在细胞外液中的组织、器官维持正常的生理功能。

水在人体中的生理功能是多方面的，在生命活动中发挥着重要作用。它是新陈代谢的介质，能促进物质代谢。水是人体内许多物质的良好溶剂，例如，食物进入体内，通过水的溶解，有利于消化。在体内物质代谢过程中，水的参与能促进化学反应。许多营养物质和氧气是通过血液循环运送到各个组织中，而各组织代谢产生的废物和二氧化碳也是靠血液循环运送到肾脏和肺排出体外的。血液中大约83%是水，可以说没有水就没有血液循环，也就无法完成物质运输任务。除此以外，水在体内起润滑作用。人体内有许多关节，关节腔内有滑液，滑液就是由水和其他营养物质化合而成的。滑液能在关节活动时减少摩擦，起润滑作用。含有大量水分的唾液，不仅有润滑作用，便于食物吞咽，还可促进食物消化。所以，尽管在营养学中水常未被列为必需营养素，但不能否定它在体内扮演非常重要的角色。

根据计算，每天喝水量（不含其他饮料）应以体重为计算标准：成人每天30ml/kg，儿童100ml/kg。照此推算：一个体重为50kg的人，每天至少要喝水1.5~2L，相当于3~4瓶中型矿泉水的分量。

那么应该什么时候喝水比较合理？虽然没有一个像一日三餐一样固定的时间表，但是对于肿瘤病人来说有几个时间是应该特别注意的。早晨起床后喝三杯白开水，11点、15点各喝两杯，19点及睡觉前各喝1杯（每杯250ml），就基本可以满足肿瘤患者的身体需要了。当然，对于水肿或需要严格限制液体量的肿瘤患者，每天的喝水量应该在咨询临床医生后才做决定。

第四节　药膳在肿瘤治疗中的作用

恶性肿瘤是一种全身性的疾病，它不但在局部浸润，远处转移，破坏正常组织器官，而且给患者带来一系列营养障碍和代谢紊乱。临床上，医生常常注重抗肿瘤的治疗，如手术、放疗、化疗等，往往对营养问题关注不够。然而营养状况的好坏，又与治疗效果密切相关。营养状况好的患者，手术的安全性大，对放疗、化疗的耐受性也好，所以合理的营养膳食，对于恶性肿瘤患者更好地接受治疗，调动和保护机体的抗病能力，提高机体的免疫功能，促进机体的康复，延长生存时间，具有积极的意义。

1　药膳的特点

药膳大致分为三种类型：一是单纯应用食物，如米、菜、瓜、果生食或制成饮、粥、菜肴、汤、羹、饮料、糖果、蜜饯等；二是以食物为主加入药物而制成各类饮食，习惯上称之为“药膳”。三是食物中添加必要的营养素，如维生素、无机盐、微量元素等，常常称之为“强化食品”。

药膳不是一般的营养食品，不是简单的中药和食物相加，更不是随意凑合在一起。而是药借食味，食助药性，变“良药苦口”为“良药可口”。它不光是充分发挥中药效能的美味佳肴，更是满足人们“厌于药，喜于食”天性的一种特殊的中药剂型。所以药膳是将中药和食物进行调配，经过烹饪加工而成的具有保健强身、治病、延寿作用的膳食。

提起药膳，人们都会想到“补”。但药膳不是盲目进补，而是按照中医的配方原则，补而不腻，补而不滞，补而不过，是“辨证施膳”。

中医理论认为，各种食物都有它的特性，都有着与中药相似的寒、热、温、凉，因此药膳的配方也要根据食物的性味及归经来制定，方可有效。

热类食物：羊肉、鸡肉、山雀、姜、蒜、桂皮、茴香等。

寒类食物：鳖肉、龟肉、蚌肉、银耳、芡实、菱角、荸荠、乌梅等。

温类食物：驴肉、牛肉、禽蛋、乳品、胡桃肉、桂圆肉等。

凉类食物：蛤肉、海带、海参、绿豆、西瓜、梨、紫菜、杏仁等。

平类食物：猪肉、鹅血、生薏米、山药、香菇、百合等。

2　肿瘤病人的药膳特点

肿瘤药膳除了具有一般药膳共同特点外，还具有自身特点，即富含营养、宜于消化，适合肿瘤病情特点及口味的食品。

2.1.1 饮食宜忌（表 7－6）

表 7－6　饮食宜忌

	宜食	忌食
寒证	温、热性食物	寒凉、生冷食物
热证	寒凉、平性食物	温燥伤阴食物
虚证	清淡而营养丰富食物	肥腻、油煎、质地坚硬食物

2.1.2 按肿瘤病情和治疗情况配膳

病情不同，药膳的食用也不同。以肺癌为例，若是肺癌早期，病人尚无特殊症状，则应选择增强营养和抵抗力，兼顾抗癌抑癌食品，以防止肿瘤扩散。如果接受放射治疗或化学治疗，则药膳调配重点应放在减少毒副反应，改善血象，保护骨髓造血系统及防止肿瘤复发方面。

2.2 肿瘤病人的药膳选择

具体到肿瘤病人的药膳选择要根据肿瘤病人的病情治疗情况而具体决定。

2.2.1 手术后的药膳选择

头部手术：多食补肾健脑，安神益智食品，如酸枣、桑椹、罗汉果、龙井茶、西瓜、冬瓜、茭白、蜂蜜、莲子、香菇、甲鱼、猪脑、白木耳等。

颈部手术：多服化痰利咽、软坚散结食品。如杏仁、橘子、梨、枇杷果、枸杞子、荔枝、海带、海参、海蜇、紫菜、甲鱼、香菇等。

胸部手术：多服补气养血，宽胸利膈食品。如橘子、苹果、罗汉果、桂圆、大枣、冬瓜、海参、甲鱼、蛤蚧肉、鹅肉、薏米粥、怀山药、糯米粥、丝瓜、红萝卜、莲藕等。

腹部手术：多服养血柔肝，调理脾胃食品，如柑橘、柠檬、佛手、香蕉、大枣、山楂、菠菜、马齿苋、蜂蜜、鲜姜、甲鱼、海参、鲤鱼、鹅肉、鹅血、鸡肫等。

泌尿系统手术：多服补肾养肝，通利膀胱食品，如枸杞子、木瓜、桑椹、黑芝麻、西瓜、冬瓜、莲藕、绿豆、红豆、龙井茶、白木耳、鲫鱼、鹿胎、鹿鞭等。

妇科手术：多服养血调经，滋补肝肾食物。如石榴、无花果、核桃、桂圆、山药、胎盘、甲鱼、鲤鱼、鸡蛋、牛奶等。

四肢手术：多服强壮筋骨，舒筋活络之品。如木瓜、丝瓜、荔枝、核桃、苦瓜、甲鱼、狗脊、枸杞子等。

2.2.2 放疗时的药膳选择

头部放疗：宜服滋阴健脑，益智安神之品。如核桃、栗子、花生、绿茶、黑芝麻、石榴、芒果、人参果、菠萝蜜、红枣、海带、酸枣、猪脑等。

胸部放疗：宜多服滋阴润肺，止咳化痰之品。如冬瓜、西瓜、丝瓜、白梨、莲藕、山药、红萝卜、黄鳝、杏、枇杷果等。

腹部放疗：宜服健脾，养血补气之品。如香橼、佛手、杨梅、山楂、鸡肫、鹅血、薏米粥、鲜姜、山药等。

泌尿生殖系统放疗：宜多服滋阴清热，补肾养肝之品。如枸杞子、无花果、西瓜、苦瓜、葵花子、牛奶、鸡蛋等。

由于放疗病人，临床常见热灼伤阴，热毒内蕴症状，所以要常吃滋润清淡、甘寒生津的食物。

2.2.3 化疗时药膳选择

化疗病人，常见消化道反应，如恶心、呕吐以及由于骨髓抑制、造血功能受损引起的血象下降症状。所以在饮食方面要多服一些营养丰富，增加食欲的食品。一般可常吃番茄炒鸡蛋、山楂炖瘦肉、黄芪羊肉汤、虫草烧牛肉、虫草炖鸭、鲜蜂王浆、银耳、木耳、猴头菇等。

淋巴恶性肿瘤及白血病化疗时宜多服益气养血，补骨生髓食品。如苹果、柑橘、红枣、甲鱼、鹅血、牛奶、鸡蛋、菠菜、核桃、猪骨髓、牛骨髓、鹿胎盘等。

实体瘤化疗时：宜多服补养肝肾，调理脾胃的食物。如椰子汁、石榴、山楂、山药、香菇、鲫鱼、蜂蜜、番茄、银耳、薏米、鲜姜等。

第五节　抗肿瘤食物的种类和作用

现代医学证明有多种维生素、矿物质及纤维素具有防癌作用，如果我们膳食中摄取一定的富含维生素、矿物质及纤维素，将起到防癌抗癌作用。

1　维生素及相关食物

1.1 维生素 A

人体一旦缺乏维生素 A，身体内的上皮组织细胞就会角化、皮肤变得干燥粗糙、抵抗力降低。如肺癌、胃癌、肠癌、乳腺癌、肝癌、胰腺癌及前列腺癌均属上皮组织癌，都与缺乏维生素 A 有关。

富含维生素 A 的食物：动物肝脏、鱼肝油、鱼卵、全奶、奶油、禽蛋、胡萝卜、菠菜、辣椒、油菜、苋菜、莴苣叶、韭菜、小葱、芥菜、南瓜、杏、玉米等。

1.2 维生素 C

维生素 C 参与人体一些生物化学反应，使一些只能溶于脂肪的致癌物质，变得能够溶于水，使它能从肾脏排出。另外维生素 C 还可以破坏癌细胞增生时产生的某种酶的活性，使得癌细胞无法增生。据调查，凡是癌症病人，体内维生素 C 水平几乎毫不例外地降低。维生素 C 浓度过低，可降低机体免疫淋巴细胞的抗癌能力。

富含维生素 C 的食物：小白菜、油菜、苋菜、橘子、柠檬、西红柿、猕猴桃、柚子、辣椒、红枣等。

1.3 B族维生素

1.3.1 维生素B_2

能协助人体分解致癌物，有一定的防癌解毒作用。

富含维生素B_2的食物：动物肝脏、肾、心、蛋、乳、豆类、花生、谷类等。

1.3.2 维生素B_6

可抑制色氨酸的代谢，色氨酸的代谢产物可致膀胱癌，每日口服25mg维生素B_6，尿中色氨酸代谢物较为正常。

富含维生素B_6的食物：谷物、豆类、牛乳、蛋黄、肉、鱼、花生、香蕉、动物肝脏等。

1.3.3 维生素B_{12}

缺乏出现恶性贫血。贫血者因抵抗力下降，而导致癌症的发生。

富含维生素B_{12}的食物：动物肝、肾、心脏、贝壳类、鱼、家禽、蛋类、牛奶。

1.4 维生素E

具有抗氧化作用，另一方面可保护维生素A，使其免遭氧的破坏，从而强化抗氧化作用。科学家发现，某些致癌物可以在体内形成游离基团，一旦游离基团与细胞中的脱氧核糖核酸结合，就会扰乱细胞的正常分化，引起细胞的癌变。维生素E可抑制游离基团的形成，保护细胞的正常分化，因而有抗癌效应。

富含维生素E的食物：小麦胚芽、大豆、花生、牛奶、莴苣等。

1.5 维生素D

研究发现肠癌发生与维生素D不足有关。因此，维生素D和钙可以有效预防肠癌和乳腺癌。

富含维生素D的食物：鱼和动物内脏含量最多，蛋黄和乳制品中也有少量存在。但切忌大量服用，避免中毒。

2　微量元素及相关食物

2.1 锗

可降低癌症患者血液的黏度，使癌细胞难于附着在血管上，难于被黏稠的血液包裹起来。同时锗可降低癌细胞高于一般细胞的电位，从而抑制癌细胞的恶性分裂。锗还是细胞干扰素的诱生剂，它可以刺激细胞产生干扰素，修复已受损的免疫系统。锗对肝癌、肺癌、子宫癌及血癌均有一定的防治作用。

含锗的食物和中草药：大蒜、蘑菇、枸杞子、人参等。

2.2 硒

能增强机体的免疫机能，是一种良好的抗氧化剂，有助于消除体内各种自由基，并能保护蛋白质和DNA大分子的结构和功能，不受自由基的作用而混乱交联，抑制致癌活力并加速解毒。

含硒的食物有：大葱、大蒜、洋葱、南瓜、海带、紫菜等。

2.3 碘

缺乏碘可使甲状腺机能减退，还可以导致催乳素、性激素分泌紊乱，从而增加乳腺癌、子宫癌、卵巢癌的发病率。

含碘的食物有：海带、紫菜、海贝、海虾、淡菜、碘盐等。

2.4 镁

能增强淋巴细胞的抗癌能力，抑制癌症的发生发展。

含镁的食物有：玉米、麦芽、香蕉、荞麦、豆类等。

2.5 钼

是亚硝酸还原酶的重要组成部分，可以将亚硝酸还原成氨，从而减少致癌物亚硝胺的生成，增强抗癌药物的疗效。

含钼的食物有：动物的肝脏、肾脏、豆类、扁豆等。

3 食物纤维及相关食物

食物纤维可清除肠道中的有害物质，从而预防结肠癌。另外食物纤维中的木质素能使体内吞噬细菌的活力提高 2 ~3 倍，从而有效地预防癌症的发生。

食物纤维含量丰富的食物有：芥菜、雪里蕻、茼蒿、菠菜、白菜、西兰花、南瓜、番茄、胡萝卜、番薯、黄豆、毛豆、四季豆、海藻、香蕉、苹果、柑、橙等。

4 抗癌食物

4.1 菇类、菌类

香菇：含有抗肿瘤作用的有机物香菇多糖。

银耳：其所含的银耳多糖有改善机体免疫功能及提升白细胞的作用，并且对恶性肿瘤有明显的抑制作用。

4.2 蔬菜类

芦笋：含有组织蛋白，能有效控制癌细胞的生长，并具有防止癌细胞扩散的功能。芦笋中的硒及叶酸也具有防癌作用。

玉米：玉米中含有微量元素硒和镁及谷胱甘肽，从而发挥抑制肿瘤的作用。

西红柿：含有丰富的维生素 C、A 及苹果酸、柠檬酸和多种微量元素，是防癌抗癌的首选果蔬。

白菜：含有丰富的维生素 C 及纤维素、微量元素硒和钼。具有较强的抗癌作用。

胡萝卜：含有丰富的胡萝卜素，是一种抗氧化剂，能清除自由基并能使癌细胞诱导分化。胡萝卜素能转变成大量的维生素A，缺乏维生A的人，癌症发病率比正常人高2倍多。

辣椒：含有胡萝卜素、维生素C、辣椒碱及钙、铁、磷等，具有较强的抗氧化作用，能中和体内许多有害的物质，从而抑制癌细胞的形成。

苦瓜：含有明显抗癌生理活性的蛋白质，这种蛋白质能够激发体内免疫系统的防御功能，增强免疫细胞的活性，“吃掉”有毒细胞、异常细胞和致癌物。另外，苦瓜素可抑制恶性肿瘤分泌的蛋白质，防止癌细胞的生长和扩散。

大蒜：其中的脂溶性挥发油等成分，有激活巨噬细胞的功能，从而提高机体免疫力。此外，大蒜还含有微量元素硒、锗等多种抗癌物质，常食可以预防胃癌及食管癌的发生。

甘薯：又称地瓜、红薯。含有胡萝卜素、纤维素、钙、维生素A、B_1、B_2、C等，还含有去氢麦雄铜的物质，可明显预防肠癌和乳腺癌的发生。

南瓜：含有一种能分解致癌物亚硝胺的酵素，可以消除亚硝胺的致癌作用。

刀豆：刀豆中的血细胞凝集素可使淋巴细胞转化为淋巴母细胞，并对肿瘤有抑制作用。刀豆对消化道癌症、白血病等患者尤为适宜。

扁豆：扁豆含有胡萝卜素、维生素C、果糖、氨基酸等物质。研究报告，扁豆有提高鼻咽癌病人的淋巴细胞转化率的功能，从而增强人体的抗肿瘤功能。

豆芽菜：实验证明，黄豆芽中含有一种干扰素诱生剂，能抗病毒和抑制肿瘤。并能减轻放、化疗的副作用。豆芽菜中还含有木质素，能激活巨噬细胞，提高杀灭癌细胞的能力。

莼菜：其所含的多糖成分，能明显地促进巨噬细胞吞噬异物功能。大多数患有肿瘤的病人，其巨噬细胞功能显著下降。

魔芋：其主要成分甘聚糖能有效干扰癌细胞的生长。常用于头颈部肿瘤和恶性淋巴瘤。

4.3 水果类

猕猴桃：具有极高的营养价值，尤其维生素C的含量堪称百果之冠。大量维生素C可以阻断亚硝胺的合成，故有预防癌症的作用。

大枣：内含蛋白质、脂肪、糖类、有机酸和钙、磷、铁、胡萝卜素及维生素B、C等物质，具有预防和治疗癌症的作用。

无花果：含有果糖、蔗糖、葡萄糖、草酸、苹果酸、柠檬酸、奎宁酸、多种维生素等。实验证明无花果未成熟果实和植物的乳汁都含有抗癌成分。无花果干果的水提取物，经活性炭、丙酮处理后有抗艾氏肉瘤的作用。癌症病人坚持吃无花果，症状能明显改善。

木瓜：木瓜提取物对肿瘤细胞有明显抑制作用，木瓜制剂对乳腺癌、肺癌、宫颈癌、食管癌、肠癌的治疗都有较好的疗效。

山楂：含枸橼酸、黄酮类、苹果酸、山楂酸、柠檬酸、蛋白质、鞣酸、维生素

C、胡萝卜素等。山楂提取液能够消除合成亚硝胺的前体物质，阻断亚硝胺的合成；对黄曲霉素的致突变作用有显著抑制效果。同时对宫颈癌有明显抑制作用。临床上山楂常用于消化道及妇女生殖系统恶性肿瘤。

青果：俗称橄榄。富含维生素 C、钙，可减少患肠癌的危险。对咽喉癌、鼻咽癌、肺癌、食管癌、宫颈癌等病人放疗时出现口干、咽痛、声嘶、咳嗽等症状疗效较好。

龙眼：又名桂圆，含有维生素 C、钙、磷、蛋白质等。抗癌活性较高。

草莓：研究证明草莓的根、叶和果实中都含有抗癌活性较高的鞣花酸，这种物质能保证人体组织不受致癌物的侵害。另外，草莓对治疗白血病、再生障碍性贫血均有较好的疗效。

乌梅：可增强机体的免疫功能，增强白细胞或网织细胞的吞噬功能，对多种癌细胞有极强的抑制作用。

4.4 海藻类

海带：能选择性地滤除锶、镉等致癌物质。常吃可预防乳腺癌、子宫癌和卵巢癌的发生。

海藻：其所含多糖类对大肠癌有明显的抑制作用。

4.5 坚果类

核桃：科学研究证明，核桃树的树枝对肿瘤有抑制作用。临床上用鲜核桃树枝和鸡蛋同煮，然后吃蛋，可以预防多种癌症。

杏仁：含有苦杏仁苷、柠檬酸、苹果酸、胡萝卜素、月桂烯、蛋白质和多种氨基酸。实验证明苦杏仁苷具有防癌和抗癌作用，主要是通过增强白细胞吞噬功能，进而达到破坏癌细胞的目的。

薏苡仁：富含蛋白质、脂肪、糖分、薏苡仁油、薏苡仁素、维生素 B_1、钙、磷、铁等。有明显的防癌抗癌功能。

4.6 动物类

鲨鱼：含有丰富的维生素 A 及高浓度的脂类，这些物质具有明显抗癌活性。研究表明，鲨鱼体内可生成一种快速杀菌的化学物质，该物质可抑制肿瘤细胞生长。鲨鱼肝内含有辅酶 Q10，具有较强的抗癌作用。

甲鱼：含有胶原蛋白及多种营养成分，可增强免疫力，对肺癌、乳腺癌、鼻咽癌、肝癌、恶性淋巴瘤、脑肿瘤等病人放疗后并发症尤为适宜。

蛇：蛇毒中分离出多种酶，如精氨酸酯酶、精氨酸酰酶等，对癌症的转移有抑制作用。

鹅血：含有较高的免疫球蛋白，提升白细胞，促进淋巴细胞增殖，激活并增强淋巴细胞的吞噬功能。通过激发人体抗癌因子而发挥其抗癌作用。鹅血能使癌细胞核发生“自毁性”核溶解等退行性变。

5　癌症病人的饮食原则

●饮食要定时、定量、少量多餐。要有计划地摄取足够的热量和营养，其中热量和蛋白质要比正常人多增加20%左右，以维持正常体重。

●多吃具有防癌、抗癌作用的新鲜蔬菜、水果和其他食物，含维生素A、C较多的深绿色及黄色的蔬菜。

●不吃可能致癌的食物，如油炸、火烤、烟熏及盐腌的食物，特别是烤焦的食物更不能吃。

●摄取低脂肪、低热量的食物。

●食物应尽量保持新鲜，不吃发霉变质的食物，剩饭菜最好也不吃。

●多吃五谷杂粮，如全麦片、玉米、豆类等。

●常吃富有营养的干果，种子类食物，如葵花子、芝麻、南瓜子、花生、西瓜子、葡萄干、杏仁干等。这些食物含有多种维生素、矿物质，并富含纤维素、蛋白质和不饱和脂肪酸。

●一定要戒烟、戒酒。

●保持大便通畅，多吃富含纤维素的食物，便秘病人每天喝些蜂蜜。

●饮食多样化。食物的种类要经常变化，这样有助于防止癌症复发和新癌症的生成。

第六节　癌症病人食疗验方

胃　癌

1　阿胶桂圆花生粥

用法：桂圆肉15g，大枣（去核）20g，花生米20g，糯米100g加清水适量煮粥，待粥熟后，加入蒸熔化的阿胶30g，搅匀，稍煮2分钟后，加入适量红糖调匀即成。热服，每日1剂，分2次，连服7天。

适应证：胃癌证属胃阴不足型。益阴养胃，健脾补血。

2　陈皮消食粥

用法：广陈皮10g与乌贼骨15g加适量水煎煮，煮沸20分钟后，过滤取汁备用；猪瘦肉50g，去筋膜，洗净切碎，粳米150g加适量水煮粥，煮热后倒入药汁混匀。每日 1 剂，分 2 次，连服 5 天。

适应证：胃癌气逆呕吐者。健脾理气，降逆止呕。

3　黄芪猴头菇汤

用法：温水发猴头菇 150g，洗净切厚片备用。嫩鸡肉 250g 切片。先将鸡肉、黄芪 30g，与葱、姜一起入油锅炒后，加入盐、酒、汤及猴头菇片，用武火烧沸，文火炖 1 小时后，加小白菜心 100g 及胡椒粉，每日分 2 次服。

适应证：胃癌气血两虚型。补气养血。

4　黑木耳红糖饮

用法：黑木耳 30g 用冷水泡发，洗净，撕成小朵状，加水适量，武火煮沸，改文火煮 30 分钟，放入红糖 30g，煮沸。随意服食。

适应证：胃癌气血两虚伴贫血者。养气补血

5　猴头菇蒸胎盘

用法：猴头菇 60g 洗净，切碎；鲜胎盘 1 个洗净，切成块。将胎盘盛入瓷碗中，加入生姜丝，黄酒、油、盐适量调匀，倒入猴头菇，大红枣 10 枚，水适量，隔水蒸熟。1 次吃完，隔日 1 次。

适应证：胃癌气血两虚型。大补气血，补脾养胃。

6　田七蒸鸡

用法：将田七 10g 切成薄片；香菇 5g 泡温水发开；童子鸡 1 只，去内脏洗净，大枣 10 枚去核。把田七、香菇、大枣和适量黄酒、麻油、精盐、生姜、葱白放入鸡腹中，然后置于瓷碗内入锅，隔水蒸熟，调味即成。

适应证：胃癌气血两虚兼有血瘀型。补气养血，活血化瘀。

7　高良陈皮乌鸡汤

用法：将乌鸡肉 250g 去皮，切块，高良姜 15g，陈皮 10g，红枣 5 枚洗净。煮熟，调味即可。

适应证：胃癌脾胃虚寒型。温中散寒，理气止痛，补气养血。

8　竹沥牛奶饮

用法：将生姜20g洗净，榨汁备用。先煮沸牛奶200ml，再调入竹沥生姜汁及蜜糖15ml。每日2次服。

适应证：胃癌阴虚内热型。清热滋阴，和胃化痰。

9　野葡萄根液

用法：将野葡萄根60~120g洗净，切碎入锅，加水适量，煎煮2次，每次30分钟，合并滤汁即成。上下午分服。

适应证：各型胃癌。抗癌止痛，清热解毒。

10　半枝莲红枣羹

用法：将半枝莲干品30g洗净，切段，放入锅内，加水适量煎煮30分钟，去渣取汁，入红枣（去核）20g，煮至红枣烂熟，用湿淀粉勾芡即成。早晨空腹顿服，并食红枣。

适应证：中老年胃癌，早、中期病人。补益脾胃，清热解毒。

11　鸡血藤红枣粥

用法：将鸡血藤30g，红枣20枚洗净，切片，入纱布袋中，扎紧袋口。与粳米100g同入砂锅，武火煮沸后，改用文火煮成黏稠粥，早、晚分服。

适应证：胃癌放疗、化疗气血两虚型。对骨髓抑制、白细胞减少症尤为适宜。补血活血，健脾养胃。

12　公英盐水饮

用法：将春、夏蒲公英开花前或刚开花时500g，捣烂取汁，入2g精盐，200ml温开水，混匀即成。早、晚分2次服用。

适应证：胃癌放疗后引起的胃炎。清热解毒。

贲门癌

1　鹅血汤

用法：鹅血200g凝固后，切成小块，蘑菇100g发好切成条状，植物油适量。

先炒蘑菇 5 分钟，入鹅血，武火快速炒熟，调味可食用。每日 1 次。

适应证：贲门癌食入即吐者。开瘀散结，通膈平噎。

2　羊奶煮鸡蛋

用法：用少许冷水溶糖 50g，倒入羊奶 250g 煮沸，在锅内打入鸡蛋 2 个，拌匀，煮至微沸，即可食用。每日 2 次。

适应证：贲门癌干呕，畏寒肢冷者。温润补虚，止呕平胃。

3　仙人掌炒牛肉

用法：鲜仙人掌 50g 洗净，去刺切细。牛肉 100g 切块，一起放入油锅中，旺火炒热，调味即成。吃肉和仙人掌，每日 2 次。

适应证：贲门癌血瘀刺痛型。活血解毒，健脾益气。

胃恶性淋巴瘤

1　三七山药汤

用法：三七 17g，怀山药 32g，枸杞子 26g，桂圆肉 25g。上药用布袋包好，和猪排骨 300g 一起加 4 碗清水，炖煮 3 小时，调味即可。每日 1 次，吃肉喝汤。

适应证：恶性淋巴瘤肿块增大迅速，舌有紫斑者。生血祛瘀，健脾益胃。

2　核桃枝鸡蛋汁

用法：核桃枝条 250g，洗净，切成 3cm 的长条，和鸡蛋 3 个一起文火慢煮 4 小时，吃蛋喝汁，每日 1 次，1 个月一疗程。

适应证：所有胃淋巴瘤均可食用。清热解毒，消肿散结。

3　陈皮粥

用法：先将大米 100g 煮粥，至半熟时入陈皮 10g，煮熟。早餐服用。

适应证：食欲不佳者。开胃理气，止渴润胃。

肝　癌

1　鸡汁苡仁粥

用法：黄母鸡150g去除脂肪及鸡皮，切细拍碎。苡仁100g，粳米50g洗净。先将鸡煮熟，取鸡汁1000ml煮粥。早、晚服。

适应证：肝癌属脾胃两虚，肢体浮肿，腹胀纳差者。补中益气，利水消肿。

2　莲蛇饮

用法：半枝莲60g，白花蛇舌草60g，石打穿30g洗净，加水适量，中火煎煮2次，每次30分钟。合并滤汁，调入蜂蜜20g即成。

适应证：肝癌热毒内蕴型。清热解毒，利湿消肿，止痛抗癌。

3　猕猴桃根汤

用法：将鲜猕猴桃根10g，瘦猪肉200g，加水同煮，炖熟，吃肉喝汤。

适应证：肝癌肝胆湿热型。清热化湿，解毒抗癌。

4　合欢猪肝汤

用法：将合欢花12g，佛手片10g置于砂锅中，煮沸20分钟后，过滤取汁备用；将鲜猪肝150g洗净，切成片，加生姜沫10g，食盐、大蒜等腌10分钟，将猪肝入药汁中煮沸后即成。食肝喝汤，日服2次，连服7天。

适应证：肝癌肝气郁结型。疏肝解郁，行气止痛。

5　三七洋参炖乌鸡

用法：将三七10g，西洋参6g切片；生姜2片，乌鸡肉100g，洗净斩块。同入炖盅内，武火煮沸后，文火炖2小时。吃肉喝汤，佐餐当菜。

适应证：肝癌气虚血瘀型。

6　冬虫夏草炖胎盘

用法：冬虫夏草15g，鲜胎盘1个洗净血水，炖熟调味即成。

适应证：肝癌气血亏损型晚期病人，亦可用于放疗、化疗起的白细胞减少患者。

7 山楂甲鱼汤

用法：甲鱼300g，去壳、头、爪，洗净切块，山楂60g，生姜12g一并入砂锅中，加入清水及花椒，大蒜、葱段、酱油武火煮沸，再用文火慢炖，熟烂后调味即成。早、晚服，连服7天。

适应证：肝癌属气虚瘀结型。大补元气，活血止痛，软坚散结。

8 枸杞粥

用法：将枸杞子30g与粳米60g同入锅内，加水煮粥，熟后加入适量白糖即成。每日早、晚服，可长期食用。

适应证：肝癌肝肾阴虚型；放疗、化疗间出现肝肾阴虚表现者。滋补肝肾，扶正抗癌。

肺　癌

1 橄榄萝卜汁

用法：将青橄榄400g，白萝卜1000g洗净，切成条状，同入砂锅中，加水足量，武火煮沸后，用文火煮40分钟，加少许精盐，拌匀即成。当饮料，随时服用。吃萝卜，饮汤汁，嚼食橄榄，缓缓咽下。

适应证：肺癌痰热阻肺，热结痰多型。清肺、除湿、化痰。

2 海蛤昆布饮

用法：海蛤粉、昆布、海藻、蒲公英、海带各15g，橘红9g，夏枯草30g，洗净，加水适量，煎煮2次，每次30分钟。合并滤汁，上下午分服。

适应证：肺癌痰热阻肺型。化痰软坚，清肺抗癌。

3 银花雪梨饮

用法：金银花30g洗净，研碎备用。雪梨250g洗净切碎，同入砂锅加水适量，煎煮20分钟，滤汁放入容器，调入蜂蜜20g，拌匀即成。早、晚服，当日吃完。

适应证：肺癌痰热阻肺型咳痰多，痰黄质黏者。清热解毒，润肺化痰。

4　杏仁杷叶茶

用法：杏仁 10g，枇杷叶 15g 一同研沫，用沸水冲泡，加盖焖 10 分钟，调入蜂蜜 10g，代茶饮，一般冲泡 5 次，当日饮完。

适应证：肺癌痰热阻肺型。

5　竹沥梨汁

用法：鲜竹沥 20ml，鲜梨汁 60ml 同入杯中，拌匀即成。早、晚分 2 次服。

适应证：肺癌痰热阻肺型。清肺化痰止咳。

6　仙鹤饮

用法：仙鹤草 15g，红枣 5 枚，煎汤代茶饮。

适应证：肺癌热毒炽盛型。益气养阴，解毒抗癌。

7　枇杷炖银耳

用法：鲜枇杷 150g 去皮子，清水洗净，切成小片。银耳 100g 用温水泡半小时，洗净，切成小片。先把银耳上蒸笼蒸至黏滑，再入锅中旺火煮沸，再放入枇杷片，白糖适量，煮沸即成。当甜点，随时服用。

适应证：肺癌放疗、化疗后阴虚内热者。滋阴清热，润肺补气。

8　白及猪肺汤

用法：猪肺 1 具洗净，白及 30g 放入猪肺中加黄酒用文火煮熟。取出肺切成片状，再放入汤内调味食用。每日 2 次，每次 1 小碗。

适应证：肺癌阴虚内热型咳血者。补肺凉血，滋阴清热。

9　莲子百合瘦肉汤

用法：猪瘦肉 250g，切成小块，莲子 30g，百合 30g 洗净备用。上料同入锅内，加适量清水，文火煨至肉烂，加入调料即成。佐餐随意服用。

适应证：肺癌气阴两虚型。也可于放疗、化疗时辅助治疗。益气健脾，润肺养阴，清热止咳。

10 虫草麦冬茶

用法：冬虫夏草 10g，麦冬 15g，石斛 15g，生地 5g，洗净后同入大杯中，用沸水冲泡，加盖焖 10 分钟即成。代茶频饮，一般可续冲泡 5 次，每日 1 剂。

适应证：肺癌气阴两虚型，亦可用于放疗、化疗时。滋阴益精，扶正抗癌。

11 参贝猪肺汤

用法：猪肺 500g 切成块，党参 20g，川贝母 12g，仙鹤草 30g，生姜 10g 布包，加适量水同入砂锅中煮沸，再文火煎煮 30 分钟，去掉药包，加入食盐、大蒜、黄酒、花椒、酱油适量，再煮沸后即成。食猪肺，饮汤。每日 1 剂，分 2 次食完，连服 7 天。

适应证：肺癌肺肾两虚型咳血者。益气补肺，化痰止咳，收敛止血。

12 三汁饮

用法：将梨子、橘子、甘蔗去皮洗净，榨汁各 100ml，混合调匀即成。上下午分服。

适应证：肺癌放疗、化疗后口干咽燥，痰多难咳者。润燥生津，清肺除痰。

13 枸杞子甲鱼汤

用法：将枸杞子 40g 洗净，猪瘦肉 150g 切块，甲鱼 500g 去内脏，切块。上料同入锅内，加适量水烧熟，调味即成。佐餐食用。

适应证：肺癌见少气乏力者。滋补肝肾，补肺益气。

14 阿胶地黄粥

用法：鲜生地 30g，与糯米 50g 同煮成粥，临熟时入阿胶末 30g 搅匀，再入白蜜适量煮沸即可。食粥，早晚服。

适应证：肺癌术后或放疗、化疗后阴虚咳血者。养阴清热，凉血止血。

15 川连饮

用法：南、北沙参各 20g，川黄连 3g 同入砂锅，加水适量，武火煮沸，改文火煎 30 分钟，去渣取汁，待药转温后调入蜂蜜 20g，搅匀即成。上下午分服。

适应证：肺癌放疗、化疗后口干舌燥，胸部不适者。养阴润肺，益胃生津。

16　百合田七兔肉汤

用法：百合40g洗净，田七15g切片，兔肉250g切丝。上料同下砂锅中，加适量冷水，文火炖熟，调味即成。佐餐服用。

适应证：痰中带血者。清热解毒，滋阴润肺。

17　无花果瘦肉汤

用法：无花果4个，洗净，切开边。鸭肾3个，猪瘦肉250g煮5分钟，取出用清水洗净。南北杏各8g放入沸水中煮5分钟，取出去衣，西洋菜4个。上料共入砂锅内，文火煲3小时，调味即成。日服1次。

适应证：阴虚肺燥，咳嗽不止者。润燥生津，止咳健肺。

18　凤梨炒猪肺

用法：猪肺1只，用文火将杂质煮清，取出切成片状。凤梨1个切片，与猪肺同炒，浇些冷水，以淀粉勾芡，撒点葱末，佐餐食用。

适应证：咳血者。补肺敛血，健脾助食。

19　罗汉润肺汤

用法：山药20g，玉竹20g，莲子20g，苡仁10g，桂圆肉10g，红枣20g，罗汉果3g，枸杞子10g，煎煮取汁，放入排骨300g，文火煮至3小时，弃肉喝汤。日服1次。

适应证：阴虚燥咳，气虚乏力者。止咳润肺，健脾益气。

纵隔肿瘤

贝母蒸甲鱼

用法：甲鱼1只，去头及内脏，切块后放入蒸钵中，加入贝母5g，鸡清汤1,000g，盐、黄酒、花椒、姜及葱适量，上笼蒸1小时，趁热食用。

适应证：纵隔肿瘤压迫肺组织致阴虚咳痰者。清热止咳，滋阴润肺。

食管癌

1　桂苓粥

用法：将桂心 1g，赤茯苓 30g，桑白皮 60g，用水三大盏，煎至两大盏半，去渣，再下粳米 50g 煮粥。晨起空腹服用。

适应证：食管癌饮食不下者。通阳健脾，利湿化痰。

2　昆布海藻煲黄豆

用法：昆布、海藻各 30g 用水洗净，黄豆 150g 用温水浸泡片刻。同入锅中，加水适量，慢火煲汤，待豆熟透后加入适量食盐即成。喝汤吃豆，隔日 1 食。

适应证：食管癌痰湿瘀阻型。化痰软坚，散结抗癌。

3　苡仁海带汤

用法：海带 30g 洗净，切成条状，薏苡仁 30g 洗净，加水共入高压锅内炖至极烂，连汤备用。将鸡蛋 3 只炒熟，随即将海带、苡仁连汤倒入，加适量调料即可。佐餐食用。吃料喝汤。

适应证：食管癌痰湿瘀结型。化痰软坚，散结抗癌。

4　二汁炖牛奶

用法：将鲜韭菜汁 2 汤匙，生姜汁 1 汤匙，鲜牛奶 250ml，三味混合，隔水炖熟。趁热服。

适应证：食管癌反胃、噎膈证。利膈治噎，降逆止呕，化痰祛瘀。

5　米醋炖桑白皮

用法：将鲜桑白皮 30g 洗净切碎，与米醋 90g 同入锅中，加水适量，武火煮沸，改文火炖煮 1 小时，去渣取汁，加少许葡萄糖即成。早晚服。

适应证：食管癌饮食难咽。清肺散瘀，软坚散结。

6　三七核桃瘦肉汤

用法：三七 10g 洗净切片，核桃仁 15g，猪瘦肉 30g 洗净。全部用料同入炖盅内，加适量开水，文火隔水炖 2 小时，食盐调味。吃肉喝汤。

适应证：食管癌血瘀型，进食梗阻，胸痛固定。活血祛瘀，通络止痛。

7　参枣饮

用法：甘草、人参各 2g，麦门冬、半夏各 5g 洗净，与粳米 5g 同入锅中，加水适量，煎煮 40 分钟，去渣取汁即成。白天服 3 次，夜间服 1 次。

适应证：食管癌气阴两虚型。亦用于放疗、化疗后出现气阴两虚者。补脾和胃，益气养阴。

8　荸荠饮

用法：鲜荸荠 500g 去皮洗净，切片，与红糖 90g，饴糖 20g 共煮 1 小时，每日频饮，连服 3 天。

适应证：食管癌瘀毒内结，吞咽障碍。活血解毒，化瘀攻积。

9　百合三七炖兔肉

用法：三七 10g 用水泡软，切片；兔肉 250g 去筋膜，洗净切片；干百合 40g。一并放入砂锅中，加清水适量炖煮，文火至熟烂，调味即成。食肉喝汤，每日 1 剂，分 2 次服用，连服 5 天。

适应证：食管癌瘀血内结型。滋阴养血，活血化瘀。

10　虎杖桂圆汤

用法：虎杖 50g，桂圆肉 30g 分别洗净。把虎杖切片，入纱布袋中，扎紧袋口，与桂圆肉同入砂锅，加水浸泡片刻，武火煮沸后，改用文火煨煮 40 分钟，取出药袋，滤尽药汁，继续用文火煨煮至汤汁黏稠。早晚分服，饮汤汁，食桂圆。

适应证：食管癌放疗、化疗后血象下降者。扶正抗癌，清热解毒。

11　天冬银花饮

用法：天冬 30g，银花 30g 洗净，入锅加水适量，煎煮 30 分钟，去渣取汁，待药汁转温后调入蜂蜜 20g 即成。代茶饮，每日 1 剂。

适应证：食管癌放疗、化疗后出现口干舌燥，吞咽疼痛等症。养阴润燥，清热解毒。

12　虫草炖水鸭

用法：冬虫夏草 10g，生姜 15g，红枣 5 枚，水鸭肉 150g。上料同入炖盅内，文火隔水炖 2 小时，调味即成。佐餐食用。

适应证：食管癌术后体虚者。健脾养胃，补肾填精。

胆管癌

1　清烧山楂

用法：山楂 100g 洗净去核，置于勺内用清水烧沸后至山楂外皮已软后捞出，剥去山楂皮。将白糖 50g 放入清水 200ml 中，烧沸后去浮沫。糖溶化时放入山楂，文火煮至汤汁浓稠时，加入桂花酱 25g，搅拌匀，凉后即成。不拘时间服用。

适应证：胆囊癌消化不良者。开胃消食，软坚化积。

2　金钱粥

用法：将金钱草 500g，郁金 50g，虎杖 50g，粳米 200g 备好。先将药物一齐入锅煎煮 30 分钟，滤去药渣，取汁。与粳米煮粥，日 3 次服用。

适应证：胆管癌湿毒内蕴型。清热利湿，促进胆汁排泄。

3　五香蛋饼

用法：胡萝卜 100g，黄瓜 100g 切成细丝，香菇 2 朵泡软后切丝。锅内放入 50ml 豆油，先爆香葱 50g，再放入胡萝卜、竹笋 60g，香菇一起炒熟。再将鸡蛋 2 个搅匀，放入炒熟的菜和黄瓜丝，加盐 5g 拌匀。将余油烧热，把拌好的蛋汁煎熟切块即成。随时可食。

适应证：胆管癌气滞便秘者。清热生津，理气通便。

4　蛎黄汤

用法：鲜牡蛎肉 250g 洗净切片，瘦猪肉 100g 切薄片，拌少许淀粉。锅中加适量清水煮沸，放入牡蛎、猪肉，煮熟后，调味即成。佐餐饮汤食料。

适应证：胆管癌气血两虚及放疗、化疗气阴两虚型。

胆囊癌

1　乌龙橘汁茶

用法：将冷却的浓乌龙茶汁250ml和浓缩橘子汁200ml混合，加入冰块适量，柠檬2片即成。随时饮用。

适应证：胆囊癌厌食油腻者。清热生津，健脾开胃。

2　丝瓜蜇皮汁

用法：丝瓜络50g洗净，切小块，荸荠50g去皮拍碎，海蜇皮50g洗净切细丝。上料一起用水煮1小时，滤出清汤，随时饮用。

适应证：胆囊癌湿热蕴结型。祛湿利胆，清热软坚。

3　茵陈粥

用法：先将绵茵陈30g洗净，煎汁去渣，入粳米100g后加水适量煮粥，欲热时，加入白糖适量，稍煮沸即可。早晚服。

适应证：胆囊癌湿热内蕴型。清热利湿，消退黄疸。

胰腺癌

1　猪胰紫菜汤

用法：猪胰脏1个，切开去筋膜，切成片，入沸水中氽一下，捞出，玉兰片10g洗净切成丝，紫菜去杂质，干贝50g洗净，锅烧热后入高汤，干贝、玉兰片、姜汁、细盐，烧沸，去浮沫，放入猪胰、酱油、紫菜后烧沸即成。饮汤，食猪胰、干贝、紫菜。

适应证：胰腺癌阴虚痰凝型。润燥消瘿，益肺补脾。

2　桑白皮兔肉汤

用法：桑白皮30g洗净，兔肉250g切成小块，加水适量煲熟，调味即成。佐餐服用。

适应证：胰腺癌口渴、水肿者。补中益气，行水消肿。

3 鲤鱼蒸赤小豆

用法：大鲤鱼一尾，去鳞、鳃和内脏，洗净待用；赤小豆 50g 洗净煮至开裂与陈皮 10g 放入鱼腹内；将鱼放入盆内，加入姜、盐、鸡汤、绿叶蔬菜适量、赤小豆汤、玫瑰 15g，上笼蒸至鱼熟后即可。佐餐服用。

适应证：胰腺癌浮肿、纳呆者。理气散结，活血化瘀。

4 甲鱼粥

用法：将甲鱼 1 只宰杀，切成小块开水稍煮，刮去里皮。入油锅，炒干血水，加黄酒 15ml，葱头 15g，姜块 15g，精盐适量，肉汤 1，000ml，烧开，文火炖烂，去骨及姜，加糯米 100g 煮成粥，调入胡椒粉即成。早晚分服。

适应证：胰腺癌见低热及放疗、化疗后。滋阴凉血，益气调中。

5 包菜虾米粥

用法：将糯米 100g 洗净，包菜 200g 切成丝同煮，至半熟时加入猪肉末 50g 和洗净的虾米 10g，煮烂成粥，调味即成。随意服食。

适应证：胰腺癌的辅助治疗。补益脾肾，解毒抗癌。

6 猪胰海带汤

用法：猪胰 100g，海带 20g，接骨木 15g（布袋包扎，煎煮药汁）。先将猪胰切片，入油锅快炒，加姜汁、清鸡汤、药汁、海带丝、米酒、盐、酱油，烧开去浮沫，文火至熟透。每日 2 次服食。

适应证：胰腺癌食欲不振、腹痛、发热，消瘦、腹胀等。补气清热，解毒散结。

结肠癌、直肠癌

1 蛇莓葡萄汁

用法：将鲜蛇莓 30g，鲜野葡萄根、青蒿、地榆各 60g 洗净沥干，置热水瓶中，倒沸水浸过药面，浸泡 12 小时，滤出药液即成。日服 1 剂，频饮，15 天一疗程。

适应证：肠癌瘀毒内阻型。清热解毒，活血化瘀。

2　丁香花炖猪肉

用法：白丁香花根（鲜品）60g 洗净，切碎，装入布袋中；肥猪肉 60g 洗净切片，与药袋同入锅中，加水适量，炖煮 40 分钟，待猪肉溶化即成。喝肉汤。

适用于：肠癌瘀毒内阻型。清热解毒，活血散瘀，消肿抗癌。

3　猪肚菱角汤

用法：猪肚 500g 洗净，切成片，党参 10g 布包，菱角 20 个，山药 15g，生姜 10g，大蒜、葱段、花椒一并放入砂锅中，加适量清水及少许盐，炖至熟烂后去药渣。食猪肚、菱角肉、山药、饮汤。日服 1 剂，分 3 次服完，连服 5 ~7 剂。

适应证：肠癌脾胃虚弱型。健脾益气，清热解毒。

4　香连炖大肠

用法：猪大肠 500g 洗净。广木香 10g，黄连 6g 焙干研末，纳入大肠中，两头扎紧，放入砂锅内，加适量清水与生姜 6g，食盐及调料等煨炖，至熟烂后去药渣，切成段，饮汤食肠。每日 1 剂，分 3 次服完，连服 7 天。

适应证：肠癌湿热蕴结型。清热利湿，行气止痛。

5　白马红糖饮

用法：白头翁 15g，马齿苋 30g，半边莲 30g 洗净，红糖 15g，一起煎煮 2 次，每次 30 分钟，合并滤液即成。上下午分服。

适应证：肠癌出现大便稀溏，夹有黏液或脓血者。清肠化湿，解毒抗癌。

6　桃花粥

用法：将鲜桃花瓣 10g（干品 2g）与粳米 30g 煮粥，隔日服。连服 7 天。

适应证：肠癌气滞血瘀型。活血利水，通便解毒。

7　草参鸭肉汤

用法：先将冬虫夏草 10g 洗净，晒干，切成小段。海参 50g 水泡发透，切片待用。将鸭肉 200g 放入沸水锅中焯透，捞出后切块，放凉。与海参同入锅中，加水没过鸭肉，武火煮沸，烹入黄酒，改用文火煨煮 1 小时，待鸭肉熟烂，放入虫草，再用文火煨煮 10 分钟，调味即成。吃鸭肉、海参，嚼食虫草，饮汤。佐餐服用。

适应证：肠癌脾肾两虚型及放疗、化疗免疫功能下降者。健脾益肾，提高免疫功能。

8 香蛋牛奶

用法：先将熟香蕉 2 根去皮，切成小段，备用。再将鲜牛奶 200ml 放入锅中，文火煮沸，即离火。调入搅打匀的 2 只鸡蛋，拌匀，再用文火煮沸，待凉。放入家用打汁机中，再放入香蕉及蜂蜜 30g，搅成浆汁即成。早晚分服。

适应证：肠癌阴血两虚及大便干燥者。补益气血，滋阴润肠。

小肠癌

1 枸杞山药炖甲鱼

用法：枸杞子 15g，怀山药 30g 洗净，浸半小时，红枣（去核）5 个，生姜 1 片，甲鱼 1 只用开水烫其排尿，宰杀后去内脏，剁成块。全部用料放入炖盅内，加开水适量，文火炖 2 小时，调味即可。佐餐食用。

适应证：小肠癌阴血两虚型，放疗、化疗后。健脾养血，滋阴补肾。

2 马齿苋槐花粥

用法：槐花 10g 研末，粳米 30g 煮粥，待粥将熟时调入马齿苋 20g，熟后加入红糖适量，不拘时服用。

适应证：小肠癌属肠道湿热者。清热燥湿，凉血解毒。

3 田七香菇鸡

用法：田七 10g 切成薄片，香菇 5g 温水泡软，切丝，童子鸡 250g，大枣 10 枚去核。将所有原料及调料放入鸡腹内，把鸡放入炖盅中，加适量水，蒸至鸡肉烂熟。食肉饮汤。

适应证：小肠癌气血两虚及瘀毒内结型。补气养血，活血化瘀。

4 阿胶生地粥

用法：阿胶 30g 捣碎，炒黄研末，鲜生地 30g 切成片，加水与糯米 50g 同煮成粥，将熟时加入阿胶末搅匀，再加入白蜜适量煮熟即可。晨起或临睡前均可食用。

适应证：小肠癌见便血者。补益肝肾，清热凉血。

鼻咽癌

1　大蒜萝卜汁

用法：将大蒜20g去皮捣烂，白萝卜30g洗净捣烂，同用开水浸泡4小时，用纱布包牢取汁，加入白糖少许调匀，即可饮用。每次15ml，每日服3次。

适应证：痰毒凝结者。杀菌解毒，理气化痰。

2　松子麦冬膏

用法：将松子300g，麦冬200g捣烂成泥状，蒸熟，兑入蜂蜜500g，调匀成膏状。每次10g，每日2次，温开水送服。

适应证：肺胃阴虚，兼有便秘，口干舌燥者。滋养肺胃，润肠通便。

3　百合芦笋汤

用法：将百合50g放入温水浸泡，发好洗净；锅中加入素鲜汤少许，将发好的百合放入汤锅内，加热烧5分钟，加黄酒、精盐适量，倒入盛有罐头芦笋250g的碗中即成。佐餐食用，吃菜喝汤。

适应证：肺胃阴虚型。润肺养胃，滋阴抗癌。

4　虫草鸭

用法：麻鸭1只宰杀，去头、脚。冬虫夏草10g温水浸泡15分钟后洗净，泡入凉水中。水发香菇30g洗净，女贞子30g，生黄芪50g装入纱布袋中，扎紧袋口。将虫草、葱白适量、姜片适量放入鸭腹内，置于罐内，再入香菇，纱布药袋、黄酒、鸡汤适量，泡过虫草的清水，食盐适量，用湿棉纸封严罐口，上笼蒸2小时，待熟透，揭开盖子，去纱布药袋，淋入麻油适量，调味即成。

适应证：气血双亏之晚期鼻咽癌，或放疗、化疗后脏腑气衰，邪毒内聚者。补气养血，调理阴阳。

5　参须茶

用法：人参须5g，麦冬2g，熟地3g放入杯中，冲入沸水适量，浸泡20分钟即可饮用。代茶频饮，长期服用。

适应证：气阴两虚型。补气滋阴，清热除烦。

6 沙参玉竹汤

用法：玉竹15g，麦冬10g，沙参15g，甜杏仁10g，白果肉15g，瘦肉150g，洗净同入瓦煲内，加水适量，文火煲2小时。饮汤食肉，每日2次。

适应证：气阴虚损及放疗、化疗。润燥滋阴，清热解毒。

7 石猴酸牛奶

用法：猕猴桃2个洗净，去皮及内核，绞汁。石斛15g煎煮取汁约50ml。酸牛奶200ml。上料一起拌匀即成。早晚服。

适应证：放疗后免疫功能下降，气阴亏损型。补气养阴。

8 黄芪枸杞炖甲鱼

用法：黄芪50g，用纱布包扎，枸杞子30g洗净，甲鱼1只去内脏后切丝。上料同入锅内，加适量水，炖熟去药渣，调味即成。每日1次，佐餐服用。

适应证：放疗、化疗白细胞减少，头晕乏力者。补中益气，滋阴生血。

鼻腔及副鼻窦恶性肿瘤

1 石上柏瘦肉汤

用法：将石上柏60g，瘦肉50g同入锅内，加清水2，500ml，以武火煎至400ml，盛出即可。分2次服，15天为一疗程。

适应证：湿热瘀阻型。清热解毒，利湿活血。

2 刺五加炖公鸡

用法：公鸡1只去毛及内脏，洗净切块。刺五加10g，苹果10g，陈皮3g，胡椒3g，葱、酱油、醋少许同入锅内，炖熟即可。

适应证：各期鼻部肿瘤。抗癌扶正，利水消肿。

3 荠菜肉丝羹

用法：将荠菜250g洗净，用素油适量炒瘪；肉丝60g用少量素油炒至半熟；豆腐250g。上料同入锅内，加适量清水、盐煮沸，用淀粉调制成羹。佐餐食用。

适应证：鼻部肿瘤放疗、化疗。清热解毒。

耳肿瘤

1　牡蛎炖公鸡

用法：将小公鸡1只去毛及内脏，备用。牡蛎肉30g切成小块，置于鸡肉上，以干净的竹叶适量盖好，加葱段、姜块、清汤适量，上笼蒸至烂熟即可。佐餐食用。

适应证：中、晚期耳肿瘤。补血益气，化痰散结。

2　海带猪皮冻

用法：将海带150g泡软，洗净切丝；带皮猪肉150g洗净切成小块，置于锅中加适量清水和大八角、白糖、米醋，文火煨烂成泥状，再加入适量盐调匀，盛入方盘中，晾凉成冻即成。佐餐食用。

适应证：外耳道鳞状上皮癌。消积散结，健脾软坚。

3　冬菇鸡

用法：将冬菇20g以温水泡发，去蒂；鸡250g去内脏，洗净。上二味加入姜汁、香油、食盐少许，隔水以文火蒸熟后，盛出即可。

适应证：外耳道癌术后，放疗后。健脾益气，解毒抗癌。

喉　癌

1　橄榄罗汉果汁

用法：罗汉果2个，橄榄30g加清水同煮，煮沸后文火煎30分钟即可。代茶饮。

适应证：喉癌咽部不适，干咳者。清热解毒，利肺化痰。

2　甘蔗粥

用法：新鲜甘蔗榨汁150ml，兑水适量，与粳米100g同煮成粥。早晚分服。

适应证：喉癌吞咽不利，阴虚内热者。清热生津，养阴润燥。

3　草莓绿豆粥

用法：绿豆100g淘洗干净，草莓250g择洗干净；糯米250g与泡好的绿豆一并放入锅内，加水适量，旺火煮沸后，改为文火炖至绿豆酥烂时，加入草莓、白糖搅匀，稍煮几分钟即成。早晚服。

适应证：放疗、化疗阴虚内热，出现口渴、咽干、小便黄赤者。清热解毒，利湿益胃。

口腔癌

1　二花粥

用法：粳米100g洗净。山豆根、白花蛇舌草、山慈菇各15g，淡竹叶30g，蒲公英20g同入纱布袋中扎紧，放入锅内加水煎成汁。将粳米与药汁及适量清水煮粥，加适量白糖调味。早晚服。

适应证：热毒内盛之口腔癌。清热解毒，利水消肿。

2　冲藕粉

用法：桂花藕粉30g用新鲜开水冲成糊状，加入白糖适量，搅拌均匀即成。

适应证：手术或放疗、化疗期间。强壮筋骨，滋阴养胃。

舌　癌

1　梅肉红茶

用法：将梅干12颗去果核，将果肉切碎，加红茶50g混合。另加热开水200ml，搅拌即成。饮时加少许甘蓝汁，随时饮用。

适应证：舌癌疼痛者。生津止渴，健脾消食。

2　瓜皮炖排骨

用法：将西瓜皮洗净，削去外皮，切成丁块；将排骨150g洗净，先将排骨加清水2，000ml用武火煮沸，再入西瓜皮丁文火煮20分钟，加少许盐、油调味即成。早晚服。

适应证：舌癌术后及放疗、化疗。

3　升麻炖大肠

用法：将猪大肠洗净，把升麻15g，黑芝麻100g装入猪大肠内（约30cm），放入砂锅内，加生姜、葱、黄酒、水适量。武火烧沸，改用文火炖3小时即成。佐餐食用。

适应证：舌癌热毒蕴结型。补肝益肾，解毒抗癌。

4　萝卜竹蔗汤

用法：将红萝卜250g洗净去皮，切厚片；荸荠去皮250g，切两半；竹蔗1根削皮，斩断后破开。将全部原料放入锅内，加水煮沸，文火炖2小时，取汁即成。代茶常饮。

适应证：舌癌邪热内盛，阴津不足者。滋润解毒，生津止渴。

唇　癌

1　黄灵瘦肉汤

用法：将猪瘦肉100g洗净切成小块，加入灵芝15g，黄芪15g，同入锅中炖熟，调味即成。喝汤吃肉，每日2次。

适应证：唇癌术后。补气健脾，生血扶正。

2　小蓟粥

用法：小蓟20g，马齿苋20g，野白菜20g一同置于锅中，加温水400ml，煎至200ml，再入白糖20g即成。每日1剂，中午服。

适应证：唇癌手术后及放疗、化疗期间。清热解毒，凉血止血。

3　金针菜炖瘦肉

用法：金针菜30g洗净，猪瘦肉60g切成薄片，同入瓦煲内，旺火隔水蒸至熟烂，加少许食盐调味。

适应证：唇癌手术后或放疗、化疗期间。健脾益胃，抗癌解毒。

乳腺癌

1　蜂房煲大蒜

用法：将蜂房 10g，生艾叶 20g，大蒜 20 瓣，生甘草 3g 同入锅中，加水适量，武火煮沸，改文火煎煮 40 分钟，去渣取汁即成。上下午分服。

适应证：乳腺癌热毒内蕴型。清热解毒，抗癌止痛。

2　银花黄芪汤

用法：金银花 15g，黄芪 15g，当归 25g，甘草 5g，橘叶 10g 一起煎煮，武火煮沸改为文火煎 20 分钟即可。上下午分服。

适应证：热毒蕴结型。对乳腺癌肿痛、溃烂有辅助治疗作用。清热解毒，扶正抗癌。

3　夏枯草瓜蒌海藻汤

用法：夏枯草 20g，全瓜蒌 30g，海藻 15g，加水适量，煎煮 2 次，每次 20 分钟，合并滤汁即成。上下午分服。

适应证：肝郁化火型。清肝泻火，散结消肿。

4　益母二花饮

用法：益母草 60g，紫苏根 60g，月季花 15g，红花 10g，茜草 15g，水煎去渣取汁即成。代茶频饮，每日 1 剂。

适应证：气滞血瘀型。活血行气，化瘀散结。

5　猴头蛇草饮

用法：猴头菇 60g，白花蛇舌草 60g，藤梨根 55g，加清水煎煮约 30 分钟后，去渣取汁。每日 1 剂，分 3 次服完，连服 7 天。

适应证：气血两虚之乳腺癌。抑制肿瘤，缩小肿块。

6　芪杞炖乳鸽

用法：乳鸽 1 只，去内脏，放入炖盅内加水适量，再加入黄芪和枸杞各 30g，精盐、葱段、生姜片、黄酒适量，隔水炖熟。佐餐食用，吃肉喝汤。

适应证：乳腺癌气血不足，肝肾两虚型。滋补肝肾，补气养血。

7　血藤红枣煎

用法：将鸡血藤 50g，红枣 10 枚洗净，同入锅中，加水适量，煎煮 2 次，每次 30 分钟，合并滤汁即成。早晚分服，同时嚼食红枣。

适应证：放疗、化疗后白细胞减少症。补血活血。

宫颈癌

1　铁树叶红枣汤

用法：将铁树叶 120g 洗净，切段，与红枣 12 枚同煮，煎 40 分钟，去铁树叶即成。吃枣喝汤。

适应证：瘀血内阻型。理气化瘀，抗癌扶正。

2　茅根鲜藕汤

用法：鲜藕 250g 洗净切成小块，鲜芦根 30g，白茅根 30g，生地 20g，淡竹叶 15g，山慈菇 30g，一并放入纱布袋内，加清水适量共同煨煮，藕熟后取出药袋，加入适量白糖即成。每日 1 剂，早晚服，连续 7 天。

适应证：湿热瘀毒型。清热利湿，凉血止血，解毒消肿。

3　枸杞大蒜饮

用法：先将枸杞子液 2，000ml 与大蒜液 1，500ml 混合搅拌，取滤液，加入果糖 3，000g，柠檬香精 50ml，苹果酸 50g，并冲入凉开水 450ml 后，再过滤一次即可。每次饮 150ml，每日 3 次，连服 10 天。

适应证：肝肾阴虚型。滋阴清热，解毒消肿。

4　鳖甲炖白鸽

用法：将鳖甲 50g 打碎，与洗净的白鸽 1 只同入锅中，加水适量，武火煮沸后，改文火炖 1 小时，调味即成。吃肉喝汤。

适应证：肝肾阴虚型。滋阴清热，软坚散结。

5　桑椹芝麻粥

用法：桑椹60g，黑芝麻60g，粳米50g，一并淘洗后捣碎，加水适量，用旺火烧开后转用文火熬煮成稀糊状，加入白糖10g拌匀。早晚服。

适应证：放疗、化疗脱发，便秘等症。滋补肝肾，养阴抗癌。

6　生地乌鸡

用法：将乌鸡1只去毛及内脏，洗净；生地100g切片，洗净，与饴糖50g一起放入鸡腹中，入笼蒸至鸡肉烂熟，佐餐食用。

适应证：气血虚衰，肝肾阴虚型。滋补肝肾，补血抗癌。

7　海参煮芦笋

用法：海参50g温水泡透，洗净切片，芦笋100g洗净切丝，一起入油锅炒片刻，加水适量煮熟，放入姜、葱、蒜适量再煮沸。喝汤吃海参及芦笋，早晚服。

适应证：放疗后有直肠反应时。补气滋阴，清火解毒，消炎止痛。

8　黄芪炖鹌鹑

用法：先将鹌鹑4只去毛及内脏，入沸水中焯透，在清水中过凉，切成块备用。将当归10g，黄芪30g，党参15g放入纱布袋中扎紧。上料一齐入砂锅中加水适量，武火煮沸，烹入黄酒，改用文火煮至肉烂，调味即成。饮汤吃肉，佐餐食用。

适应证：气血两虚或放疗、化疗后身体虚弱者。补气益血，健脾养胃。

子宫内膜癌

1　白果冬瓜子汤

用法：将白果10个，冬瓜子30g，莲子肉15g，胡椒5g洗净，一起放入锅内，加水2，000ml，武火煮沸，再用文火慢炖，至白果、莲子烂熟时即可。早晚分服，每日1剂。

适应证：子宫内膜癌症见带下不止者。健脾利湿，止带。

2　田七蛋羹

用法：田七粉5g，鸡蛋1个调成糊状。鲜莲藕250g洗净绞汁，加水30ml，煮沸后加入田七粉蛋糊，再放食盐适量，即成。每日 1 次。

适应证：瘀热内蕴型。清热化瘀。

3　双杏瘦肉汤

用法：将银杏 12g，杏仁 10g，核桃皮 10g 共用布包，与猪瘦肉 100g 同煎煮，肉熟即成。食肉饮汤，日服 1 次，30 天一疗程。

适应证：各种妇科肿瘤。扶正抗癌。

4　鱼鳞胶

用法：将适量鲫鱼、鲤鱼的鱼鳞洗净，加水适量，文火慢熬成胶状即可。每次 30g 温酒兑化服，每日 2 次，连用 1 个月。

适应证：阴道出血淋漓不尽，色暗伴腹痛者。活血化瘀，抗癌消肿。

阴道癌

1　黑木耳桂圆汤

用法：将黑木耳 10g 洗净待用。将当归 3g，黄芪 30g，甘草 3g，陈皮 3g 煎汁去渣，加入黑木耳、桂圆 5g 煮汤。日服 2 次。

适应证：阴道出血者。补气止血。

2　莲藕煲章鱼

用法：先将乌豆 150g 炒至裂开，莲藕 500g 去皮切块，红枣 15 枚洗净去核，章鱼（干品）1 只浸泡后洗净切丝，猪瘦肉 300g 用开水煮几分钟后捞出，沥干水分，上料同入砂锅煮沸后，文火煲 3 小时至肉、藕熟烂，调味即成。饮汤食肉。

适应证：放疗、化疗气血虚弱。平补气血，防癌扶正。

卵巢癌

1　鲫鱼赤豆汤

用法：取大鲫鱼 1 条去鳞、鳃及内脏，洗净，入砂锅加陈皮 6g，赤小豆 120g 及水适量，文火炖煮至豆烂，加入白糖 50g 即成。早晚服，连服 10 天。

适应证：卵巢癌有腹水者。补气血，健脾胃，利水湿。

2　海带棱术饮

用法：海带、制附子、三棱、莪术、海藻、白芥子各9g，肉桂3g，生南星3g，硝石1g，共入砂锅煎汤，武火煮沸后，改用文火煎40分钟，去渣取汁，入砂糖调味，日服1剂，早晚分服，10天一疗程。

适应证：痰湿凝聚型。活血化瘀，软坚散结。

3　寄生煲鸡蛋

用法：桑寄生30g洗净后切片，鸡蛋2个加水同煮熟。取蛋去壳后再煮5分钟，早晚各服1个。

适应证：卵巢癌腹部肿块固定不移者。补益肝肾，软坚散结。

4　参麦甲鱼

用法：甲鱼1只，去内脏，洗净，放入沸水中，用文火烧30分钟捞出，切成小块，放入碗内。将瘦火腿肉100g切成小片，生猪板油25g切成丁，盖在鳖甲上，将调料、葱段、姜片分装入碗，撒上人参5g，茯苓末10g，兑入鸡汤500ml，用棉纸封口，上笼蒸2小时，至烂熟为止。食肉饮汤，随意服用。

适应证：正气虚弱，或放疗、化疗致造血功能损伤者。养血滋阴，扶正抗癌。

膀胱癌

1　地黄莲藕炖猪小肚

用法：将猪小肚150g去脂洗净，切开，用盐水、豆粉拌擦，冲洗干净后，放入锅内用开水煮15分钟，取出用冷水冲洗，与鲜地黄60g，莲藕15g，陈皮6g洗净一起炖煮，武火煮沸后文火煲3小时。佐餐食用，吃小肚及藕，饮汤。

适应证：瘀毒内阻型，症见小便出血、淋漓不止、血色鲜红者。清热利尿，凉血祛瘀。

2　乌梅汤

用法：半枝莲100g，乌梅汤50ml，加水1，500ml，煎成750ml，过滤去渣，再加乌梅汤50ml，每日3次，每次50ml。

适应证：膀胱癌瘀毒内阻型。清热解毒，化瘀止血。

3 人参桂圆粥

用法：白参3g炒成细末备用；桂圆肉10g与洗净的糯米50g煮成稠粥，粥将成时点入白参粉，再煮沸即成。上下午分食。

适应证：脾不统血之尿血。益气摄血，补脾养胃。

4 瞿麦蜜饮

用法：将鲜瞿麦30g洗净，煎煮30分钟，去渣取汁，转温后调入蜂蜜20g即成。上下午分服。

适应证：湿热下注型。清热利湿。

5 丝瓜鸭血汤

用法：丝瓜100g去外皮，切块，鸭血块100g同煮，熟后入调料即成。吃鸭血、丝瓜，喝汤，每日1次。

适应证：湿热瘀毒型膀胱癌。活血化瘀，清热利湿。

6 石韦红枣煎

用法：将石韦30g，红枣10枚，甘草3g，分别洗净，同入锅中，加水适量，武火煮沸，改文火煎煮30分钟，去渣留汁即成。上下午分服。

适应证：证属湿热下注及放疗、化疗引起的白细胞减少。清热利湿，补血扶正。

7 土茯苓绿茶饮

用法：土茯苓60g洗净切片，加水适量煎煮2次，每次30分钟，合并文火浓缩至200ml，趁热调入绿茶6g，加盖焖10分钟即可。每日2次，每次100ml，温服。

适应证：热毒内炽型。也适于放、化疗后。清热解毒，防癌抗癌。

8 茵陈茅根茶

用法：将茵陈30g，鲜白茅根60g分别洗净。同入砂锅内，加水500g浓煎，去渣，加冰糖少许即成。代茶饮，每日1剂。

适应证：血热出血者。清热利湿，凉血止血。

9 茯苓乳饮

用法：将茯苓粉 10g 用少量凉开水化开，再将煮沸的牛奶 200ml 冲入即成。上下午分服。

适应证：膀胱癌术后小便不畅，尿少或下肢浮肿者。健脾补中，利水消肿。

10 五子茶

用法：菟丝子 250g，枸杞子 250g，覆盆子 125g，车前子 60g，五味子 30g，共研细末即成。每次取 10g，放入杯中，沸水冲泡，代茶饮。

适应证：肝肾亏虚型，症见头晕目眩、腰膝酸软、下肢乏力、小便频数等。滋补肝肾。

肾 癌

1 海带蛋花汤

用法：水发海带 15g 洗净切碎，生薏苡仁 30g 淘净，共入锅内炖烂。鸡蛋 2 个打散。将海带、苡仁倒入砂锅内烧沸，再倒入打散的鸡蛋，加盐少许，调味即成。日 2 次服。

适应证：湿毒蕴结型肾癌，症见腰背部和上腹部肿块、腰痛者。清热利湿，软坚散结。

2 香菇蒸猪腰

用法：香菇 15g，木耳 10g，用温水泡发，洗净；猪腰 2 只切片，去腥味，放入香菇、木耳、陈酒 10ml，蒸熟。佐餐食用。

适应证：肾癌术后腰痛者。补肾强腰。

3 补骨脂猪腰汤

用法：猪腰 1 个洗净，补骨脂 15g，同置于锅内，加入葱、姜末、蒜末、食盐、胡椒粉、酱油少许，再加入适量水同煮，熟后盛出，饮汤吃猪腰。每周 2 次。

适应证：肾癌术后腰痛或化疗后白细胞减少者。

4　山药炖甲鱼

用法：将怀山药30g洗净，浸半个小时；枸杞子15g，红枣5个，生姜1片，甲鱼1只去内脏，洗净，剁成块。全部用料放入炖盅内，加开水适量，文火炖2小时，调味即成。佐餐食用。

适应证：阴血亏虚及放、化疗后的血虚发热者。健脾养血，滋阴补肾。

甲状腺癌

1　苦瓜炖蛤

用法：苦瓜250g洗净去子，入沸水焯透后浸入冷水中去苦味，切成片；文蛤肉500g，洗净，下油锅爆炸，加姜汁、料酒、盐拌匀；将苦瓜片铺在锅底，文蛤肉放上面，加白糖及调料和适量清水炖至文蛤肉熟透，淋上麻油即成。佐餐食用。

适应证：湿热内蕴，痰郁凝聚型。清热利湿，化痰抗癌。

2　四海煲瘦肉

用法：海带、海藻、海螺肉、海浮石各25g，紫背天葵50g，夏枯草25g，连翘25g，川贝母25g，天花粉25g，皂角10g，瘦肉300g，同入瓦煲，加水3，000ml，煎至750ml即可。

适应证：甲状腺肿物坚硬者。清热解毒，软坚散结，防治癌症。

3　蛇皮煮鸡蛋

用法：鸡蛋1个表面钻1小孔，蛇皮末2g。将蛇皮末装入鸡蛋内封口，煮熟即可。每日2次，每次1枚，连服60天。

适应证：甲状腺癌，肿瘤坚硬者。消肿防癌。

4　海蛤紫菜汤

用法：海蛤（带壳）60g，将尾部壳剪破，加入紫菜30g，入锅加适量水，大火煮至海蛤肉熟即可。每日1剂，连服1个月。

适应证：甲状腺癌属痰郁血瘀型。化痰软坚。

前列腺癌

1　章鱼炖猪脚

用法：将章鱼干200g，用60℃温水泡发，切成小块；猪脚洗净剖成2块。将章鱼、猪脚2只共入锅内，放入生姜、黄酒、食盐，武火烧沸，用文火炖熟即成。食肉饮汤。

适应证：前列腺癌属湿热瘀结型。益气养血，化瘀通淋。

2　黄芪鲤鱼汤

用法：将生黄芪160g，鲜鲤鱼一尾共煮。饮汤食肉。

适应证：中气不足，排尿困难。补气利水。

3　黄芪当归羊肉汤

用法：羊肉250g煮至八成熟后，加入当归10g，生姜10g，黄芪15g（用纱布袋包好），共煮至羊肉烂熟即成。吃肉喝汤，早晚分服。

适应证：前列腺癌小便淋漓，虚寒肢冷者。温经散寒，大补元气。

4　丝瓜煲海参

用法：将丝瓜100g刮皮，洗净，沥干，切成块。水发海参50g洗净，切成5cm见方的大块。先将丝瓜入炒锅略煸炒盛出，然后放入鲜汤、黄酒、盐、海参后烧沸，煮成浓汤后，放入丝瓜，再烧沸，用湿淀粉勾芡，即可。佐餐食用。

适应证：瘀毒内蕴，精血亏虚型。补肾益精，祛瘀解毒。

5　小蓟茅根饮

用法：将鲜小蓟30g，鲜茅根50g，共煎取汁。代茶饮。

适应证：尿血、小便涩痛。清热利尿、止血。

急性白血病

1　银花茄子

用法：将金银花30g放入锅中，加水适量煮沸后，去渣取汁，与紫茄子2个一同蒸熟，加入芝麻油、米醋适量拌匀。空腹顿食，每日2次，连用5天。

适应证：热毒炽盛型。清热解毒，凉血抗癌。

2　蛇舌草茅根饮

用法：将白花蛇舌草90g，白茅根60g，洗净，切碎，加水适量，煎煮2次，每次30分钟，去渣取汁，加白糖20g，搅匀即成。上下午分服。

适应证：热毒炽盛，湿热瘀阻型。清热解毒，利湿消肿。

3　金针菇炒双耳

用法：将金针菇150g洗净。水发银耳，水发黑木耳各50g去蒂洗净，胡萝卜50g去皮，切成丝，青豆20g用冷水浸泡后洗净备用。共入炒锅煸炒几下，再加入金针菇、精盐适量、鲜汤100ml翻炒片刻，淋上麻油即成。佐餐食用。

适应证：气阴两虚型白血病。补气养阴，生津润燥。

4　冰糖扒海参

用法：先将油锅烧热，放入葱2根，生姜5g炒香，加清水，水发海参50g，烧沸时捞出海参，反复用温水冲洗；将冰糖20g同海参一起放入汤碗，加清水250ml，隔水蒸至海参熟烂即可。早上空腹服1次。

适应证：白血病化疗后白细胞减少。补肾填精，养血润燥。

5　草莓绿豆粥

用法：绿豆100g淘洗干净，草莓250g择洗干净；将淘好的糯米250g与泡好的绿豆一起煎煮。炖至绿豆酥烂时，加入草莓、白糖，稍煮3分钟即成。早晚各服1碗。

适应证：化疗口渴，口干，热盛伤阴等。清热解毒，利水养阴。

慢性白血病

1　魔芋粥

用法：将魔芋 30g 切片泡 1 天，慢煮 3 小时，取汁与粳米 100g 煮粥，粥熟后加入蜂蜜 30ml 即成。每日 1 次，温服。

适应证：痰瘀毒结型白血病。化痰散结，行瘀消肿。

2　黄芪川芎粥

用法：川芎 6g，黄芪 15g 煎汁，下糯米 100g 煮粥。早晚分服。

适应证：正虚血瘀型白血病。扶正抗癌，益气活血。

3　猪皮阿胶汤

用法：鲜猪皮 100g 去脂洗净；阿胶 15g 打碎，红枣 10g 洗净。将猪皮放锅中，加清水 1，000ml，武火烧沸，放红枣再烧沸，改文火炖至猪皮烂熟，捣碎。加入红糖 20g，阿胶文火慢熬，至完全融化，即可食用。每日 2 次分服。

适应证：阴虚血热，中气不足型。症见体虚乏力，面色无华，心悸失眠，低热盗汗等。滋阴清热，益气养心。

4　洋参虫草乌鸡汤

用法：乌鸡 1 只去除内脏，洗净；将虫草 15g，西洋参片 10g 置于鸡膛内。入砂锅中，加葱、姜、盐等及上汤，炖至烂熟，食肉喝汤。

适应证：气血两虚型白血病。大补气血，益肾填精。

5　牛奶蜂王浆

用法：将鲜牛奶 250ml 煮沸，转温后加入蜂王浆 5ml 即成。早晨空腹服。

适应证：白血病体质虚弱及化疗后免疫功能下降。强壮身体，滋补抗癌。

多发性骨髓瘤

1　蔬果色拉

用法：黄瓜1根洗净切开，西瓜肉150g，胡萝卜2根切成丁，共放入碗中，加盐1匙腌制15分钟，取出挤干水分。生梨2只，听装菠萝3片，西红柿2只切成丁，与黄瓜等混在一起，加入白糖100g，白醋50g拌匀，放在冰箱中，90分钟后取出即可。早晚分服。

适应证：毒热内蕴型之多发性骨髓瘤。清热生津，抗癌解毒。

2　竹叶石膏粥

用法：鲜竹叶30g洗净，生石膏50g煎汁，去渣，放入粳米100g，煮成稀粥，加白糖少许，早晚服。

适应证：化疗后症见热毒炽盛型。清热降火，通利小便。

3　西红柿猪骨粥

用法：将猪骨头500g砸碎，用开水焯一下，与西红柿3个一起熬煮，取汤加粳米200g煮粥，至米烂汤稠，加适量盐即可。早晚分服。

适应证：多发性骨髓瘤放、化疗期间。补脾养胃，壮骨生髓。

4　木瓜酱

用法：木瓜300g切成小方块，加水100g煮沸10分钟，用纱布过滤成泥状。加蔗糖100g，共入锅熬煮，随时搅动，约20分钟，趁热加入柠檬酸适量，使之酸甜可口。佐餐食用，当天吃完。

适应证：多发性骨髓瘤症见虚寒疼痛者。温通经络，和胃祛湿。

淋巴瘤

1　糖醋海带丝

用法：海带300g水发1天，切成丝；热锅放入植物油，爆炒葱、姜丝，倒入海带丝，加入黄酒、酱油、糖、盐等，加适量水，文火炖15分钟，浇上醋。

适应证：恶性淋巴瘤气郁痰结型。疏肝理气，软坚散结。

2 散结消瘤汤

用法：龙葵、半枝莲、草河车各25g，白花蛇舌草50g，山豆根12g洗净，猪瘦肉300g一同置于瓦煲内，加水10碗，煲2小时，倒出药汁即可。饮汤食肉，每日2次。

适应证：早期恶性淋巴瘤。清热解毒，抗癌消肿。

3 丝瓜地黄粥

用法：粳米80g淘净，鲜地黄30g洗净切片，丝瓜络15g去浮灰。将鲜生地、丝瓜络装入纱布袋内扎口，放入锅内加水煎煮取汁。加入粳米及适量清水煮粥。早晚分服。

适应证：血燥风热型。凉血润燥，清热解毒。

4 枸杞乌鸡汤

用法：乌鸡300g洗净切块，枸杞子30g，黄芪20g洗净加水，武火煮沸后，改文火炖烂，食肉喝汤，日服1次。

适应证：肝肾阴虚型。滋补肝肾，滋阴清热。

5 人参桑椹粥

用法：粳米60g淘净，人参10g研末；桑椹20g放入水中浸泡片刻。先将粳米倒入锅内，加入桑椹、清水适量，烧沸，改文火煮至米开花，加入人参末，煮至粥熟，加入冰糖食用。

适应证：气血双亏型。大补元气，健脾养血。

脑 瘤

1 魔芋养脑汤

用法：将魔芋50g，白芷10g，半枝莲30g，蜜枣10枚分别洗净与适量瘦肉同置于瓦煲内，加清水6碗，煲至出味。如有呕吐加生姜、半夏各10g。饮汤食肉，日服2次。

适应证：脑瘤早期。解毒补虚，防癌抗癌。

2 鹌鹑蛋猪血汤

用法：将熟猪血放入锅内，加汤煮沸时，将鹌鹑蛋5枚打散倒入汤里，拌匀，加入姜片、葱粒、盐、糖、花生油调味即成。佐餐服用。

适应证：脑瘤属气血亏虚型。补血、健脑、补髓。

3 丝瓜核桃仁汤

用法：将丝瓜250g洗净，去皮，切成片；核桃仁60g温水浸泡后刮去皮，一并放入锅中，加入食油烧热，去油后加生姜6g（切末），食盐、黄酒和鲜汤，煮沸至熟后，用湿淀粉勾芡即成。每日服1剂，分2次服完，连服7天。

适应证：脑瘤属肝肾阴虚型。补肾填髓，活血通路。

4 山楂荷叶茶

用法：将荷叶12g洗净切碎；生姜6g切片，山楂30g一并放入砂锅中，加清水适量煎煮，先用武火烧沸，再用慢火煎煮30分钟，去渣取汁，以白糖调味。每日1剂，分2次饮完。连服7天。

适应证：脑瘤属肝阳上亢型。平肝潜阳，清热明目。

5 血藤舌草煮鸡蛋

用法：将鸡血藤30g，白花蛇舌草50g，鸡蛋3枚一并放入砂锅中煎煮，慢火至鸡蛋熟后，剥去壳再煮约30分钟即可。食蛋饮汤，日服1剂，分3次服完，连服7天。

适应证：气滞血瘀型。活血化瘀，解毒散结。

皮肤癌

1 蛇草银花粥

用法：粳米150g淘净，将白花蛇舌草120g，金银花9g，生地12g，皂角刺5g，川芎7g共入纱布袋内扎口，煎煮30分钟，去袋留汁。粳米入锅内，加药汁及适量清水，煮粥，加适量白糖调味即成。

适应证：皮肤癌热毒瘀结型。清热解毒，活血散瘀。

2　银耳羹

用法：银耳30g温水泡发，撕成片，放入砂锅，加适量水，文火炖至银耳烂熟，加白糖30g溶化后即可。喝汤吃银耳。

适应证：放、化疗期间。滋阴清热。

3　芦笋蛋饼

用法：鸡蛋4枚打入碗中，拌匀，放盐，待锅热时放入猪油50g的大部分，油热时，倒入蛋液，待部分凝固时，把芦笋100g排列在蛋液中，待全部凝固，包住芦笋时，在四周淋上剩余猪油，翻烤煎黄。出锅时淋上麻油，逆芦笋条方向切成长条。佐餐食用。

适应证：热毒型皮肤癌。清热解毒，健脾益胃。

4　蕺菜鲤鱼汤

用法：蕺菜60g，用清水800ml，浸透后用武火烧开，再用文火煎30分钟，取澄清药液500ml。鲤鱼1条，去内脏和鳃，与药汁同时放入锅内，加入适量姜、葱、盐后，文火把鱼煮烂，即可。早晚服，佐餐食用。

适应证：皮肤癌放疗后肿胀热痛。清热解毒，利水消肿。

胸壁肿瘤

1　归芪鸡汤

用法：将雄鸡1只宰杀，洗净去内脏，置当归24g，黄芪15g于鸡腹内，然后将鸡放入大碗内，加生姜、葱、盐黄酒少许，上笼蒸30分钟，即成。佐餐食用。

适应证：胸壁恶性肿瘤疼痛剧烈，血气亏虚型。补气健脾，活血止痛。

2　鳝鱼汤

用法：将黄鳝鱼2条去内脏，放入锅内，加生姜2片，适量清水煎煮，将熟时加油、盐、胡椒粉调味即成。佐餐食用。

适应证：胸壁多发性骨髓瘤。补精血，通经络。

3　塘虱鱼汤

用法：将塘虱鱼2条去肠杂，洗净入锅中，加黑豆100g，红枣10枚同煮至熟透，加油、盐调味即成。佐餐食用。

适应证：胸壁多发性骨髓瘤。补气养血，软坚散结。

睾丸癌

1　海蜇煮荸荠

用法：将海蜇皮50g以适量开水煮沸5分钟，取汤汁。荸荠50g去皮洗净。以海蜇水煮荸荠，加适量白糖，煮至水干。食荸荠，随时服用。

适应证：阴虚热毒型睾丸癌。滋阴清热，解毒抗癌。

2　荔枝核粥

用法：将荔枝核100g拍碎煮汤，去渣取汁；加入粳米100g煮粥。每日服用。

适应证：气滞痰瘀型睾丸癌。散滞气，化郁结。

3　桂香茶叶蛋

用法：茴香、肉桂、绿茶各30g与鸡蛋5个同煮，蛋熟即可。每日1个，连服5天。

适应证：小腹牵引疼痛之睾丸癌。行气止痛，软坚散结。

骨　癌

1　天麻煨鸭蛋

用法：天麻9g研成末，鸭蛋用盐水浸泡7天。把鸭蛋钻个小孔，倒出蛋清适量，填入天麻，用面粉饼封住。鸭蛋外面用面饼包裹，置于火炭中煨熟。每天早晨空腹吃一个。

适应证：骨癌疼痛剧烈。祛风定痛，滋阴清热。

2　阿胶瘦肉汤

用法：瘦猪肉50g，放入开水中烫一下，捞出切成肉片，爆炒至六成熟，加米酒、盐、白糖快炒，然后加清水适量，烧开，倒入砂锅内，慢火炖1小时，兑入阿胶3g，化开后即成。

适应证：骨癌属精血亏虚型。补血滋阴，添精生髓。

3 鸭血三七豆腐汤

用法：鸭血块200g，三七粉50g，豆腐2块，蘑菇20g，木耳10g，甘蓝菜25g，高汤800g，精盐、味精、麻油适量。先将鸭血、豆腐切成约3cm厚的片，木耳泡开洗净，甘蓝菜切成段，用开水烫一下捞出。高汤烧开，先放入鸭血、豆腐、蘑菇，煮沸后放入木耳、甘蓝菜、盐，再烧开。盛入碗内，加三七粉、味精，淋上麻油即成。佐餐服。

适应证：骨癌瘀毒内蕴型。散瘀解毒，抗癌止痛。

恶性黑色素瘤

1 核桃蜜

用法：将核桃仁150g，黑芝麻150g捣成泥状，以蜂蜜250g调匀，装入瓶内。每次1匙，每日服用3次。

适应证：肝肾阴虚型。滋阴补肾，调理脾胃。

2 土茯苓粥

用法：土茯苓50g洗净，粳米100g。先将土茯苓用水煎煮取汁，然后倒入粳米煮粥，加盐少许即可。

适应证：黑色素瘤局部感染者。祛风利湿，解毒抗癌。

3 裙带鸭

用法：裙带菜、海带各50g，切成丝。鸭半只，洗净切成块，放进锅中煮30分钟，再加入裙带菜、海带丝，煮熟即可。

适应证：恶性黑色素瘤阴虚内热型。清热养阴，利湿解毒。

参考文献

[1] 葛可佑. 中国营养科学全书. 北京：人民卫生出版社，2004.

[2] Calle E. E., Rodriguez C., Walker - Thurmond K., et al. Overweight, obesity, and mortality from cancer in a prospectively studied cohort of U. S. adults. New England Journal of Medicine, 2003,

348：1625.

[3] Matsuzaki J.，Yamaji R.，Kiyomiya K.，et al. Implanted tumor growth is suppressed and survival is prolonged in sixty percent of food – restricted mice. Journal of Nutrition，2000，130：111.

[4] Michels K. B.，Ekbom A.. Caloric restriction and incidence of breast cancer. The Journal of the American Medical Association，2004，291：1226.

[5] Alija A. J.，Bresgen N.，Sommerburg O.，et al. Cytotoxic and genotoxic effects of beta – carotene breakdown products on primary rat hepatocytes. Carcinogenesis，2004，25（5）：827.

[6] Ames B. N.. Cancer prevention and diet：helpf rom single nucleotide polymorphisms. Proc Natl Acad Sci USA，1999，96（22）：12216.

[7] Tung K. H.，Wilkens L. R.，Wu AH，et al. Association of dietary vitamin A，and other antioxidants with the risk of ovarian cancer. Cancer Epidemioligy Biomarkers & Prevention，2005，14：669.

[8] Zhang SM，Moore S. C.，Lin J，et al. Folate，vitamin B_6，Multivitamin supplememnts，and colorectal cancer risk in women. American Journal of Epldemiology，2006，163（2）：108.

[9] Lajous M.，Lazcano – Ponce E.，Willett W.，et al. Folate，Vitamin B_6，and vitamin B_{12} intake and the risk of breast cancer among Mexican women. Cancer Epidemiology Biomakers & Prevention，2006，15：443.

[10] Wei EK，Giovannucci E.，Selhub J.，et al. Plasma vitamin B_6 and the risk of colorectal cancer and adenoma in women. Journal of National Cancer Institute，2005，97（9）：684.

[11] Gilad L. A.，Bresler T.，Gnainsky J.，et al. Regulation of vitamin D receptor expression via estrogen – induced activation of the ERK ? signaling pathway in colon and breast cancer cells. Journal of Endocrinology，2005，185：577.

[12] Knight J. A.，Lesosky M.，Barnett H.. Vitamin D and reduced risk of breast cancer：a population – based case – control study. Cancer Epidemiology Biomakers & Prevention，2007，16：422.

[13] Lin J，Zhang SM，Cook N. R.. Intakes of calcium and vitamin D and risk of colorectal in women. American American Journal of Epidemiology，2005，161（8）：755.

[14] Lin J，Manson J. E.，Lee IM，et al. Intakes of calcium and vitamin D and breast cancer risk in women. Archives of internal medicine，2007，167（10）：1050.

[15] Gross M. D.. Vitamin D and calcium in the prevention of prostate and colon cancer：new approaches for the identification of needs. Journal of Nutrition，2005，135：326.

[16] Bikle D. D.. Vitamin D and skin cancer. The Journal of Nutrition，2004，134.

[17] Prasad K. N.，Kumar B.，Yan X. D.，et al. Tocopheryl succinate，the most effective form of vitamin E for adjuvant cancer treatment：a review. Journal of the American College of Nutrition，2003，22（2）：108.

[18] Rodriguez C.，Jacobs E. J.，Mondol A. M.，et al. Vitamin E supplements and risk of prostate cancer in USA Cancer Epidemiology Biomakers & Prevention，2004，13：378.

[19] 涂传敏．膳食微量元素与肿瘤．微量元素与健康研究，2006，23（5）：60.

[20] 史奎雄．恶性肿瘤的营养干预．实用肿瘤杂志，2001，16（6）：366.

[21] 吴国豪．肿瘤病人营养不良的原因与危害．中国实用外科杂志，2002，22（11）：644.

[22] 佴永军，江志伟．癌性恶病质发病机制及治疗的研究进展．肠外与肠内营养，2004，11（2）：112.

[23] Nakashima J.，Tachibana M.，Uene M.，et al. Assoication between tumor necrosis factor in serum

and cachexia in patients with prostate cancer Clinical Cancer Research, 1998, 4 (7): 1743.
[24] 徐富，常瑛，杜威，等. 癌性恶病质发病机制及治疗的研究进展. 中国癌症杂志，2000，10，(4)：367.
[25] 王琳，李苏宜. 癌性恶病质发病机制及治疗的研究进展. 临床肿瘤学杂志，2004，9 (2)：212.

第八章　肿瘤心理治疗

第一节　肿瘤心理治疗概述

1　肿瘤心理治疗概念

肿瘤心理治疗是心理学的一个重要组成部分，它主要探讨心理治疗对肿瘤病人心理、行为、躯体功能、症状的作用。它不仅研究各种心理治疗技术对肿瘤病人心理状况（包括情绪状态、认知评价、应对方式等）的改善作用，也研究它们对肿瘤病人生理、生化、免疫功能提高的作用及延长生存时间和提高生活质量的意义，同时还涉及了对肿瘤患者家属及肿瘤科医务人员的心理指导，让他们能以最佳的精神面貌面对肿瘤病人等。

肿瘤心理治疗作为绿色综合治疗的一个重要组成部分，在配合肿瘤的手术、化疗、放疗等方面，起到越来越大的作用，为心理治疗拓展了新的空间，开辟了心理治疗新的应用领域。

2　肿瘤心理治疗历史与现状

中国古代医学宝库中有许多关于心理社会因素与疾病相关的论述。《黄帝内经》有“喜怒不节则伤脏，脏伤则病起于阴也”等论述，并提出了对病人进行心理治疗的三种方式：“告之以其败，语之以其善，导之以其所便，开之以其所苦”（开导式）；“怒伤肝，悲胜怒，喜伤心，恐胜喜”（以情胜情式）；以及刺激式心理治疗等。

在西方，人们也注意到癌症的发生与心理因素有关。如2000多年前，古罗马的盖伦医生（Galen）就观察到抑郁的妇女较性格开朗者容易患乳腺癌。19世纪起，众多西方学者们开始对心理因素和癌症的关系进行较系统的研究，发现不幸的童年经历、负性生活事件、C型性格等方面心理因素和癌症的发生有较密切的关系，而且患癌以后积极或消极的应对方式对癌症的发展也有不小的影响。20世纪80年代，出现了一门新兴交叉学科－心理社会肿瘤学，它是肿瘤学、心理学、社会学相结合的新兴交叉学科，主要包括心理社会因素对肿瘤的发生、发展、治疗、康复的影响，也包括肿瘤对患者及其家庭心理行为的影响，还有肿瘤科医务工作者的行为对患者心理的影响。在此前后，各国癌症组织逐渐对肿瘤心理研究给予更多的重视，成立了专门的组织，并在 1984 年成立了国际心理社会肿瘤协会。1992 年在法国召开首届国际心理肿瘤学大会，同年创办了国际心理社会肿瘤学杂志《心理肿瘤学》，并于以后每两年举办一次国际心理肿瘤学大会，世界各国代表在此讨论肿瘤心理学问题。

我国现代医学心理学发展虽然相对滞后，但可喜的是，目前此领域研究的必要性和迫切性已被医学界广泛认识。1999 年 5 月在上海浦东召开了中华医学会第八届心身医学学术年会，与会代表就心理社会肿瘤学方面的问题展开了热烈的讨论，推动了我国心理社会肿瘤学的发展。心身医学及心理社会肿瘤学的研究已成为热门话题。

3　肿瘤的中医心理学治疗

3.1 中医心理学思想理论

中国的心理学思想可追溯到西周以前，在中医经典著作《黄帝内经》中，涉及心理学的篇幅占 90% 以上，以心理学为主要内容的篇幅占 20% 。正因为中医心理学思想源远流长，所以美国学者墨菲强调指出：“世界心理学的第一故乡是中国”。中医心理学内涵包括以下几方面内容。

3.1.1 整体恒动观

中医学的整体恒动观认为：从自然界来讲，天地是一个整体；从人体来讲，五脏是一个整体；从人与自然界来讲，天、地、人是一个统一整体，人与天地相应，遵从同一规律，天、地、人均处于不停地运动变化之中。在整体恒动观的指导下形成了中医学的自然观、生命观、生理病理观、诊断治疗观、养生观。可以说，整体恒动观贯穿于中医学的全部内容中，是中医理论体系的指导思想。

3.1.2 天人相应，顺乎自然

人体既是一个有机的整体，又与外界环境有着不可分割的联系。大自然是万物赖以生存的基础，是人类生命的源泉。《灵枢 · 岁露论》：“人与天地相参也，与日月相应也。”其主要精神揭示在预防疾病及诊治疾病时，应注意自然环境及阴阳四时气候等诸因素对健康与疾病的关系及其影响。例如在辨证论治时，必须注意因时、因地、因人制宜等。

3.1.3 七情内伤，气血失调

中医学认为情志异常是重要的致病因素，并把情志分为“喜、怒、忧、思、悲、恐、惊”七情，故称为“内伤七情”。一个人的七情太过或不及，均能引起体内气血运行的失调和各个有关脏腑的功能失调。在七情之中与癌症的发生关系最为密切的是情志不畅，抑郁寡欢，气滞血瘀。元代朱丹溪就说过：“气血冲和，万病不生，一有怫郁，诸病生焉。”

3.1.4 身心合一，形神共养

形神统一是生命的基本特征，故中医强调形神共养。养形以全神，调神以全形，最终达到“形与神俱，而尽终其天年”的目的。养神，是指采用各种心理调节方法以保持心理平衡，维护和增强心理健康。

3.1.5 预防为主，治未病

所谓“治未病”包含多种意义：未病先防、已病防变、瘥后防复。在未病时主要强调摄生，预防疾病的发生；在疾病发生之后防其传变，强调早期诊断和早期治疗，及时控制疾病的发展演变；在临床治愈后，强调思想上要保持安闲清静，没有杂念，避免过度的情志变化。心胸开朗，乐观愉快，这样就可以避免复发。

3.2 中医心理治疗特点

中医心理治疗是在中医理论指导下，运用心理学理论和技术治疗心理、行为问题和精神障碍的方法。中医心理治疗以言语开导为主体，辅以针灸、药物、手术等方法，或在其他疗法前、中、后辅以心理治疗，是以积极的心理影响为主体的一种综合治疗。

3.2.1 注重个体的差异性

中医临床特点是辨证论治，注意因时制宜、因地制宜、因人制宜，强调治疗疾病不可孤立地看待病证，必须结合天时、地利、人和的特性和差异对疾病的影响，特别重视心身差异及个体当时的反应状态，从而制定出最适宜的治疗方法。

3.2.2 注重七情致病和情志相胜治疗

中医认为，七情内伤、五志过极等都会成为发病的重要原因，同时对疾病的发展有重要影响，可促使病情好转或恶化。情志相胜治疗，是中医较为典型而系统的心理治疗方法，具有东方传统文化的特点。

3.2.3 注重调理治疗的整体性

中医学把个体看成是一个以脏腑经络为内在联系的有机整体，又受天时、地理和社会因素的影响，认识到“外感六淫”和“内伤七情”在发病上的意义，在诊断上形成以望、闻、问、切四诊方法，在治疗上以辨证论治为特点的整体观念。调理治疗的整体性，还表现在综合性治疗措施上。

3.3 常用中医心理治疗方法

常用中医心理治疗方法有以下 8 种，包括：

3.3.1 情志相胜法

情志相胜法，是用一种正常的情绪活动来调整另一种不正常的情绪活动而治疗心理疾病或躯体疾病的心理治疗方法。

情志相胜法是具有浓厚东方传统文化特色的心理治疗手段。祖国医学把情绪的基本状态，概括为喜、怒、忧、思、悲、恐、惊等七情，以及喜、怒、忧、思、恐等“五志”，统称为“情志”。而不同的情志刺激对各个脏腑气机的逆乱，则有着不同的影响，即所谓“怒伤肝”、“喜伤心”、“思伤脾”、“忧伤肺”、“恐伤肾”。

根据五行学说的相克规律，情志相胜法可分为喜疗、怒疗、恐疗、悲疗和思疗，即过度忧伤势必肺气抑郁，意志消沉，喜悦则能使心舒畅；过度思虑势必脾气郁结，使之运化无力，发怒能使气机运行；暴喜势必心气涣散，神不守舍，恐惧则能使精神集中；暴怒势必气上，悲伤能使气消；恐惧势必肾气不固，气泄伤精，思虑则能使心有所存，神有所归。

3.3.2 抑情顺理法

这是指医生用言语或行为解除病人疑虑，使病人通达致病和愈病之理，使其针对病态心理作自我抑制，而达到治愈疾病之目的。具体包括：告诉病人疾病的性质、成因、可能之危害及禁忌事项，引起病人对疾病的注意；指出治疗疾病的正确途径，怎样才能向好的、有利的方向发展；劝导病人根据具体情况，创造治病的条件和方法；开导病人，使其排除精神上的苦闷和消极的心理状态，使其情志舒畅，主动配合治疗。

3.3.3 相反情绪法

是指先辨别病态情志的阴阳属性，再设法使病人产生相反属性的情志来制约病态情志。分为两种，一是肯定的情绪治疗，即以快乐为手段去缓解悲忧等负性心境；二是否定的情绪治疗，即以不快为手段，用悲伤等去纠正过度兴奋。

3.3.4 激情刺激法

激情刺激法是激发强烈、短暂的情绪来治疗疾病的方法。中国古人常用的激情刺激法有惊恐激情法、愤怒激情法、羞辱激情法等。

惊恐激情法：利用出乎意料的刺激或令人恐惧的刺激来引发病人产生短暂、强烈的惊慌、恐惧等情绪以及相应的应激行为，从而达到治疗疾病的目的，称为惊恐激情法。

愤怒激情法：诱发病人产生短暂、强烈的愤怒情绪来治疗疾病的方法，称为愤怒激情法。

羞辱激情法：利用病人害羞怕辱的本能，有目的地使病人处于十分羞耻被侮辱的环境，迫使病人产生强烈、短暂的自我防卫心理与行为，从而治疗疾病，称为羞辱激情法。

3.3.5 言语开导法

针对患者的病情及其心理状态、情感障碍等，采取言语交谈方式进行说理疏导，以消除心理障碍，纠正其不良情感和悲观情绪。语言交谈不仅是沟通人与人之间情感的主要媒介，也是了解和掌握患者心理、情感活动及其病变情况的基本途径，更是应用言语开导的基本前提。通过病情分析，让患者了解其致病原因、疾病发展的后果与危害性，劝说病人纠正不良生活习惯，消除其疑虑、恐惧、悲观等有碍康复的情绪，同时指导患者合理选择有利于康复的心身调摄方法，使之心悦诚服，才有可能获得较为满意的心理治疗效果。

3.3.6 假借针药法

指假借针灸或药物配合言语诱导，消除致病的心理因素，其实质属暗示疗法。

清代《医部全录》载有一医案：一患者疑食虫，医生用药使其呕吐并将一虫放入呕吐物中，告知病人虫已吐出，其后病愈。也有通过对病人用巴豆泻之，将蛆虫置于泻下物内的假象，解除了疑病的医案。

3.3.7 解除心因法

指对症治疗，“心病还需心药医”，弄清病因，重复得病的环境与事件，让患者消除疑虑，直面事实，心病可愈，如杯弓蛇影的典故。

3.3.8 气功吐纳法

气功吐纳法是自我有意识地松弛机体，宁静思想，意守丹田，调整呼吸，达到自我调整心理生理活动、防治身心疾病的一种治疗方法。它是我国独特的一种整合性、传统性的心理治疗，包含了西方心理治疗中的很多理论和方法。

第二节　心理社会因素与肿瘤

1　肿瘤发生的心理社会因素

第十二届国际癌症大会十分重视并强调心理社会因素在恶性肿瘤发生中的作用，有研究认为“各种不良社会因素使人体神经、内分泌及免疫功能失调导致在较长期的物理因素、化学因素、生物因素作用下正常细胞转化成癌细胞”。临床心理学家认为“癌症和心脏病的发生与心理压力有密切关系”。

1.1 心理性致癌因素

1.1.1 性格内向，情绪压抑

有学者研究指出，不愿意表达个人情感和情绪压抑是癌症发病的心理特点。很多患者在发病之前性格抑郁内向，喜怒不溢于言表，自卑感较重，沉默寡言，不善言辞和交流，对自己的真实性格多采取压抑状态，不易与别人发展诚挚、深厚的友谊。专家们把这种性格称为“癌症性格”。癌症性格的具体表现是：性格内向，表面上逆来顺受、毫无怨言，内心却怨气冲天、痛苦挣扎，有精神创伤史；情绪抑郁，好生闷气，但不爱宣泄；生活中一件极小的事便可使其焦虑不安，心情总是处于紧张状态；表面上处处牺牲自己来为别人打算，但内心又不情愿；遇到困难，开始时不尽力去克服，拖到最后又要做困兽之斗；害怕竞争，逃避现实，企图以姑息的方法来达到虚假和谐的心理平衡。

1.1.2 不良心理反应

包括焦虑心理、抑郁心理、易激动心理、认识技能衰退等，均可促使细胞突变。1981 年 Shekelle 等对抑郁和随后发生癌症的有关问题进行了前瞻性研究。这是一项对 2020 名男性雇员进行的大规模研究，研究追踪了 17 年。结果发现，癌症的死亡率和抑郁情绪有密切的联系，高抑郁分者死于癌症的人是其他人的两倍，这说

明抑郁情绪可导致或加速癌症的发展。

我国从80年代以来，也有不少人从事这方面的研究。1982年全国城市胃癌病例对照研究协作组做了一项很有趣的对照研究，结果表明，“生气吃饭”和“好生闷气”两项指标与胃癌的发生有明显的关联。姜乾金（1987年）研究证明，癌症病人对挫折的消极情绪反应比对照组高。高北陵（1989年）调查了245例不同类型的肿瘤病人发现，癌症病人患病前有负性情绪的比例为66.9%，明显高于对照组（15.5%）。

1.2 社会性致癌因素

1.2.1 生活事件方面的因素

如丧偶、离婚、怀孕、难产、习惯性流产、失业、经济困难、直系亲属死亡等。在国外，1893年Herbers Snow在伦敦肿瘤医院报道了250位乳腺癌和子宫癌病人，其中156位具有“经历了失去亲人的巨大悲痛而发病”的病史。上世纪80年代以来，我国开始进行了一些有关生活事件与癌症发生关系的研究。调查发现，癌症病人发病前的家庭不幸事件发生率比普通病人高，家庭成员重病及家庭成员死亡对结果的影响尤其显著。

1.2.2 生活节奏长期紧张

如工作紧张、学习负担过重、环境不佳以致无法适应。研究发现紧张和忙碌是癌症成因之一。主要是紧张和忙碌使人分泌过多的皮质醇，扰乱和削弱了机体免疫系统的功能，阻止自然防御系统同癌细胞的斗争，使癌细胞容易生长成为癌肿。

1.2.3 人际关系紧张

如同学、同事、上下级、邻居甚至兄弟姐妹、婆媳、夫妻之间关系紧张。因为各种紧张情绪抑制了机体对抗肿瘤细胞的免疫功能，紧张情绪不仅有利于肿瘤的发生，也有助于肿瘤细胞转移。

研究表明，正性情绪（如愉快）可保持内分泌适度平衡和身体机能协调；长期的负性情绪（如愤怒、恐惧、忧虑、悲哀等）则可导致中枢神经系统功能紊乱，引起下丘脑促肾上腺皮质激素释放因子分泌，促使肾上腺皮质醇分泌增加，从而抑制T淋巴细胞，影响机体的细胞免疫功能，使癌细胞得以生长繁殖。人如果处于应激过强或持续时间过长，可导致能量过度消耗和激素分泌紊乱，影响心身健康。

2 心理社会因素与肿瘤的治疗与康复

2.1 心理社会因素与肿瘤的治疗

2.1.1 良好的心理状态是肿瘤治疗的基础

除关注肿瘤病人生理康复外，还应积极关注癌症病人面临的社会心理问题，减少他们的心理压力和负担。Kissane DW等为明确早期乳腺癌妇女心理问题的流行状况和生活质量，对303名早期乳腺癌妇女进行辅助性集体心理治疗的随机试验。结果表明在这些人中，45%（135人）有精神障碍；42%（127人）有抑郁或焦虑障碍，或二者都有；27.1%（82人）轻度抑郁，8.6%（26人）轻度焦虑，9.6%（29人）抑郁较重，6.9%（21人）有恐怖障碍，20%有不止一种障碍。对生活质量的评价，接近1/3的妇女感觉吸引力差，多数丧失了性欲。她们对于脱发现象真切地感到痛苦。有13位叙述淋巴水肿症状。结论是早期乳腺癌的妇女有很高的精神病和心理障碍发病率，生活质量在实质上受到影响。肿瘤病人常出现抑郁、焦虑、精神错乱、厌食症、疼痛、恶心、呕吐等问题，其中抑郁症和焦虑症的发病率较高。精神崩溃导致四分之一的癌症患者治疗后存在复发转移。

社会心理因素在癌症的发生、发展和转移中具有十分重要的作用，在接受手术、放疗、化疗等常规治疗后，病人大多存有复发转移的心理隐患，有的甚至不久就出现复发转移。如果不能克服心理障碍，免疫系统就会加快受损，这对治疗和康复都是十分不利的。那些有心理矛盾和不安全感，惯于压抑自己愤怒与不满情绪，以及受悲观失望情绪折磨的人最容易得癌症，其癌症发生率是正常人的3倍。与之相反，安定的社会环境、和睦的家庭生活、必要的社会福利保证、坚定的生活信仰等都有利于癌症治疗后的康复。因此，社会各界对癌症病人这个特殊群体应给予更多的社会心理关怀。有资料表明，凡有良好的心理状态并接受社会心理介入治疗的癌症患者，复发率较低。

2.1.2 克服心理障碍是肿瘤治疗的保障

心理障碍在乳房切除术、损伤性手术和放射治疗后特别常见，如在放射治疗和化学治疗后频繁发生不舒服、疲劳和恶心。深入治疗前发生严重恶心可能是预期性焦虑的一部分，并且可能严重妨碍治疗的继续，通过焦虑处理技术可以帮助解决预期性焦虑。复发或癌症的预后可能导致情感性障碍，有时会形成脑器质性综合征。医生在治疗前应详细说明治疗的必要性、效果及可能发生的反应，使病人有充分心理准备。治疗期间耐心听取病人诉说躯体及心理反应，并作出必要的解释和处理。在开展手术或放射疗法、化学疗法的同时，应结合心理治疗一并进行，以减少心理反应，提高机体免疫力，从而提高远期疗效。

治疗后复发的癌症病人，他们的心理反应更为复杂。随着病情进展，病人常常产生深沉的孤独感，受到既有希望又使人绝望的折磨。根据复发情况拟定治疗计划虽可给病人带来希望，但病人预期的不良后果也相应增加。所以医务人员及家属给予病人的情感支持是很重要的，应关心、同情病人，对于病人强烈要求使用“治癌秘方”，只要不会产生不良后果，也可“照办”而不使之失望；对有强烈痛苦体验的病人，要防止其自杀；对性格异常、持敌视态度、不能合作的病人应加以谅解。

总之，克服心理障碍是肿瘤治疗的保障，无论是在围手术期、手术后、化疗后、放疗后，还是治疗后复发的病人，都是如此。

2.2 心理社会因素与肿瘤的康复

不良心理因素与肿瘤的发病有着密切关系。而肿瘤患者的心理状态，则对肿瘤的康复治疗亦产生十分重要的影响。

2.2.1 良好的心境是肿瘤康复的重要条件

在临床医疗实践中，肿瘤患者的心理状态与肿瘤康复有着密切的关系。乐观地对待生活，保持良好的心理状态，了解肿瘤康复治疗的医学知识，改正不良的生活习惯和行为，树立战胜肿瘤的信心，积极地配合康复治疗，往往会取得良好的治疗效果，可促进肿瘤的康复，改善临床症状，提高生存质量，延长患者的生存期。

临床心理学研究表明，良好的心理状态可以从多方面促进肿瘤患者的康复。

肿瘤病人的积极情绪可以使患者主动配合医护人员采取各种必要的治疗措施，并能耐受某些治疗的毒副反应，完成所需要的疗程，从而提高肿瘤治疗效果。

肿瘤患者的乐观情绪可以使病人从思想上正确地对待癌症这一难治之症，相信癌症是可以战胜的。这样，患者的情志条达，情绪稳定，对生活充满希望，从而对生活的安排合理有序，像正常人那样生活和工作，为国家和社会作出贡献，提高了自己的生存质量，增加了癌症的长期控制，甚至临床治愈的可能性。

肿瘤病人的良好心理状态，能使情绪振奋，具有与癌症拼搏的精神。这样患者往往能主动采取气功、太极拳等有效的康复治疗措施，长期坚持，风雨无阻。具有奋发拼搏精神的患者，即使遇到病情的波动也能泰然处之，在与癌症的斗争中去感受人生，创造生活乐趣，体现人生的价值。这些患者往往取得良好的治疗效果。

已有的研究资料证明，下丘脑在心理因素对肿瘤的影响中起重要作用。肿瘤患者的积极情绪可以有效地调节机体神经内分泌系统的功能，从而抑制或延缓肿瘤的发展，有利于各种综合性的康复治疗措施，更好地发挥治疗作用，取得良好的治疗效果。

有关研究证实，情绪可以影响免疫功能。肿瘤患者的良好心理状态，还可以通过中枢神经的调节而增强机体的免疫功能，纠正机体的免疫缺陷，减轻或阻止放疗、化疗所引起的免疫功能抑制，提高机体的抗肿瘤免疫能力，促进肿瘤病人的康复。另据美国佛罗里达州大学教授 David Vesely 等最新研究表明，心脏在良好的心理状态下可以分泌一组激素（心房利钠肽），有抑制癌细腻分裂增殖的作用。

2.2.2 不良的心理状态会加重肿瘤患者的病情

不良的心理状态，不仅可以促进机体发生肿瘤，还可以促进肿瘤的发展，加重肿瘤患者的病情，对肿瘤病人来说是有害无益。一般来说，消极情绪可以从多方面导致肿瘤恶化。

肿瘤患者的消极情绪可以使病人不积极采取必要的治疗措施，从而延迟或耽误有效的抗肿瘤综合治疗，失去确诊后的早、中期有利治疗时机，导致肿瘤的迅速发展扩散。

肿瘤病人的消极情绪可以使患者不主动配合医院医护人员的治疗，医生难以采取有效的治疗措施，勉强接受的治疗手段不能有效发挥作用。此外，消极情绪还可能使病人饮食减退，因营养不良而迅速消瘦，甚至导致恶病质的提前发生。

肿瘤患者的消极情绪可以使患者错误地认为癌症是不治之症，听天由命，任其自然，无所作为。患者不愿采取中药、气功、太极拳等有效的康复治疗措施，不注意生活的合理安排，失去了宝贵的综合治疗机会，加速了病情的发展。

肿瘤患者的消极情绪可以使病人机体早已存在的神经内分泌的失调进一步加剧，促进病情的恶化。肿瘤细胞同胚胎细胞一样按照几何级数分裂生长，从单一的癌细胞分裂形成一个巨大的肿块需要经历较长的时期，这一过程受各种内外因素的影响。癌症病人的消极情绪直接影响下丘脑对机体的神经内分泌调节，促使肿瘤的快速生长。

肿瘤患者的不良心理状态和紧张情绪，可以通过中枢神经系统使机体的免疫功能降低，表现为巨噬细胞吞噬能力下降，胸腺功能失调，抑制抗体产生，自身稳定与免疫监视功能进一步障碍，从而使机体的抗肿瘤能力降低，促进肿瘤的迅速发展。

3　心理社会因素与肿瘤的预防

3.1 肿瘤的三级预防

3.1.1 一级预防（病因预防）

减少或消除各种致癌因素对人体产生的致癌作用，降低发病率。如平时应注意参加体育锻炼，改变自身的低落情绪，保持旺盛的精力，从而提高机体免疫功能和抗病能力。注意饮食、饮水卫生，防止癌从口入，不吃霉变腐败、烧焦的食物以及熏、烤、腌、泡的食物，或不饮用贮存较长时间的水，不吸烟、不酗酒，科学搭配饮食，多吃新鲜蔬菜、水果和富有营养的多种食物，养成良好的卫生习惯。同时注意保护环境、避免和减少对大气、饮食、饮水的污染，可以防止物理、化学和寄生虫、病毒等致癌因子对人体的侵害，有效地防止癌症的发生。

3.1.2 二级预防（临床前预防）

利用早期发现、早期诊断和早期治疗的有效手段来减少癌症病人的死亡。在平时生活中除加强体育锻炼外还应注意身体的一些不适变化和定期体检。如拍照胸片、支气管镜检查可以发现早期肺癌；做B型超声波扫描、甲胎蛋白测定，可揭示肝癌；做常规阴道细胞学检查，可早期发现宫颈癌；食道拉网检查、纤维食道镜、胃镜、肠镜检查，可早期发现食道癌、胃癌、结肠癌等。因此，一旦发现身体患癌症之后，一定到肿瘤专科医院去诊断和治疗，树立战胜癌症的信心，积极配合，相信癌症是可以治愈的。

3.1.3 三级预防（临床预防）

其目标是防止病情恶化，防止残疾。其任务是采取多学科综合诊断和治疗，正确选择最佳诊疗方案，以尽早治愈癌症，尽力恢复功能，促进康复，延年益寿，提高生活质量，甚至重返社会。

3.2 辅助性心理治疗

人们通过反思，已经认识到正是人类本身对生活环境的破坏和自身的不良生活习惯导致了肿瘤的发病在世界各地的泛滥成灾。对于个体而言，改变自身的不良生活习惯，是预防肿瘤的最好方法。除了戒烟和不要酗酒之外，世界卫生组织（WHO）还提出了五点生活饮食建议：避免动物脂肪；增加粗纤维；减少肉食；增加新鲜水果和蔬菜；避免肥胖。除此之外，摆脱不良情绪也极为重要，可以尝试以下方法：

3.2.1 有氧运动

如散步、跑步、骑车、游泳等，都是增加氧耗的健身运动。这些有氧运动不仅可以祛除不良情绪，而且对于人体的新陈代谢也有很大的益处。

3.2.2 颜色疗法

是近年来一种重放异彩的古代疗法。了解各种颜色的生理作用，正确使用颜色，可以消除疲劳，抑制烦躁，控制情绪，调整和改善人的机体功能。如为消除烦躁和恼怒应远离红色，抵消沮丧应避免穿黑色衣服，减轻焦虑和紧张应选用浅蓝色。

3.2.3 音乐疗法

古人对音乐早有论述，曰“通神明”，能达到“人气相接”，“动荡血脉，疏通精神”，可“使人喜，使人悲”、陶冶情志，音乐旋律的阴阳升降，可以协调人体阴阳升降，以达到平衡。

3.2.4 倾诉疗法

不要把忧虑和恐惧隐藏在心中，要学会和亲人、朋友倾诉，把抑郁、苦闷释放出来。一个人如果能把心中的不快向人倾诉出来，便会减少心中的忧伤。从心理学角度来看，这样做一是可以减缓精神上的苦闷情绪，获得积极的心理支持；二是可以防止因忧郁而导致的神经衰弱、内分泌功能失调等病症。许多时候，当人们倾诉结束后，其心理危机可能也会随之解除。

3.2.5 松弛精神

在安静的房间里闭目做深呼吸，排除心中杂念，休息 10 ~ 15 分钟，每天做两次。这样有意识地控制机体心理生理活动、降低唤醒水平、改善机体紊乱功能的训练，可使精神得到放松。

3.2.6 平和心态

人生态度既不能过于消极，但遇事也不应做出过度的反应。《菜根谭》中所说：“疾风怒雨，禽鸟戚戚；霁日光风，草木欣欣。可见天地不可一日无和气，人心不可一日无喜神”。要学会如何面对困境和复杂的环境，心平气和，冷静地去处理问题。只有这样才会有一个健康向上的心态，才会产生积极乐观的思想境界。

3.2.7 生活规律

美国匹兹堡大学医学院的艾伦·弗兰克博士及其同事研究发现，那些情绪容易大起大落的人，比如躁郁病人，如果培养起有规律的生活习惯，会大大促进情绪的改善，有助于康复。这和我国中医倡导的“顺天而行”、“天人合一”理念是一致的。中医认为，患病的原因是身体的内在平衡被打破，而有节律的生活是维护身体内部平衡的重要方法。

第三节　心理神经免疫与肿瘤

随着对癌症研究的不断深入，人们认识到不仅生理因素可以影响癌症的发生和发展，心理社会因素也可以对其产生影响。1984 年，PaulJ. Rosch 提出，在致癌因素理化作用使得机体细胞出现转化时，机体的激素水平和免疫状况也会影响癌症的发生、发展，中枢神经系统则对机体的激素水平和免疫状况起到调控作用。由于心理社会因素可以改变机体神经内分泌和免疫系统的活动，因此，心理社会因素作用于机体时，可以通过改变神经内分泌以及免疫系统的活动来影响癌症的发生和发展。

1　心理社会因素与免疫功能的关系

1.1 应激事件对机体免疫功能的影响

应激事件与机体免疫功能的变化存在联系。Batrop 发现，个体经历的生活事件与其自然杀伤细胞（NK 细胞）活性有关，丧偶者自然杀伤细胞活性下降，淋巴细胞分裂反应降低。Glarser 曾对 45 名男性学生考试前 3 ~4 周和考试期间的血浆非洲淋巴细胞病毒（EBV）抗体水平进行测定。结果发现，考试期间这些学生的 EBV 抗体滴度增加，而且社会支持差的学生免疫功能下降更明显。Eliyahu 曾研究应激对雄鼠乳腺癌肺转移的影响。结果发现，受到急性应激刺激的小鼠自然杀伤细胞对肿瘤细胞的细胞毒作用降低，肿瘤的肺转移较未受刺激的小鼠高两倍；并且应激作用发生在注射肿瘤细胞前 1 小时方能促进肿瘤的转移增加，而在注射肿瘤细胞前 24 小时给予应激刺激则没有这种效应。Rowse 曾以动物试验研究环境因素对自然杀伤细胞活性的影响。结果发现，将群居饲养的小鼠注射肿瘤细胞后再单独饲养，其肿瘤生长加快，脾脏自然杀伤细胞活性也增加。而将单独饲养的小鼠注射肿瘤细胞后再群居饲养，其肿瘤生长则较慢，自然杀伤细胞活性也较单独饲养时低。同时还发现注射肿瘤细胞后 7 天，先群居饲养再单独饲养的小鼠，肿瘤部位自然杀伤细胞活性较先单独饲养再群居饲养的小鼠高。

1.2 个性特征对机体免疫功能的影响

个性特征与机体的免疫功能也存在一定的联系。Jemmott 研究发现，具有强烈影响他人、同时有自我克制倾向的人，自然杀伤细胞活性较低，而且这种现象在机体应激时更为明显。Miller 对 276 名健康成年人进行了调查，结果发现，外向水平较低的人自然杀伤细胞活性越高，而且外向分数与自然杀伤细胞活性的关系与肾上腺素水平有关。Shea 曾对 39 名妇女进行人格调查，并对她们的 T 淋巴细胞数量、皮肤迟发型超敏反应水平进行了测试。结果发现，神经质水平高的妇女免疫反应水平较高。Byrenes 研究也发现，在人类免疫缺陷病毒（HIV）感染者中，具有悲观倾向的妇女自然杀伤细胞活性、诱导或辅助性 T 细胞与细胞毒抑制性 T 淋巴细胞比例更低，而且这种差异与生活事件的发生没有关系。但对具有独立倾向的学生来说，生活事件分数与淋巴细胞分裂反应水平的降低有关。Cohen 研究急性和持续性应激可以导致健康妇女自然杀伤细胞活性和 T 淋巴细胞分类计数的改变，而且这种改变与个体的乐观和悲观倾向有关。

1.3 情绪变化对机体免疫功能的影响

情绪表现也与免疫功能有关。在临床研究中，许多研究都发现抑郁对免疫功能具有抑制性影响。Herbert 对相关研究进行分析，发现抑郁可以降低机体淋巴细胞分裂反应和自然杀伤细胞活性，影响机体的白细胞水平，而且抑郁越严重的患者，自然杀伤细胞活性的变化也越大。Miller 调查了 32 名抑郁妇女的免疫功能，并与 32 名健康妇女进行对照。结果发现，抑郁妇女淋巴细胞分裂反应降低；年老的抑郁患者自然杀伤细胞活性降低，而年轻的抑郁患者自然杀伤细胞活性却表现出增加。患者的抑郁表现与吸烟和较多饮用咖啡、较少躯体运动、睡眠差等行为有关，改变躯体运动状况可以调节抑郁对淋巴细胞分裂反应的影响。

1.4 心理社会因素对肿瘤患者免疫功能影响的可能机制

抑郁会造成肿瘤患者 NK 细胞数量减少，外周血粒细胞数目增多，淋巴细胞总数下降，CD_4^+ 和 CD_8^+ 细胞百分率均下降，但 CD_4^+/CD_8^+ 比值变化小，IgG、IgM 水平明显降低，其免疫功能的下降与患者的抑郁、焦虑等情绪有着重要的联系，就目前所掌握情况而言，各项研究结果对肿瘤患者情绪与免疫功能的关系是否相关众说纷纭，但较一致认为抑郁、焦虑等不良情绪会使血液中皮质类固醇的浓度持续偏高，从而使巨噬细胞的吞噬活性、T 细胞分化增殖及细胞分泌抗体能力均受到抑制，这些变化又可导致肿瘤细胞得以继续发展产生。因此，针对肿瘤患者的不良情绪，采取有效治疗手段，使患者的不良情绪得以释放，充分调动患者康复潜力，增强患者免疫能力，有利于提高患者的生活质量，达到理想的治疗效果。

从以上研究结果可以看出，应激事件和负性情绪常常与机体的免疫功能有关。而在面对应激刺激时，个体的应对行为及社会支持对免疫功能也存在影响。一些研究发现，个体某些应对方式的采用有利于维持或增强机体的免疫功能，而另一些应对方式的采用则可能导致机体免疫功能的降低。Pettingate 发现，乳房切除后 3 个月，采用逃避应对方式的乳腺癌患者免疫球蛋白 IgM 水平高于其他应对方式的患者。Levy 对 61 名Ⅰ、Ⅱ期乳腺癌患者的免疫功能及一系列心理社会指标进行了调查，结果发现，来自家庭的情感支持较多，来自医生的社会支持较多，以及采用寻求社会支持应对方式的患者自然杀伤细胞活性较高；缺乏社会支持以及情绪压抑可以引起自然杀伤细胞活性的降低。

上述研究结果表明，多种心理社会因素与机体的免疫功能有关。应激刺激大多可以引起免疫功能的下降，负性情绪对免疫功能往往也具有不良的影响。但这种影响结果与个体的个性特点、应对方式及社会支持等有关。有的心理社会因素如积极应对、社会支持等有利于维持或提高机体的免疫功能，在一定程度上起到缓冲应激刺激和情绪对免疫功能的抑制作用。由此可见，机体免疫活动的变化是各种心理社会因素综合作用的结果。

2　肿瘤心理 - 神经 - 内分泌 - 免疫轴

心理社会因素促进癌的发生、发展显然是通过心理生理学途径实现的，这条途径就是心理 - 神经 - 内分泌 - 免疫轴。

大量的实验表明，电击、创伤性恶性刺激、反复而集中的条件反射实验可引起神经系统的过度或普遍应激而促进“自发的”肿瘤生长。去大脑皮质或使用中枢抑制药物（如巴比妥钠）可促使移植肿瘤发展和使动物提前死亡；而咖啡因及小剂量士的宁可明显延缓或阻滞肿瘤发生。毁损下丘脑背内侧核及室旁核使甲状腺的腺样增殖退化；破坏背侧下丘脑可使移植肿瘤存活期延长；带状破坏下丘脑前部可引起抗体滴度降低和过敏反应的抑制或延缓。这些实验资料提示，下丘脑在心理社会因素对肿瘤的影响中起重要作用，下丘脑与免疫反应之间可能是通过植物性神经系统及神经内分泌等多种过程共同影响。

有关的资料包括：内在发怒伴有肾上腺素分泌增加，外显的发怒伴随去甲肾上腺素的增加。不同类型的应激可引起血、尿中激素发生明显的特异性改变，多数应激反应可致 17 - 羟皮质类固醇、儿茶酚胺、甲状腺激素及生长激素的增加。亲人丧亡（父母、配偶）、防卫应对失败而致精神抑郁时，有 17 - 羟皮质类固醇升高或 T 细胞数减少；应对较好或灵活者，皮质醇水平低，而且预后好。神经内分泌系统，主要是集中于下丘脑弓状核区及延髓孤束核的阿片 - 黑色素 - 皮质素系统以及广泛分布于中枢神经系统的促肾上腺皮质激素释放因子（CRF）神经元核群。这两个系统都是免疫反应产物反馈效应的靶组织。

心理社会因素启动神经内分泌系统与免疫系统环路，从而影响癌症的发生与发展。心理、社会因素在肿瘤发生中所起的作用，目前有人认为是由于机体受到刺激后产生一种非特异性的反应，通过神经 - 内分泌 - 免疫轴的作用，导致机体免疫监视、杀伤细胞降低，T 淋巴细胞减少，在致癌因子的参与下促使肿瘤的发生、发展。国内外多项研究结果表明，心理因素是促进肿瘤进展的重要因素，在缺乏社会支持时更为明显。

3　心理治疗与肿瘤患者的免疫功能

毫无疑问，消除肿瘤患者的抑郁情绪不能简单依赖于抗抑郁药物。近几年来，对部分肿瘤患者采取音乐疗法、认知行为干预疗法及宣泄疗法实施心理干预，得到不同程度的效果。音乐治疗作为自然、无创伤性疗法，应用于肿瘤临床，使患者能够在接受化疗损伤性治疗同时，聆听到优美、欢快、愉悦的声波，音乐声波作用于大脑，能提高神经细胞的兴奋性，通过神经及神经体液的调节，使人体分泌一些有益于健康的激素、酶和乙酰胆碱等物质，对调节血流量、改善血液循环，增强胃肠蠕动，促进唾液等消化液的分泌和加强新陈代谢有重要作用，可有效地改善患者的忧虑情绪、睡眠状况和全身症状。对肿瘤患者进行情绪宣泄和肿瘤知识的认知教育可有效缓解患者的负性情绪，把病人的注意力从疾病情景中分散开，不仅控制和矫正了病人对肿瘤及化疗的负性自动想法和伴有的行为，而且使潜在的功能失调性认识假设也得到了改变。

从免疫学研究结果反映，采取有效的心理干预后，患者提高神经细胞的兴奋性，并通过神经及体液的调节，使免疫功能得到增强，表现在患者T淋巴细胞 CD_4^+ 和NK细胞明显增加。患者机体各种免疫球蛋白浓度和外周血淋巴细胞亚群等各项指标的增高都可以表明对肿瘤患者采取心理干预治疗是非常有效和非常有必要的。

第四节　肿瘤病人常见的心理反应

1　肿瘤病人正常的心理反应

一般来说，肿瘤患者几乎都有心理障碍，根据其发病前的性格、文化修养、病情轻重、家庭背景、社会经济地位不同，临床表现可多种多样。治疗过程中的症状改善，常可减轻患者的心理压力；而躯体的不良反应，则加重焦虑、抑郁等情绪障碍。

1.1 恐惧心理

恐惧，通常是指害怕、心里慌张不安这样一种心理状态。随着医学科学的进步，目前有些癌症的病死率已有一定程度的下降，但癌症毕竟是难治之症，因而对癌症的恐惧心理是广泛存在的。这种恐惧心理可以发生在正常人群，例如在医院门诊经常遇到有某些不舒适症状的人怀疑自己患有某种癌症而要求做有关检查，当检查结果都正常时，症状也就随之消失。然而，对癌症的恐惧心理更多的是发生于癌症患者。癌症患者大都有恐惧心理，在得知诊断为癌症的初期，一些患者会由此而引起恐慌和惧怕，似乎死亡就要来临，惶惶不可终日。癌症患者在治疗的过程中，由于症状加重或病情恶化，或道听途说所患的癌症如何可怕，这也会产生恐惧心理，认为癌症是不可治的“绝症”，心里慌张与害怕的心态影响着病人的情绪。

1.2 悲观心理

悲观，通常是指精神颓丧、对事物的发展缺乏信心的一种心理状态。悲观心理是肿瘤病人常见的一种心理表现。在得知自己确诊为癌症以后的患者，或在癌症的治疗过程中出现病情的反复、复发与转移的病人，都可能出现悲观的心理状态。病人往往情绪极其低落而不能自拔，对未来的生活失去信心。

1.3 抑郁心理

抑郁，一般来说是指心有愤恨，不能诉说而烦闷的一种心理状态。抑郁心理是肿瘤病人较多见的一种心理表现。例如癌症患者所出现的情绪低落，大都与抑郁心理有关。引起癌症患者抑郁心理的原因很多，患癌症后的巨大精神压力可造成病人的心情抑郁；患者自动形成的内向个性往往是形成抑郁心理的基础；患病后与亲友、同事的疏远与配偶及家庭中和睦关系的变化等社会因素易形成产生抑郁心理环境；患病后因治疗费用的增加而造成的经济负担更容易刺激心情抑郁的产生。此外，引起癌症患者抑郁心理的医学原因也是不容忽视的，例如低血钾、高血钙等代谢障碍，内分泌调节的紊乱，脑肿瘤、脑转移瘤等颅内器质性病变，以及营养不良和放疗、化疗的毒副反应等，都可能产生抑郁心理。

1.4 脆弱心理

脆弱，通常是指经不起挫折，在感情上不坚强的一种心理状态。脆弱心理也是肿瘤病人常见的心理表现。例如有的癌症患者经不起任何刺激，生活中的微小刺激都会对其情绪造成打击而出现痛哭、悲伤等情志方面的发泄。特别是在以往曾长期处于良好的工作、生活条件和优越的社会、经济环境中生活的癌症患者，尤其是女性病人，则更易产生脆弱的心理状态。

1.5 敏感心理

敏感，一般是指对外界事物反应很快的一种心理状态。敏感心理在肿瘤患者中亦较为常见，一些肿瘤病人对与自己有关的外界事物反应十分敏感，其无论是看到医院里医生、护士的交谈，还是观察到家中亲友的窃窃私语，或邻居街坊的交头接耳，都会认为是在背后谈论与自己所患癌症病情有关的事情，往往会迫不及待地打听、询问或刨根问底。这种敏感心理在癌症女性患者中，或具有一定知识程度的病人中较为多见。

1.6 焦虑心理

焦虑，通常是一种内心紧张不安，预感到似乎将要发生某种不利情况而又难于应付的不愉快心理状态。焦虑心理是癌症患者常见的情绪反应，确诊之前的怀疑诊断可以引起病人的焦虑；确诊之后的病情变化会使患者的焦虑心理随之加深。对预后不良的恐惧和治疗结果的悲观，都可能成为焦虑的原因。焦虑的程度与患者的病情和以往的性格特征有关。焦虑明显时，可以出现心跳、手抖或其他植物神经失调症状。

1.7 仇视心理

仇视，一般是指以敌人相看待、带有憎恨情绪的一种心理状态。肿瘤患者中出现仇视心理的较少见，一般发生于患病前个性外向、具有攻击性、遭受挫折、不得志而产生敌对情绪的病人中。患者往往将发泄的矛头对准医务人员和周围亲属，易伤害他人的感情。

1.8 否认心理

否认，通常是指不承认事物的存在或事物真实性的一种心理状态。这类患者亦不多见，其往往不承认医院作出的肿瘤诊断，否认已有的现实，并拒绝接受相应的治疗，以暂时维持心理平衡。此类病人大都是以这种否认心理来压抑自己对疾病的强烈情绪反应。

1.9 接受心理

接受，主要是指对事物容纳、承认而不拒绝的一种心理状态。肿瘤患者中大多数都是持接受心理，从思想上接受经过医院详细理化检查而作出癌症诊断的这一现实。此后，有的患者积极主动与医护人员配合治疗，有的患者则因此而对周围事物失去兴趣，出现沉默寡言、冷漠落魄等情志方面的变化。

1.10 希望心理

希望，一般是指心里想着或期盼着达到某种目的的一种心理状态。人都渴望追求美好的生活，对未来抱有希望，肿瘤患者也不例外。许多肿瘤患者虽然都承认已患有难治之病的现实，然而仍对医治抱有希望，期盼着自己所患的肿瘤能被治愈，或者病情得到控制，不再继续发展，或者通过治疗使疼痛等不适症状明显减轻，使生命得到延续。这类患者都能积极配合医务人员治疗，往往会取得较好的治疗效果。

2　肿瘤病人不同阶段的心理障碍

具体到不同的疾病阶段，其心理反应各有特殊性，其中一些反应是正常的，患者能够逐渐适应的；而另一些可能是异常的，表现为患者无法适应。

2.1 初诊期心理障碍

以极度恐惧心理和急于证实是否患了恶性肿瘤的焦虑、不安情绪为基本表现，因此，当患者听到自己患有肿瘤的消息后，往往怀疑这个诊断是否正确或者怀疑医生是否弄错了。接着就对这一状况进行否定，否认自己是肿瘤病人，这是最常见的心理防卫方式。病人之所以否认疾病的诊断，拒绝承认残酷的现实，是为了暂时维持自己心理的平衡。在一般情况下，完全否认诊断的病人很少，更多的是压抑自己对疾病的强烈情绪反应。为了否定诊断，患者及其亲属四处奔波于多家医院，希望能早期发现，早期治疗或者证实虚惊一场。这种矛盾心理状态，一直持续到获得疾病的真相为止，忽视了对肿瘤应保持良好的心态。尤其是恶性肿瘤，由此而产生睡不好、吃不好、精神不好，生活规律被打破了，导致病情加重、肿瘤长大、癌细胞转移等。

2.2 确诊期心理障碍

2.2.1 休克恐惧心态

患者获悉恶性肿瘤最终诊断后立即表现面色苍白、恐惧不安、悲伤痛苦，经过一段时间后好似从噩耗中清醒，不思茶饭、失眠，甚至精神异常。

2.2.2 否认怀疑心态

当从恐惧心态平静后开始怀疑诊断正确与否，患者坐卧不安，直至弄清真相为止。在确诊恶性肿瘤后，女性心理反应要比男性更积极、稳定，也更能承受肿瘤带来的冲击和压力，更能忍耐由此所带来的痛苦及不幸。

2.2.3 愤怒沮丧心态

当患者明确自己患的是恶性肿瘤会变得愤怒沮丧、悲观绝望、精神完全崩溃，病情急剧恶化，并出现不同程度社交障碍，不愿意出门，不愿与别人交往，甚至把自己和社会隔离起来。

2.2.4 接受适应心态

随着时间推移，情绪开始慢慢平静，长时期表现抑郁和悲伤，变得兴趣索然，冷漠地看待周围事物，甚至沉默寡言。接着病人不断接受新的信息，并正视现实。

2.3 治疗期心理障碍

随着患者角色的适应，紧张、抑郁、悲伤的心态可以暂时缓解，但由于治疗过程中的副作用或病情变化而出现新的心理问题，患者的情绪也往往随之变化。

当确定是恶性肿瘤还没有转移时，手术切除是目前首选方法。患者愿意接受手术治疗，感到自己的病通过手术可以治疗，对此充满信心，十分愿意配合医生把自己的肿瘤除掉。

当接受化疗、放疗时，对由于严重的治疗反应和毒副作用，如恶心呕吐、乏力、脱发、白细胞和血小板减少、肝肾功能受损等表现，又会导致不良心理反应，不想受化疗之罪而产生轻生念头，对治疗失去信心。

有些患者虽经手术、放化疗，由于种种原因，复查时又出现转移病灶或原发病灶增大，因此，发生更严重的心理问题，怀疑药物的疗效，担心自己没有治疗的希望而更加绝望。

由于家庭经济问题，负担不起继续治疗的经费而产生心理问题，担心人财两空，拒绝治疗。

患者本人求生愿望很强，要求治疗，但由于家境贫困，无法负担医疗费用而绝望。上述种种心理问题都会影响抗肿瘤治疗的疗效，要及时获知，予以疏导解决。

2.4 治疗后期心理障碍

在恶性肿瘤治疗后，复发或者转移是病人最恐惧的事情。甚至有部分病人的精神症状会较初次确诊时更为严重，包括失眠、食欲下降、焦虑等，而抑郁也会更加严重。在治疗过程中，如果病人积极配合手术、化疗、放疗、免疫治疗、传统疗法，病情不但没有好转，反而恶化，往往会控制不住内心的悲哀和绝望，甚至表现出愤怒、敌意、受迫害感、焦虑、抑郁、易激惹。

2.5 终末期的心理障碍

终末期病人多会出现恶病质，此时，虽然病人机体严重衰竭，但大多数病人神志还清醒，病人不但要忍受躯体上的折磨，还要忍受即将与亲人永别的情感痛苦。在长期的病痛中，病人已经清楚自己不再有生的希望，对于即将来临的死亡，已在精神上做好了准备。但也有部分病人害怕被遗弃，害怕自己无法保持镇静或无法保持自己的尊严，害怕疼痛，对死亡产生恐惧。

第五节　肿瘤病人的心理治疗

对肿瘤病人开展心理治疗有具体的指征。Kurt Fritzsche 等指出在定义心理治疗程序的指征时，个体应激能力、病人的健康信念、起主导作用的防御和应对过程以及病人的个人治疗目标都需纳入考虑。这些指征包括：对癌症及其治疗的焦虑和抑郁反应；植物性精神症状，如失眠、坐立不安、注意力难以集中、无躯体原因的疼痛及恶心、非特异性虚弱和疲乏等，尤其在化疗和放疗期间；由于癌症而趋于明显的潜在冲突或人格障碍；创伤后应激反应，例如骨髓移植术后；配偶关系和家庭中的冲突和接受问题。

对肿瘤病人开展心理治疗的主要目的在于疾病应对中的支持和改善生活质量。具体目标包括：减少情绪症状如焦虑和抑郁；支持病人将应激性情感如愤怒、恐惧、暴怒和失望用言语表达出来；学习应对疾病的行为技巧；学习重新过正常的生活；减少家庭或伴侣关系中的情绪应激；解除对死亡开展讨论的禁忌；学习放松技术以减轻失眠、疼痛和恶心。

1　常用心理治疗方法

1.1 认知治疗

认知治疗是上世纪 60 年代发展起来的一种心理治疗技术，是根据认知过程影响情感和行为的理论，通过认知和行为干预技术，从而改变人们的不合理的想法和看法，着手来调整不良情绪和不适应行为，达到克服心理障碍，使心身健康的一类心理治疗方法。认知疗法较行为治疗和短程心理治疗相比，对癌症病人存活期的延长效果最为明显。此外，认知治疗有助于减轻病人情绪抑郁和焦虑，减轻对化疗药物的副反应，改善病人康复过程中的心理社会适应，以及提高病人癌症治疗后的生存质量。由于癌症病人的特殊性，故在应用认知治疗时主要侧重于处理病人的自我丧失和失去控制感、疼痛、消极的求治动机，以及长期缺乏的心理应对能力等。

1.1.1 适应证

认知治疗的适用范围较广，适应证有：抑郁障碍、焦虑障碍、惊恐障碍、强迫症、饮食障碍、自杀行为、慢性疼痛、药物依赖、性心理障碍及人格障碍等。但对于精神分裂症、双相性抑郁等重症精神病性心理障碍，不适宜采用认知治疗。另外，由于病人的某些躯体疾病和其他因素，无法同心理医生进行正常言语交流的病人也不宜使用认知治疗。

1.1.2 治疗特点

疗程简短：这是一种短程的心理治疗，一般疗程为 10～15 次会谈，每次 45～60 分钟，为期约 3 个月左右。

结构明确：认知治疗有完整的结构，从首次建立治疗性医患关系到最后医患告别，整个进程都是目标性的顺序渐进过程。

操作性强：认知治疗是一个医患共同合作的过程，治疗中对病人有明确的书面和行为方面的家庭作业和操练要求。因此，对病人的配合要求明确，并提供具体的操作方法。

疗效显著：已有相当数量的研究结果表明，认知治疗具有相当满意的疗效，尤其在治疗抑郁症方面优于心理动力学治疗。认知治疗与抗抑郁药物的疗效比较研究表明，认知治疗可以与抗抑郁药物媲美，甚至超过抗抑郁药物。复发率较低也是认知治疗的一个优点。

易于接受：在西方国家盛行的各种心理治疗方法并非都适用于中国的文化背景。由于中国人也有以调整看法来调节自己心态的传统做法，所以认知治疗容易被我国病人所接受。多年来的临床实践表明，认知治疗是一种适合我国国情的有效的心理治疗方法。

1.2 行为治疗

行为治疗或条件反射治疗，是以行为学习理论为指导，按一定的治疗程序，来消除或纠正人们的异常或不良行为的一种心理治疗方法。行为训练可帮助癌症病人减轻心理应激和躯体并发症，干预技术有渐进性肌肉放松、催眠、深呼吸、生物反馈、主动放松和指导性想象。行为训练可用于减轻癌症病人的化疗副反应，还可用于减轻病人一般性苦恼。多种研究结果表明：行为干预能有效控制接受化疗的成年和儿科肿瘤病人预期的恶心和呕吐，综合多种行为方法的行为干预可改善同侵入性医学治疗相关的焦虑和痛苦，尽管多种行为方法表明可减轻与治疗相关的急性疼痛，越来越多的证据发现这些方法并非同等有效。类似催眠的方法如放松、暗示和转移性想象对疼痛处理给予最好保证。运用行为理论和方法对接受侵入性治疗的病人护理起重要作用。

1.2.1 系统脱敏法

实施这种疗法时，首先要深入了解患者的异常行为表现（如焦虑和恐惧）是由什么样的刺激情境引起的，把所有焦虑反应由弱到强按次序排列成“焦虑阶层”。然后教会患者一种与焦虑、恐惧相抗衡的反应方式，即松弛反应，使患者感到轻松而解除焦虑；进而把松弛反应技术逐步地、有系统地和那些由弱到强的焦虑阶层同时配对出现，形成交互抑制情境（即逐步地使松弛反应去抑制那些较弱的焦虑反应，然后抑制那些较强的焦虑反应）。这样循序渐进地，有系统地把那些由于不良条件反射而形成的、强弱不同的焦虑反应，由弱到强一个一个地予以消除，最后把最强烈的焦虑反应（即我们所要治疗的靶行为）也予以消除（即脱敏）。异常行为被克服了，患者也重新建立了一种习惯于接触有害刺激而不再敏感的正常行为，这就是系统脱敏疗法。

1.2.2 想象疗法

要求患者在治疗时保持乐观情绪，把癌肿看成敌人，想象自己的白细胞，如同骑士的利剑向敌人砍去，并认为瘤体渐渐缩小。或想象愉快的情绪，想象美丽的自然景观，想象漂亮的图像等。也可想象自己体内的肿瘤细胞非常脆弱而混乱，是像面包一样很容易被击碎的东西，免疫细胞是一支强大的军队，它们有无穷无尽的数量和巨大力量，很快就发现癌细胞并迅速加以摧毁，肿瘤逐渐缩小，被排除在体外。肿瘤已经切除的病人，想象身体内的生命卫士——免疫细胞在全身巡逻，发现异常细胞就立即摧毁，自己感觉到疾病逐渐消失，身体逐渐恢复。想象内容在柔和细腻的背景音乐衬托下进行。

1.2.3 松弛反应训练

这是一种通过自我调整训练，由身体放松进而导致整个身心放松，以对抗由于心理应激而引起交感神经兴奋的紧张反应，从而达到消除紧张和强身祛病目的的行为训练技术。一般的松弛反应训练方法，使用较多的是雅可布松所首创的渐进性松弛法。此法可使患者学会交替收缩或放松自己的骨骼肌群，同时能体验到自身肌肉的紧张和松弛的程度以及有意识地去感受四肢和躯体的松紧、轻重和冷暖的程度，从而取得松弛的效果。我国的气功、印度的瑜伽和日本的坐禅等都能起到类似的作用。一般认为，不论何种松弛反应训练技术，只要产生松弛反应都必须包含四种成分：安静的环境；被动、舒适的姿势；心情平静，肌肉放松；精神内守。

据国内外的实验研究证实，松弛反应训练能产生如下的生理效应：交感神经系统活动降低，耗氧量降低，心率、呼吸率减慢，收缩压下降，脑电波多呈 α 波等。因此，一般说来，能产生松弛反应的疗法，都能对抗紧张和焦虑。松弛反应疗法由于简便易行，还可以自我训练，故它不仅是系统脱敏法的一个重要环节，而且与生物反馈仪并用可收到生物反馈治疗单独进行时所得不到的效果。今天，各种松弛反应训练技术在世界各国已广泛地成为人们用以增强体质，预防和治疗疾病，特别是慢性病的一种有效方法。

1.2.4 生物反馈治疗

是一种借助于电子仪器，让人们能够知道自己身体内部正在发生变化的行为矫治技术。通过生物反馈治疗有助于患者调整和控制自己的心率、血压、胃肠蠕动、肌紧张程度、汗腺活动和脑电波等几乎包括所有的身体机能的活动情况，从而改善机体内部各个系统的功能状态，矫正对应激的不适反应，达到防治疾病的目的。

临床实践证明，生物反馈确实是一种行之有效的行为治疗技术。生物反馈和松弛反应训练相结合，可以使人更快、更有效地通过训练学会使用松弛反应来对抗并消除一般的心理、情绪应激症状。

1.3 暗示与催眠治疗

1.3.1 暗示疗法

是一种古老的治疗方法，暗示疗法可以理解为医生通过给患者的积极暗示来消除或减轻疾病症状的一种治疗方法。暗示疗法的内容应当是针对病人的具体情况，选择适当的方式和语言，细心地去进行。对早期肿瘤患者，医生应表现出治愈的信心和把握。对一个确诊为中晚期肿瘤患者，医生不要急于将真实病情全盘告诉病人，而应表现出乐观的态度，用亲切的语气讲述保健事项，鼓励病人树立战胜疾病的信心。多介绍一些最佳治疗效果的病例。必须极力避免不良暗示，如唉声叹气、治疗上有为难的表现等，以减轻病人的思想负担。

除言语暗示外，医务人员也可利用仪器、操作和药物等进行非言语暗示。催眠暗示是暗示治疗的特殊形式。

1.3.2 催眠疗法

催眠的方法分为直接法（或自然法）和间接法。直接法就是凭着催眠术者的威信，通过简短的几句话，或轻轻地触摸，使对方进入催眠状态。一般都采用间接法。

先让受试者闭目安坐或平躺卧数分钟，放松全身肌肉。然后借助于光亮的小物体，或发出节拍音的小声源，或一木棍接触受试者额部。要受试者凝视光亮的小物体，或倾听声源，或注意接触额上的物体，术者在一旁以单调、低沉、肯定的言语，反复暗示受试者："你专心看……盯着眼睛看……越看眼皮越沉……眼皮沉得睁不开……全身也越来越放松……越来越没劲……越来越想睡。"当受试者显示头颈或四肢无力，眼裂越来越小，可嘱受试者"你的眼皮沉得睁不开了，你试试看"。接着暗示："你的手也松得没劲了，动不了啦，你试试看"。受试者欲睁眼而不能，想举手举不起，标志受试者已进入催眠状态。

引导催眠的时间短的约 3 ~ 5 分钟，一般为 10 多分钟。半小时仍不能入眠者，停止催眠。有的人可在多次诱导后进入催眠。

当病人进入催眠状态，便可进行治疗。治疗毕，对病人说："治好了……你安静睡吧。"让病人安静数分钟后，解除催眠。具体步骤是，暗示病人："现在治疗好了……你该醒来了……你会随着我数的数越大……头脑越清醒……数到 9 你会完全醒来。"术者便缓慢数数，1、2、3……并对病人说："你现在越来越清醒了。"这时可见到受试者身体活动，睁开眼睛。有的受试者听一次数数醒不了，可数两次到三次，一般都能醒来。再不醒者，可让病人睡一会儿再叫，或作脑电图等检查。

根据被催眠的对象不同，催眠分集体催眠、单人催眠和自我催眠。

集体催眠：让病情和年龄相近、性别相同的数人或 10 余人同在一间治疗室里进行催眠。

自我催眠：在催眠师的指导下进行的解除失眠的一项有效方法。受试者平卧床上，闭目，全身肌肉放松。眼皮放松不紧闭。上下颌放松，不咬牙。颈部放松。双上肢放松，不握拳。胸腹部放松，腹式缓慢呼吸。双下肢放松，自然伸直，两足向外倒，把全部思想集中在全身肌肉放松，呼吸缓慢，不主动想别的事，把闯入头脑里来的一切杂念清除出去。当觉得全身有一种下沉感，是即将入睡的前兆。再坚持做下去，全身肌肉放松……呼吸缓慢，便能进入睡眠。

一般所说的催眠是指单人催眠。

1.4 支持性治疗

又称一般心理治疗。这是目前国内精神科最普遍采用的一类心理治疗方法。采用普通常识性心理学知识和原理，其方法与日常生活中的谈心和说理等十分近似。最常用的方法为倾听、指导、劝解、鼓励、安慰疏导，以及保证等内容。Pasacreta JV 等提到大多数肿瘤病人在疾病轨道中的过渡时刻都经历情绪上的不安，病人及其家庭所面临的心理社会问题受到个体、社会文化、医学和家庭因素的影响，支持性心理治疗有助于将不适水平减到最少，增强控制感，改善生活质量。最基本的治疗技巧，有如下五种。

1.4.1 耐心倾听

听话也是一种艺术，其本身就具有治疗效应，听话过程中不要急于打断对方诉述，要善于引导。患者通过倾诉、畅所欲言后觉得医生是在认真关心自己的问题，医生的倾听有时比滔滔不绝的解说教导更有效果。

1.4.2 解释指导

多采用通俗易懂、深入浅出的道理，讲清疾病或问题的性质及对其具体的要求，切忌用复杂高深的术语使病人难以理解。指导意见亦要简易扼要，必要时可书写下来交给患者，让他们事后反复参照执行。

1.4.3 鼓励保证

鼓励是针对消极悲观、缺乏自信的患者，当他们了解疾病的性质之后能振作精神，鼓起勇气，提高应付危机的信心。保证则是医生以充分的事实为依据，用坚定的语调来表达，常针对多疑和情绪紧张的神经症患者。

1.4.4 语言暗示

医生的权威、知识和治疗者地位是暗示的重要条件。语言是一种十分特殊和广泛的信号，它的质和量均比任何刺激显得重要，缓缓道来往往比口若悬河、声色俱厉更赋魅力，患者接受语言暗示作用的大小也因人而异。成功的暗示可减轻患者的症状，同时也毫不留下有意而为的痕迹，为了顾全患者的自尊心，要使他意识到自己是有能力无须外力便能解决自己的问题。

1.4.5 摆正关系

治疗者多次向患者提供支持时，要避免使患者产生依赖，失去自我主见、事事都要治疗者来做主。治疗者应认识到提供支持可动用多方面的资源，如亲属、同事及各种自助团体，以及家庭和社会资源中的各类支持系统成分。

2　肿瘤治疗过程中的心理治疗

2.1 肿瘤手术前后的心理治疗

手术对于病人来说是一个较为强烈的心理应激，病人常常表现出对手术疼痛及死亡的恐惧，主要害怕自己身体的完整性遭到破坏，所谓“身体发肤受之父母，不敢毁伤，孝之始也”；担心手术失败；害怕远离自己的家庭环境及家庭成员；害怕自己在处于麻醉状态时失去对自我的控制；担心身体部位及功能受到损害，这样使病人感到无助与无望。

2.1.1 手术前的心理反应与治疗

焦虑心理反应：大部分癌症病人，在手术前可出现焦虑情绪。这样可以使病人对手术的疼痛阈值降低，并对病人机体各个系统及其精神、人际关系、社会交往等方面产生严重的影响。病人也会出现一系列的心理反应，如自觉内心痛苦、肌肉紧张、卧床不起等。

麻醉心理反应：麻醉也会对病人造成一系列的心理反应。主要包括紧张、恐惧，这是由于病人对麻醉作用不了解所致。另外，还有矛盾心理，一方面希望自己在手术中获得满意的疗效，希望获得最佳的麻醉效果；另一方面又担心自己发生麻醉意外甚至变成植物人。此时，病人可产生一种悲观绝望心理，并出现悲伤感。

心理治疗：医护人员应该解释肿瘤治疗方法的类型、手术（包括麻醉）的必要性、手术带来的益处、手术（麻醉）可能带来的风险（包括功能性和器质性损害）及处理措施，充分做到知情同意，解除病人疑虑。家属应留在病人身边，配合医生给病人提供关于手术的医疗信息，有效减轻病人的焦虑和恐惧情绪，增强其心理耐受性。同时，帮助病人消除一些不切实际的想法和错误观念。如病人焦虑、恐惧症状非常严重，可适当应用抗焦虑药物。

2.1.2 手术后的心理反应与治疗

术后抑郁及自杀倾向：其原因主要是病人疼痛未控制而且伴有严重焦虑症状。如手术给病人带来躯体残疾及功能障碍，导致病人自我评价功能显著降低，独立生活能力、工作能力丧失也可以出现抑郁。手术后抑郁的症状不太典型，主要表现为情绪的易激惹，不愿意活动，持续疼痛，睡眠减少或易惊醒，食欲下降，有时则表现为以躯体症状为主的隐匿性抑郁。

手术后人格异常：一些既往人格异常者，可能由于手术而出现加重，并因此给治疗和护理带来很多困难。如原来谨小慎微的病人，常常过分关注手术中的各个细微的环节，以及医务人员的言行举止，有时候到了病态的地步。而疑心重的病人总爱唠叨，并对别人给自己提供的信息持怀疑态度。而那些有过分表现欲望的病人常常在医务人员之间搬弄是非，挑拨离间，有时甚至影响病人的治疗。

心理治疗：对于手术后残疾的病人，医生应该进行全面的心理、生理、社会功能康复训练，从而改善其躯体功能促使其重新参与社会活动，防止出现和社会隔离。如病人出现严重抑郁症状，可以给予抗抑郁药物治疗。对于有自杀倾向者，无论是医护人员还是家属，都应该提高警觉，做好防范措施，必要时应和精神科医生共同会诊，共同治疗。

2.2 肿瘤放射治疗前后的心理治疗

2.2.1 放射治疗前期心理反应与治疗

心理反应：由于病人对放射治疗的认识非常有限，甚至存在着许多模糊或错误的观念，所以在放疗过程中容易出现一系列的心理反应。病人对此往往持有悲观的态度，有时病人在放疗后抑郁及焦虑症状更为严重，同时病人由于对放疗过程及安排不了解而出现困惑及紧张不安。

心理治疗：放疗科医生在制定放疗计划前后都应该向病人及家属解释放疗的疗程、可能出现的副作用、预防措施，并在皮肤护理、药物治疗、口腔护理、饮食方面向病人提出建议。还应该随时回答病人提出的问题，增强病人的信心，提高病人接受放疗的依从性。在放疗前还应该给予病人心理支持，对病人要有耐心、信心、细心及同情心，从而使病人感到在放疗过程中，始终得到医护人员、家属的关心与支持，唤起癌症病人强烈的生存潜能，为治愈癌症打下良好的基础。

2.2.2 放射治疗中后期心理反应与治疗

心理反应：在治疗中期，病人常常缺乏与医生的言语沟通与情感交流，在放射治疗时感到恐惧或焦虑。随着放疗副作用的出现，更增加了病人对放疗的恐惧、抑郁、愤怒、悲观、失望等。而在后期，病人会担心在治疗结束后，得不到医护人员继续细心照顾、护理，担心癌症复发。另外，可能有些病人则认为放疗结束后，肿瘤消失了，癌症痊愈，不再需要这样或那样清规戒律，从而放纵自己，加快了癌症的复发转移。

心理治疗：让病人阅读一些有关放疗的资料，使病人了解放疗的基本知识，以消除病人的紧张及恐惧；请已经进行或正在进行放疗的老病人现身说法，鼓励病人之间的相互帮助，和正面引导；为病人创造一个良好的环境与氛围，保证生活环境的安静与舒适；如抑郁、焦虑症状严重者，应适当给予抗抑郁、抗焦虑药物；放疗结束后安排定期随访，让其随时门诊复查，接受医务人员的指导与帮助，从而保证病人出院后治疗的连续性和完整性。

2.3 肿瘤化疗的心理反应与治疗

心理反应：因为对化疗药物的错误认识，以及化疗副作用的影响（包括脱发、恶心呕吐、疲劳乏力、厌食、肢体麻木、性功能障碍等），病人在同意进行化疗，并在第一次化疗期间，易出现焦虑及恐惧情绪，并变得十分痛苦和敏感，甚至会出现抑郁情绪。

心理治疗：首先，建立良好的医患关系，在此基础上，向病人解释及宣传化疗的作用及益处，正确对待化疗的毒副作用，尽量淡化化疗的毒副作用，而家属应不断纠正病人的错误观念，消除恐惧感，提高病人进行化疗的依从性。针对化疗引起的脱发，应该在化疗前告知病人，并采取适当措施，比如可以在头发重新长出来之前，临时戴假发。针对化疗引起的恶心呕吐，可以及时给予对症处理，消除症状，并给予心理支持。对于化疗引起的性功能障碍，并导致对婚姻产生危机感，医务人员除了对病人进行相关的解释工作之外，还要对病人配偶进行技术指导，在适当时候恢复病人的性行为，有助于婚姻的稳定。

3　特殊年龄患者的心理反应与治疗

3.1 儿童肿瘤病人的心理反应与治疗

临床上，绝大多数儿童恶性肿瘤（癌症）是由不成熟的胚胎组织发展而来的，按其发病率依次为白血病、中枢神经系统肿瘤、恶性淋巴瘤和各种母细胞瘤（常见为神经母细胞瘤、肾母细胞瘤、肝母细胞瘤和视网膜母细胞瘤等）。由于要经常做各种穿刺、反复化疗、手术等，鉴于儿童病人无论心智还是身体发育都远未成熟，因此更容易出现各种心理行为问题。

3.1.1 心理障碍

人际关系障碍：儿童肿瘤病人在住院期间与家庭、同伴暂时分离，因而失去了与父母、同伴的亲密关系，这样常常导致患儿紧张不安、焦虑和愤怒，同时，还有强烈的孤独感。害怕自己与社会分离，并由于自己长期住院使得自己的自卑心理增强。另外，当儿童患病后父母会采取保护、纵容、约束的态度，有时甚至患儿病情完全控制后，父母仍这样做，结果导致孩子的依赖性更强以及人际关系障碍。主要表现为过分依赖、发脾气、尿床、分离性焦虑、抑郁、恐惧等。

依赖性强：当儿童患肿瘤后，则必须忍受疾病和治疗的约束，此时，患儿的自主性和独立性受到限制，因而患儿依赖性更强。另外，他们还非常希望获得独立，所以容易产生强烈的内心冲突，使他们感到愤怒、抑郁和自卑。

交往能力受限：由于患儿躯体功能受损和运动功能的丧失，使患儿对自己失去了控制感。这样往往会变得情感脆弱，造成自信心不足，在与同伴的交往过程中，交流能力变得不如同龄儿童。另外，在治疗中躯体缺损及功能障碍，治疗引起的副作用如疲乏、注意力不集中，均可损害患儿的社会功能。

躯体形象及功能受损：患儿对父母仍有很强的依赖，他们往往习惯于父母的保护。但是如果在治疗癌症过程中父母对患儿的痛苦无能为力或无法控制时，患儿则产生严重的焦虑情绪，并可出现身体上的变化及情绪障碍，如惊恐、生气、焦虑等。在疾病治疗过程中，如果出现了躯体形象的变化，如脱发、截肢、斑痕，会严重影响患儿的自尊，使其在同伴面前出现自卑感、害羞、胆怯。

对死亡的恐惧与焦虑：虽然患儿还没有真正理解死亡的含义。但患儿在治疗过程中，能够意识到疾病的严重性，对死亡有一定的认知，他们能够认识到疾病可以使自己丧失生命，自己行为上的错误可以导致疾病的复发甚至死亡。所以，他们常常会产生对死亡的恐惧。

3.1.2 心理治疗

增强患儿与周围人交往的机会：父母应尽量多创造与患儿交往的机会，这样，既可以满足患儿社会交往的需要，使其从人际关系交往过程中获得愉快，减少孤独感，促使其社交能力的恢复；又可以大大减少肿瘤本身及其治疗带来的痛苦。

恢复患儿自信心：在某些问题上，尽量地让患儿自己多做决定，让其做力所能及的事情，不让父母代替，这样有助于增加患儿自尊心与自信心。

病友示范作用：医护人员或者家长可以让医院中的一个或几个具有良好行为的患儿作为榜样，让他们在吃药、打针等方面配合治疗作出示范。所谓"榜样的力量是无穷的"，有时候患儿之间的交流就是一剂"神丹"，比什么都管用。

让患儿适当了解病情：要让患儿有机会了解自己的病情，并鼓励他们讨论自己的病情。医护人员或者家长应以患儿能够理解的方式，对他们所患疾病的病因和治疗进行公开和坦诚的讨论。在这个过程中应该尽量聆听患儿的想法，让其了解自己身上发生了什么，将要发生什么，有助于减少患儿对身体不适的焦虑。如果在住院过程中，有其他患儿因病去世，必须作出辅导，减轻患儿的恐惧和悲伤。

鼓励患儿正常生活：让患儿像正常儿童一样生活、学习。让患儿尽快返回学校，努力减少患儿对学校的恐惧。如果患儿有脱发，应事先准备好假发，截肢的患儿应及时给他们装上义肢。对于长期住院缺少社会交往的患儿，老师和家长应多鼓励，防止其产生社交恐惧。

催眠治疗：在专科医生指导下进行催眠治疗，有助于减轻患儿化疗后的副作用及各种不良心理反应。

3.2 老年肿瘤患者的心理反应与治疗

流行病学资料表明：大多数癌症的发病率随着年龄增长而有上升的趋势。随着我国人均寿命的延长，癌症的发病率和死亡率也因此升高。老年人所患的常见肿瘤有以下几种：消化道肿瘤：约占75岁以上年龄组所有肿瘤的25～44%；肺癌：发病年龄高峰在50～70岁，发病比例男性多于女性；乳腺癌：妇女75～79岁年龄组的发病率比35～39岁组高出10倍以上，50%以上的乳腺癌常见于65岁左右的老年妇女；前列腺癌：约85%的男性患者发生在60～80岁左右年龄；甲状腺癌：老年甲状腺癌的发病，女性多于男性，其发病比例为3:1，甲状腺癌患者中，40～50岁女性组的5年生存率为85%，而男性则为75%，65岁以上年龄组，5年生存率平均为44%。

3.2.1 心理障碍

人际关系障碍：由于人体老化的特点，老年人具有情感低下及适应能力差的表现，所以对癌症的治疗及住院环境产生不适应，有强烈的孤独感、被抛弃感，对治疗心存疑虑，对医护人员不信任，这样会导致病人严重的情绪障碍，并降低治疗的顺从性。

依赖性增强：老年人明确患有癌症后，使得进入老年后日益增长的依赖性增强。由于身患癌症而产生行为退化，缺少生活自理能力；同时，老年人又非常害怕自己各种能力丧失，害怕自己成为子女的负担。因此，陷入深深的内心冲突之中。

自我价值感丧失：老年人在患有癌症后，便出现自我价值感丧失，认为自己不仅不能帮助家人，还成为家人关心和照顾的对象，并耗费了大量的精力、财力、人力，成为废人及无用的人，感到自己成为负担，丧失了生活的乐趣和享受。

躯体形象与功能受损：因为手术、放疗、化疗等，使得老年人已经趋于改变的体形更加难看，并使原本已经退化的生理功能更加退化，导致功能严重失调，如脱发、皮肤纤维化、严重胃肠道症状及中枢神经功能损害。

3.2.2 心理治疗

社会支持：对于出现心理行为问题的老年人，如果原有许多社会关系，应鼓励其与以往的同事、朋友继续交往，像生病前那样继续参加家人及朋友聚会，共度美好时光，共享友谊与亲情。对于原本就缺乏社会交往的老年人，医护人员和家属应该鼓励其多参与抗癌俱乐部的活动，和病友一起共度适应障碍期。

家庭的照顾：合适的照顾是指对老年癌症病人的生活照料恰到好处，既不能过分，又不能漠不关心。既在生活上关心体贴，但也应给病人留出一定的空间，留出一些老年人自己能做的事情，让其尽可能地活动，使得病人感到自己不是无用之人，从而减少其内疚和无价值感。

参加娱乐活动：要帮助老年癌症病人安排好治疗时间之外的生活。尽可能多地开展业余爱好，积极参加各种力所能及的娱乐活动，所采取的各种娱乐活动要依病人的身体状况，由医生决定，使得老年癌症病人在各种娱乐活动中修身养性，调节情绪。

树立正确观念：正确对待生与死，由医护人员和病人一起讨论生与死的问题，帮助其树立正确的观念，使病人对此有超脱的认识。在讨论过程中，引导其对自己过去的生活和成就作出积极的评价，培养其良好的情绪。

必要的药物治疗：如果病人抑郁、焦虑严重，由医生指导病人进行放松训练，让病人通过有效的放松而减轻症状。如果病人有自杀意念和行为，应用必要的抗抑郁药物。

4　癌性疼痛的心理治疗

从1986年起世界卫生组织（WHO）大力在全世界推行三阶梯止痛治疗。在癌症姑息处理中首先把癌症疼痛提到首要和优先解决的地位。癌症疼痛是一个普遍的世界性问题。有效的止痛治疗，尤其对于晚期癌症病人十分重要。癌症病人的疼痛比较复杂，社会、心理因素比如病人敏感、焦虑、失望、恐惧等占有很大的比例。

4.1 疼痛的评估方法与疗效判定标准

国际上目前比较普遍使用的是数字分级法，是许多疼痛学会以及疼痛治疗指南推荐的疼痛程度量化评估方法（图8－1、图8－2）。将疼痛程度分为0～10，用0～10的数字代表不同程度的疼痛，0为无痛，10为最剧烈疼痛。并将计分粗略分为三级，即轻度（3 分以下）、中度（4～6 分）、重度（7～10 分）。

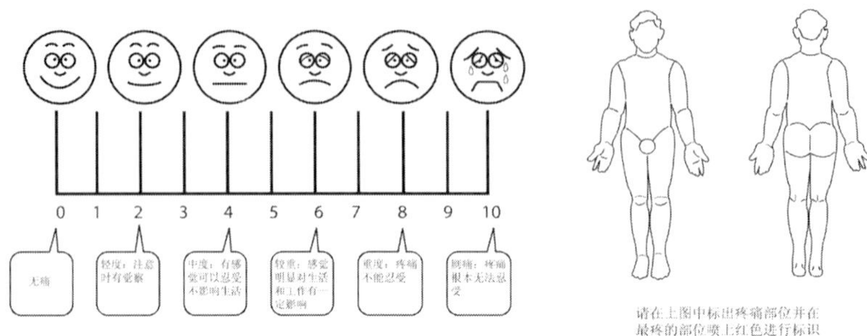

图 8-1 疼痛程度量表达

图 8-2 疼痛部位

疗效判断标准：

完全缓解（CR）：治疗后完全无痛。

部分缓解（PR）：疼痛明显减轻，睡眠基本正常，能正常生活。

轻度缓解（MR）：疼痛有所减轻，仍有明显疼痛，睡眠仍受干扰。

无效（NR）：与治疗前比较无减轻。

4.2 癌性疼痛患者的心理治疗

4.2.1 精神安慰和解释

毫无疑问，药物治疗是癌症疼痛治疗的主要方法。首先应让病人及其家属明确了解叙述疼痛及顾虑十分重要，口服止痛药能有效控制癌痛，吗啡及阿片类药是常用有效止痛药，成瘾少见，长期及重复用药仍有效。同时，还应该说明用药的具体方法；副反应及处理方法；何时需要及时停药问题；随诊或电话咨询计划等等。

4.2.2 放松训练

当人处于全身肌肉放松状态时，可以缓解疼痛，防止疼痛加剧，消除焦虑。可以加强其他止痛方法。放松训练一般每日 2 次，每次至少 10～15 分钟。最好选择安静的环境，可以采取坐位，一般以卧位较好。

4.2.3 暗示与催眠治疗

暗示与催眠对疼痛的控制非常有效，所以对癌症疼痛病人给予心理支持、暗示、催眠或自我催眠治疗。

4.2.4 分散注意力

病人将自己的注意力从自己身体上的疼痛处转移开，转移到周围其他事情上，如看电视、听广播等。对突然而持续短暂的疼痛，分散注意力可有效减轻或缓解这一阶段的痛苦。对于轻中度疼痛的病人，分散注意力可以减少止痛药的剂量。

4.2.5 鼓励病人锻炼意志

人的坚强意志，可以使得疼痛的耐受性加强，对疼痛的反应减低。当然，意志的锻炼是在长期的生活中培养出来的，需要病人在一次次的治疗中，锻炼自己，也需要医生、护士、亲人、同事的鼓励和帮助。

5　恶性积液的心理治疗

5.1 引起恶性积液的恶性肿瘤

5.1.1 恶性胸腔积液

是一种常见的肿瘤并发症。46% ~64% 的胸腔积液病人为恶性肿瘤所致。约50% 的乳腺癌或肺癌病人在疾病过程中出现胸腔积液，除此之外，还有淋巴瘤、白血病、生殖道肿瘤、胃肠道肿瘤、泌尿道肿瘤等。

5.1.2 恶性腹腔积液

恶性腹水常常是肿瘤的晚期表现。一旦发生，病人的中位生存期大约为数周至数月。一年生存期低于 10%，卵巢癌和淋巴瘤病人的预后较好，乳腺癌病人的生存期也较胃肠道肿瘤病人长。引起恶性腹水的常见肿瘤有卵巢癌、结肠癌、直肠癌、肝癌、淋巴瘤等。

5.2 恶性积液的心理治疗

5.2.1 充分的知情同意

恶性积液的出现，会给病人带来相关的各种症状，比如呼吸困难、咳嗽、胸痛，或者腹胀、下肢水肿、疲倦、食欲差等。病人迫切要求缓解这些症状，当穿刺大量积液尤其是血性胸腹水后，病人又会产生疑惑、恐惧、不安、焦虑、忧郁等心理反应。因此，应该向病人解释胸腹水产生的原因、治疗方法、反复穿刺引流的必要性、治疗所产生的毒副作用等，让病人充分地知情同意并配合治疗。

5.2.2 技术指导与药物并用

大量胸腹水的产生，会影响呼吸、消化功能，此时应该由医护人员指导病人如何控制呼吸、改变体位、调节饮食等，当病人心理反应强烈时，可适当选择抗抑郁药物。

6　不良反应的心理治疗

不良反应主要指由于应用化疗药物而导致病人出现胃肠道反应、骨髓抑制、肝脏毒性、心脏毒性、肺毒性、肾及膀胱毒性、神经毒性、皮肤毒性、性机能障碍等，下面重点介绍胃肠道反应、皮肤毒性、性功能障碍。

6.1 恶心、呕吐的心理治疗

恶心、呕吐是最主要的胃肠道反应，可发生于化疗后数小时或数天，可导致病人水电解质紊乱、脱水、衰弱，造成拒绝或恐惧化疗。此外，还可能出现腹泻与便秘，口腔溃疡、引起进食疼痛，严重者导致病人拒绝进食，出现营养不良。

6.1.1 催眠疗法

在病人催眠 30 分钟后，通过从 1 数到 20 的方法来唤醒病人。最好把催眠过程录制成录音带，让病人迅速进入催眠状态，然后由护士将其带到化疗治疗室进行治疗，化疗结束后再将病人唤醒。

6.1.2 肌肉放松训练

可以在病人接受化疗前进行。在放松训练时一方面可以由心理医生指导病人进行训练；另一方面也可以通过收听放松训练磁带来进行放松。这样往往可以减轻化疗时恶心、呕吐的频度和持续性，缓解紧张和焦虑情绪。

6.1.3 分散注意力

有研究发现，通过将癌症病人的注意力集中在视觉游戏上，可以使化疗的副作用减轻。这种作用的结果并不是由于肌肉放松的结果，而是由于病人将注意力转移到感兴趣的活动中。所以，通过分散注意力可以减轻病人在化疗时的恶心、呕吐症状，而家属也可以有意识地让病人参加一些游戏活动，使其注意力从对身体不适的注意上，转移到对游戏的兴趣上来。

6.2 皮肤毒性的心理治疗

抗癌药物引起的全身皮肤毒性反应为脱发、皮肤色素沉着、角化过度及皮疹。其中许多化疗药物都可以引起脱发，如阿霉素、环磷酰胺、5－Fu、氨甲蝶呤（MTX）等，脱发通常是可逆的，停药1～2月后毛发可再生、恢复。而5－Fu、MTX、博莱霉素均可使皮肤对阳光的增敏作用，使皮肤易于晒黑。博莱霉素还可以使皮肤增厚、角化、色素沉着。

6.2.1 充分解释、沟通

医护人员、家属应该在化疗前对病人解释和沟通，化疗后可能导致脱发，使其事先具有一定的心理准备。

6.2.2 减少脱发

在进行化疗期间，给病人准备冰帽，减少头皮血流量，可降低化疗药物达到头皮毛囊的浓度；给病人准备假发对维持病人的仪容或尊严有特殊的作用；鼓励病人多参加抗癌俱乐部活动，或者和有过类似脱发经历的病人沟通。

6.3 性功能障碍的心理治疗

一些化学药物可以引起病人性功能障碍，如烷化剂环磷酰胺、白消安、瘤可宁、美法仑、亚硝脲类等，男性会出现不能勃起、性欲下降、精子缺乏、不育等，女性会发生卵巢功能障碍、闭经、性高潮缺乏、性交疼痛等。

6.3.1 对癌症病人进行性教育

应该夫妻双方均参加，由医生实施。在治疗前应对病人的躯体功能及癌症治疗给他们性功能带来的影响进行详细介绍。这种性教育可以在初级基础上进行，避免病人因人体结构知识的偏差而引起错误观念。

6.3.2 改变病人不良观念

许多癌症病人害怕性生活会引起癌症的复发，医护人员应该针对病人这种心理进行解释和宣教。家属可以从多个角度与病人讨论这个问题，并告知病人边缘性行为也是一种常见的自然的性行为。

6.3.3 适当性生活是有益的

许多病人在化疗后已经恢复了性欲，但由于他们缺乏正确的性认识，往往对性生活又向往又恐惧。要与病人讨论并鼓励他们恢复性生活，医生要告诉病人，适当的性生活可以使病人愉悦，有时还可以促进疾病的康复。

6.3.4 指导和药物使用

心理医生根据病人的具体情况对夫妻双方进行指导。配偶应给予更多的关心与帮助，多陪伴病人，改变病人的自卑感，恢复性生活的信心。针对男性不能勃起或勃起不坚，可以给予促进性欲药物如伟哥或某些补肾壮阳的中药等；针对女性由于阴道分泌物减少，可以给予润滑剂等。

7　不同肿瘤患者心理障碍治疗方案

7.1 头面部恶性肿瘤

7.1.1 心理障碍

头面部恶性肿瘤主要包括鼻咽癌、口腔癌、喉癌等。因其面临失去正常容貌及丧失正常生理功能的问题，如说话、视力、味觉、嗅觉、感觉等，所以病人会出现较为强烈的焦虑、抑郁等负性情绪，自信心也随之下降。在治疗后，尤其是手术、放疗后，由于病人生理功能受损，言语、饮食发生困难，容貌受损，导致严重的失落感和自闭情绪，并进一步出现生活质量下降。至于在人际关系方面，病人往往因为容貌的变化，在手术后把自己封闭起来，羞于与别人见面，甚至连家人也不愿意见，从而影响了病人的康复进程。

7.1.2 心理治疗

7.1.2.1 手术前心理治疗

手术前，医生应该向病人以及家属介绍手术的必要性，非手术的风险，整个手术程序，手术所起的作用，手术带来的风险，尤其需要重点介绍手术可能出现的面容毁坏。让病人和家属尽可能做好思想准备，这样可以降低病人对手术的恐惧，主动配合手术治疗。同时，尽量让一些头面部肿瘤已经做过手术的病人介绍他们配合治疗的一些心路历程，这样会引起共鸣，可增加康复的信心。

7.1.2.2 手术后心理治疗

鼓励病人手术后尽早与医生、家属、病友沟通接触，对于手术所引起的容貌变化，也要鼓励病人正确看待，必要时可以让病人自己通过镜子面对自己的面容。越是回避自己的面容，对后续的一些治疗越是不利。同时，鼓励病人逐渐回归社会，朋友、同事应该用手术前的方式、方法继续和其相处。

另外，整形外科医生可以从患者身体的其他部位切取皮肤和骨头，运用非凡的技术，再造被损毁的面部结构，也可以用塑料和其他人工制品修复患者的容貌。事实上，凡是经过整形手术的病人，其自信心得到了明显恢复，精神状态明显好转，对肿瘤的康复、预防转移或复发都有积极的意义。

7.2 呼吸道恶性肿瘤

7.2.1 心理障碍

当病人出现慢性咳嗽，尤其出现痰中带血时，这可能是肺癌的早期症状。对于重度吸烟的人群来说，特别要值得重视。但部分病人往往不愿意面对“肺癌”这个现实，却更愿意将这些症状归咎于慢性阻塞性肺病，因而，错失了最佳的治疗时机。在确诊肺癌后，可以引起较多的情感反应：吸烟造成肺癌的后果使得他们陷入深深的悔恨当中，想竭力戒烟；同时，吸烟又可以缓解病人紧张的情绪，对病人具有较强的吸引力，驱使他们继续吸烟。此时，他们会出现强烈的不安情绪，如焦虑、抑郁、恐惧等，还可以出现严重睡眠障碍。需要指出的是，有相当一部分病人，一经确诊即是肺癌脑转移，往往表现为突然的行为和人格改变。

7.2.2 心理治疗

7.2.2.1 让病人充分表达自己的内心矛盾与恐惧

医生、家属应与病人定期交谈，与病人一起讨论目前的情绪状态、治疗效果。对于不良的情绪应给予及时干预，给予病人足够的支持，使他们保持信心和希望。另外，应当帮助病人寻找支持系统，包括亲人、朋友、同事、领导等，以减轻病人的悲观失望情绪。

7.2.2.2 技术指导与药物并用

对于病人的阻塞症状如呼吸急速、哮喘、剧烈咳嗽等，并因此导致焦虑、恐惧，甚至濒死感等。此时，应指导病人学会如何控制呼吸、改变体位、吸氧，并放慢呼吸速度，经常翻身，同时在医生指导下应用药物减轻焦虑、抑郁，应选用毒副作用较小，不抑制呼吸的药物，如帕罗西丁、盐酸氟西丁等。

7.3 消化道恶性肿瘤

7.3.1 心理障碍

7.3.1.1 食道癌、胃癌心理障碍

在早期，病人常表现为吞咽困难、反流、恶心、呕吐等症状。经过纤维内镜检查，绝大部分可以取得病理而确诊。但有时甚至需要手术探查或切除部分组织，并确定有无转移。因此，导致病人焦虑、抑郁情绪，在此时对病人的情绪冲击相当大。由于必须作出治疗决定，并努力适应手术后的各种躯体改变，病人会因此出现情感上的麻木，持续2～3周，直到手术后感受到诊断及治疗给自己带来的应激性体验。因害怕进食而产生反射性焦虑，表现出厌食和恶心，体重下降。而体重下降又使得病人继续担心癌症的复发，从而陷入一种恶性循环中。

7.3.1.2 大肠癌心理障碍

大肠癌包括结肠癌和直肠癌，是常见的恶性肿瘤之一。国内大肠癌高发年龄为40～50岁，30岁以下占12%，大肠癌中直肠癌占60%～70%，在直肠癌中75%以上病人肿瘤距肛门7cm以下，因此，人工肛门手术较多。直肠癌手术后，对病人性

功能会产生一些影响，男病人会有部分出现阳痿，而女病人则会有性交的不适感，性兴趣的降低或性唤起障碍。盆腔神经丛损伤影响阴茎及阴蒂的勃起，如损伤腹下神经丛可引起射精障碍。直肠前切除后对性生活影响较经腹、会阴联合直肠切除术为少。此外，直肠癌手术后常有排尿功能障碍，50%的男性病人手术后可以出现永久性或暂时性神经源性膀胱。还有因人工肛门后害怕粪便溢出、臭味，使得病人回避社交和公共场所，并出现社会隔离。

7.3.2 心理治疗

7.3.2.1 认知治疗

向病人进行解释，出现恶心、呕吐、食欲下降、反流等症状是疾病本身反应，手术也会引起甚至加重这些症状，随着病情好转，这些症状会减轻，从而解除病人不正确的认知和不必要的顾虑。

7.3.2.2 消除情绪反应

让那些接受过类似手术的病友现身说法，介绍他们自己的一些体会，包括如何配合医护人员减轻消化道症状，有助于消除情绪反应。

7.3.2.3 心理支持

家属，尤其是配偶积极有效的心理支持，对控制病人情绪的应急反应、对手术后的尽早恢复，具有非常正面的作用。配偶要防止在病人面前表现出厌烦、怕脏等情绪，因此时病人的心理是最脆弱的，也是最敏感的。

7.3.2.4 抗抑郁治疗

如果病人抑郁、焦虑情绪严重，必要时给予抗抑郁药物治疗。

7.3.2.5 营养治疗

由营养师给病人制定详细的饮食计划，防止出现严重的营养不足和消瘦。

7.3.2.6 人工肛门的心理治疗

术前向病人阐明手术的重要性和必要性，耐心地做好解释安慰工作，使病人认识到造瘘手术只是将排粪的出口处由原来的肛门移至左下腹部，对消化功能无影响，消除不必要的顾虑，使病人情绪稳定，配合手术。术后要病人面对自身状况的现实，振作精神，克服消极情绪，用模范病例鼓励他们建立信心。医护人员应该教会病人及其家属如何护理造瘘口，如何正确使用器材。同时，应把造瘘口的康复治疗化为心理治疗、精神慰藉及造瘘口护理三个相连的环节。术后积极开展人工肛门灌肠疗法，使病人学会自我灌肠，是恢复正常生活的重要保证，使病人术后生活愉快、幸福、没有负担，让他们由病人的心态变成正常人的心态。

7.3.2.7 适当的性生活

手术对病人性功能有影响，因此医生首先在手术时应注意保护腹下神经丛及盆腔神经丛，使病人保持正常性功能，有利于病人的身心健康。其次，配偶在性生活方面应多关心、多沟通，尤其要强调性交不会消耗“元气”，更不会影响治疗，也不会促使癌症复发，相反，适当的性生活会促进疾病的好转。

7.4 乳腺癌

7.4.1 心理障碍

在我国，女性乳腺癌在恶性肿瘤中构成比为16.34%，居女性恶性肿瘤首位。无论乳腺癌的哪个阶段，都面临着乳房的丧失。对于病人来说由于乳腺癌所产生的心理危机，甚至比癌症本身造成的影响更为严重。乳房作为女性重要性器官和哺乳工具，关系到病人性别的吸引力和生育能力，因此，她们会过分地将注意力放在乳房和躯体形象问题上。乳腺癌造成病人的心理问题主要有：焦虑、抑郁、愤怒、恐惧；躯体不适、婚姻危机、性生活受损、社交障碍等。贾树华在一项研究中提到乳腺癌所造成的心理影响和冲击，因疾病的诊断和治疗方式、病程与分期、症状和功能反应的不同而各异，尤其是术后的放疗严重破坏和影响乳癌妇女的躯体形象和性身份、性功能及其生活质量。

7.4.2 心理治疗

7.4.2.1 积极寻找各种社会关系支持

包括家庭、朋友、同事给予的精神支持有助于病人对疾病的适应，这样的支持会使得病人没有被遗弃的感觉，尤其是配偶的支持更为重要。事实上丈夫应参与治疗方式的选择、术后随访、瘢痕整形、性生活的讨论，这对维持病人良好的夫妻关系，促进病人对疾病的恢复是很有益处的。

7.4.2.2 安排和乳腺切除术的病人进行沟通

无论住院期间还是出院后，都应该安排和那些已经做过乳腺切除术的老病人进行沟通，让病人自己说出对婚姻、性生活的看法，尤其是请老病人介绍她们适应疾病的过程与经验，有利于病人很好地适应乳房切除。

7.4.2.3 乳房重建术可改善病人的心理

为了提高乳腺癌病人的生存期，多行乳房切除术。而为了减轻由此带来的心理问题，越来越多的妇女接受了乳房重建术。许多妇女在手术后心理调节能力增强，其社会交往、心理健康状态、性功能方面均有所恢复。对于那些要求乳房重建术的病人，在术前医生要向病人解释重建术的利与弊，如手术的费用和手术所需时间、手术的安全性及并发症、复发的危险性等，防止因不必要的误解造成手术后心理适应障碍。

7.5 妇科恶性肿瘤

7.5.1 心理障碍

妇科恶性肿瘤主要包括：阴道癌、子宫颈癌、卵巢癌、绒毛癌等。在确诊期，除了产生其他癌症病人相同的心理问题之外，还会出现一些特殊的心理问题，如担心疾病引起夫妻关系危机，担心性生活会将癌症传给配偶，害怕出现性功能障碍。在治疗期，往往在手术后出现持续性的疲劳、精力减退和体重减轻。多数病人不能恢复到疾病前的功能状态，并且会出现一系列的心理和社会问题，如抑郁、焦虑、恐惧；并伴随一些躯体症状，如疲劳、疼痛、膀胱功能失调、阴道出血等。更为严重的是出现性功能障碍，如性欲减退、性交疼痛、性欲缺乏、性满意感下降，并因此而导致婚姻危机。

7.5.2 心理治疗

7.5.2.1 家庭关怀

家庭的情感支持至关重要，帮助病人处理和面对各种身心问题，尤其是面对治疗后所产生的大量心身问题。鼓励他们与周围人群、同事交往，正常化的社交有助于疾病的康复，减少孤独感。

7.5.2.2 医护宣教

医护人员的宣教也同样不可缺少，针对病人的多种心理问题，尤其是性生活的顾虑，要告诉病人任何不良情绪都无助于疾病的好转，只有保持乐观向上的态度，以积极的情绪状态去配合治疗，才能获得良好的预后。帮助病人改善性观念，让病人认识到，夫妻性生活并不是夫妻生活的全部内容，这样可在一定程度上改善病人的性生活质量。由于手术或者放疗影响了性激素水平，导致性交障碍，必要时可使用润滑剂。

7.6 白血病、恶性淋巴瘤

7.6.1 心理障碍

白血病、恶性淋巴瘤恶性程度高，化疗、放疗效果相对较好，现在5年生存率已经明显提高。其主要的心理问题是由于要反复化疗，所需费用较高，往往使得很多家庭负债累累，病人出于求生的欲望，不断求治；但由于家庭的经济困难又使得他们回避及拒绝治疗，这种矛盾的心理贯穿于疾病的全过程。另外，化疗、放疗引起的副作用如恶心、呕吐、厌食、脱发、不孕不育等也困扰着病人。

7.6.2 心理治疗

7.6.2.1 家属和社会的精神支持

随着白血病、恶性淋巴瘤病人生存率的提高，生存时间延长，因而对其生活质量的要求已提到议事日程上。人们不再仅仅满足临床治愈，而且注意心理治愈，社会治愈。某种意义说，既要把病人当成肿瘤病人看待，又要把他们当成正常人看待，对于长期生存者，定期检查是必不可少的，但同时又不能让病人生活在“肿瘤病人”这个概念中，正常的工作和社交有助于消除这个概念，家庭的支持会减轻病人的心理障碍，达到全面康复，提高生存质量。

7.6.2.2 定期参加癌症俱乐部的活动

病友之间的沟通，尤其是和抗癌明星之间的交流，对于病人会有极大的帮助。这种交流沟通应该是全方位，不单单是治疗，还应该包括工作、情感等等。应该由医院定期举办癌症俱乐部的活动，为肿瘤病人提供一个平台，这是肿瘤治疗的一个部分。

7.6.2.3 调动亲人和社会关系的经济支持

白血病、恶性淋巴瘤相对其他肿瘤而言，病人的生存期更长，这意味着经济负担就更大。在临床工作中，经常有这样的病人因为经济问题而放弃治疗。因此，在目前我国医疗保障制度尚未完善的情况下，调动亲人和社会关系的经济支持就显得非常重要了。

7.7 泌尿系恶性肿瘤

7.7.1 心理障碍

膀胱癌无论是手术还是放疗，都会引起病人的性功能障碍，有26% ~50%的病人在手术后停止了一切性活动；而试图保持性功能的病人中30% ~70%性欲降低；几乎全部的病人勃起功能出现障碍。有部分病人手术后使用尿袋，除了对行动和社交不方便之外，也对病人的心理构成了很大的压力，使得病人产生自卑和退缩心理。

一般来说，患肾癌的病人大多文化程度比较高，有一定的社会地位和相当的文化知识（医护人员中肾癌比例也明显偏高）。他们会表现得极度恐惧，曾有一个国内知名的放射科主任，从诊断肾癌到死亡，仅仅半个多月，从某种意义上说，该主任是被肾癌“吓死”的。而有些对本病有一定了解的男性病人则表现为麻痹大意，以为手术可以根治，没有定期检查随访，导致肾癌复发。还有一些病人由于原本事业比较成功，或有相当的地位，患了肾癌，失落太大，以致消极低沉，对肾癌不能正确对待，甚至自我封闭，厌世逃避，忽视心理和社会的康复。

7.7.2 心理治疗

7.7.2.1 疾病的宣教

医护人员在手术前、后要详细地告知病人具体的病情，内容包括手术的必要性、可能的副作用，尤其是对性功能的影响，要强调并非所有的病人在手术后都会出现性功能障碍。

7.7.2.2 配偶的支持

无论是手术还是放疗，都有可能对性功能造成一定的影响，因此，配偶的支持、谅解、配合就显得非常重要。在生活上多关心，多体贴，适当采取一些边缘性行为，如亲吻、抚摸等，可以缓解病人的不良情绪。

7.7.2.3 坚强的毅力

病人要有足够的心理准备，不能因此产生消极情绪而影响治疗的进行。病人过度焦虑、情绪紧张和心情抑郁，均可导致体内内分泌功能紊乱，从而降低身体的抗病能力，既不利于治疗，又可能促进疾病的发展。因此，癌症病人一定要保持乐观，精神愉快，多参加抗癌团体的活动，与病人相互交流，相互鼓舞。同时，病人应该多请教医生，良好的医患关系有助于帮助病人渡过难关，提高战胜疾病的信心和生存质量。

7.7.2.4 回归社会

由于病人有自我封闭倾向，因此，无论是医护人员还是亲人、同事都应该鼓励病人回归社会，多参加一些有益身心的活动，尤其是参加抗癌俱乐部的活动，和其他癌症病人一起共同分享抗癌心得，相互勉励，增强抗癌信心。

7.8 男性生殖系恶性肿瘤

7.8.1 心理障碍

睾丸生殖器肿瘤占男性恶性肿瘤的1%，是男性生殖系统肿瘤中最常见的。无论是手术还是放疗、化疗，都可引起病人严重的性功能障碍。因此，表现自卑感，尤其是对配偶抱有内疚和歉意，怀疑自己的男性性别身份，对性能力过分担心和在意，对生育能力丧失的恐惧。

阴茎癌多见于40～60岁、有包皮过长或包茎的病人，主要以手术＋放疗、化疗为主，手术一般采取阴茎部分切除术，至少在癌以上2cm处切除。由于阴茎是男人最突出的性器官，阴茎切除会给病人带来极大的心理压力，保留阴茎者，大部分会出现阳痿，而阴茎全切除者，尿道开口于会阴部，不能站立排尿，更强化了病人的心理障碍。

前列腺癌患者由于切除了睾丸，他们会认为自己不再是男人，有自卑感。

7.8.2 心理治疗

7.8.2.1 睾丸肿瘤（前列腺癌）的心理治疗

专科医生应向病人说明切除单侧睾丸（或者前列腺），不会影响性特征和性功能；即使两侧睾丸切除会使性激素分泌明显减少，但不会完全消失，因为肾上腺可以部分分泌性激素；还要告知病人精液减少或无精液，对性高潮可能有所影响，但并不影响阴茎勃起，精液减少不会减少男子汉气概，更不会影响配偶的快感；家人要多鼓励病人参加一些社交活动，尤其使配偶更应该体贴、关心病人，不能够表现出厌烦、责备。

7.8.2.2 阴茎癌的心理治疗

专业医生要告知病人，失去部分或者全阴茎并不意味着丧失男子汉气概，也不会失去性别；不能进行常规性交，还可以用别的性行为来替代。随着整形医学的发展，阴茎延长术或者阴茎再造术可以帮助病人，不单帮助病人恢复了常规的性功能，而且也会消除由此而产生的其他心理障碍。针对病人配偶出现的心理问题如厌烦、责备等进行干预，可以缓解病人的不良情绪。

第六节　患者家属在肿瘤治疗中的作用

家人患上肿瘤是一个家庭事件，临床工作和研究表明，肿瘤影响整个家庭，尤其配偶常极度痛苦。比如乳腺癌对一对夫妇而言有特殊重要性，在最初6个月，心理干预显得特别必要。对夫妇伴侣的心理治疗显示，这对其提高彼此交流能力有很大的帮助，进一步的效应是较少无助感和更多接受来自外部的支持。而且家庭内亲属治疗同个别治疗相比，所需时间较少，费用也更低，效果也更显著。

1　患者家属在肿瘤治疗中的角色

1.1 家属的“医生助理”角色

肿瘤病人治疗效果的好坏不仅取决于医护人员的精心治疗与护理，而且与家属的支持密不可分。癌症患者的家属不仅是病人生活上的照顾者，实际上还起着一个“医生助理”的作用。研究表明，癌症病人家属的恐惧和顾虑非常容易传播给病人，病人对家属的表情、态度及举止都非常敏感。因此，病人家属要在病人面前镇静自若，努力给患者创造并提供一个良好的养病环境及精神支持。同时，家属要了解一些癌症疾病的基本知识，如癌症不是传染病，也不是不治之症，只要坚持正规治疗，疗效往往是很好的。当癌症病人出现痛苦、心情抑郁时，要在心理上安慰、体贴，在生活上细心照料。当病人在放、化疗期间出现食欲减退、恶心、呕吐时，家属应尽量做些平时喜欢吃而又富于营养的食物，增强体质。家属还可以协助医护人员观察病人的病情变化，如出现白细胞减少、抵抗力下降时，家属要劝阻病人少去公共场所，以免交叉感染，加重病情。

1.2 家属的态度影响治疗效果

家属的心理状态以及对病人的态度，直接影响患者的治疗效果。既要满足病人的合理要求，妥善照料病人，又要符合医疗常规，不能无原则的迁就，使病人遵守医嘱，安心治疗。家属陪伴久病的患者，经常表露出不耐烦的情绪，使病人的心理受到不良刺激。对于缺乏医学知识的家属，认为病人的疾病会传染给自身，对病人用过的东西不愿接触，对病人所说的话毫不在乎，对病人的治疗也失去了信心。家属这些心理状态和态度，对病人的治疗是不利的。

无论在何种情况下，患者家属都要克制自己的情绪，在病人面前保持良好的心境，要充分理解患者的痛苦，耐心疏导，多和患者交流，掌握患者的思想和心理状况，不揭穿患者对疾病的排斥心理，鼓励患者宣泄心中的疑虑、烦恼及不安，给予恰当安慰，对疾病不要下肯定或否定的结论，言语温和，使患者情绪稳定，保持正常心态。家属对患者病情有充分的了解和心理准备，增强自身的信心和爱心，做好配合工作，鼓励和支持患者，无微不至地关心患者，使患者的心理得到极大的安慰，保持乐观的态度、充足的信心，帮助患者与疾病作斗争，争取延长患者的生存期。

2　家属在肿瘤患者心理危机时的作用

家属应对处于困境或遭受挫折即处于危机状态中的肿瘤病人给予关怀和支持，使之恢复心理平衡，从而使其情绪、认知、行为重新回到危机前的水平或高于危机前水平。

帮助病人渡过危机应从以下几个方面进行：

2.1 支持技术

对病人进行心理支持，尽可能地解决病人当前面临的情绪障碍，使求助者的情绪得以稳定。在治疗过程中可诱导病人表达内心郁积，让病人尽可能发泄，并在此基础上给予同情、解释、保证。对具有自杀倾向的病人，主要集中使他们放弃自杀念头，不应对其分析自杀原因。

2.2 干预技术

提高病人适应水平，家属应让病人按以下步骤进行思考：

●明确病人目前存在的问题及困难

●提出各种可供选择解决问题的方案

●与病人共同探讨各种治疗方案的利弊和可行性

●选择最可取的方案

●确定方案的具体步骤，执行方案

●检查方案的执行结果

家属在对病人危机的干预过程中，帮助病人正视危机，并给予一定的保证，让他们树立信心；帮助病人了解自己可以采取的心理应对方式，并指导其采用良好的心理应对方式；帮助病人获得新的信息或知识；尽可能帮助病人安排好日常生活，帮助病人调动和利用所有的社会支持系统，并帮助病人回避各种不利的应激情景。

参考文献

[1] 高北陵．生活事件、情绪与恶性肿瘤．中国心理卫生杂志，1989，3（1）：68.

[2] Kissane D. W., Clarke D. M., Ikin J., et al. Psychological morbidity and quality of life in Australian women with early－stage breast cancer: a cross－sectional survey [see comments]. Medical journal of Australia, 1998, Aug; 17, 69 (4): 192.

[3] Bartrop R. W., luckhurst E, lazarus L, et al. Depressed lymphocyte function after bereave－ment. Lancet, 1977, 1: 834.

[4] Glaser R., Pearl D. K., Kiecolt－Glasser J. K., et al. Plasma cortisol levels and reactivation of latent Epstein－Barr virus in response to examination stress. Psychoneuroendocrinology, 1994, 19 (8): 765.

[5] Ben－Eliyahu S., Yirmiya R., Liebeskind J. C., et al. Stress increase metastatic spread of a mammary tumor in rats: Evidence for mediation by the immune system. Brain, Behavior and Immunity, 1991, 5 (2): 193.

[6] Rowse G. J., Weinberg J., Emerman J. T. . Role of natural killer cells in psychosocial stressor－induced changes in mouse mammary tumor growth. Cancer Research, 1995, 55 (3): 617.

[7] Jemmott J. B. Ⅲ. Social motives and susceptibility to disease. Stalking individual differences in health risk. Journal of Personality, 1987, 55: 267.

[8] Miller G. E., Cohen S., Rabin B. S., et al. Personality and tonic cardiobascular, neuroendocrine, and immune parameters. Brain Behav Immun, 1999, 13 (20): 109.

[9] Miller G. E. , Cohen S. , Herbert T. B. . Pathways linking major depression and immunity in ambulatory female patients. Psychosom Medicine, 1999, 61 (6): 850.

[10] Shea J. D. , Burton R. , Girgis A. . Negative affect, absorption, and immunity. Physiol Behav, 1993, 53 (3): 449.

[11] Byrnes D. M. , Antonei M. H. , Goodkin K. , et al. stressful events, pessimism, natural killer cell cytotoxicity, and cytotoxic/suppressor T cells in HIV + black women at risk fou cervical cancer. Psychosom Medicine, 1998, 60 (6): 714.

[12] Cohen F. , Kearney K. A. , Zegans L. S. , et al. Differential immune system changes with acute and persistent stress for optimists VS pessimists. Brain, Behaviorand immunity, 1999, 7 (1): 36.

[13] Herbert T. B. , Cohen S. . Depression and immunity: a meta – analytic review. Psychol Bull, 1993, 113 (3): 427.

[14] Levy S. , Herberman R. , Lippman M. , et al. Correlation of stress factors with sustained depression of natural killer cell activity and predicted prognosis in patients with breast cancer. J Clin Oncol, 1987, 5 (3): 348.

[15] 马博，李中琦，马志敏，等．消化系统癌症病人抑郁情绪和细胞免疫的研究．中国行为医学科学，2002，11 (1): 49.

[16] 南克俊，魏永长，周芙玲，等．消化道肿瘤患者抑郁症状的影响因素及细胞免疫功能的变化．第四军医大学学报，2003，24 (17): 1627.

[17] 李建中，吴爱勤，赵海园．心理干预对肿瘤患者情绪及免疫功能的影响．中国行为医学科学，2003，12 (3): 271.

[18] 蔡光蓉，李佩文，焦丽平，等．音乐疗法配合抗肿瘤治疗 116 例肿瘤患者的临床观察．中国中西医结合杂志，2001，21 (12): 891.

[19] Kurt Fritzsche, Michael Wirsching. Psychotherapeutic Interventions in Cancer Patients. The Chinese German Journal of clinical Oncology, 2003, 2 (1): 53.

[20] 季建林．癌症康复病人的心理社会治疗干预．中国心理卫生杂志，1999，13 (2): 83.

[21] 季建林，储展明．认知治疗的国际动态．中国临床心理学杂志，1994，2 (2): 123.

[22] Redd W. H. , Montgomery G. H. , DuHamel K. N. . Behavioral intervention for cancer treatment side effects. Journal of the National cancer Institute, 2001, 93 (11): 810.

[23] 王金道，刘勇，郭念锋．临床疾病心理学．北京：北京师范大学出版社，1994.

[24] 谢忠，黄钢，银正民，等．音乐治疗加放松内心意象法对癌症化疗病人生活质量的影响．中国心理卫生杂志，2001，15 (3): 176.

[25] Pasacreta J. V. , Pickett M. . Psychosocial aspects of palliative care. Seminars in Oncology Nursing, 1998, 14 (2): 110.

[26] 喻德洪．专家座谈会：Miles 术后造口的康复治疗．中国实用外科杂志，1996，16 (3): 182.

[27] 贾树华，姜潮．放化疗对乳腺癌妇女性身份和性功能影响的多因素研究．中国临床康复，2003，21 (7): 2926

第九章　肿瘤传统自然疗法

第一节　气功吐纳疗法

这里所指的气功主要是指医学气功。气功是由练功者通过调身、调息、调心，放松肢体，调整呼吸，安定精神等生理和心理过程，达到调节机体脏腑阴阳平衡的一种非药物强身治病的方法。气功锻炼的功效在于增强和培补人体元气，提高身体素质，并用意识的引导作用，对生命过程实行自我调节、自我控制，以协调机体适应环境，保持内外环境稳定，发挥人体固有的潜能，达到防治疾病，养生延年的作用。

1　气功的理论基础

气功学是在中医理论整体生命观的指导下，以《周易》的哲学思想、《黄帝内经》的气化论、阴阳五行学说以及经络腧穴学说为理论依据，研究人体自我身心锻炼方法和理论的科学。中医认为："人生有形，不离阴阳"。人体是一个阴阳对立统一的有机整体，健康的人阴阳是相对平衡的。而阴阳平衡一旦被打破，则人体就会患病和衰老，所以调整阴阳平衡是延年益寿，防病治病的基本法则。气功通过调身、调息、调心，使人体的精气充足、气血调和、水火相济，使全身达到阴阳平衡的状态。

1.1 调身

调身是练习气功的基础，如果姿势不对，则会影响人体的生理机能，影响入静。调身指练功时精神不紧张，调整身体的体位姿势，使肢体放松舒适，以保证人体各系统生理活动的正常进行，在外解除身体、四肢、肌肉、呼吸的紧张；在内解除思想、情绪、意念方面的紧张。

1.2 调息

调息是练气功的重要环节。调息就是进行呼吸的调整和锻炼，古代称为吐纳、练气、调气、食气等，也是使人体内真气积蓄、发动和运行的主要方法。"一呼一吸谓之息"，通过调整呼吸，使人体真气得到补充，神气得到平和。调息不仅有助于意守入静，放松身体，且可调和气血，协调阴阳，按摩内脏，加强心肺和胃肠功能，改善内脏血液循环，有利于新陈代谢和积蓄物质能量。

一般情况下，呼吸有一定的周期节律和幅度，但在练功过程中，呼吸周期可以变化，节律变慢，幅度加深，起到行气的作用。实验表明，当练功者达到鼻息微微，若存若无的入静状态时，出现深、长、均、柔、缓慢的呼吸运动，可使膈肌的活动范围增大3～4倍，使潮气量增加，有利于促进新陈代谢，加强血液循环。练功时呼吸频率可由每分18～20次，减慢至4～5次，甚至达到超生理常识的极慢状态。同时，可使肺每分通气量减少，结果是呼出气中的二氧化碳（CO_2）成分增高，氧（O_2）成分减少，有效地维持了体内氧和二氧化碳的平衡。对调动体内气体交换、能量代谢功能的潜能，起到了促进作用。

1.3 调心

调心是气功的核心内容，又称练意，指诱导入静。即练功时保持情绪安静，排除杂念，思想入静。气功入静是一种觉醒状态下特殊的安静状态，以使形体放松，气血调和，经络疏通，精力充沛，最大限度地调动机体内在潜能，发挥自我调节功能。实验表明，练功入静后，物质、能量代谢和单位时间氧耗量趋于下降，其下降程度与功法和功力有关，入静后的O_2耗量低于熟睡状态时，表明入静是一种具有保护意义的储能、修复过程。入静可使心率减慢，改善心脏供血状态。入静状态下对环磷酸腺苷（cAMP）与环磷酸鸟苷（cGMP）具有调节作用，二者的比值决定细胞的功能状态。入静可使大脑皮层处于自动高度抑制状态，可以调节自主神经系统的功能，排除不良情绪，从而降低内外环境的干扰，使机体生理功能得到调整，病理损害得到修复。

总之，调身、调息和调心三者在练功时是互相联系，相辅相成的。其中，意念是主导，呼吸是关键，姿势是基础，形成一个有机整体。气功能调节机体各系统的功能，起到防病治病，养生抗衰的效果。

2　气功抗肿瘤机理

气功疗法有扶正祛邪的治疗作用。首先，气功疗法重视“调心”，通过调心入静，甚至达到“练气化神”、“练神还虚”的高级功夫以后，不仅因“君主之官”的“心”发挥了对五脏功能的主宰作用，使五脏功能得以协调，而且由于调心，消除了情志因素的不良作用，从而起到“疏肝理气”的治疗效果。气为血之帅，气行则血行，肝气舒畅，气血和调，则无停痰、留湿、血瘀之患，肝气舒则不侮脾土，而助脾运，后天之精自然源源不竭。其次，调心日久，故能以意领气，“气随意行”然“气为血帅”，气血畅旺自可调动人体正气，围歼侵入人体的邪毒疫气；可以驱动经络之气以行痰、湿、瘀、滞等浊腐之邪；可以调动营气、真气以营养、濡润受伤的脏腑组织。此外，气功锻炼还能培益和增强人体真气，真气充则能通百脉，增进脏腑的活动功能，增强后天脾胃运化输布水谷精微的能力，增强人体的抗病康复能力。

气功锻炼强调摄津保精，保证人体精气的储藏。精充则能化气，气旺则能御邪。气功锻炼重视调息，吐故纳新，肺外合皮毛，与大肠相表里，为水道清肃之上源，所以，气功锻炼能增强精气，调和气血，疏通经络，平衡阴阳，使肺气清肃，肝气条达，脾气健运，下元充实，因而达到理气行滞，化痰除湿，活血化瘀的功效。更主要的是，气功锻炼发挥心主神明之能，使神气聪慧，对自身生命运动和生命过程发挥了最佳调节和控制，使“正气日盛，邪气日馁”，最终达到治疗癌症的目的。

2.1 杀伤肿瘤细胞

外气是练功者将“内气”发放于体外，并作用于他人而治疗疾病，古称“布气”。实验与临床研究表明，气功内气和外气均能增强机体的免疫功能，而外气还有杀伤肿瘤细胞的作用，不但对体外培养的肿瘤细胞有直接杀伤作用，而且还具有体内抗肿瘤效应及防止癌细胞扩散和转移的功效。

有学者研究观察到，对离体的人或鼠的瘤细胞发放外气后，可影响不同类型的瘤细胞 DNA 与 RNA 的合成，抑制有丝分裂，引起细胞结构破坏或直接导致死亡。冯理达等重复多次实验，观察到外气作用 60 分钟后，平均对胃癌细胞一次性杀伤率为 25.02%，最高杀伤率为 50.96%，电镜证实瘤体表面结构出现了变化。黄仲林和马春观察外气对人体体外培养的癌细胞的作用，实验室温度 20℃，癌细胞培养在一种特制的瓶内，均在培养第三天离开人体用培养液来培养癌细胞，一般在第三天生长最旺盛时进行实验，分气功组和对照组。对肺癌细胞布发“外气”，重复 3 次，其中黄仲林 2 次，马春 1 次，共 8 瓶；对照组 6 瓶。气功组每一瓶接受黄仲林的“外气”25 分钟，马春的“外气”40 分钟。实验结束，各组实验瓶仍放回 37°C 孵箱中，继续培养 24 小时。24 小时后，将瓶内细胞进行死活细胞计数和固定包埋做电镜观察，结果显示：气功组与对照组相比，$P<0.001$，有非常显著的差异，气功组癌细胞死亡数多。电镜下观察气功组癌细胞胞浆中出现空泡多而且大，染色体靠边，细胞变性坏死，核溶解。对照组癌细胞生长活跃，有细胞分裂，胞浆中也见到空泡，不过小而且很少。还有人观察到气功外气对不同种类癌细胞的杀伤作用具有差异，如刘德傅等报道外气对体外培养肝癌及肺癌细胞均有杀伤作用，但二者出现坏死的情况有所不同。于维贤等发现外气只能对肿瘤细胞产生杀伤效应，不会损伤正常细胞。另外还有研究表明，外气具有促进体外培养的人体早幼粒白血病（HL-60）细胞向成熟方向分化的作用。

关于促进癌细胞向正常分化方面，赵同健等报道外气对小鼠胶质细胞瘤（G422）有一定的抑制作用，尤其抑制率在 40% 以上的肿瘤在光镜和电镜下观察变化明显。徐荷芬等报道外气作用于 S180 肉瘤小鼠后，对正常组织和肿瘤组织产生截然相反的效应。对肿瘤细胞一方面具有杀伤、抑制效应（抑瘤率可达 65%）；一方面又可促进其逆转，使其异型性降低，分化度增高。对正常组织，尤其是免疫器官则具有明显促进细胞分化、增殖作用。此外，外气也可调节心血管系统功能，改善全身血液循环，增高红细胞数。对于增强荷瘤小鼠体质，调和气血，调动其自身积极因素抗病具有重要意义。邵向明等研究认为，气功既有杀灭 S180 肉瘤细胞、抑制其无限制生长增殖的作用，又可促进瘤细胞趋向正常分化。外气有较强的红外辐射、磁场、温度效应，可使瘤细胞变性、坏死。同时认为外气是一种生命信息，与荷瘤动物产生交流，影响瘤细胞 DNA 与 RNA 的转录、复制。而且还有提高机体免疫力，激活巨噬细胞和淋巴细胞，并有促进其浸润、增殖、吞噬和分泌功能，促进全身血液循环，增加肿瘤局部组织的氧含量，改变肿瘤细胞的能量代谢过程，显示了外气对荷瘤动物的多项生物效应和对肿瘤细胞的多种影响。

2.2 调节机体免疫功能

现代医学研究，气功效应与机体免疫功能密切相关，主要集中在内气提高人体免疫能力上。长期的研究观察表明，气功对临床常见的一些免疫性疾病、感染性疾病以及肿瘤等具有一定的防治作用。其作用机制是气功对机体免疫功能具有明显的调节作用，有的研究已深入到基因水平。气功锻炼能直接或间接地提高机体特异性和非特异性免疫功能，除对免疫细胞、免疫分子有调节作用外，对经络 - 神经 - 内分泌免疫网络也具有良性的调节作用。

2.2.1 调节免疫细胞

在抗肿瘤免疫效应中，细胞免疫比体液免疫发挥着更重要的作用。参与抗肿瘤免疫监视作用的细胞主要是 T 淋巴细胞、巨噬细胞、NK 细胞及 LAK 细胞等。临床研究表明，气功对上述各类免疫细胞均有一定的调节作用。

气功对 T 淋巴细胞的调节作用，主要是能提高 CD_4^+ 亚群的百分率，降低 CD_8^+ 亚群的百分率，从而提高 CD_4^+/CD_8^+ 比值，增强了细胞免疫功能。另外，气功对 NK 细胞毒活性有一定调节作用。胡学谦等报道了自控疗法对癌症患者外周血自然杀伤率的观察结果显示，气功组与放疗、化疗组比较有显著差异。说明癌症患者持之以恒的自控疗法锻炼可以提高 NK 细胞活性，弥补放疗、化疗后导致的免疫功能低下。研究表明，气功对巨噬细胞也有明显的调节作用。孙桂芝以药物辅助气功治疗肿瘤患者 93 例，并设 30 例对照组，结果表明，气功组一般情况好转率及体重改善情况均明显优于对照组。巨噬细胞吞噬率由治疗前的 34.68% ±8.96% 上升为治疗后的 49.68% ±8.21%，吞噬指数由治疗前的 0.45 ±0.108 上升为治疗后的 0.63 ±0.103，而对照组治疗后反而下降，两者对比差异显著。还有人研究观察表明，在气功小鼠肿瘤病灶及其周围胞膜中，肿瘤组织周围有明显巨噬细胞浸润者，肿瘤扩散转移的发生率就低，预后较好；相反，如未见明显巨噬细胞浸润者则肿瘤扩散率高，预后较差。由此可见，气功对巨噬细胞的保护提升作用对于机体抗瘤能力的增强、防止肿瘤扩散和转移具有重要的意义。

2.2.2 调节免疫分子

临床观察表明，气功对免疫分子有明显的调节作用，能增加抗体含量。临床中某些恶性肿瘤患者往往有 IgG 含量下降，而 IgG 抗体在体液免疫中发挥主要作用，能使巨噬细胞、NK 细胞和中性粒细胞等发挥抗体依赖性细胞介导的细胞毒杀伤作用（ADCC 效应），溶解瘤细胞。因此，提高肿瘤病人 IgG 抗体含量，对于肿瘤病人提高免疫功能，延长生存期具有重要意义。如汪君梅等对 30 例癌症患者练功 3

个月前后的体液免疫作了观察，发现 IgG 由 767.47 ± 330.29 升高为 1193.4 ± 323.9，IgA 由 178.8 ± 85.46 升高为 201.0 ± 70.19，IgM 由 108.86 ± 46.02 变为 100.8 ± 38.84。以 IgG 增高显著（$P<0.01$），IgA 与 IgM 则无显著性差异。气功还能调节补体的含量，补体参与机体特异性和非特异性免疫效应，在抗肿瘤免疫中有重要作用，能与抗体、淋巴细胞、巨噬细胞等协同作用杀伤和溶解肿瘤细胞，但补体水平常随病情恶化而下降，说明肿瘤抗原抗体免疫复合物消耗了补体，故测定补体特别是补体 C_3 含量对了解病者免疫状态、评定疗效及预后都有一定帮助。

3　气功的基本功法

气功疗法历史悠久，种类繁多。以动静分类，有动功和静功；以内外分类，有内功和外功；以姿势分类，有站功、坐功和卧功等。除医学气功之外，还有道家气功、佛家气功、儒家气功和武术气功等。虽然分类很多，但静功和动功是最基本的两大类。它们共同的要领都是松静自然，动静结合，练养相兼，意气相依，准确灵活，循序渐进。静功是采取坐、卧、站等肢体不动，外表宁静的功法，如松静功、内养功、站桩功、丹田静功等。静功也称“内功”，主要是通过一定的练功姿势、呼吸方法和意守活动，运用松、静、气、息等方法锻炼，达到外静内动，使人体内部的气血、津液、精神、脏腑和阴阳得到调整。动功也称“外功”，是指在练功时肢体进行运动，动作表现于外的功法，如五禽戏、易筋经、太极拳、峨嵋桩等。动功主要是通过一定的肢体活动，自我按摩，拍打以及呼吸和意守，使意气与动作相随，动中有静，从而达到脏腑、筋骨、肌肤的锻炼。古人认为，内功练精、气、神，外功练筋、骨、皮，身、心、息兼调，精、气、神并练，能达到培补元气，强身祛病的效果。

气功虽有动、静功之分，但并非绝对。古人强调“静未尝不动，动未尝不静”；“静即含动，动不舍静”。静功是在意念集中，思想宁静情况下进行锻炼的“静中动”功夫；而动功则也是在全身疏松自然，精神集中，随肢体的开、伸、收等动作配合呼吸，进入高度的虚静境界，即“动中静”的功夫。无论哪一种方法，均离不开姿势的调节、呼吸的运用、意志的锻炼，即必须掌握练功三要素：调身、调息、调心。因此，在运用气功疗法中应做到松静自如、动静结合、内外兼练，而内功则是关键。内功锻炼与中医针灸理论，特别是与经络学说有着密切的关系，具体表现在气功的经络感传等方面。

4　气功在肿瘤治疗中的应用

由于肿瘤的发生、发展与机体免疫系统功能的降低有着密切的关系，而肿瘤发生后，又会进一步使人体免疫抑制。现代免疫学强调机体内环境的稳定和平衡是免疫功能正常的关键。中医学认为，正气不足，阴阳失调，气滞血瘀，痰湿凝聚，日久不散可形成癌瘤。因此，扶正培元，调和阴阳，活血化瘀，软坚散结是治疗肿瘤的主要法则。而气功通过调身、调息、调心的方法能激发经气，使机体元气旺盛，气机畅通，从而达到经络疏通，气血和调，阴平阳秘的状态，重建内环境的稳定与平衡。

临床实践证明，气功对癌症病人具有一定的治疗作用。特别是与中医中药、针灸、排毒、三氧等绿色综合疗法结合，共同发挥抗肿瘤效应，能显著提高肿瘤病人的免疫功能，提高血氧含量，改变了癌细胞的缺氧生存环境，从而加强了对癌细胞的抑制和杀伤力。气功既可适用于手术、放疗和化疗后的病人，起到增效减毒的作用，也可适用于不能手术、不适合放疗或化疗的晚期癌症患者。气功具有扶助正气，改善精神、睡眠、饮食、疼痛等临床症状，提高生存质量，延长生存期，有助于肿瘤病人的康复，是一种易学易用的行之有效的康复手段。气功不仅在肿瘤治疗和康复中发挥着一定作用，而且在肿瘤预防中发挥着重要作用。气功具有广阔的发展前景，必将为人类攻克癌症作出杰出的贡献。

第二节　运动疗法

随着生物医学模式向生物－心理－社会医学模式的转变，合成药物副作用的危害，及医源性疾病和药源性疾病的不断出现，人们越来越崇尚返璞归真、回归大自然。自然疗法已引起世界的极大关注和重视。目前自然疗法在欧洲、美洲及亚洲的许多国家及地区颇为盛行。运动疗法是当今人类养生保健、防治疾病常用的自然疗法之一。早在数千年以前，运动疗法在我国就已作为健身防病的重要手段之一而被广泛应用。在我国经典医学著作《黄帝内经》中，已对运动疗法有较为详细的记载，并把它称之为导引。我国唐代高寿的大医学家、药王孙思邈认为“运动可使百病除，补益延年，眼明轻健，不复疲乏”。18 世纪法国启蒙思想家伏尔泰说：“生命在于运动”，这是生命科学的规律。适当的体育运动不仅可增强体质，而且有助于癌症患者早日康复。经过现代医学研究及临床实践表明，我国古人创造的多种运动方式如传统的导引，以及五禽戏、八段锦、太极拳、易筋操、体操、慢跑等在肿瘤患者的防癌保健过程中，有较好的辅助治疗作用，对于减轻临床症状，提高生存质量，延长生存期具有重要意义。

1　运动疗法抗瘤机理

近年来，运动对免疫系统的影响已日趋受到体育科学工作者和医学界的重视，而肿瘤发病及病情进展已被确认与免疫识别能力、免疫清除能力、免疫防御机能密切相关。运动疗法不仅可使人体各组织器官功能增强，提高人体对环境的适应能力和耐受力，增强机体的防御能力，提高工作效率，起到保健作用，而且对神经、内分泌、免疫等系统具有明显的调整作用，在肿瘤防御中具有重要作用。现代医学研究和实验证实，运动疗法可间接或直接地起到防癌抗癌作用，其机理主要有以下几个方面。

1.1 调整机体免疫功能

细胞免疫系统中，NK细胞最易受到短期和长期体育活动的影响。强烈运动开始数分钟内NK细胞数增加150%～300%，高强度训练后NK细胞毒活性上升40%～100%，这是由于NK细胞被募集入循环血所致，1～2小时后下降，较训练前低25%～35%，下降的原因可能是NK细胞数改变或前列腺素或激素的水平升高，抑制了NK细胞发挥适当功能的能力。研究还发现，运动负荷所致NK细胞活性的增强，在20小时后回复至原水平。

单核-巨噬细胞在抗肿瘤免疫中，除参与识别抗原，将抗原信息递呈给T细胞和B细胞外，还参与杀伤作用。病理活检提示，肿瘤组织周围有大量的单核-巨噬细胞浸润，尤其是在原发性和转移性肿瘤中，浸润程度高的病人，肿瘤扩散转移的发生率较低，预后较好；反之，凡肿瘤周围组织没有明显单核-巨噬细胞浸润者，肿瘤扩散转移率高，预后较差。动物实验发现，长时间耐力性运动和一次性衰竭运动会增加小鼠腹腔巨噬细胞中酶的释放和吞噬活性，增强对肿瘤细胞的细胞毒作用，运动是活化巨噬细胞功能的刺激因子。最近的研究指出，运动能够使单核-巨噬细胞大量富集于组织中，参与炎症、促进抗肿瘤的酶类的释放、增强巨噬细胞抗肿瘤的细胞毒活性及增强浸润肿瘤的巨噬细胞的数量和功能等，这些效应的产生依赖于运动强度和巨噬细胞在运动刺激时的功能状态。

实验研究表明，机体处于运动状态时每小时分泌的干扰素量较之平时要增加一倍以上。干扰素的抗病毒作用和抗癌作用均已被现代医学研究所证实。因此，适度的运动能增强机体的免疫功能。

1.2 增加机体吸氧量

人体在运动时，如跑步、散步、做气功、打太极拳、作五禽戏等，其吸氧量要比安静时多几倍甚至几十倍。美国医学家发现，人体吸氧增多，呼吸频率加深、加快，通过体内细胞的气体交换，可将一些致癌物质或代谢废弃物排出体外。而且运动时体内血液循环增快，也有助于把人体内锶、铅、铍等致癌物质带出体表，排泄出去。运动时人体的毛细血管扩张，机体的血流量增加，微循环血容量增多，心脏的舒缩功能增强。运动不仅能促进体内血液循环，改善全身各器官的营养状态，而且运动还能产生某些化学物质，这些化学物质进入血液后，可使神经系统功能强化，使兴奋和抑制过程趋于平衡，有利于改善肿瘤病人睡眠障碍。

1.3 促进人体新陈代谢

运动可消耗体内多余的脂肪。医学研究表明脂肪是形成前列腺素、雌激素的原料基地，而结肠癌、乳腺癌的形成与这些物质关系密切。雌激素在人体的新陈代谢中产生的某些活性物质能促使乳腺癌的形成，这些活性物质的产生与体内脂肪量有关。据观察，消瘦的女性和运动员体内的雌激素不产生上述活性物质，因此，运动消耗了脂肪，减少雌激素的生成，降低了雌激素代谢产物的致癌作用，从而发挥防治肿瘤的效应。此外，经常参加体育运动的人很少发生便秘，这样就可减少致癌毒性物质滞留在结肠内的时间，降低了致癌的可能性。运动可使机体各个脏器的新陈代谢处于最佳状态。

1.4 调整心理状态

运动可以调节情绪，缓解心理压力。现代研究发现，癌症患者的发病常与遭受精神打击，或长期郁闷、精神过度紧张有关。对肿瘤病人而言，运动能有效地缓解压抑情绪，解除紧张状态，缓解压力，改变大脑皮质中枢神经系统的功能失调，降低应激效应，消除疲劳。因此，运动不仅能防癌，而且对癌症有较好的辅助治疗作用。

2　运动疗法应用原则

虽然运动已经明确对很多肿瘤均有预防和治疗的作用，但是长时间大强度运动后，对被病毒感染的细胞和肿瘤靶细胞、具有细胞毒作用的免疫细胞，其数目和功能均会被抑制。这表明，耗竭性运动可能会增加患肿瘤的风险。因此，肿瘤患者采用运动疗法进行康复治疗，需要遵循以下原则：

第一，要根据肿瘤患者的年龄、病情和体质，选择适宜的运动项目、运动强度和运动时间。第二，在拟定运动疗法计划时，要特别注意到对于不同肿瘤的病人，应充分考虑到疾病与治疗所造成的后果，并区别对待。第三，循序渐进，逐渐加大运动量。在运动锻炼开始时，运动量要小，随着病人机体功能的改善，运动量可逐渐加大，达到应有的强度后，即维持在此水平上坚持锻炼。应防止突然加大和无限加大运动量，以免发生副作用。特别是肿瘤病人长期卧床者，要想恢复原来的体力活动，一般需要经过相当一段时间。第四，要持之以恒，坚持不懈。长期锻炼，要有毅力和恒心，只有坚持才能达到防癌强身的目的。运动疗法对肿瘤的康复具有一定效果，但亦非一日之功，只有长期坚持不懈地锻炼方能取得预期的疗效。

3　肿瘤运动疗法实施

第 1 阶段：长期卧床或手术后卧床的肿瘤患者，可以做些不费太多力气的简单动作或卧位气功锻炼，各种形式有节律的重复动作都可以提高肌肉的力量。

第 2 阶段：当肿瘤病人可以起床活动时，可以适当地进行散步、站位气功等运动锻炼，增加运动强度，提高体力储备，为恢复正常活动创造条件。推荐运动方式——步行，这是世界上最好的运动。可以参考遵守“三、四、五”的原则：即每次 3km，一次约 40 分钟，每周 5 次。

第 3 阶段：当肿瘤病人可以整日离床时，可以增加运动量，逐渐延长散步距离和时间，进行太极拳、气功等运动方式锻炼，以便加强体力，促进健康恢复。

第三节　辟谷疗法

辟谷，原是中国道教特有的一种修炼法门，与导引、服气、炼丹等并称于世。辟谷修炼的层次较高，对治疗疾病、强身健体、开慧长功、激发内在潜能等都有相当好的效果，因而受到古今一些修炼名家的重视。辟谷有却谷、绝谷、绝粒、休粮、清肠的别称，即不吃五谷饭食之意，但并不是不吃任何东西，更不是绝食或不饮不食。理解这一点，可以消除许多人对辟谷的恐惧，减轻其心理负担。这里作一简单介绍。

1　辟谷的起源

辟谷起源于宗教，宗教家们多有为“明心见性”、“体悟真理”而绝食辟谷的。其中最著名的是释迦牟尼、摩西、耶稣和穆罕默德，这些圣哲都曾一次辟谷达40天之久，获得体力、智力和灵力的飞速跃进，终于悟道。道家的丘长春真人，在山中修道时，曾大饿72次，小饿无数次。他们在度过这个关口后，成就了崇高的功业。这样，辟谷作为宗教家们修行炼道的范例和垂训，一直流传下来。今天世界上各教派的信徒，为了促进身心健康，提升灵性，都有定期和不定期的辟谷。

“辟谷”一词，为中国古代养生家和气功修炼者所用，是中国古代的一种养生方法，后为道教承袭，当作“修仙”方法之一。在印度瑜伽书中称为“断食”，而有的宗教中则称之为“斋戒”等。服气辟谷，是我国古代特有的养生方法，服气亦称食气。《宗教词典》载：“原为中国古代的一种呼吸养生方法，同吐纳相似。”服气辟谷在我国已有几千年的历史，最早的相传夏初伯益所著《山海经》，就有无骨子“食气”的实录。《道藏》一书当中也做了详细的评述。《周易》、《史记》中都有这方面的记载。道家经典《太平经》中有“少食为根，真神好洁，粪秽气昏”。真神洁癖，非净不居，这就强调不要使过多的食物在胃肠中潴留，引起异常发酵，使自身的气昏，真神不留。只有保持洁净的内体，才能达到高功能。“欲学此术，先须绝粒，安心气海，存神丹田，设心静虑，气海若具，自然饱矣”。我国唐代以前诸子百家对服气辟谷多有提及，服气辟谷的人物记载中尤以儒、释、道三教之人居多。

1973年冬，在湖南长沙马王堆三号汉墓中，发掘出一个漆盒，内有约三万字的帛书，其中有《却谷食气篇》与《导引图》连写在同一长帛的前段，据考证是汉初的写本，约近500字，因残损尚存300余字。从仅有的文字看，该篇包括却谷和食气两部分的内容，其中很大篇幅是讲食气，因辟谷须以食气为前提。《却谷食气篇》是我国现存最早的气功辟谷专著，它证实了我国在西汉以前已经有了服气辟谷的理论和方法。

时移世易，文明进步。古老的养生法在当今21世纪中显示了极其蓬勃的生命力，科技发达国家不仅利用断食疗法来攻克现代医学技术医治不了的疑难杂病，更把其上升到一个提高身体素质、净化人的灵魂和延年益寿的科学和哲学的层次。

世界各国研究辟谷的理论、方法很多，特别是发达国家，他们利用传统的理论和当今领先的科技，对辟谷疗法做了深入的研究，取得了诸多的成果。当前，辟谷疗法已风行世界许多国家和地区，国外有应用辟谷治病的医院，印度的瑜伽机构都会同时以辟谷和配合练习瑜伽来医治疾病，前苏联、日本、澳大利亚、美国、法国、德国及东南亚都有此类研究机构。柏林一家辟谷医院设有300多张病床，日本现有3，000多家断食寮，其中以东京、大阪、关东等几家最负盛名。各国同时出版了大量的断食专著，其中对医学界影响最深的有：英国卡林顿医学博士的《活力、断食与营养的关系》、日本小岛八郎的《断食疗法》、前苏联断食专家尼可拉也夫医生的《奇迹般的治愈力》、美国治士凯尔博士的《完全的健康》和马克欧义博士的《断食与健康》等。

2　辟谷治病机理及抗肿瘤效应

辟谷这一门中国古老的学说逐渐被世界所接受。进入21世纪以来，越是发达国家越是流行回归自然，所以对辟谷进行了广泛的研究，辟谷医院也纷纷建立起来。研究辟谷治病的理论也很多，有自身中毒学说、自身免疫学说、自身疗能学说、自身酸碱平衡学说等。我国古代早就知道人体里有个垃圾箱，大肠就是人体的垃圾箱，因此需要经常清理肠道。即古代养生谚语所说的“人要长生，肠要常清”；“肠要常扫，长生不老”。中医认为人体内脏之病不外乎气血、阴阳的变化。辟谷在开发人体的潜能、调整阴阳气血平衡方面有着极为独到而超常的功用。现代气功辟谷，即服气辟谷，是辟谷养生研究者在中华传统气功理论方法的基础上，吸收了国外现代辟谷的研究成果，发展而成的适合现代人修炼的方法，具有气功和绝食的特殊效应。

2.1 祛邪排毒作用

现代医学研究表明，人体的许多疾病，多因粪便滞留在肠中引起的。粪便在肠中积聚，产生腐败细菌，引起慢性中毒，发生疾病、衰老和死亡。辟谷可祛邪排毒，分解脂肪，净化血液，保护血管，溶解病毒与细菌，从尿液排出，把阴性体质转变为阳性体质。辟谷的主要作用是在几天或几十天之内就可以把体内的积粪、废渣、留毒都清除出来，等于给肠胃进行一次“清仓大扫除”。当胃肠清扫干净以后，不但铲除了体内的腐败物质，而且增加了胃肠的吸收能力，提高消化系统的工作效率，营养吸收旺盛起来，许多疾病可不治自愈。所以辟谷时首先受益的是脾、胃、肝、胆和大小肠等整个消化系统。

2.2 提高机体抗病能力

气功师张荣堂经21天气功辟谷实验研究表明，气功辟谷能提高人体机能的免疫功能，恢复人体原有的自愈力。气功辟谷期间体液免疫 IgG、IgM、IgA 水平有明显提高，淋巴细胞转换率也有显著的提高。辟谷第 10 天 IgG 甚至上升超过正常值，第 21 天又自动恢复正常，说明到一定时间体液免疫就会自动调整。所以气功辟谷对免疫机制具有良性的调节作用。进一步实验研究表明，辟谷可降低转氨酶和高血脂，提高高密度脂蛋白，改善血细胞功能，对人体血清蛋白的比例有较好的调节作用，并可降低糖尿病人的血糖，调整神经、内分泌系统，提高免疫功能，对许多疑难杂症均有明显的疗效。

2.3 调节机体酸碱平衡

人体组成所需的化学元素中，80% 属于碱性，20% 属于酸性。由于我们饮食习惯与身体所需适得其反，摄入酸性食物过多，如各种肉类、蛋类及大多数谷类（包括小麦与大米），而碱性食物摄入不足，如水果、蔬菜、黄豆、小米、牛奶等，所以多数人都患了文明人的酸血症，使人体的内环境酸碱平衡紊乱。而辟谷可以排除血中酸毒，调节机体的酸碱平衡，重建机体内环境的平衡与稳定。

2.4 抗肿瘤效应

辟谷可以应用于肿瘤临床，是清除肿瘤毒素的有效途径。由于肿瘤发生的原因与毒素有关。宿便是隐藏于身体深处的垃圾毒素，它是导致人体一直处于高度缺氧状况的原因之一，一旦人体耗氧过多，细胞便容易产生病变，癌细胞在缺氧情况下生长迅速。辟谷不仅能够彻底清除积聚在肠中的腐败宿便，而且能够排除引起肿瘤发生的某些超标的重金属，如镉、汞、铜、铅等。肿瘤病人脏腑功能及内环境紊乱，酸碱平衡失调，而辟谷可以纠正肿瘤病人的酸碱平衡、调整身心紊乱及阴阳失衡的状态，通过调整神经、内分泌、免疫系统功能，以创造不适宜肿瘤生长、扩散的环境，进而达到抑瘤和延长生命的目的。由此可见，辟谷是当前肿瘤治疗中应当重视的一种辅助手段，应当严格掌握使用指征，合理使用。

3　辟谷的类型

从辟谷现象出现的情况看，可分为以下几种类型：①自然辟谷：练功有素者达到一定程度时，或因调节身体的需要，人会自然出现厌食、少食甚至不食的状态。这种情况较少，一经出现坚持的时间较长，同时会出现各种特殊的身体变化和练功效应。②主动辟谷：当练功达到一定层次后，或为了治病的需要，通过一定的练功方法如服气、导引、按摩、服药饵等而达到少食或不食的状态。这种方法在防病治病、养生健身及提高功力中均有较高的价值，但应顺其自然，不可勉强。③诱导辟谷：当练功达到一定程度后，身体会出现辟谷时的各种效应，但又不知道辟谷的方法，此时通过修炼有素者的诱导和帮助，便可进入辟谷状态。这种现象在参加集体练功或听带功报告时较易发生。特殊的地磁环境，如名山古刹、千年古树生长之处，有时也可以诱导人进入辟谷状态。④被迫辟谷：由于某种特殊的原因，如饥荒、地震、迷路、塌方等，得不到食物供应，被迫停止饮食，引起人体内部功能的重新调节以适应新的环境。

4 辟谷实施方法

辟谷是一种意识活动，必须在完全理解、心甘情愿的状态下进行。辟谷期间要注意身心的舒畅。修持辟谷要在有专门的老师在旁指导观察，不能一人独自盲练。辟谷开始以后，要把握分寸，顺其自然。在整个辟谷过程中，要注意以下几个问题：

4.1 辟谷时间

依个人练功时间的长短、健康状况、心理状态的不同，辟谷时间的长短有一定的差别。短则一两天，长则可几十天。一般情况下应多于 3 天，身体素质一般者应坚持 7 天或 7 天以上。第一次辟谷的时间不宜过长，要以安全为上，自然为度。不可因治病、长功或其他原因而主观延长时间，应循序渐进，不刻意追求时间的长短。辟谷期间要根据实际情况，欲辟则辟，欲止则止，顺其自然，以自己感受舒服为度。

4.2 辟谷程度

辟谷从程度上可分为以下几种类型：①全辟：辟谷期间粒米不进，滴水不沾，完全切断饮食和水分的供应，直接与外界交换能量与信息，充分调动人的潜能来完成人体的各种代谢。这种情况较少运用，最好在修炼有素者的监护下进行，注意安全，以不感到过于饥饿为度，切忌盲目追求时间的长短。②近全辟：不进五谷杂粮和药丸，但可饮用少量水和蜂蜜，也可食用少量水果。这种方法对于一般体质者都可以运用，比较安全。③半辟：除了可以饮用水和蜂蜜外，还可食用少量瓜果、花生米、核桃、红枣、胡桃、杏仁等药饵，以不感到饿为止。这种方法对于第一次辟谷者或体弱多病者较为适用。④近半辟：基本上不吃熟食，但可多吃水果、蔬菜和其他杂食，甚至还吃点稀饭和面条等，也可吃一些素菜。这种方法对于有心理障碍或特别虚弱者较为适用。

4.3 辟谷饮食调控

开始辟谷时饮食可以逐步减少，在 2 ~3 天中减至半辟或近全辟状态。也可以直接开始，直接进入辟谷状态。在辟谷结束，恢复饮食时应切实注意循序渐进，逐步恢复，不可操之过急。初进食以稀粥为宜，另可食用少量新鲜水果、蔬菜等，忌食生冷鱼肉、辛辣刺激性食物。待完全恢复进食一周后方可食用鱼肉类食物。

半辟谷期间可食用适量的干鲜果品、营养性药物，常见的诸如：红枣、芝麻、黄精、玉竹、枸杞、黑豆、天门冬、麦门冬、茯苓、白芍、禹余粮、赤白石脂、白术等。经实践证明，辟谷期间每日饮几杯蜂蜜水，大有助益。饮水以暖水为宜，饮多亦不妨。全辟谷期间停食而不停水，应保证足量的水分供应。过分缺水是对身体的摧残。

4.4 辟谷方式

行气者不一定要辟谷，但辟谷者必须要兼练行气之功，故“辟谷服气”常相提并论。辟谷是泻，服气是补，采用一定的功法补脏腑之气、补经络之气、补天地之气，补其不足，泻其有余。这就是辟谷疗法与绝食疗法的根本区别，也是辟谷者不会饥饿难忍，反而精神饱满，精力充沛的根本原因。

辟谷期间应避免过度的、剧烈的体力活动。尽力避免七情刺激，避免情绪的大波动，使心态保持平和。禁止性生活，惜精爱气。通过辟谷排除了旧的毒素之后，又会有新的毒素产生，因此机体需要多次净化，人也需要多次辟谷。特别是肥胖症、高脂血症、糖尿病、癌症等，需要多次辟谷才能巩固疗效。

第四节　推拿、按摩疗法

推拿是人类最早掌握防治疾病的方法之一。中医推拿素以历史悠久，流派众多，手法丰富，技巧性强，适应证广，疗效显著而著称于世。推拿是在中医经络腧穴学说指导下，运用各种手法作用于人体体表的一定部位，促使经络疏通，气血流畅，从而达到防治疾病目的的方法。推拿是一种具有独特治疗规律的自然疗法，其治疗范围广泛、安全有效、无毒副作用，目前已普遍受到关注。

1　推拿疗法的理论基础

推拿疗法是以中医阴阳五行、脏腑经络、营卫气血为理论基础，运用整体观念和辨证施治的思想，以手法的技巧、力量的强弱，直接作用刺激人体的经络、穴位，并通过经络把这些有效的刺激传递到内脏或患处，达到平衡阴阳、调和气血、祛风除湿、活血化瘀等治疗目的。由于当人体外感病邪时，其可由浅入深，从皮毛腠理、孙络、络脉、经脉传入内部脏腑，引起病理变化。而经络具有运行气血、调脏腑平阴阳、沟通表里内外、传导感应的作用。所以，推拿疗法能够通过疏通经络、调畅气血，从而达到防病治病的目的。早在中医《素问·血气形志篇》记载：“形数惊恐，经络不通，病生于不仁，治之以按摩。”《遵生八笺》也说：“人身流畅皆一气之所周通，气流则形和，气塞则形病……按摩导引之术，所以行血气、利关节。”因此，经络学说是推拿疗法的理论核心。

2　推拿疗法的作用机理

推拿手法的本质是一种外力，手法外力既可直接作用于局部，引起局部关节位置的改变，肌肉、筋膜等软组织性状的改变而纠正人体病理状态；又可通过刺激经络，产生继发性整体反应，改变病理状态，从而激活了经络系统的整体调整功能，使机体趋于康复。

2.1 疏通经络，活血化瘀

推拿手法主要作用是：舒筋通络，理筋整复，活血祛瘀及流通气血，调整阴阳。筋顺、瘀去则经络疏通，气血流畅，以增强局部营养，促进脏腑器官功能的恢复。《难经》说：“气主煦之，血主濡之。”一旦外伤或内损，邪气侵犯经络，则气血流行不畅，筋脉、肌肉失却气血的濡养，则可为痛、为肿、为痿、为麻木，甚者为瘫、为痪。故宜运用按摩之法，按其经络，以通郁闭，达到活血散瘀，通络止痛的作用。因此，活血化瘀是推拿治疗的基本原则。

2.2 扶正祛邪，固本培元

中医认为，疾病的过程，就是邪气与正气相互斗争的过程。人体的正气是能维持机体的正常生理功能，并有抵御外邪的能力。因此，推拿治疗应以扶助正气、祛除邪气为治疗原则。通过推拿手法作用于经络系统，再通过经络系统的中介，激发人体固有的调节与自愈功能，有助于机体正气的恢复，从而达到扶正祛邪、固本培元的作用。

2.3 调节循环及神经系统功能

现代医学研究证明，推拿手法作用于人体皮肤肌肉后，可使毛细血管扩张，促进血液循环，调节神经功能。通过推拿可以缓解中枢神经系统，推拿手法的机械刺激作为一种良性刺激的信号——通过经络和神经传导作用，传入大脑皮质，经大脑皮质分析整合后，促使人体经络、器官功能得到恢复和加强，同时使大脑皮质兴奋与抑制过程维持相对平衡状态，使紊乱的神经系统得到调整。由于皮肤内含有皮脂腺、汗腺、血管和神经末梢，按摩正是通过对这些组织的刺激向深层组织渗透。手法的机械能转化为热能，使皮下微小血管扩张充血，皮肤温度增高，血液、淋巴液循环加快，增强了皮肤的保护性能与抗病作用，增强了局部、内脏及全身组织的营养供给，提高了新陈代谢能力。这种能量转换，通过神经反射与体液循环的调节，产生一系列病理生理的改变，使机体功能恢复，激活了经络系统的调整功能，使机体趋于康复。推拿作为一种特定的刺激因素作用于经络系统，对循环系统、神经系统及免疫系统等均有调整作用。

3 推拿基本手法分类

推拿手法是一种技能，是一种特殊的肢体运动形式，是操作者用手或身体其他部位刺激人体体表或活动肢体的规范化技巧动作。由于刺激方式、强度、时间的不同，形成了许多动作不同的基本手法，基本手法可分为：推法、拿法、按法、压法、揉法、捏法等。此外，还可把两个以上的基本手法结合起来操作，称为复合手法，如按揉法、推摩法、捏揉法等。根据目前统计，我国有文字记载的推拿手法已有200余种，手法虽然繁多，但可以根据其外力作用方式而划分为两门，即《内经》所说的“按”和“蹻”。根据唐代医家王冰的注释，“按”为“抑按皮肉”，“蹻”为“捷举手足”。前者的手法力直接作用于接触部位，而后者的外力间接作用于远离接触部位的关节、肌肉、筋膜。每一门手法又可根据动作特点而分为若干类，每一类手法又包括若干种基本手法，每一基本手法还可根据其接触部位、动作变化而分为若干种变法。若从手法的主要作用途径分类，则可以分为刺激性手法、矫正性手法和松动性手法，临床中可根据不同病情灵活运用。

4　推拿疗法在肿瘤临床中的应用

4.1 肿瘤病人推拿原则

推拿疗法应遵循中医理论，辨证施治的原则，根据不同证型而采取补虚泻实的手法。在进行推拿时，应根据患者的具体情况，如年龄、性别、体质及肿瘤的早、中、晚不同时期，采取不同的手法。如肿瘤病人早期，体质较强，正盛邪实，刺激量宜大，对于中晚期的肿瘤病人，体质消瘦虚弱的病人，手法刺激量宜小而轻柔。刺激性手法必须符合持久、有力、均匀、柔和、深透等技术要求。所谓持久，是指手法能严格按照特定操作规范，持续运用一定时间而不走样，使手法的刺激量积累到临界点，足以推动经络系统的调整作用，改变病理状态。所谓有力，就是指手法应具有一定的力量，一定范围内，手法力度的大小与对经络系统的刺激强度成正比，但超过这个限度，反而造成组织损伤。必须根据施术部位、病理特点、患者体质等具体情况而调整力的大小。所谓均匀，是指手法动作要有节奏性，速度不可时快时慢，压力不可时轻时重。所谓柔和，是指手法要“轻而不浮，重而不滞”，以柔软易变形的掌面着力要比以坚硬而不易变形的骨突着力柔和。所谓深透，是指通过运用各种富于技巧性的手法，降低人体活组织的张力，减少对外力传递的阻抗而使手法作用达到组织深层。需要指出的是，对于晚期肿瘤病人有远处扩散及多发骨转移的病人，原则上禁用按摩。

4.2 推拿疗法的临床应用

推拿疗法对于改善肿瘤病人的临床症状，如失眠、便秘、疼痛、饮食及精神状况等具有明显的治疗作用。由于推拿可使大脑组织产生某些可以安定精神活动的物质——脑肽。如按摩头部，通过刺激头皮的神经末梢和经穴，通过神经和经络的传导，调节头部的神经功能，松弛头部神经的紧张状态，促进局部血液循环，有利于治疗肿瘤病人失眠、头痛等症状。推拿或按摩经络、腧穴还可调理脏腑功能，通调大肠腑气，润肠通便，以调整肿瘤病人常见的便秘、呕吐等胃肠道功能紊乱。总之，推拿在肿瘤康复治疗中有一定的改善症状，减轻疼痛的作用。

第五节　音乐疗法

音乐疗法是指通过病人唱歌、演奏乐曲或欣赏选择性乐器的音乐艺术以调节形神，促使疾病康复的一种治疗方法。20 世纪 70 年代以来，音乐疗法已成为医学家们的重要辅助治疗手段。目前欧美等国家已开始用音乐疗法治疗各种疾病，其中在治疗忧郁症、狂躁症及恶性肿瘤等方面取得了可喜的效果。音乐疗法用于肿瘤临床，是有效的心理治疗方法之一，能够优化心理状态，激发情感效应，增强免疫功能，达到治疗和康复的作用。同时可以减少药物治疗对肝、肾功能的损害，是值得研究、推广的一种治疗方法。

1　音乐疗法的理论基础

音乐疗法，是当前许多国家流行的一种有特色、有前途的现代音乐治疗形式。在这种音乐和自然界音响的引导下，接受音乐治疗者全身放松，闭目养神，仿佛回归到大自然中，依照个人不同的生活经历进行回忆和臆想等心理活动，可以取得舒心、强身、健脑、养生的效果。

中国传统哲理认为，人是自然之子，人的生命活动和世间万物的变化，受天地阴阳五行之气的影响和制约。人必须保持和天地自然之道的和谐统一，才能维护和自然变化的动态平衡。实现人体内部气机运化的阴平阳秘，达到身心愉悦，健康长寿的目的。2，000 年前的《黄帝内经》中就提出了五音应五脏的学说，说明了音乐与人的身体有着十分重要的关系。中医认为，五行中的木、火、土、金、水，会生出角、徵、宫、商、羽五音；而我们人体的肝、心、脾、肺、肾五脏，又会生出怒、喜、思、忧、恐五志，这五行和五音之间，互相呼应，又与五脏、五志相连，所以对于五音的运用，可以起到调节五志、调和脏腑、平衡阴阳，从而达到防治疾病的作用。

中医五行音乐内涵：天地阴阳五行之气和人体气机运动会因季、因时发生变化，人们还会因季节、时辰、年龄和体质的不同，而出现气机运化不平衡，有中庸、太过和不及之分。天地万物、四季、人体相对应的五音也有正调、太调和少调之别。正调为中庸平和之乐，对人体有平补、平泻和平调的作用。少调则对应自然万物及人体气机运化不足。少调五行音乐是以低平、浑厚、浩大、轻柔的音乐旋律和舒缓的节奏，使音乐的声波和乐曲温润的情感产生动静相间、以静为主的运动效果，适应天道自然和人体中气的阴性运动规律，起到对人体气虚、血虚、阴虚、阳虚的滋补和充养的作用。用于中老年人及体弱者，具有补中益气、滋阴强身、调理情志和益寿延年之功效。

角调，为春音，以角音（3－咪音）为主音，属木，主生，通于肝，能促进气的上升、宣发和展放。具有通肝解怒，养阳保肝，补心阳，泻肾火的作用。

徵调，为夏音，以徵音（5－嗦音）为主音，属火，主长，通于心，能促进全身气机上炎。具有养阳助心，补脾利肺，泻肝火的作用。

宫调，为长夏音，以宫音（1－哆音）为主音，属土，主化，通于脾，能促进全身气机稳定，调节脾胃之升降。具有养脾健胃，补肺利肾，泻心火的作用。

商调，为秋音，以商音（2－咪音）为主音，属金，主收，通于肺，能促进全身气机的内收，调节肺气的宣发和肃降。具有养阴保肺，补肾利肝，泻脾胃虚火之功效。

羽调，为冬音，以羽音（6－啦音）为主音，属水，主藏，通于肾，能促进全身气机下降。具有养阴，保肾藏精，补肝利心，泻肺火的作用。

总之，五行音乐是天地自然运化之声，“音乐之声”与“人气相接”，可以“动荡血脉、流通精神、通神明”，由于音乐旋律的阴阳升降可以协调人体阴阳升降的平衡，让我们的身心伴随着五行乐曲去迎合天地自然之道，顺应四时之法，达到天人相应，身心健康，防病治病的目的。

2　音乐疗法的作用机理

现代研究证明，音乐对人的身心具有显著的调节作用，轻快的音乐使人舒适、愉悦、安宁；雄健有节奏感的音乐，则使人精神振奋，心情舒畅。音乐之所以对人的精神有特殊的影响力，主要通过节奏和旋律起作用。节奏鲜明的音乐，能振奋精神，使人热血沸腾，勇气倍增。明朗、欢快、昂扬的乐曲可以提高大脑神经细胞的兴奋性，使人情绪得以改善，促进血液循环，增强胃肠蠕动及消化腺的分泌，加强新陈代谢。节奏放慢，则有轻快放松之感，可有效地缓解紧张和疲劳。旋律的悠扬、雅静、清美，最能平和人的心境。音乐治疗疾病有物理、生理、心理等多方面的作用。因此，音乐疗法能调节紊乱的脏腑功能，对于神经、内分泌、免疫系统具有明显的调节作用。

2.1 物理效应

音乐是一种声音，声音是声波的振动，是一种物理能量。作用于体内各个系统发生同步的和谐共振，产生一种类似细胞按摩的作用。据研究，人体各种器官具有一定的振动频率，当人患病时，器官的振动频率也会改变。而音乐有规律的声波振动，可以纠正病变器官频率使之调谐，能协调人体各器官的节奏，调节大脑皮层的兴奋性，即出现兴奋－抑制－兴奋的生理过程，激发体内的潜能，对人体免疫系统有良性的双向调整作用。音乐能激活癌症患者的免疫抑制，使免疫细胞处于最佳状态，对肿瘤病人免疫功能低下者有较好的提升作用，从而达到调整人体内环境的平衡与稳定，发挥抗癌效应。

2.2 生理效应

音乐所引起人体的生理变化，主要是通过神经传导途径来实现的。巴甫洛夫实验研究发现，引起愉快情绪的音乐能增加消化液的分泌。有学者研究发现，音乐节律可以作用于大脑边缘系统和脑干网状系统，提高神经细胞的兴奋性，通过神经体液的调节，促进机体分泌一些对健康有益的激素、酶、乙酰胆碱等物质，能调节血液循环、胃肠蠕动、肌肉张力、新陈代谢等，从而改变人的情绪体验和身体功能状态。

2.3 心理效应

现代医学心理学研究表明，人的心理因素在疾病的发生发展中起着很大的作用。如情绪的过分压抑，是许多疾病发生的主要原因，心理因素与癌症发生密切相关。音乐疗法可以调节不良心理状态。悦耳动听的乐曲，悠扬轻快的旋律，沁人心脾的声乐使人凝神于音乐中，排除杂念，平心静气，呼吸深缓，全身松弛，使紧张的大脑皮层弛缓。消除紧张、抑郁等不良情绪，有利于肿瘤病人的康复。

3　音乐疗法在肿瘤防治中的应用

由于音乐疗法治疗疾病具有简便易学、经济、安全有效、无副作用等优势，因此，可应用于肿瘤病人早、中、晚任何时期。临床中运用音乐疗法配合其他绿色综合疗法治疗肿瘤病人，可起到增效减毒作用。对于术后或放疗、化疗后，出现的一些并发症和毒副反应，如常见的骨髓抑制、恶心呕吐、疼痛、失眠、胃肠功能紊乱等具有明显的调节作用。由于癌症病人常表现为紧张、恐惧、焦虑、压抑、躁狂等不良情绪反应，因此运用适宜的音乐节奏、旋律、音色、速度、力度、艺术感染力等来调节病人的情绪和行为，通过音乐以疏导情志，恢复心理平衡，这对于树立战胜病魔信心，改善临床症状，提高生存质量，延长生存期具有十分重大的意义。

五行音乐特性与五脏相应，直接或间接影响人的情绪和脏腑功能，可根据五脏、五音与五行的辩证关系，辨证施乐，选择曲目进行治疗。对于肝气郁结、肝阳上亢者可选用疏肝理气、平肝潜阳的角调式（木音）音乐，因其乐曲描绘了大地回春，万物萌生，生机蓬勃的画面，曲调亲切、清新，具有“木”之特性，可入肝，五志中属怒；对于心血不足、心气下陷者可选用养心安神，补益气血的徵调（火音）式音乐，因其旋律热烈、欢快、活泼轻松，构成层次分明，情绪欢畅的感染气氛，具有“火”之特性，可入心，五志中属喜；对于脾胃虚弱、肝脾不和者可选用健脾益气、疏肝和胃的宫调式（土音）音乐，因其风格悠扬、沉静、庄重，如“土”般特性，可入脾，五志中属思；对于忧郁伤肺、肺气亏虚者可选用宣肺肃气、补肺益气的商调式（金音）音乐，因其音乐高亢、悲壮、雄伟、铿锵有力，具有“金”之特性，可入肺，五志中属悲；对于肾阳不足、肝肾阴虚者可选用温阳补肾、滋水涵木的羽调式（水音）音乐，因其风格清纯、凄切、哀怨、苍凉、柔润，具有“水”之特性，可入肾，五志中属恐。

现代音乐治疗的形式有多种，如音乐感受疗法、音乐色光疗法、音乐气息疗法和音乐电流疗法。最常用的是冥想音乐感受疗法，即通过欣赏乐曲，达到心理上的共鸣与自我调整。冥想音乐分为导入、冥想和唤醒三个阶段。导入阶段，是在音乐和自然之声的引导下，身心逐步放松，排除杂念，自然呼吸，渐渐进入冥想状态。冥想阶段，是身心完全放松，随音乐和自然之声进入朦朦胧胧、似睡非睡或轻轻入睡的自由臆想的美妙境界，此时身心得到充分休息。唤醒阶段，是在音乐和自然之声的引导下逐步恢复到清醒状态。

大自然中优美的音响对肿瘤病人的康复十分有利。那些充满优美、动听而欢快的音乐会使病人置身于大自然中。如风吹树叶的沙沙声，山川小溪的潺潺声，海涛打岸的拍击声，以及虫鸣鸟语、松涛等汇成的天然交响乐，可以醉人心肺，使人心旷神怡，胸怀开阔，精神放松，进而忘却病魔的痛苦；心情愉快，精神振作，缓解因肿瘤引起的烦躁焦虑不安的情绪。

音乐疗法可提高肿瘤病人生存质量，尤其对于改善睡眠，具有明显的优势。影响肿瘤病人生存质量的一个重要因素是睡眠障碍，睡眠质量的好坏直接影响到病人的生存质量及肿瘤的康复。因此，提高睡眠质量是肿瘤病人康复治疗中的重要保障。在质量较好的睡眠状态下，体内会出现一系列良性的生理、生化改变，这些改变会有助于人体疾病的康复。卧位能改变脑和肝的血流量，而脑和肝脏血流量增大是营养脑和肝细胞的有效保障；睡眠能协调大脑皮层及肌纤维的功能，可将体内代谢产物及毒素排泄出去，缓解疲劳，增强新陈代谢；睡眠可提高免疫力，增强白细胞的吞噬作用，能增强机体产生抗体，如 IgG、IgM、IgA 分泌量增加，从而提高机体防病祛病的能力。睡眠是生命活动中不可缺少的重要生理功能，是人类健康长寿的需要，睡眠是最好的休息，是最好的“良药”。

为了提高肿瘤病人的睡眠质量，可将气功、心理与音乐疗法相结合，以消除疲劳、调节情绪、改善睡眠，可选用如下音乐处方：

对于心神不定、烦躁引起的失眠可用具有宁心安神，镇静催眠功效的乐曲：《春江花月夜》、《平沙落雁》、《绿色小夜曲》、《小桃红》、《摇篮曲》、《军港之夜》、《二泉映月》、《仙女牧羊》，以及贝多芬的奏鸣曲、肖邦和施特劳斯的圆舞曲、柴可夫斯基的《花之圆舞曲》、门德尔松的《第四交响曲》、德彪西的《月光》、圣桑的《天鹅》、海顿的《小夜曲》等。这些乐曲具有缓慢轻悠，柔绵婉转，安神静气的作用。

对于情绪低落、忧郁引起的失眠可用具有开畅胸怀、疏肝解郁功效的乐曲：《光明行》、《喜洋洋》、《春天来了》、《啊，莫愁》、《喜相逢》、《采花灯》、《娱乐生平》、《解放军进行曲》、《春风得意》，以及莫扎特的《第 40 交响曲（b 小调）》、格仕温的《蓝色狂想曲》、李斯特的《匈牙利狂想曲》、门德尔松的第三交响曲《苏格兰 c 小调》、西贝柳斯的《忧郁圆舞曲》等。这些乐曲具有节奏明快，旋律流畅，振奋阳气的作用。

运用音乐疗法治疗疾病比较方便，在有音响设备、音乐磁带和一个较为安静的环境下即可进行。聆听音乐时应全身心投入，从音乐中寻求感受。每次时间在 30～60 分钟为宜，音量不要过大，音量的大小也应掌握在适当的程度，以 70 分贝以下疗效最佳。经常更换曲目，以增加注意力和兴趣，避免疲劳和厌倦情绪。根据肿瘤病人的心理需求及疾病特点，尽量选用针对性强的乐章与名曲，才有较理想的感染力。以达到怡情养性，以情制情的目的。可将古典音乐与现代音乐相结合，戏剧与歌曲相结合，以发挥更好的治疗效果。

参考文献

[1] 李国章，董书新，杨宏．气功治疗29种慢性病．北京：中国医药科技出版社，1989.

[2] 林厚省．太极气功十八式．台北：林郁文化事业有限公司，1997.

[3] 星野稔．气功自然疗法．台北：创意力出版社，1994.

[4] 蔡斌．运动与肿瘤风险．中国临床康复，2005，7（6）：950.

[5] 王玉．运动预防肿瘤发生机制的研究进展．成都体育学院学报，2004，30（6）：84.

[6] 焦广发，何玉秀．运动对肿瘤坏死因子－α的影响研究进展．中国运动医学杂志，2007，26（1）：116.

[7] 蔡光蓉，李佩文，焦丽平，等．音乐疗法配合抗肿瘤治疗116例肿瘤患者的临床观察．中国中西医结合杂志，2001，21（12）：891.

[8] 虞定海，王敬浩．6个月健身气功五禽戏锻炼前后中老年人外周血T淋巴细胞的变化．中国运动医学杂志，2007，26（2）：206.

[9] 刘天君．双向设计、关联检测、相互释义——气功现代科学研究的方法论探索．上海中医药杂志，2007，41（7）：1.

[10] 张峰．健身气功要领探邃．山东师范大学学报（自然科学版），2007，22（3）：152.

[11] 项春雁，郭全，王淑阁，等．中医五行音乐在恶性肿瘤治疗中应用的研究．中医药发展与人类健康，674.

[12] 蔡光蓉，乔宜，李佩文，等．音乐疗法在肿瘤临床的应用．中国心理卫生杂志，2001，15（3）：179.

[13] 王旭，丁艳．音乐疗法对晚期肿瘤化疗患者生活质量的影响．实用临床医药杂志，2006，10（12）：16.

[14] 刘安敏，贾涛，刘晓敏，等．音乐放松疗法对恶性肿瘤射频热疗患者心理状态的影响，2006，21（7）：60.

[15] 甘乃觉，黄国泰．气功治疗肿瘤近况．按摩与导引，1992，（3）：34.

[16] 庄苏，黄公朴．气功对恶性肿瘤及胃癌前期外周血T淋巴细胞亚群调节作用．中国气功，1999，（9）：7.

[17] 方晋平，高玫，方东升，等．气功心理疗法在肿瘤防治中的作用．康复与疗养杂志，1996，11（3）：140.

第十章
肿瘤绿色综合治疗的临床应用

肿瘤绿色综合疗法贯穿治疗的全过程，它综合了肿瘤治疗方方面面的优势，避害趋利，因病因人施治，充分体现了治疗的无“害”和固本溯源的“绿色”本义。那么如何才能给患者选用最适合个体化的治疗方案呢？如何为患者制定一个整体的方案而非单纯头痛医头、脚痛医脚呢？我们通过探索找到了一条有效的途径，采用在专家组的指导下进行多学科综合会诊的办法，组织中西医及自然疗法各方面的专家，对每一个病人进行辨证，然后从不同的角度、学科进行综合分析与讨论，最终确定一个最安全有效、最适合的综合治疗方案，并指定专人负责照顾病人，落实会诊方案，随着病情变化或对治疗方案有异议时反复会诊，制定新的方案。

经临床验证，我们的绿色综合治疗已经给很多的肿瘤患者尤其是中晚期病人带来新的希望，它体现了科学治癌的辩证法，确保用最合适的综合治疗方法，避免机体遭受手术、过度放化疗的打击，调动和保护机体自身的免疫能力，进而取得最佳的疗效——或清除癌灶或带瘤生存，达到延长生存期、提高生活质量的最终目的。

第一节　绿色综合治疗方案的制订

肿瘤的西医常规治疗基本是根据肿瘤的病理类型来制订治疗方案，这使得很多患相同肿瘤的患者得到基本相同的治疗方案，这也正是 NCCN 等指南所追求的目标，看似有了治疗标准，实际上是大一统的方案。在肿瘤治疗的实践中，尽管病人所患的是同一肿瘤，但是，由于每位患者的个体遗传背景、体质、生活环境、心理素质等各方面均有不同，所以施以相同的治疗方案，其效果肯定是不相同的，这恰恰也是西医治疗的瓶颈。在肿瘤临床治疗过程中，需要做到“以病人为中心”，而不是单单“以病为中心”，真正做到“既见病又见人”。因此，绿色综合治疗方案不单是对人体无明显毒副作用，同时还强调以人为本、治疗的个体化原则，在标准化的基础上体现个体化，使每位患者切实从适合自己的方案中获益最大。

1　方案设计步骤

肿瘤患者入院后，首先由主管医师完善病史、临床体检、实验室化验及相关的检查，病史以中西医结合为特点，体检需仔细全面，实验室化验需要包括三大常规、肝肾功能、电解质、血糖、血脂、重金属、微量元素、肿瘤标志物检测、凝血功能、相关病毒抗原或抗体、免疫球蛋白、T 淋巴细胞亚群，伴发疾病的特殊化验等，检查包括心电图、相关部位必要的影像学检查（包括超声、X 线、CT、MRI、ECT、PET－CT）、各种内镜检查，必要的组织穿刺活检及病理等。这些相关辅助检查要求在 1～2 天内完善，一般不超过 3 天。

上述资料完善后，尽快提请肿瘤专家组会诊。肿瘤专家组由肿瘤内科专家、自然疗法专家、排毒养生学专家、三氧治疗学专家、中医肿瘤学专家、中西医结合肿瘤专家、针灸学专家、热疗学专家、营养学专家、药膳学专家、心理学专家、医疗气功师、影像学专家、肿瘤外科专家等组成，全面评估患者的情况后拟定患者的综合治疗方案。会诊结果包括需继续完善的检查及化验、肿瘤相关专业的会诊治疗意见、各种治疗的施行理由、获益程度、与其他治疗的配合、各种治疗安排的时间及先后顺序、治疗的疗程、治疗过程中可能出现的病情变化、治疗的预期效果、本次住院治疗完成后的后续治疗及康复指导等。

方案设计好以后便着手执行，根据患者对治疗的耐受程度、治疗效果随时进行修正、调整，逐步完善适合患者的治疗方案。

2　方案制订

在综合治疗方案确定之后，需要合理安排方案的执行。各项治疗统筹安排，时间安排要经济合理，既要让病人接受治疗感到轻松，又要让各项治疗方案合理组合，达到最佳疗效。

首先说明的是，各种肿瘤治疗方法均可以单独应用，也可根据各项治疗的抗肿瘤机理及彼此之间的配伍宜忌、临床治疗的经验总结等组合施治。各项治疗方案的组合列举如下：

2.1 热疗与化疗组合

此种方案称之为热化疗。在热疗治疗学中已详细论述有多种化疗药物与热疗有协同或增敏增效作用，适合热疗时或热疗前应用化疗药物。在热疗后应用化疗药物时，对化疗药物的分布及在体内发挥作用等影响较小，因此较少应用。热化疗可以是全身热疗与全身化疗或局部化疗的结合，也可以是局部热疗与全身化疗或局部化疗的结合，根据患者的体质及病情需要，选择合适的热疗方案和化疗方案。当然，要根据患者的体质适当地选择联合或单独应用热疗与化疗，例如白血病的早期治疗可以应用化疗与脾区局部热疗结合，而后期化疗则单独执行。

2.2 热疗与排毒组合

热疗与排毒同时应用，可以起到协同抗肿瘤作用。热疗可以提高排毒药物的药效，促进其抗癌作用。在患者体质不宜化疗时，常用排毒替代化疗，此时热疗与排毒合用，常可取得令人满意的疗效。

2.3 热疗与三氧的组合

由于在温度升高的情况下，三氧在血液或生理盐水中的溶解度下降，这样会使三氧的浓度下降，疗效降低。因此，应用三氧治疗时不主张加温，故不宜与热疗同时应用。但是，在热疗前或热疗后间隔超过 2 个小时，应用三氧治疗则无任何禁忌。

2.4 热疗与放疗的组合

在热疗治疗学章节中，已详细论述热疗与放疗配合应用时相辅相成的协同、增效和减毒作用。热疗与放疗相结合，不是同一时刻应用。放疗前后的任何时段均可以进行热疗，特别是放疗后应当加强热疗的执行，可明显减轻放疗的副作用，尤其可以减轻放疗对人体免疫系统的抑制作用。

2.5 热疗与中医中药组合

热疗前后建议调整中药，以滋阴补气为主，可促进热疗达到最佳效果并解除发热出汗伤阴的影响，而且热疗还可以提高中药的药效。

2.6 排毒与三氧的组合

由于排毒为还原剂，三氧为强氧化剂，故二者不宜同时应用，最好不在同一天应用。这里需要说明的是：尽管二者同时应用会有配伍禁忌，但它们治疗肿瘤的原理是殊途同归的。

2.7 排毒与化疗的组合

在化疗期间应用排毒，一方面排毒可以与大多数化疗药物起到协同作用，另一方面排毒可以明显减轻化疗的肝肾毒性、胃肠道反应、骨髓抑制、脱发、色素沉着等严重的毒副作用。但是，二者的组合不主张同一时刻应用，建议间隔时间在 1 个小时以上，以防影响到个别药物的代谢。

2.8 排毒与放疗的组合

排毒与放疗的结合类似于热疗与放疗的组合方案，稍有不同的是，排毒可以与放疗同时进行，而无任何禁忌。

2.9 三氧与化疗的组合

由于三氧是强氧化剂，与化疗联合应用时可能会使体内的化疗药物产生氧化还原反应，因此，在化疗期间，最好停止应用三氧的全身治疗；而三氧局部治疗却没有这种禁忌，如口腔三氧盐水清洗预防口腔细菌或真菌的感染，口服三氧盐水或三氧油以减轻化疗引起的消化道反应或消化道的炎症，阴道、直肠或尿道的三氧吹入或三氧盐水冲洗以减轻相关部位的感染、出血或肿瘤的浸润等。

2.10 三氧与针灸的组合

可以应用三氧穴位注射。三氧作为一种气体，可溶性好，易通过肌肉及皮下吸收，进入人体后，一部分分解为氧气，同时会启动氧化－还原反应产生过氧化氢。氧气在穴位的组织内可以增强穴位针刺的得气感，刺激机体提高整体免疫水平；可以与毛细血管内的红细胞结合而被利用。过氧化氢在穴位内亦作为一个强烈的刺激因子，明显增强穴位治疗的效果。

2. 11 三氧与放疗的组合

三氧与放疗结合，能加强放疗对肿瘤细胞的杀伤力、增加肿瘤细胞对放疗的敏感性、减轻放疗的副作用如局部皮肤及相关组织器官的损伤，特别是早期有明显疗效，故在每次放疗后进行，三氧治疗可以起到较好的治疗效果。

2. 12 各种绿色综合治疗方案的组合

针灸、中药、营养、心理、医学气功、热疗、排毒、三氧等治疗均可以有机结合，除三氧与完全肠外营养、排毒、热疗不宜同一时刻应用外，其他无任何配伍禁忌，均可以同时或先后应用，达到“事半功倍”的效果。临床具体实施时，需考虑治疗实施的方便性。

2. 13 与其他治疗方法的组合

绿色综合疗法可与手术、介入术（包括动脉导插管、内镜支架、氩氦刀肿瘤消融、射频消融、冷冻、光动力肿瘤消融等）组合应用，根据各治疗的适应证与禁忌证进行合理的安排，取其协同功能，选择恰当的时机以达到增效减毒之功效。

第二节　绿色综合治疗方案的实施

1　治疗方案的实施

治疗方案制定之后，下一步最重要的就是落实执行。在各方案的具体实施过程中，不同的治疗又有不同的要求。

1. 1 以热疗治疗为主

热疗的方式：包括全身热疗、局部内生场热疗、局部离子射频热疗。全身热疗有低温、中温和高温三种形式，全身低温热疗不需要应用镇静麻醉，而全身中温、高温热疗一般需要辅以镇静麻醉，具体应用根据病情由热疗专家评估。

1. 1. 1 热疗时间

单次全身热疗总时间 5 ~ 8 个小时，局部热疗持续时间 1 小时。热疗中给予适度补液，防止体液丢失过多；同时可以应用化疗或排毒。全身热疗宜 10 ~ 15 天 1 次，6 次为一疗程。局部热疗根据不同的部位、不同的肿瘤选用不同的方式，详细内容见热疗治疗学章节。一般局部热疗可以隔日或 3 日 1 次，10 次为一疗程，第一疗程完成后休息 1 ~2 周，以后每 10 天进行 1 次；如果进行腹腔热灌注，则 10 ~ 14 天 1 次，4 ~6 次为一疗程，腹腔热灌注治疗疗程完成后可以单用局部热疗，不再进行腹腔热灌注。

1. 1. 2 全身热疗前后处理

患者进行全身中高温热疗前 3 ~ 5 天请中医专家辨证。评估是否合适热疗，如果合适，则给予中药调整以更好地配合热疗；完善心功能、肺功能、血气分析、血常规、生化等检查；饮食正常者鼓励多饮水（治疗要求禁食前）；治疗前2天补液，每日在2，000ml以上，适当补充电解质；治疗前1天可选择应用肠外营养，因治疗前1天晚8点后需禁食，晨醒后禁饮，故于治疗当天早晨开始补液，以糖盐水为主；常规监测生命体征、血氧饱和度。热疗过程中由热疗专家根据情况给予相应补液等处理。病人热疗后心电监护、吸氧、记录24小时出入量；热疗后复查血电解质；适度补液、补充电解质；同时化疗患者注意化疗的相关并发症的处理。

1.2 以排毒治疗为主

1.2.1 治疗剂量

在患者的一般情况、卡氏评分、凝血及肝肾功能进行仔细评估后，精确计算排毒用药剂量，尤其是维生素C的剂量。对于体质较差者，可以从低剂量起始（一般用治疗量的1/3），观察无不耐受现象，再逐渐增加到治疗量。对于有重金属如铅、铬、铜等超标者，需每周加用适量的EDTA进行螯合排毒。

1.2.2 治疗时间

排毒的抗肿瘤作用可以单独应用在恶性肿瘤早、中、晚期；与放疗或化疗联合使用时，可在放化疗前后或放疗的同时进行。每次治疗持续的时间不少于2小时；排毒治疗要求每周2~3次，频率为隔天或每3天1次。12次为一疗程，一个疗程完成后如果病情好转可调整为每周1次，连用12次，以后每2周1次，应用12次后可以每月1次，直至完全康复。如果一个疗程病情仍未稳定者，可以连续给予2~3个疗程的治疗，直至稳定。

1.3 以三氧治疗为主

1.3.1 治疗剂量

对于一般情况较好、卡氏评分超过70分者可以直接给予体外循环三氧治疗（EBOO），如果一般情况稍差者可先给予静脉三氧盐水或大自血治疗，1~2次后不能耐受者可改为EBOO，治疗12次为一疗程。

1.3.2 治疗时间

EBOO与排毒间隔交替应用，每周2~3次，频率隔天或每3天1次。每次治疗的持续时间为1小时，12次为一疗程，一个疗程完成后如果病情好转稳定，则予以康复治疗，每周给予EBOO 1次，连用12次，然后减为每2周1次，应用12次后可以每月1次，作为预防复发、转移的保健治疗。如果一个疗程病情仍未稳定者，可以连续给予2~3个疗程的治疗，直至病情稳定。

1.3.3 中药、针灸、气功、营养等治疗

中药辨证施治，每天应用，一般每3天评估调整一次方剂，每日1剂，分早晚2次，餐后半小时服用，需要强化治疗时可以每日3~4次服药，每次用量酌情减少。针灸可以每天应用，连用5~6天，每周可以休息1~2天，每次选5~7穴，配合艾灸、耳穴按压等治疗；医学气功应每天练习，坚持不懈。营养根据营养师评

估，需要 TPN 的给予营养袋输入，或口服的则给予药膳调理，可以口服氨基酸等营养素，在施行全身化疗或全身热疗前一天建议给予一次完全肠外营养。

2　治疗方案的评估

在综合治疗方案的执行过程中及疗程结束时，治疗组需要对每位患者的治疗进行评估，对方案作出修正和改进后再执行。如此循环往复，最终做到精益求精，使治疗方案真正的个体化、科学化。这既是循证医学的要求，也是医学哲学的要求。

对治疗方案的具体评估内容如下：

- 治疗的时间安排是否合理
- 治疗方案的组合是否合理
- 各种治疗对患者的不良影响
- 患者从治疗中受益情况
- 治疗是否过度
- 治疗力度是否足够
- 治疗中的缺陷
- 实施治疗的人员对专业知识的掌握是否充分
- 引起部分治疗中断或变化的原因；影响预期疗效的可能因素

对上述内容充分分析评估后，认为合理、合适、有益的继续推行，认为不足、过度的适度调整，认为错误的立即纠正并进行弥补，使治疗方案对病人更具有针对性。

第三节　各种肿瘤的绿色综合治疗方案

脑肿瘤

1　治疗方案

1.1 手术治疗

部分脑肿瘤如果有手术指征的可以选择手术，有适应证的还可以选择伽玛刀、X 刀等减瘤治疗。但手术前后应积极施行三氧、排毒等绿色治疗，以免出现转移和复发。

1.2 热疗

对于很多脑肿瘤，进行局部热疗可以直接抑制肿瘤生长，促进肿瘤细胞凋亡，还有助于抗肿瘤的药物透过血脑屏障，从而取得良好的治疗效果。如果需要放疗、热疗与之结合，可以减轻放射线对脑细胞的损伤，有助于正常细胞的功能恢复。一般情况下不进行全身热疗，如果术后无肿瘤占位效应则可给予全身低温热疗，以提高机体免疫功能。

1.3 排毒

很多维生素可以透过血脑屏障，因此能够起到抗肿瘤作用，与热疗同时进行则效果更加明显。主张给予大剂量维生素C治疗，促进肿瘤细胞凋亡。建议排毒治疗隔日1次，12次为一疗程，最好与局部热疗同时应用，连续施行3个疗程以上效果极为明显。

1.4 三氧

全程给予三氧治疗，可以增加脑细胞的氧供，促进脑瘤细胞凋亡，抑制脑肿瘤的生长，还可以减轻各种治疗引起的脑细胞水肿，稳定正常细胞的线粒体、高尔基体及细胞核，避免正常脑组织损伤。给予EBOO，隔日1次，连续12次后病情稳定可改为每周1次，以巩固治疗。

1.5 中药

脑肿瘤多见痰湿内阻证，方用涤痰汤加减；痰瘀交阻证，方用通络散结方；肝胆实热证，方用龙胆泻肝汤；肝风内动证，方用羚角钩藤汤；气滞血瘀证，方用通窍活血汤加减；脾肾阳虚证，方用金匮肾气丸加减。

1.6 针灸

针刺取穴：太阳、百会、大椎、头维、风池、合谷、上星、足三里。方法：针刺用平补平泻手法，留针20分钟，每日1次，针刺5次休息2天，10次为一疗程。

艾灸取穴：关元、百会、足三里、大椎。方法：每次选2穴，每穴灸10分钟，两组交替使用，每日1次，灸5次休息2天，10次为一疗程。

耳穴取穴：神门、交感、皮质下、面颊、额、肝、肾上腺。方法：每次选4～6穴，用毫针刺入，快速捻转后留针30～60分钟，每日1次，10次为一疗程。或用王不留行子贴耳穴，嘱患者每天自行按压3～5次，每穴按压3～5分钟，每周2次，两耳交替，10次为一疗程。

1.7 药膳营养等

营养治疗在脑肿瘤影响患者进食中枢或消化系统中枢异常时显得极为重要，必须保证适当的营养摄入，才能保持患者的体力和免疫力。气功、心理、音乐等治疗有助于脑肿瘤患者的康复，尤其是当患者神经症状明显，影响睡眠、情绪异常时。

1.8 其他

由于脑肿瘤常伴发脑水肿、神经损伤等并发症，在绿色综合治疗的同时，我们也应积极适当地选用一些营养神经细胞的西药及对症应用甘露醇降颅压等西药治疗，及时快速地改善并发症，减轻症状，争取全面综合治疗的时间。

2　方案优势

由于脑肿瘤位处神经中枢，传统手术、放化疗往往影响正常脑组织功能，产生的后遗症也较为严重，故西医传统治疗实施受限，因此，绿色综合治疗更凸现优势，临床应用也证实其有效性，对于肿瘤的抑制及防止转移有明显疗效。

3　典型病例介绍

患者黄某，男性，51 岁。住院号 003025。患者就诊前 2 年反复出现头痛头昏、呕吐、视物模糊、右侧肢麻并进行性加重，经过 MRI 检查，确诊为左颞叶胶质母细胞瘤，分级为 3 级。来就诊前已经行手术及放疗，但术后 2 月上述症状再次出现，来院求诊时头痛头晕，右侧肢体麻木，行走困难，舌强呕吐，语言謇涩，视物模糊，无二便失禁。

查体：体重 52kg，一般情况差，消瘦，眼底视乳头水肿，心肺肝脾无异常。右下肢肌力Ⅲ级，余肢体肌力正常，四肢肌张力正常，右侧肢体浅感觉障碍。舌淡胖、苔白腻，舌底脉络未见明显色紫或增粗，脉滑或弦滑。卡氏评分 30。

辅助检查：头 MRI 示左颞叶胶质母细胞瘤复发，病灶约 2cm × 3cm × 3cm，边缘可见明显水肿带。

诊断：左颞叶胶质母细胞瘤术后放疗后。

综合治疗方案：患者入院后立即组织专家组会诊，拟定综合治疗方案，考虑肿瘤压迫导致脑水肿，首先给予甘露醇、地塞米松等脱水降颅压治疗，并给予每日静脉营养、静脉三氧盐水、针灸、中药治疗。3 日后患者头痛头晕、肢体麻木、行走困难、舌强呕吐、语言謇涩、视物模糊等症略有减轻。此时加用头颅局部热疗，隔日 1 次，热疗同时给予排毒疗法，三氧治疗调整为隔日 1 次，与排毒交替进行，同时调整中药，治疗一周后患者症状基本消失，继续应用局部热疗、排毒、针灸、中药等，三氧调整为 EBOO，经治疗 2 个月，此间未出现高颅压症状。

针灸治疗：取穴太阳、百会、大椎、四神聪、风池、合谷、印堂、足三里。

方法：针刺用平补平泻手法，留针 20 分钟，每日 1 次，针刺 5 次休息 2 天，共 20 次。同时配合艾灸关元、百会、足三里、大椎，每次选 2 穴，每穴灸 10 分钟，两组交替使用，每日 1 次，共 10 次。

耳穴：取穴神门、交感、皮质下、面颊、额、肝、肾、脑点、脑干，每周 2 次，两耳交替，10 次为一疗程。

患者初入院时舌淡胖，苔白腻，脉弦滑，辨证为痰湿内阻，治以化痰软坚散结。药用夏枯草 15g，昆布 10g，海藻 10g，胆南星 15g，制半夏 15g，淡竹茹 15g，陈皮 10g，茯苓 15g，石菖蒲 10g，牡蛎 10g，三棱 10g，莪术 10g，丹参 20g，连服 5 剂。服用后患者头痛隐隐，时作时止，倦怠乏力，偶感潮热，便干，舌红少苔，脉细数，辨证为肝肾阴虚，予以滋补肝肾。药用鳖甲 10g，牡蛎 10g，龟板 10g，生地 15g，白芍 15g，麦冬 15g，阿胶 10g（烊化），火麻仁 10g，炙甘草 10g，天竺黄 10g，天麻 10g，服用 3 剂后，诸症消失。同时配合中药合剂培元汤以扶正固本，每日 1 剂，用至出院。

患者头痛症状缓解后开始坚持每天练习气功，肢体功能恢复后开始每日练习太极拳。治疗期间遵医嘱进食营养药膳，并接受心理辅导、积极配合各项治疗。

治疗效果：患者经一周治疗后头痛头晕、肢体麻木、行走困难、舌强呕吐、语言謇涩、视物模糊症状完全缓解，四肢肌力正常，舌脉均同常人。在患者一般情况显著好转，症状改善后，给予标准剂量排毒、EBOO、热疗等，同时中药、针灸也应证随时调整，体现了急则治其标，缓则治其本的原则。特别是此时给予扶正固本中药汤剂，“众矢”直指“实邪”之的，应用强有效的减瘤抑瘤治疗，并积极培元固本，从根本上达到治愈的目的。患者出院时饮食正常，体重增加 5kg，四肢行动自如，生活完全自理，复查头部 MRI，显示肿瘤较治疗前缩小 50% 左右，大小为 1.4cm×2.5cm×2.3cm，卡氏评分 90。出院后每 2 周返院进行绿色综合治疗 1 周（包括三氧、排毒、针灸、热疗等），持续 6 个月后调整为每月 1 次，每次施行 1 周的绿色综合治疗，随访 2 年余，患者正常工作及生活，无明显不适，复查头颅 MRI 提示病灶稳定一直未再扩大。

鼻咽癌

1 早期

1.1 热疗 + 放疗

鼻咽癌对放疗敏感，但放疗的副作用较大，故早期鼻咽癌治疗首选热疗 + 放疗，一般先放疗后热疗，间隔时间以 2 小时为宜。二者联合治疗可以明显减轻放疗的副作用，增加肿瘤细胞对放射线的敏感性，明显提高治愈率。热疗以局部热疗为主，隔日 1 次，第一疗程治疗维持至放疗结束后 2 周。康复期可调整为全身热疗。

1.2 排毒

排毒治疗可以提高机体免疫功能，尤其减轻放疗引起的白细胞减少、放射性皮炎等副作用，还可直接杀灭癌细胞，诱发肿瘤细胞凋亡，与放疗有协同作用，对于预防鼻咽癌的复发和转移具有重要意义。排毒与热疗可安排同时进行，首次排毒剂量可直接应用标准治疗量，必要时可以加大用量，隔日 1 次，每疗程 12 次，应用 1～2个疗程病情稳定后可逐渐减少治疗频率，按康复期治疗量即可。

1.3 三氧

多应用体外循环三氧疗法（EBOO）：隔日 1 次，每疗程 12 次。体质较差或有活动性出血者可改用三氧盐水静脉输注：隔日 1 次，每疗程 12 次；或三氧大自血：

隔日 1 次，每疗程 12 次；三氧穴位注射：每 3 日 1 次，每疗程 8 次。三氧水：用于治疗放疗引起的口腔炎、溃疡、咽炎等，每疗程 2 ~ 5 次。三氧橄榄油：用于治疗放疗引起的皮肤损伤、各种创口、皮疹，每日 1 ~ 4 次涂于患处。也可应用三氧盐水对鼻腔、鼻窦、上颌窦等部位进行冲洗。

1.4 中药

多见痰浊凝聚型，予以清气化痰丸加减；气血凝结型，予以通窍活血汤加减。

1.5 针灸

鼻咽癌早期以肺热为主，故应以清热利咽，宣肺散结为原则。

针刺取穴：列缺、曲池、合谷、上迎香、太渊、上星。

方法：针刺用平补平泻手法，留针 20 分钟，每日 1 次，针刺 5 次休息 2 天，10 次一疗程。

1.6 营养药膳等

鼻咽癌早期营养以药膳调理为主，如出现放疗性食管炎、吞咽困难者给予留置胃管或造瘘注入营养餐。并配合练习气功、适当运动、音乐疗法等，还要进行心理辅导，调整心态，以积极乐观的心态抗击肿瘤。

2 中晚期

2.1 热疗 + 放疗

虽然鼻咽癌多数对放疗较敏感，但中晚期病人体质差，免疫力低，且多伴有淋巴结转移或远处转移，所以要谨慎评估，确有放疗指征、体质尚好者，可选择热疗 + 放疗，但必须在放疗前即加强排毒、中药、针灸等治疗，提高机体的免疫力及对放疗的耐受性，尽量减轻放疗造成的毒副作用。

2.2 排毒

排毒治疗在中晚期鼻咽癌的治疗中地位显得尤其重要，应当一经诊断便尽早排毒治疗，做到早期、足量、全程，并联合热疗等其他疗法。

2.3 三氧

仍以 EBOO 为首选，如因患者过度虚弱或凝血功能异常，可选用大自血或三氧盐水静脉注射。另外，可以通过鼻腔镜直接用三氧盐水冲洗肿瘤部位，一方面可以起到止血、减轻水肿等作用，一方面能达到缩减肿瘤效果。

2.4 中药

多见火毒蕴结型，可予柴胡清肝汤加减；气阴两虚型，可予生脉散加减。

2.5 针灸

鼻咽癌中晚期以热毒内结为主，故应以清热解毒，消肿散结为原则。

针刺取穴：合谷、曲池、足三里、大椎、百会、迎香、听会、太溪、肺俞。方法：针刺用平补平泻手法，留针20分钟，每日1次，针刺5次休息2天，10次为一疗程。

艾灸取穴：足三里、关元、大椎、脾俞、神阙、肾俞。方法：每次取2穴，用艾条灸，每穴灸10分钟，每日1次，灸5次休息2天，10次为一疗程。

耳穴取穴：内鼻、外鼻、咽喉、交感、额、颞、肾上腺、肺。方法：每次选4～6穴，用毫针刺入，快速捻转后留针30～60分钟，每日1次，10次为一疗程。或用王不留行籽贴耳穴，嘱患者每天自行按压3～5次，每穴按压3～5分钟，每周2次，两耳交替，10次为一疗程。

2.6 药膳营养等

能够进食者，营养以药膳调理为主，补充足够的氨基酸、维生素、消化酶等。如出现消化道梗阻者给予留置胃管或造瘘管注入营养餐，必要时给予完全肠外营养。同时要配合气功、运动、音乐疗法等，加强心理疏导调整，增强患者的抗癌信心及自愈力。

2.7 其他

由于鼻咽癌病情本身或在放疗后常见出血、耳炎、头痛等严重影响生活质量的并发症，所以，在治疗过程中一定要及时应用绿色综合治疗手段或一些西药快速缓解这些并发症，如应用凝血酶、甘露醇等药物，务求在最短的时间内，解除患者的痛苦。

3 方案优势

鼻咽癌治疗采取合理的绿色综合治疗可以明显提高治愈率，有效减轻放疗副作用，保证患者的生存质量，抑制肿瘤的进展，延长生存期。

4 典型病例介绍

患者袁某，女性，50岁。住院号015746。患者于1年前发现左颌下肿物，伴颈部淋巴结肿大，确诊为鼻咽低分化鳞癌，临床分期为3期。施行根治性放疗及6个周期的化疗（方案不详）。治疗完成后2个月发现复发并骨转移。求诊时有明显头痛，口渴喜饮，咽干口燥，牙龈肿痛，面颊胀痛，耳听力下降，神疲纳呆等症状。

查体：体重46kg，一般情况差，消瘦，浅表淋巴结未触及肿大，心肺肝脾无异常，颈部皮肤放射性损伤变色变硬，左耳听力下降，舌红少苔，脉细数。卡氏评分70。

辅助检查：血常规：Hb100g/L，RBC：3.0×10^{12}/L，WBC：3.0×10^{9}/L，PLT：190×10^{9}/L；ECT检查提示鼻咽癌伴颅骨转移。

诊断：鼻咽癌放化疗后复发并颅骨转移。

综合治疗方案：患者入院后立即组织肿瘤专家组会诊，拟定综合治疗方案，首先给予静脉营养、针灸、中药治疗，每日 1 次；同时给予三氧 EBOO 治疗，隔日一次；基础剂量排毒治疗的同时施以局部热疗，隔日 1 次，与 EBOO 交替进行。1 周后患者头痛、神疲纳呆等症状好转，排毒治疗剂量增加到治疗量，仍隔日 1 次，加用全身热疗每 10 天 1 次，全身热疗前后 3 天暂停局部热疗，其余时间仍按原计划在排毒同时给予局部热疗。

患者入院时症见头痛，口渴喜饮，咽干口燥，牙龈肿痛，面颊胀痛，耳听力下降，神疲纳呆，舌红无苔，脉细数。辨证为气阴两虚，热毒内盛。治以益气养阴清热解毒。药用北沙参 30g，麦冬 15g，玄参 15g，生地 15g，花粉 15g，山豆根 10g，石上柏 30g，夏枯草 10g，山慈菇 10g，板蓝根 15g，甘草 10g。每日 1 剂。水煎服，1 周后患者头痛等症状减轻，舌淡，苔薄白，脉细缓，中药改用党参 15g，白术 20g，陈皮 10g，茯苓 10g，扁豆 15g，甘草 10g，山豆根 10g，石上柏 30g，山慈菇 10g，枸杞 30g，桑椹 20g，葛根 15g，黄芪 25g，仙鹤草 30g，同时配合中药合剂培元汤扶正固本，每日 1 剂，随证加减直至出院。针灸治疗：取合谷、曲池、列缺 、足三里、大椎、百会、上迎香、太溪、肺俞，同时配合艾灸足三里、关元、大椎、脾俞、肾俞，每次取 2 穴，每穴灸 10 分钟，每日 1 次，灸 5 次休息 2 天，10 次为一疗程。耳穴：取内鼻、外鼻、咽喉、交感、额、颞、肾上腺、肺 ，每周 2 次，两耳交替，10 次为一疗程。

患者因头痛加上肿瘤复发，导致情绪低落，入院起即给予心理辅导，并积极引导病人练习气功、太极拳，提高生存意志，配合其他综合治疗以提高疗效。

治疗效果：患者住院共 56 天。入院时由于一般情况差，饮食欠佳，有头痛、神疲等症，治疗初以改善症状、纠正营养不良为主，三氧、排毒、热疗均以小剂量或基础量治疗过渡，待头痛、神疲乏力等症状缓解后，逐渐加大治疗剂量，采取标本同治。一方面加强应用中药、排毒、三氧、热疗等治疗肿瘤，另一方面仍要中西医结合治疗放疗后产生的毒副作用，2 个月后口干、牙龈肿痛症状消失，听力有所恢复，体重增加 3kg，复查血常规提示 RBC 3.9×10^{12}/L，Hb 118g/L，卡氏评分 90。出院后仍一直服用中药、修习气功、适当运动并按医嘱加强饮食营养，每 2 周返院给予绿色综合治疗 3 天（包括全身热疗、排毒、EBOO 各 1 次），3 个月后调整为每月返院综合治疗 3 天（方案同前），7 个月后复查 CT 病灶较前缩小，大小为 2.1cm×1.46cm，ECT 见颅骨转移病灶稳定，无新转移灶出现。

甲状腺癌

1 分化型甲状腺癌

1.1 手术治疗

分化型甲状腺癌早期有手术指征的可首选手术减瘤。手术前后给予积极的排毒、三氧、中药、针灸等治疗，防止复发转移，提高机体免疫力及对手术的耐受性。

1.2 热疗 + 放疗

分化型甲状腺癌对放疗敏感性低，所以如果无远处转移者，可根据病情适当地选择放疗或^{131}I治疗 + 局部热疗，以提高治愈率。如果有远处转移或分期较晚者，不适合放疗，只能给予热疗。

1.3 内分泌治疗

由于甲状腺分化癌属于激素依赖型肿瘤，其发生发展与促甲状腺激素（TSH）关系密切，所以，补充适当的甲状腺素可以反馈性地降低促甲状腺激素，可以降低肿瘤的复发率与转移率。

1.4 排毒

能够有效地抑制肿瘤细胞生长、转移，同时还可以减轻放疗、同位素治疗引起的副作用。起始给予基础量（治疗量的三分之一），治疗2~3次后，如能耐受就可以增加到治疗量，隔日1次。排毒治疗维持至放疗或同位素治疗结束后2周，然后改为每周治疗2次，维持3个月。3个月后病情稳定可予1周1次的保健康复治疗。注意尽可能将排毒与热疗安排同时进行，将其协同作用完全发挥出来。

1.5 三氧

应尽早开始给予EBOO治疗，或者三氧盐水静注、大自血等，可以协同抗肿瘤，增强机体免疫力，减轻放疗副作用。用法为隔日1次，与排毒交替应用，疗程与排毒相同。

1.6 中药

多见痰郁气结型，方用四海舒郁丸加减；痰瘀毒结型，方用海藻玉壶汤加减；痰火郁结型，方用清肝芦荟丸加减；气血两亏型，方用生脉散合活血消瘿汤加减。

1.7 针灸

甲状腺癌多由于情志不畅、肝郁气滞、痰湿凝聚所致。治疗应以疏肝解郁，理气消瘿，活血通络，化痰散结为原则。

针刺取穴：足三里、阳陵泉、阴陵泉、扶突、天鼎、内关，肝郁痰凝者加太冲、期门、丰隆，气滞血瘀者加三阴交、百会、合谷等。方法：针刺用平补平泻手法，留针20分钟，每日1次，针刺5次休息2天，10次为一疗程。

艾灸取穴：足三里、关元、大椎、肩髃。方法：每次取2穴，用艾条灸，每穴灸10分钟，每日1次，灸5次休息2天，10次为一疗程。

耳穴取穴：内分泌、肾上腺、皮质下、甲状腺、肝、心、神门。方法：每次选4~6穴，用毫针刺入，快速捻转后留针30~60分钟，每日1次，10次为一疗程。或用王不留行子贴耳穴，嘱患者每天自行按压3~5次，每穴按压3~5分钟，每周

2 次，两耳交替，10 次为一疗程。

1.8 药膳营养等

营养是中晚期肿瘤一个主要治疗部分，除给予必要的药膳调理外，需要补充足够的营养素。对于进食困难者必须先创造营养通道，或给予完全肠外营养。同时还应注意给予心理调节、气功、运动、音乐等治疗，保持心情平静，积极、乐观，提高自愈能力，能延缓肿瘤的进程。

2 未分化型甲状腺癌

甲状腺未分化癌由于发现时大多已有远处转移，而且手术切除后复发、转移率较高，对疾病的发展无明显抑制作用，因此主要的减瘤抑瘤措施不考虑手术，而以绿色综合治疗为首选，适当地配合放疗、内分泌治疗。其绿色综合治疗方案中中药、针灸、药膳营养仍要因人而异、辨证施治，热疗、排毒、三氧的治疗方案与分化型甲状腺癌大致相同。

3 方案优势

甲状腺癌由于其分化程度不一而预后大相径庭，分化型的甲状腺癌经过合理的综合治疗达到完全缓解（CR）甚至治愈的比例较高，而未分化型甲状腺癌给予积极的绿色综合治疗常显示出其独特优势，可以稳定病情，达到带瘤生存，提高生存质量的较佳疗效。

4 典型病例介绍

患者张某，女性，26 岁。住院号 034660。患者 1 年半前发现左颈部肿物，伴声音嘶哑，经查发现左甲状腺区有一 3cm × 4cm 肿块，质硬固定，左颈部可触及多个淋巴结肿大，确诊为甲状腺髓样癌，临床分期Ⅲ期。施行甲状腺全切加淋巴结清扫手术，并予口服甲状腺素片治疗。术后 3 个月出现反复干咳，检查发现双肺多发性转移，术后 5 个月来我院就诊时形体消瘦，胸闷气憋，心烦易怒，头颈疼痛，胸痛，咳嗽，痰中带血，气促咳嗽咯黄痰，声嘶，呼吸吞咽不适，便秘溺黄。

查体：体重 49kg，一般情况差，消瘦，贫血貌，浅表淋巴结未触及肿大，颈部手术切口愈合良好。心律齐，左侧呼吸音减弱，肝脾无异常，舌红苔黄，脉弦数。卡氏评分 40。

辅助检查：血常规：Hb 90g/L，RBC 28×10^{12}/L，WBC 3.5×10^{9}/L，PLT 150×10^{9}/L、肺部 CT 示：双肺多个软组织团块影，最大约 3.2cm × 4.0cm，考虑肺转移瘤。颈部 CT：甲状腺切除术后，颈部多个淋巴结肿大。

诊断：甲状腺髓样癌，肺转移。

绿色综合治疗方案：因患者属甲状腺髓样癌晚期，一般情况差，且肿瘤恶性程度高，已经有肺转移，预后极差，治疗必须及时干预肿瘤。患者入院后立即组织肿瘤专家组会诊，拟定综合治疗方案，给予静脉营养、止血止咳、化痰、抗感染等西药治疗，逐步实施EBOO、全身中温热疗、排毒等治疗，同时给予针灸、中药辨证。持续治疗7天后胸闷、咳嗽、咳痰、头痛等症状逐渐好转，继续给予上述治疗，中药、针灸随时辨证调整。

中药治疗：患者初入院时辨证属肝郁化火，治以清肝泻火，解毒散结。药用柴胡10g，川芎15g，白芍15g，天花粉10g，瓜蒌皮10g，浙贝母10g，青皮15g，胆南星15g，穿山甲10g，海藻15g，丹参15g，夏枯草15g，黄药子10g，龙葵20g。加减治疗1周余，症状显著好转，舌质转淡，脉转细缓。改以健脾益气，解毒散结治疗。药用党参15g，白术20g，陈皮10g，茯苓10g，扁豆15g，浙贝母10g，海藻15g，黄药子10g，龙葵20g，胆星15g，仙鹤草30g，百合15g。同时配合中药合剂培元汤扶正固本，随证加减直至出院，出院后继续服用中药治疗。

针灸治疗：取足三里、阴陵泉、太渊、太冲、肺俞、大椎、丰隆、三阴交、合谷，针刺用平补平泻手法，留针20分钟，每日1次，针刺5次休息2天，10次为一疗程。同时配合艾灸足三里、关元、大椎、脾俞，每次取2穴，每穴灸10分钟，每日1次，灸5次休息2天，10次为一疗程。

耳穴：取内分泌、皮质下、甲状腺、肝、心、神门、交感、肾上腺，每周2次，两耳交替，10次为一疗程。患者从入院就开始积极心理治疗，增加其抗癌信心，并逐渐开始练习气功、运动等治疗，增强自愈力。

治疗效果：患者住院60天，经综合治疗后一般情况明显改善，体重增至56kg，胸闷胸痛、咳嗽咯血等症状除声嘶外其他基本消失，生活完全自理。复查CT肺部多发性转移瘤，原转移病灶较前缩小，最大病灶1.2cm×2.0cm，无新转移灶出现。血常规：RBC 4.2×10^{12}/L，Hb 123g/L，WBC 3.7×10^{9}/L，甲状腺功能FT3 3.2pmol/L，FT4 15.4pmol/L，TSH 4.7mIU/L；卡氏评分100。此后一直坚持门诊每月1次综合治疗，每3个月复查1次，病情一直稳定。

食管癌

1　早期

1.1 手术治疗

早期食管癌病灶小，浸润较浅，采用手术治疗配合综合治疗手段往往可达到治愈目的。围手术期特别是术后患者免疫力偏低，较容易发生残存或脱落癌细胞生长转移，应用排毒（隔日1次）、三氧（体质好者EBOO隔日1次，体质较弱者可用静脉三氧盐水或大自血），同时应用中药、针灸以提高免疫力，预防转移。术后待伤口Ⅰ期愈合后给予热疗，同时继续给予其他绿色综合治疗，以增效减毒，达到根治的目的。

1.2 热疗＋放化疗

部分食管癌对放化疗有一定的敏感性，但因其毒副作用较多，用量小疗效低，而热疗不单可以直接杀灭残留肿瘤细胞，还可增强放化疗的敏感性，预防转移。特别推荐全身中高温热疗配合放化疗，可以起到调节免疫作用，增强自身抗肿瘤的能力，增效减毒。如果难以耐受全身中高温热疗，则可以给予全身低温热疗，只是效果略差。

1.3 排毒

排毒可以提高机体免疫力，抑制或杀灭残存癌细胞，减轻放化疗的副作用，增强放化疗敏感性。排毒与热疗宜同时应用，可增强排毒的疗效。

1.4 三氧治疗

可以刺激提高自身免疫力，直接杀死早期血液或淋巴液中存在的癌细胞，减轻放化疗的副作用，同时还可促进手术伤口愈合。特别推荐 EBOO，隔日 1 次，体质较弱或有凝血障碍者可用大自血或静脉三氧盐水，也是隔日 1 次。还可以同时进行三氧穴位注射，每 3 日 1 次。具体选穴参照针灸治疗部分。

1.5 中药

早期食管癌常见以下证型：痰气交阻型，方用启膈散合旋覆代赭汤；痰瘀互结型，方用通幽汤加减。

1.6 针灸

食管癌早期以气滞痰结型为主，应以疏肝理气，化瘀散结为治疗原则。

针刺取穴：内关、上脘、膻中、三阴交、阳陵泉。方法：针刺用平补平泻手法，留针 20 分钟，每日 1 次，针 5 次休息 2 天，10 次为一疗程。

1.7 药膳营养

早期以药膳为主，在进行手术、全身热疗、化疗的同时或前一天给予完全肠外营养，可以防止营养摄入不足，同时起到治疗的增敏作用。

1.8 其他

早期患者建议积极练习气功、太极拳等，应用心理治疗调理情志，指引患者平和心境，克服恐慌、绝望心理，以积极、乐观、豁达的性格对待疾病，同时配合音乐疗法以舒缓心理压力。

2 中晚期

对于中晚期患者化疗、手术及放疗治疗效果均较差，而且还会进一步损伤机体的免疫功能，故宜首选热疗、排毒、三氧、中医中药等绿色综合治疗。

2.1 热疗

可以直接促进肿瘤细胞凋亡，抑制原发或转移灶继续增殖，抑制继续转移，调节人体产生肿瘤坏死因子、IL－2等免疫因子，增强自身抗肿瘤作用。在卡氏评分80分以上者，可以考虑给予全身热疗，如无心肺功能异常可以考虑高温。如果不适合全身热疗的情况下，可以给予局部离子射频，隔日1次。

2.2 排毒

应用排毒一方面可以针对复发、转移起到抑癌减瘤作用，甚至起到替代化疗作用，同时可以修复各种组织器官的损伤，改善细胞的功能，调节人体的免疫力。一般情况尚可者给予治疗量，隔日1次，中晚期癌症患者排毒20次为一疗程；一般情况欠佳者首次剂量可先予基础量（治疗量的三分之一），2～3次后无不能耐受现象，就加量到治疗剂量，连续20次为一疗程，连续进行3个疗程效果最佳，病情稳定后再逐渐减缓到康复治疗频率，每周排毒1次，持续3个月。

2.3 三氧

针对复发、转移的中晚期食管癌，如果患者一般情况尚好，卡氏评分在60分以上且无出血倾向及活动性出血者，首选EBOO，隔日1次，以16次为一疗程。如果患者一般情况较差，但无活动性出血者可以给予静脉三氧，隔日1次，16次为一疗程。中晚期患者均应给予三氧穴位注射，每隔三日1次，至病情稳定。

2.4 中药

中晚期患者往往正虚邪实，阴阳俱虚。常见津亏热结型，方用沙参麦冬汤加减；气血双亏型，方用当归补血汤、八珍汤加减。

2.5 针灸

食管癌中晚期以痰浊互结或气阴两虚为主，应以益气养阴，降逆止呕，宽胸理气为治疗原则。

针刺取穴：膈俞、内关、膻中、足三里、中脘、三阴交、太溪、肝俞、气海。方法：针刺用平补平泻手法，留针20分钟，每日1次，针5次休息2天，10次为一疗程。

艾灸取穴：关元、神阙、足三里。方法：每次取2穴，用艾条灸，每穴灸10分钟，每日1次，灸5次休息2天，10次为一疗程。

耳穴取穴：食道、胃、贲门、肝、皮质下、交感、脾、口。方法：用王不留行贴耳穴，嘱患者每天自行按压3～5次，每穴按压3～5分钟，每周2次，两耳交替，10次为一疗程。

2.6 药膳营养等

中晚期往往进食困难或不能进食，应以静脉输入高营养，配合其他综合疗法延长生存时间，提高生活质量；如患者出现梗阻者，考虑给予胃造瘘后注入营养餐；如已发展为多处梗阻或消化道吸收功能障碍，则只能给予完全肠外营养支持。对于中晚期的食管癌患者，应与早期食管癌的疗法相同配合气功、音乐疗法、心理治疗等以平心调息宁志，减轻痛苦。

2.7 其他

由于中晚期食道癌并发症较多，且严重影响患者的生活质量，如消化道梗阻所致吞咽困难、肿瘤压迫导致刺激性干咳等，为了缓解这些并发症还可以使用食道支架植入术、应用中枢性止咳药物等方法，以便尽量减轻患者痛苦。但需注意安装食道支架后不能再用局部热疗。

3 方案优势

食道癌早期应用上述综合治疗，可以使其对放化疗敏感性提高，增加有效率，减少毒副作用，预防复发转移，提高 5 年、10 年生存率。中晚期食道癌病人免疫功能本已经极低，不能再使用放化疗去加重对免疫系统的损害，而绿色综合治疗可以增强机体免疫功能，提高机体自愈抗癌能力，比放、化疗或不干预治疗能更明显地延长有效生存期，提高生活质量。

4 典型病例介绍

患者洪某，男，49 岁。住院号 034529。患者 2 年前反复上腹部胀痛伴呕吐，查 CT 显示：食管下段恶性肿瘤。胃镜检查示食管下段赘生物，病理为中分化鳞癌。遂在全麻下行“食管癌根治术”，手术病理示：食管鳞癌，浸润肌层达浆膜层，上下切端无癌浸润，淋巴结无转移。术后一年半患者出现消瘦，体重 2 个月减轻约 10kg，食欲差，时有呕吐。就诊时查体：一般情况较差，体质消瘦，体重 49kg，中度贫血貌，浅表淋巴结无肿大。心肺听诊正常，腹部平坦无压痛，肝脾未触及。左侧腹部及腰部有瘀斑。卡氏评分 70。

辅助检查：血常规 RBC 2.8×10^{12}/L，Hb 85g/L，WBC 4.2×10^{9}/L。胃镜检查吻合口红肿糜烂，病理示吻合口活检处癌变，中分化鳞癌。食道钡餐：食道下段术后改变，吻合口处黏膜钡剂充盈缺损。大便潜血：(++)。

诊断：食管癌术后复发。

综合治疗方案：患者系术后复发，一般情况欠佳，卡氏评分达 70，有恶心呕吐，明显消瘦，系肿瘤复发后食道狭窄造成进食困难，加上肿瘤本身的消耗引起严重营养不良，入院后肿瘤专家组会诊，拟定综合治疗方案，马上给予营养调理，一方面给予全肠外营养补充营养，同时给予中药调理脾胃，患者口干，舌红苔薄，脉细，给予降逆止呕，药用代赭石 24g，陈皮 15g，旋覆花、竹茹、太子参各 12g，丁香、柿蒂、天冬、麦冬、甘草、枇杷叶各 9g；在抗癌方面给予局部离子射频体外照射肿瘤投影部位，同时予排毒治疗，隔日 1 次，静脉三氧盐水治疗也是隔日一次，与热疗排毒交替进行。一周后患者对治疗反应较好，恶心呕吐等症状消失，相应调整中药方剂，患者仍语声低弱，精神倦怠，面色苍白，舌淡，苔薄白，脉细弱，辨证为气血两虚，方用八珍汤、玉屏风散加减：黄芪 60g，防风 30g，党参 30g，白术 20g，茯苓 18g，炙甘草

30g，熟地 18g，当归 12g，白芍 15g，生地 30g。连服 5 剂，患者乏力明显缓解，后在原方中加入化瘀、散结等抗癌中药：三棱 15g，莪术 20g，白花蛇舌草 40g，守宫 10g。同时配合中药扶正固本汤剂，每日 1 剂；排毒也适当增加剂量，仍是每周 3 次，连续 6 周；静脉三氧盐水注射持续应用 2 周后，患者精神状况好转，体重增至 52kg，血常规 RBC 3.5×10^{12}/L，Hb 105g/L，WBC 4.7×10^{9}/L，此时将静脉三氧盐水调整为 EBOO 治疗；热疗改为全身热疗联合局部离子射频治疗，全身热疗每 2 周 1 次；局部离子射频每周 3 次，隔日 1 次；排毒仍是与热疗同时应用。

该患者入院起即接受针灸治疗，入院的前 5 天，以调理脾胃，益气养血止痛、缓解患者精神紧张为主，针刺取穴：膈俞、脾俞、内关、膻中、足三里、中脘、三阴交、气海、合谷，针刺用平补平泻手法，留针 20 分钟，每日 1 次，针刺 5 次休息 2 天，10 次为一疗程。同时配合艾灸关元、中脘、足三里，每次取 2 穴，每穴灸 10 分钟，每日 1 次，灸 5 次休息 2 天，10 次为一疗程。耳穴：取食道、胃、贲门、肝、皮质下、神门、交感、脾、口，每周 2 次，两耳交替，10 次为一疗程。

患者住院期间始终坚持每天练习气功，体力略恢复即每日晨起练习打太极拳，身心得以最大放松，精神状态逐渐好转，对治疗信心大增。3 个月后复查胃镜见：吻合口轻度红肿，糜烂病灶较前明显缩小。

出院后在门诊继续接受局部离子射频热疗、EBOO、排毒、中药、药膳调理等绿色综合治疗，每周局部离子射频、EBOO、排毒各 1 次。

治疗效果：患者应用绿色综合治疗 3 个月，恶心、呕吐、纳差、消瘦及贫血等症状均得到较好改善，多种疗法分清主次，开始以纠正营养不良、改善症状为主，后渐以调整全身体质、扶正同时祛邪，多种手段殊途同归。经积极综合治疗，患者精神明显好转，体重增加 9kg，能够正常饮食，睡眠好，贫血基本纠正，卡氏评分 100。为巩固疗效，防止复发转移，提高机体免疫力，患者仍坚持每月 1 周的绿色综合治疗及长期中药调理，练习气功，适当运动，按医嘱服用药膳，加强营养，维持良好的疗效。

肺　癌

1　早期

1.1 手术治疗

早期肺癌病灶局限，无周围浸润转移，有明确手术指征者，可以选择行根治手术。围手术期必须进行积极的绿色综合治疗，以三氧和局部热疗为主，结合排毒、中药、针灸、药膳等，可以明显提高患者的手术耐受性，促进术后的康复，防止术后种植转移等情况的发生。

1.2 热化疗、热放疗

非小细胞肺癌（NSCLC）对放化疗敏感性低，对体质较好者可试行热化疗或热放疗。经过热疗评估后，酌情应用全身热疗或局部热疗，放化疗常用联合方案。

热疗 + 放疗结合顺序以先放疗后热疗为宜，在间隔时间上多主张间隔 1 小时以内。热放疗在 NSCLC 临床症状缓解、肿瘤的缩小、胸或腹水的减轻方面显示较好疗效。

小细胞肺癌（SCLC）治疗除手术外，由于对化疗较为敏感，主张适当热化疗。

1.3 排毒

肺癌术后患者体质虚弱免疫力低下，在术后至接受放化疗期间给予排毒、三氧等治疗。一方面促进体质恢复，可以调节免疫力；另一方面杀灭残存癌细胞或抑制早期转移。应用排毒疗法，隔日 1 次，注意需滴注 2 小时以上，且要足量足程。

1.4 三氧

三氧治疗首选 EBOO，隔日 1 次，同时给予三氧气体穴位注射，选用肺俞、中府、尺泽、支沟、足三里等穴位，每次 2 ~ 4 穴，每穴 2 ~ 5ml。体质弱不能耐受 EBOO 者则可选用静脉三氧盐水或大自血。

1.5 中药

阴虚内热型，方用沙参麦冬汤合百合固金汤加减；气滞血瘀型，方用桃红四物汤合五苓散加减。

1.6 针灸

肺癌早期常表现为实证，治疗当以祛邪散结，宣肺化痰为治疗原则。

针刺取穴：风门、肺俞、太渊、尺泽、列缺、合谷。方法：针刺用平补平泻手法，留针 20 分钟，每日 1 次，针刺 5 次休息 2 天，10 次为一疗程。

1.7 营养

在手术或热化疗前一天，建议给予完全肠外营养 1 次，其后以口服药膳、补充营养素为主，注意放化疗引起的胃肠道副反应，除以中药调整外，并给予补充适当的维生素、微量元素等。

1.8 其他

由于早期肺癌大多预后尚可，给予患者适当的心理疏导，减少患者的恐癌心理，并建议患者练习气功，坚持合适的锻炼有助于患者尽快康复。

2　中晚期

2.1 热疗 + 排毒

中晚期肺癌患者免疫力极差，已不适合进行放化疗。全身中高温热疗可以提高机体免疫力，促进肿瘤细胞凋亡，调节机体产生 TNF、IL－2 等免疫因子参与抗肿瘤作用。一般情况较好者、肺功能正常者给予全身热疗，10 ~ 15 天 1 次，6 次为一疗程；全身情况欠佳者可选择局部热疗，隔日 1 次。局部热疗应用离子射频或内生场治疗均可，此时患者皮下脂肪硬结的产生大为减少，患者可耐受的治疗功率显著增加。在热疗的同时给予排毒，隔日 1 次，12 次为一疗程。此联合治疗可以取得明显疗效。

2.2 三氧

首选 EBOO，隔日 1 次，连续进行 20 次为一疗程，情况较差或有心功能减退、活动性出血者，建议选择静脉三氧盐水或大自血替代，治疗频率仍为隔日 1 次，连续进行 20 次为一疗程。

2.3 中药

痰浊壅肺型，方用导痰汤合葶苈大枣泻肺汤加减；肺脾气虚型，方用香砂六君子汤加减；脾肾两虚型，方用理中汤合四神丸加减。

2.4 针灸

肺癌中晚期主要表现为痰热阻肺或气滞血瘀型，应以清热解毒，化痰软坚为治疗原则。

针刺取穴：肺俞、中府、尺泽、支沟、足三里、曲池、合谷、丰隆，气滞血瘀型加行间、血海、太冲、膈俞。方法：针刺用平补平泻手法，留针 20 分钟，每日 1 次，针刺 5 次休息 2 天，10 次为一疗程。

艾灸取穴：肺俞、大椎、关元、足三里。方法：每次取 2 穴，用艾条灸，每穴灸 10 分钟，每日 1 次，灸 5 次休息 2 天，10 次为一疗程。

耳穴取穴：肺、胸、皮质下、神门、气管、内分泌、交感。方法：用王不留行贴耳穴，嘱患者每天自行按压 3 ~ 5 次，每穴按压 3 ~ 5 分钟，每周 2 次，两耳交替，10 次为一疗程。

2.5 药膳营养

营养是中晚期肺癌的重要治疗项目，除给予必要的药膳调理外，还要补充足够的营养素，必要时给予完全肠外营养。同时还应注意给予心理辅导、气功、运动、音乐等治疗，保持心情平静、积极、乐观，提高自愈能力，鼓励患者带瘤生存，延缓肿瘤的进程。

2.6 其他

在抗癌的同时还应注意积极治疗肺癌常见并发症，要保持气道通畅，必要时给予抗感染治疗，如果因肿瘤发生气道阻塞，可以选择光动力刀消融或安置气管支架，尽量解除呼吸困难的症状。并随时注意心功能情况，必要时应用强心利尿剂。

3　方案优势

早期肺癌应用绿色综合治疗，可以使放化疗敏感性提高，减少副作用，增加治愈率，预防复发、转移。中晚期肺癌患者免疫功能本已极低，不能再使用放化疗去加重对免疫系统的损害，而绿色综合治疗可以增强机体免疫功能，提高机体自愈抗癌能力，比放、化疗或不干预治疗能更明显地延长有效生存期，提高生活质量。

4　典型病例介绍

患者谭某，男，37 岁，住院号 034693。患者右侧胸肋部阵发性刺痛半年，白天较重，伴咳嗽，咯白色痰，无咯血。查肺部 CT 示：右肺部大面积低密度影；电子支气管镜检查，病理结果示：肺腺癌；骨扫描显示头颅及右肋骨多发性骨转移。诊断为肺癌Ⅳ期。施行化疗（疗程不详），化疗药健择（Gemzar）、卡铂（Carboplatin）等。治疗后效果欠佳，癌肿继续增大，并出现气促、乏力。

查体：一般情况差，消瘦，体重 52kg，心率 112 次/分，律齐，右侧肺部呼吸音明显减弱，叩诊实音，右下肺可闻及少许细湿性啰音。卡氏评分 30。

辅助检查：颅脑、胸部 CT 提示：肺癌（弥漫性细支气管肺泡癌），右侧胸膜、左侧肾上腺转移及颅骨多发转移。肺功能检查提示：中度限制性肺通气障碍。血常规：RBC 3.8×10^{12}/L，Hb 121g/L，WBC 10.2×10^{9}/L，PLT 230×10^{9}/L。

诊断：肺腺癌Ⅳ期化疗后（CT4N0M1）。

综合治疗方案：患者为晚期肺癌，化疗后病灶继续增大且并发症较多，伴有气促、乏力、营养不良等，目前患者首要矛盾是化疗后的气阴两虚证，入院后经肿瘤专家组会诊，拟定综合治疗方案，积极给予中药治疗。患者形体瘦削，面色苍白，神疲气短，舌苔薄白，脉细弱，给予补气养阴，解毒抗癌。以八珍汤加减：党参、当归、黄芪、熟地各 15g，白术、白芍、茯苓、升麻各 10g，丹参 13g，猴头菌 60g，白花蛇舌草、薜荔果各 30g，每日 1 剂，水煎服；同时给予静脉营养联合药膳调理以加强支持治疗；鉴于患者同时有肺部感染，给予抗炎治疗一周；同时排毒隔日 1 次，静脉三氧隔日 1 次，与排毒交替进行；针灸取三阳络、外关、内关、合谷、肺俞等穴。治疗一周后患者气短、乏力、动辄气喘等症状缓解较为明显，此时有咳嗽咳痰，痰为白色黏液状，稍有乏力，胃纳差，易出汗，舌质淡，边有齿痕，苔白腻，脉细缓。中药以香砂六君子汤加减：太子参 15g，茯苓 12g，黄精 12g，黄芪 30g，白术 10g，法半夏 10g，橘皮 6g，橘络 5g，制香附 12g，砂仁（后下）3g，炙甘草 5g，白花蛇舌草 30g，蛤蚧 12g，黄芪 30g，浮小麦 15g，制南星 12g；三氧治疗加强为 EBOO，排毒剂量也适当增加，与 EBOO 交替进行，并予肺部局部热疗，隔日 1 次，与排毒同时进行。针灸治疗：取肺俞、中府、尺泽、支沟、足三里、曲池、合谷、丰隆、血海、太冲、膈俞，针刺用平补平泻手法，留针 20 分钟，每日 1 次，针刺 5 次休息 2 天，10 次为一疗程。同时配合艾灸肺俞、大椎、关元、足三里，每次取 2 穴，每穴灸 10 分钟，每日 1 次，灸 5 次休息 2 天，10 次为一疗程。耳穴：取肺、胸、皮质下、神门、气管、内分泌、交感，每周 2 次，两耳交替。

维持治疗 20 天后患者诸症较前明显好转，体重逐渐增至 55kg，无明显乏力，仍有轻咳，无痰，继续给予全身热疗，每 2 周 1 次，排毒及三氧、针灸维持原方案。中药以养肺阴、培正固本为主，方以生脉散加减：党参 15g，沙参 15g，麦冬 15g，五味子6g，天冬15g，山豆根12g，山药12g，半枝莲30g，白花蛇舌草30g，龙葵30g，猫爪草30g，贝母10g。从入院起就予患者积极心理治疗，增加其抗癌信心，并逐渐开始练习气功、运动等，增加患者的自愈力。

治疗效果：患者住院治疗64天，入院时症状较重，本虚标实，以虚为主，故给予滋阴补气，各种治疗缓中有增。经综合治疗后患者总体重增加了7kg，咳嗽症状基本消失，气促、乏力症状消失，可正常活动。查体：双肺呼吸音清，心率97次/分。心电图示窦性心律，心率95次/分。复查胸部CT提示：肺内病灶较前稍缩小，左侧肾上腺转移灶消失；骨扫描提示：颅骨肋骨转移灶稳定；肺功能检查提示：轻度限制性肺通气障碍。卡氏评分90。患者现继续坚持每隔2周接受1周的综合治疗（包括热疗、排毒、EBOO），日常维持中药、药膳营养、运动等保健康复治疗。

乳腺癌

1　早期

1.1 手术治疗

乳腺癌在病灶局限无转移时宜首选手术治疗，手术方式的选择可根据患者疾病的分期而定。乳腺癌患者手术要完善病理分型及免疫组化，特别要完善患者的ER、PR及Herceptin/neu、p53等检查，选择最佳手术方案。患者术前术后需给予中药、排毒、三氧等治疗，以提高免疫力，防止转移，抑制肿瘤生长，为手术和术后康复创造条件。

1.2 排毒

排毒能够直接杀死肿瘤细胞，提高机体免疫力，还可以对化疗起到减毒增效的作用，乳腺癌是其绝对适应证。具体用法：直接应用治疗量，隔日1次，12次为一疗程。1个疗程后病情稳定可改为每周1次，一直延续康复治疗，同其他输液一样，有心功能不全者注意减慢输液速度。

1.3 三氧

三氧可以使肿瘤病灶区氧含量增加，不但可直接杀灭癌细胞，非特异性的增加免疫系统功能，促进肿瘤坏死因子释放，而且具有显著的化疗增敏作用，提高肿瘤细胞对化疗的敏感性。治疗方法：体外循环三氧疗法（EBOO）：隔日1次，12次为一疗程；或选用三氧盐水静脉输注：隔日1次，10～14天为一疗程；三氧大自血：隔日1次，12次为一疗程。

1.4 热化疗

乳腺癌对化疗较为敏感，但化疗的毒副作用限制了其应用，而热疗本身即可杀死残留癌细胞，又能增强化疗敏感性。热疗与化疗综合应用的关键是选择热疗能增敏的药物。早期乳腺癌患者建议全身热疗配合化疗，疗效显著。

1.5 内分泌治疗

内分泌治疗是乳腺癌治疗的较为有效的手段之一。内分泌治疗对激素依赖型复发转移乳腺癌和早期乳腺癌术后辅助治疗可以起到较为重要的作用。术后辅助内分泌治疗可以选择用阿那曲唑、来曲唑、三苯氧胺和其他芳香化酶抑制剂等。

1.6 中药

肝郁气滞型，方用柴胡疏肝散加减；脾胃亏虚型，方用参苓白术散加减。

1.7 针灸

早期多为肝郁气滞型，应以疏肝理气，化痰散结为治疗原则。

针刺取穴：期门、膻中、足三里、行间、丰隆、三阴交。方法：针刺用平补平泻手法，留针 20 分钟，每日 1 次，针刺 5 次休息 2 天，10 次为一疗程。

1.8 营养

早期以药膳食疗为主，热化疗前一天可给予完全肠外营养，注意营养的合理搭配。

1.9 其他

气功、太极拳、音乐及心理辅导等方法均有助于患者的心理健康，增强患者对治疗的信心及机体的自愈能力。

2　中晚期

2.1 排毒

排毒治疗是中晚期乳腺癌患者的主要治疗手段之一，应用合适剂量在一定程度上可以起到替代化疗的作用，对患者的生存期和生存质量都有很大益处。

2.2 三氧

最佳选择是给予 EBOO 加三氧穴位注射，隔日 1 次，如有活动性出血或体质极为衰弱者则改用静脉三氧盐水滴注，也可起到一定的抑瘤抗癌作用。

2.3 内分泌治疗

中晚期乳腺癌患者选用适当的内分泌药物治疗，或者采取卵巢去势治疗是较为有效的方法，可以提高患者的生存期和生活质量，但要注意的是应积极防治其副作用或并发症。

2.4 中药

气血两亏型，方用人参养荣汤加减。痰火蕴结型，方用五味消毒饮加减。

2.5 针灸

中晚期以毒热蕴结或气血两亏型为主，应以清热解毒，化瘀止痛，益气养血，扶正祛邪为治疗原则。

针刺取穴：足三里、三阴交、中脘、太溪、关元、气海、肾俞、脾俞。方法：以平补平泻为主，留针20分钟，每日1次，针刺5次休息2天，10次为一疗程。

艾灸取穴：关元、大椎、足三里、三阴交、肝俞、脾俞、肾俞。方法：每次取2穴，用艾条灸，每穴灸10分钟，每日1次，灸5次休息2天，10次为一疗程。

耳穴取穴：乳腺、胸、胃、肝、内分泌、皮质下、肾上腺、缘中、脑点、交感。方法：每次选4～6穴，用毫针刺入，快速捻转后留针30～60分钟，每日1次，10次为一疗程。或用王不留行子贴耳穴，嘱患者每天自行按压3～5次，每穴按压3～5分钟，每周2次，两耳交替，10次为一疗程。

2.6 营养

中晚期乳腺癌患者仍能进食者，仍给予药膳调理，可以适当应用甲地孕酮、多酶片口服改善食欲，并补充氨基酸等营养素；如果进食困难，则给予完全肠外营养。同时也应注意给予心理调节、气功、运动、音乐等辅助治疗。

2.7 热化疗

除非患者体质较好，能够很好耐受化疗且有明确的敏感化疗药物可选，否则中晚期乳腺癌不宜进行化疗，如果化疗一定要配合热疗，并要根据患者病情体质来选择热疗方式。

2.8 其他

由于乳腺癌中晚期多伴有局部皮肤破溃等症状，所以针对这些并发症在常规给予清创、止血治疗外，给予罩杯三氧，每日2次，每次15～20分钟，有消炎生肌功效，后给予三氧橄榄油外擦，收到很好效果。中医药外敷对于乳腺癌肿块也有特别功效。肿块溃流血水：珍珠八宝丹（儿茶、血竭、龙骨各9g，赤石脂15g，朱砂3g，乳香、没药、象皮各6g，珍珠、冰片各1.5g制成丹剂）少许撒敷患处，外贴膏药。肿块溃烂，脓水不干：蜂房、经霜川楝子各等量，瓦煅存性，研细末，撒敷创面。

3 方案优势

早期乳腺癌应用上述综合治疗，可以使化疗敏感性提高，预防复发、转移。中晚期乳腺癌患者免疫功能多数极低，不宜再使用放化疗以免加重对免疫系统的损害，而绿色综合治疗可以增强机体免疫功能，提高机体自愈抗癌能力，比放、化疗或不干预治疗更能明显地延长有效生存期，提高生活质量。

4 典型病例介绍

患者Kathy来自美国北卡莱罗那州，女，59岁，住院号038038。患者4年前无意中发现右乳腺有一肿块，质地较硬，如花生米大小，无明显疼痛，当时已服用雌激素3年余，到美国当地医院经局部组织活检确诊为乳腺浸润型导管癌，PR（+），ER（+），CerbB2（+++），患者拒绝接受手术和放化疗。一直在当地接受Vit C、三氧、按摩、水疗等自然疗法，开始病情控制相对平稳，但来我院3个月前肿块渐渐增大，整个右乳坚硬，表皮红肿，并有明显乏力，活动后气促、心慌，反复阵发性干咳，3个月体重减轻10kg左右。

查体：患者神清，精神较差，消瘦，体重51kg，双侧乳腺表面红肿，局部有点状溃烂，覆有脓苔，双侧乳头内陷，表面呈颗粒装类似草莓，双侧腋窝及左锁骨上窝可触及数枚淋巴结，大者约2cm×2cm×1.5cm，质硬，移动度差，与周围组织边界尚清，心率112次/分，律齐，未闻及杂音，双下肺至第五肋间隙叩诊呈浊音，呼吸音明显减低，不能右侧卧位。右上肢前臂及上臂均呈凹陷性水肿，双下肢轻度肿胀，卡氏评分60。

辅助检查：美国北卡莱罗那州立医院病理为：右乳腺浸润性导管癌Ⅱ级，ER（+）、PR（+）、CerbB2（+++）；血常规RBC 3.1×10^{12}/L，Hb 93g/L，WBC 4.2×10^{9}/L；肿瘤标志物CEA 48 ng/ml，CA12－5（OV）34.99 U/ml，CA153（BR）238 U/ml。胸腹CT示：肺、肝、胸腔等全身多处转移，左侧胸膜腔内一大小5cm×4.5cm×4cm带蒂肿块，与壁层胸膜相连，双侧胸腔积液，右侧大量积液。心电图：窦性心律，心率115次/分，右束支传导阻滞。

诊断：右乳腺癌浸润性导管癌Ⅳ期（左乳、肺、肝、胸腔、皮肤等多发转移）。

综合治疗方案：患者入院时已有肝、肺、胸腔、皮肤及淋巴结等多处转移，中度营养不良，乳腺表面溃烂感染，双侧胸腔积液，右上肢水肿考虑系胸壁淋巴回流受阻所致，双下肢水肿系低蛋白血症所致。由于病情复杂，肿瘤专家组经过反复会诊，拟定综合治疗方案并在执行过程中反复评估讨论，务求选择最佳综合治疗组合以达到最好疗效。首先给予清创，双侧乳腺用三氧杯外罩治疗，三天后表面溃疡逐渐愈合，肿胀明显缓解。给予胸穿抽放胸水后胸腔内注射白介素－2，每周1次，注射后立即给予双侧胸部局部离子射频热疗，无胸腔内注射时隔日行1次局部离子射频热疗。入院后即予营养支持，排毒治疗隔日1次，EBOO隔日1次，与排毒交替进行，来曲唑每日2.5mg口服。治疗2周后双侧胸水逐渐消失，待胸水消失后开始加用全身中温热疗，每10天1次，行全身热疗或局部热疗时均与排毒同时执行。

入院后即予中药内服，患者舌淡白，边有齿痕，苔薄白腻，脉沉细，有胸腔积液。用化痰散结，疏凿蠲饮，补益气血之法。药用姜半夏9g，王不留行9g，槟榔、商陆、茯苓、泽泻各9g，黄芪40g，党参15g，当归20g，并以木香加大戟等量粉碎装胶囊后内服，待胸水明显减少、乏力及气喘等症状缓解后，调整方药，以五味消毒饮加减：银花、野菊花、紫花地丁、山慈菇、土鳖虫、天葵各12g，蒲公英、七叶一枝花、生苡仁、白花蛇舌草各30g，甘草6g。2周后出现口渴咽干，加麦冬30g，石斛15g；服用一周后口渴咽干症状消失，沿用血府逐瘀汤加鳖甲、半枝莲、白花蛇舌草、石上柏各10g，后多次随证加减，一直服用中药至出院，并给予五灵脂、雄黄、马钱子、阿胶各等量，共研细末，香油调后外涂患侧乳房。

针灸治疗：乳癌晚期多是气血两亏型，故取穴足三里、三阴交、中脘、太溪、关元、气海、肾俞、脾俞。以补法为主，留针20分钟，每日1次，针刺5次休息2天，10次为一疗程 。同时配合艾灸关元、大椎、足三里、脾俞、肾俞、肝俞，每次取2穴，每穴灸10分钟，每日1次，灸5次休息2天，10次为一疗程。耳穴：取乳腺、胸、胃、肝、内分泌、皮质下、肾上腺、缘中、交感，每周2次，两耳交替，10次为一疗程。

患者入院后一直给予药膳调理并积极修习医学气功，还由专业心理医生进行心理辅导，所以患者始终乐观，积极地配合治疗。

治疗效果：经过60多天的绿色综合治疗，患者乳腺部位溃烂及红肿均消失，右侧乳房巨大肿块明显变软缩小（如图10－1，图10－2），肢体水肿消失，乏力明显改善，活动后无气促，心率80～90次/分，双侧腋窝及左锁骨上窝淋巴结均明显缩小，最大者约1cm×1.5cm×1.5cm，质地变软，饮食较好，体重增至62kg，可平卧。复查胸腹：CT双肺内、肝内多发转移灶较前有所缩小，无新发病灶，左侧胸膜腔内病灶3.5cm×4.2cm×3.4 cm，RBC 4.2×10^{12}/L，Hb123g/L，ALB 36.5g/L，CEA 15 ng/ml，CA 12－5（OV）20 U/ml，CA 153（BR）88 U/ml。卡氏评分90。出院后继续服用以参苓白术散合左归丸为主方的中药汤剂及来曲唑每日2.5mg，病情较为平稳。

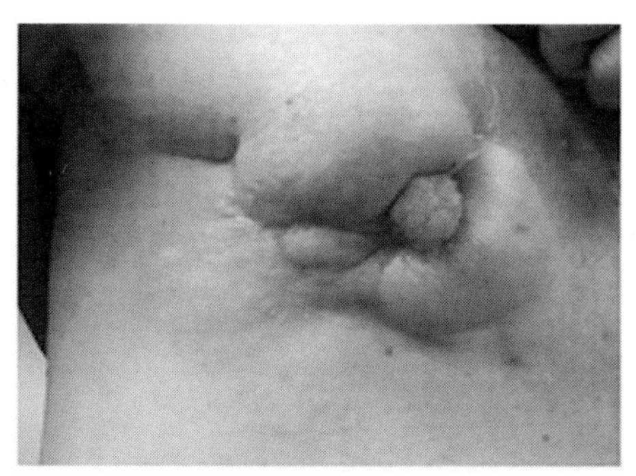

图10－1　治疗前乳腺照片

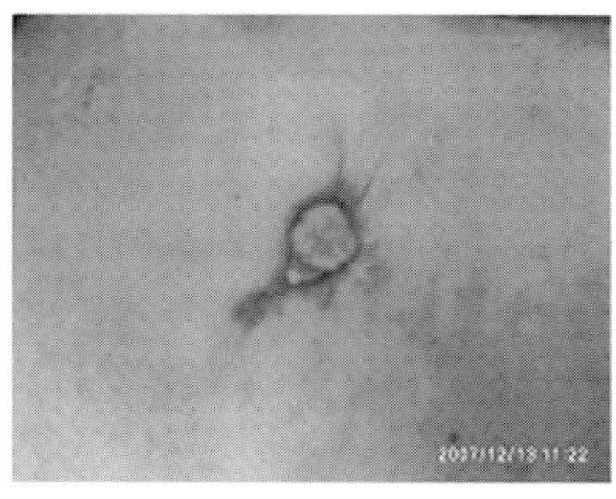

图10－2　治疗后乳腺照片

胃　癌

1　早期

1.1 手术

早期胃癌有手术指征者均可行手术治疗。手术后患者免疫力会因手术创伤、麻醉、进食受限等受抑，所以术前、术后建议应用排毒（隔日1次）、三氧（EBOO或静脉三氧盐水，隔日1次）、中药、针灸以提高免疫力，预防转移。

1.2 热化疗

对于已有淋巴结转移者，可选择合适的化疗，并配合热疗，尽最大力度杀灭残留胃癌细胞，增强化疗敏感性，预防转移。全身热化疗即全身热疗 + 全身化疗，应用全身热疗配合全身化疗或局部腹腔热灌注（热腹灌），可明显提高疗效，全身热疗每 10 天 1 次；热腹灌 1 次可以替代全身化疗 1 次，热腹灌推荐应用 4 ~ 6 次，腹腔灌注同时热疗可以是全身热疗，也可以是局部热疗，视患者体质而定。胃癌术后 3 周给予一次腹腔热灌注治疗，效果显著。胃癌也可以单纯应用热疗，通常是局部热疗结合全身热疗，局部热疗隔日 1 次，全身热疗每 10 天 1 次，全身热疗后 3 天内暂停局部热疗。

1.3 排毒

热疗同时给予排毒，既可以补充液体量，又可以稳定正常细胞的细胞膜及细胞器，同时还可促进热力学效应引起的肿瘤细胞的破坏，从而起到协同作用；如果热疗同时应用化疗药物，则排毒需在热疗后应用，可以减轻化疗副作用，增强化疗敏感性，延长热化疗的后续治疗效应，同样可以提高免疫力，抑制或杀死残存癌细胞。排毒的剂量可以根据患者的肝肾功能按国际标准公式计算。

1.4 三氧

三氧进入人体后，一方面直接增加正常组织细胞的供氧量，改善细胞正常代谢；另一方面，可以直接杀死癌细胞，诱导机体释放肿瘤坏死因子、白介素等免疫因子，激活自身免疫系统。同时应用三氧还可减轻化疗毒副作用，促进炎症吸收及手术伤口愈合。体质好者一般选用 EBOO，隔日 1 次，12 次为一疗程；体质弱者选用大自血、静脉三氧盐水，隔日 1 次，每个疗程 12 次。

1.5 中药

早期胃癌多见肝胃不和型及胃热阴虚型，分别予柴胡疏肝散、麦门冬汤合竹叶石膏汤加减。

1.6 针灸

胃癌早期多以肝胃不和型为主。应以疏肝理气，和胃降逆为原则。

针刺取穴：中脘、内关、足三里、三阴交、阳陵泉、太冲。方法：以平补平泻为主，留针 20 分钟，每日 1 次，针刺 5 次休息 2 天，10 次为一疗程 。

1.7 药膳营养

早期胃癌以药膳营养为主，如属气虚、脾胃虚弱，给予黄芪、白术、生姜、陈皮、山楂等开胃健脾益气之品，做成药粥、汤、菜、饭等进行调理，热化疗前给予完全肠外营养以防止化疗引起的食欲下降，导致营养摄入不足。

1.8 其他

早期胃癌患者积极练习气功、太极拳，并予心理、音乐疗法等调理情志，培养平和心境，克服恐慌、绝望心理，舒缓心理压力，以积极、乐观、豁达的性格对待疾病。

2　中晚期

2.1 腹腔热灌注

腹腔热灌注能直接促进肿瘤细胞凋亡，抑制原发或转移灶继续增殖，尤其是减少胃癌的腹腔转移，减轻瘤负荷，延长生命。局部热腹灌化疗，化疗药物可选用顺铂、5－Fu、羟喜树碱等，每2周进行1次，应用4～6次，腹腔热灌注化疗副作用相对比较小，如果同时应用三氧、排毒治疗可将副作用降到最低程度，有利于病人的康复。

2.2 排毒

针对中晚期胃癌患者，排毒可以抑制复发、转移，或者替代化疗，一般首次用量多为治疗量的三分之一，2～3次后剂量逐渐增加到治疗量，数次后如果病情许可，每次排毒剂量还可再增加一倍，12次为一疗程，对于肝肾功能差者建议维持小剂量应用。

2.3 三氧

对于中晚期胃癌患者，建议首次应用最好从静脉三氧盐水开始，1～2次后再过渡为EBOO，以12次为一疗程，同时配合三氧穴位注射，选用上脘、中脘、足三里等穴位，每次穴位注射2～5ml三氧气体；如有活动性出血、体质较为衰弱可仅应用静脉三氧或大自血，隔日或每3日1次。注意：如同时应用排毒需间隔24小时以上。

2.4 中药

中晚期胃癌多见脾胃阳虚型、痰瘀互结型、气血双亏型，分别予黄芪建中汤合理中汤、膈下逐瘀汤合二陈汤、十全大补汤等加减。

2.5 针灸

胃癌中晚期以痰瘀互结，气血双亏型为主。应以祛痰化瘀，软坚散结，健脾益气，滋阴养血为主。

针刺取穴：主穴：中脘、胃俞、章门、脾俞、三阴交、足三里、气海。若见胃阴不足证可加阴郄、地机、太溪。方法：均采用补法，留针20分钟，每日1次，针刺5次休息2天，10次为一疗程。

艾灸取穴：关元、神阙、足三里、中脘、大椎、脾俞、肾俞。方法：每次取2穴，用艾条灸，每穴灸10分钟，每日1次，灸5次休息2天，10次为一疗程。

耳穴取穴：胃、脾、肝、皮质下、交感、神门、脑点、十二指肠、内分泌、肾上腺。方法：用王不留行贴耳穴，嘱患者每天自行按压3～5次，每穴按压3～5分钟，每周2次，两耳交替，10次为一疗程。

2.6 药膳营养

中晚期胃癌营养支持治疗占主导地位，给予合适的营养支持治疗可以维持患者体内正常的生理平衡，使其免疫系统不会因为体质衰弱而彻底崩溃，帮助其自身维持一定的抗肿瘤能力。能够进食者给予药膳调理，并补充适当的氨基酸（口服或静脉应用）等；对于不能进食者可给予完全肠外营养；如果下消化道通畅并有一定的消化吸收功能，可以给予空肠造瘘，从造瘘管注入营养液。

2.7 其他

气功、音乐及中医情志疗法等应持续不断应用，帮助患者调整好心态积极地配合其他疗法，以达到最佳疗效。

3 方案优势

由于临床上多数胃癌早期症状不典型，容易误诊，待临床确诊为胃癌时已属进展期或晚期，丧失手术完全切除的机会。因此，胃癌治疗应采用综合治疗的手段。胃癌早期应用绿色综合治疗，凸显优势，可以明显提高治愈率，复发转移较少。而胃癌中晚期患者免疫功能多数极低，不宜再使用放化疗以免加重对免疫系统的损害，而绿色综合治疗可以增强机体免疫功能，提高机体自愈抗癌能力，比放、化疗能更明显地延长生存期，提高生活质量。

4 典型病例介绍

患者代某，女性，56 岁，住院号 030379。患者 1 年前无明显诱因出现胃脘部疼痛，胀痛，进食后及夜间明显，无放射痛，伴返酸、嗳气、烧心，反复黑便。自服中药（不详），无明显好转。上述症状加重 2 个月后至我院求诊。患者诉睡眠欠佳，大便较稀，呈柏油状，体重近 8 月减轻 10 kg 以上。

入院查体：精神委顿，消瘦，体重 37kg，中度贫血貌，全身皮肤黏膜苍白，剑突下腹部饱满，可触及一大小约 5cm × 6cm × 7cm 的包块，质硬，边界不清，移动度差，压痛明显，无明显反跳痛，胃脘有振水音，肠鸣音活跃。卡氏评分 30。

辅助检查：腹部 CT 示：胃体、胃窦软组织肿块，考虑为胃癌，并肝右叶、胰腺、腹膜后淋巴结多发转移；门静脉主干及左、右支、脾静脉、肠系膜上静脉癌栓；肝门脉海绵样变性。子宫直肠隐窝少量积液（如图 10 - 3）。病理示：胃中分化腺癌。化验肿瘤五项提示：CEA 1183.6ng/ml，AFP 143.22ng/ml，CA199 194.32U/ml。血常规提示：WBC 19.03×10^9/L，RBC 3.19×10^{12}/L，Hb 76g/L。

诊断：胃癌（中分化腺癌，Ⅳ期）。并肝右叶、胰腺、腹膜后淋巴结多发转移，门静脉、脾静脉、肠系膜上静脉癌栓。

综合治疗方案：患者入院时消瘦明显，中度贫血，体质较差，专家组会诊考虑患者邪实与正虚同是主要矛盾，扶正与祛邪同样是当务之急。故给予输血积极纠正贫血，予完全肠外营养以加强营养支持治疗，给予制酸、保护胃黏膜药物治疗以防止继续出血损伤正气。中药用黄芪建中汤合理中汤加减：黄芪 20g，干姜 10g，茯苓12g，白芍12g，白术12g，半夏12g，陈皮10g，吴茱萸6g，橘皮6g，薏苡仁30g，甘草6g，田七12g，白茅根12g，炒谷麦芽各12g，菟丝子10g，治疗4天后患者贫血得到纠正，Hb 93g/L，感染得到控制，WBC $8.25\times10^{9}/L$，无明显腹痛，消化道出血停止，大便呈黄色烂便，此时给予全身热疗同时应用腹腔热灌注化疗，灌注药物为顺铂+5-Fu，全身热疗温度达41.8℃，治疗前后给予格雷司琼止呕，热疗后给予排毒，一方面减少化疗药物的毒副作用，另一方面增加热疗敏感性及排毒药物本身抗肿瘤特性以祛内邪。鉴于行全身热疗易导致大量液体丢失，因此热疗前后均调整中药以健脾滋阴补血为主，方以归脾汤、当归补血汤加减：茯苓25g，陈皮15g，当归10g，甘草10g，炙甘草10g，白芍15g，麦冬10g，党参25g，丹参10g，白术12g，生地25g，山药25g，柴胡10g，黄芩10g，做成水丸剂，口服，每次10g，每日3次。患者热疗后有轻度恶心，无白细胞下降，无腹泻，无腹痛。针灸治疗：取中脘、内关、胃俞、章门、脾俞、三阴交、足三里、关元、太溪，均采用补法，留针20分钟，每日1次，针刺5次休息2天，10次为一疗程。同时配合艾灸关元、神阙、足三里、中脘、脾俞、肾俞，每次取2穴，每穴灸10分钟，每日1次，灸5次休息2天，10次为一疗程。耳穴：取胃、脾、肝、皮质下、交感、耳尖、十二指肠、内分泌、肾上腺，每周2次，两耳交替，10次为一疗程。

按上述方案治疗5周，此间给予全身热疗+腹腔灌注各3次，营养、排毒、三氧、针灸、中药多种治疗配合，患者病情明显得到控制，血红蛋白稳定在95g/L左右，体重以每周0.6kg增长，未出现黑便，胃纳恢复正常，这时调整腹腔灌注药物顺铂+丝裂霉素，调整治疗后患者白细胞下降至 $2.2\times10^{9}/L$，给予应用GM-CSF，并给予中药炙黄芪30g，当归15g，杜仲15g，鹿角霜15g，桃仁10g，红花10g，炒白术15g，山萸肉15g，阿胶（烊）15g，龟板（先煎）15g，鳖甲（先煎）15g，丹参10g，生姜3片、大枣5枚为引，一日2次。排毒、三氧维持原方案，针灸同时给予足三里穴位注射黄芪，白细胞低下在3天后升至正常范围，按此方案治疗1月余，全身热疗每10天进行一次，整个治疗过程中患者自己坚持练习医学气功。

治疗效果：患者住院81天，经予综合治疗后，患者精神明显好转，胃纳、睡眠等均正常，体重增加12kg。治疗后全腹CT提示：原发病灶及肝门区淋巴结转移灶大小范围均有明显缩小，门静脉系统、脾静脉、肠系膜上静脉癌栓也有明显缩小（如图10-4）。治疗后化验肿瘤标志物结果：CEA 329.8 ng/ml，AFP 7.09ng/ml，CA 12-5（OV）34.99 U/ml，CA199 35.94 U/ml，CA 153（BR）56.45 U/ml，较入院时化验结果明显降低。血常规示：WBC $3.70\times10^{9}/L$，RBC $2.61\times10^{12}/L$，Hb 89g/L。血象恢复正常，贫血得到改善。卡氏评分90。现患者正常生活，体重维持在56kg，仍维持中药口服等康复治疗。

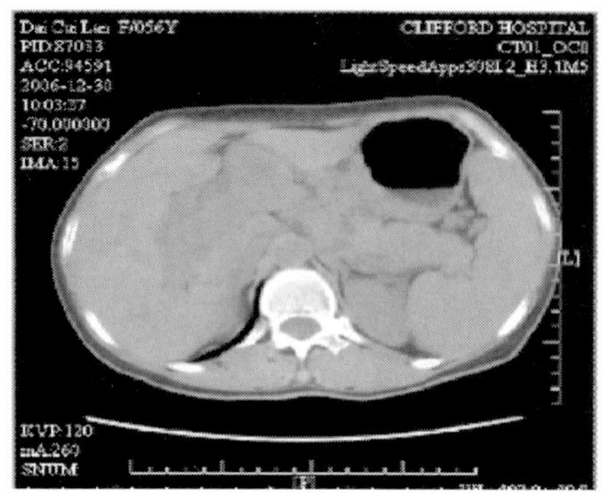

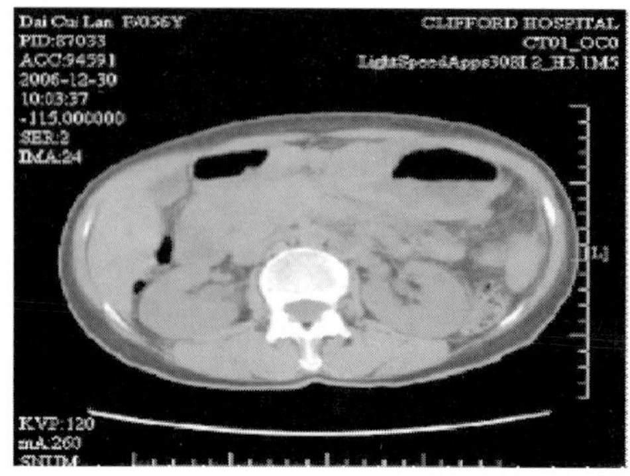

图 10－3　治疗前腹部 CT

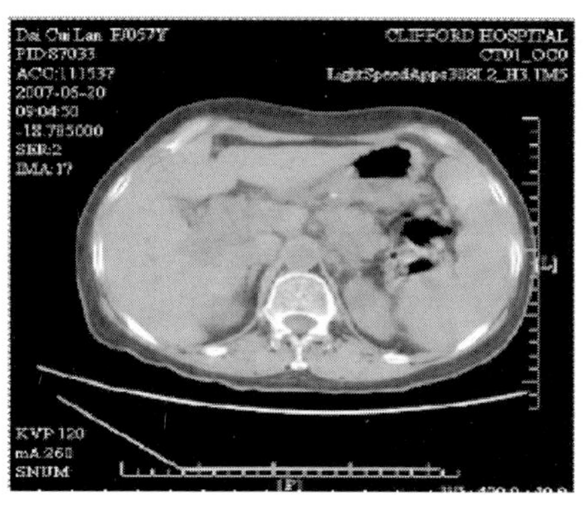

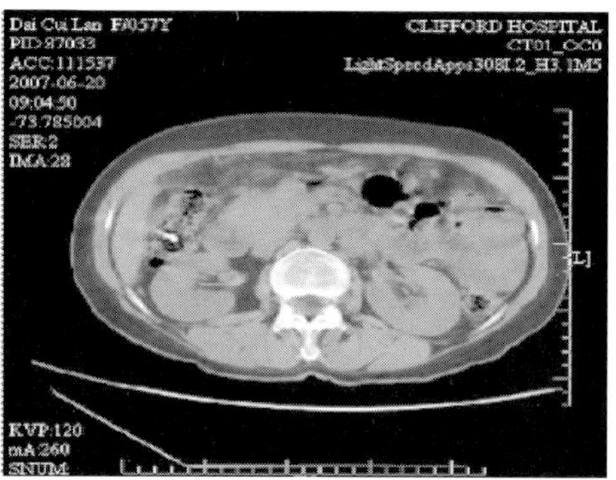

图 10－4 治疗后腹部 CT

肝　癌

1　早期

1.1 手术治疗

对于早期小肝癌阶段，肝功能代偿者，单发肿瘤小于 5cm 的，可以选择外科手术切除，术中经肝动脉、门静脉留置化疗泵，术后经泵局部灌注确实有效的化疗药物或维生素 C 等增强疗效，进一步杀灭可能残留的肿瘤细胞，防止复发或转移。术前、术后仍应给予积极的排毒、三氧、中医中药等绿色综合治疗，能够保护肝功能，为手术创造良好的条件，增强治疗效果，又能减轻手术对患者的损伤，降低机体对移植肝脏的排斥反应等副作用，促进机体的全面康复。

1.2 热疗

热疗可抑制或杀灭癌细胞。由于肝癌病人多属气阴两虚，全身热疗易因大汗伤阴，故建议以局部热疗为主。如有明确热疗指征，且中医评估许可后也可以选择合适的全身热疗，但在热疗前后应调整中药以减轻可能的不良反应。

1.3 药膳营养

肝脏是人体最重要的代谢器官，肝癌的发生发展也与机体的营养代谢水平密切相关，所以肝癌病人必须进行营养评估，给予合理的营养支持。能正常进食的可予营养药膳结合输液补充糖、盐、维生素、氨基酸等；营养较差、进食少的则需给予完全肠外营养，维持正常的能量代谢。

1.4 排毒

在肝癌治疗中排毒既有明显的护肝作用，又有直接抗肿瘤作用，作为肝癌绿色治疗的首选。一般为隔日 1 次，12 次为一疗程，滴注时间大于 90 分钟，若有心肺功能严重障碍者则适当减少液体量、减慢输液速度。排毒宜结合热疗同时进行，或在热疗前进行，可产生增敏作用。在围手术期应用排毒，有利于提高免疫功能，预防术后残留癌细胞迅速增殖而导致的复发及转移。

1.5 三氧治疗

三氧对于促进肝功能恢复、抑制肝炎病毒复制均有明显疗效，同时对肿瘤有明显的抑制及直接杀伤作用。体质较弱者宜行静脉三氧盐水或大自血治疗，一般隔日 1 次；体质较好、无凝血功能异常者，宜行 EBOO（体外循环三氧治疗），一般每周 2～3 次，均为 12 次一个疗程。需注意三氧治疗需与排毒交替进行，不可安排在同一天应用。

1.6 中医

中药治疗肝癌疗效确切，已被大量临床实践证实。早期多见气滞血瘀型，方用小柴胡汤合大黄䗪虫丸加减。

1.7 针灸

肝癌早期以肝气郁结型为主。应以疏肝理气，软坚散结为治疗原则。

针刺取穴：肝俞、内关、阳陵泉、太冲、痞根。若见肝郁痰结证可加行间、丰隆，以疏肝理气，化痰散结。方法：均采用平补平泻手法，留针 20 分钟，每日 1 次，针刺 5 次休息 2 天，10 次为一疗程。

1.8 心理疗法等

肝癌患者同时配合气功、音乐、心理疗法调节其心态，解除肝癌患者抑郁、易怒等不良情绪，避免劳累，有利于疾病的康复。

1.9 其他

早期肝癌，病灶局限者，还可在严格筛选适应证的基础上选用介入治疗、氩氦刀冷冻疗法等，可以直接杀伤癌细胞，避免了全身化疗的毒副作用，但这些疗法不可避免地会对肿瘤周围正常肝组织造成损伤，影响肝功能。对于有明确指征、条件许可者，还可以选择肝移植手术。

2 中晚期

由于肝癌对放化疗敏感性较差，而到了中晚期肝癌已失去了手术机会，此时应积极采取各种绿色综合治疗措施，加强对症和支持措施，以改善病人生活质量、延长生存期为主要目的。除西医对症治疗外，绿色综合治疗应为首选，其中又以排毒、中药、三氧、针灸最为适合。

2.1 排毒

可以抑制中晚期肝癌患者癌细胞增殖转移，排毒药物组成以天然 VitC、还原型谷胱甘肽为主，有很好的护肝作用，配合中药辨证施治是中晚期肝癌患者的首选，建议用量可达平时治疗量的 2 倍，隔日 1 次，直至病情稳定，再调整为每周 1～2 次。中晚期肝癌排毒治疗没有疗程限制。

2.2 中药

肝病是中医治疗的优势病种，合理治疗能够收到良好的效果。一定要根据患者病情、病期、合并症及机体反应的差异辨证施治，随时调整组方，以期达到最佳疗效。辨证多见肝胆湿热型，方用茵陈蒿汤合膈下逐瘀汤加减；肝肾阴虚型，方用一贯煎加减。

2.3 三氧

中晚期肝癌病人，多数体质虚弱，且伴有凝血功能异常，所以建议仔细评估病人情况后，首次用三氧盐水过渡治疗 1～2 次，如能耐受，再过渡到 EBOO 治疗，隔日 1 次，与排毒交替进行，同时予三氧穴位注射。如已有出血倾向、体质极衰弱则用静脉三氧盐水、小自血，隔日 1 次，16 次为一疗程。

2.4 针灸

肝癌晚期以肝胆湿热、肝肾阴虚型为主。应以清热利湿，消癥散结，滋补肝肾，健脾利水为治疗原则。

针刺取穴：肝俞、期门、脾俞、肾俞、足三里、太溪、三阴交。若见热毒伤阴可加涌泉、水泉，以凉血滋阴，清热解毒。方法：均采用平补平泻手法，针刺留针 20 分钟，每日 1 次，针刺 5 次休息 2 天，10 次为一疗程。

艾灸取穴：关元、足三里、肝俞、肾俞、脾俞。方法：每次取 2 穴，用艾条灸，每穴灸 10 分钟，每日 1 次，灸 5 次休息 2 天，10 次为一疗程。

耳穴取穴：肝、脾、膈、肝炎点、耳尖、内分泌、肾上腺、皮质下、交感、神门。方法：用王不留行贴耳穴，嘱患者每天自行按压 3～5 次，每穴按压 3～5 分钟，每周 2 次，两耳交替，10 次为一疗程。

2.5 药膳营养

中晚期肝癌患者营养极差，而且多已并发肝功能失代偿，所以对于营养支持治疗要求更高，需谨慎计算每日补充的蛋白质等营养素用量，否则不但不利于病人的康复，反而会加重肝脏负担，甚至诱发肝衰竭、肝昏迷。能进食者以药膳为主；进食少者结合口服或静脉营养；不能进食者以全肠外营养为主。

2.6 气功、心理疗法等

肝病患者往往肝火旺盛，易怒。尤其到中晚期，多数病人心灰意冷，意志消沉，且因疼痛等症状不能缓解，情绪更加恶化，此时必须加强练习气功、应用音乐疗法、中医情治疗法或西医心理疗法等使患者保持恬惔平和的心情，以积极乐观的心态配合其他综合治疗，才有利于疾病的康复。

2.7 其他

中晚期肝癌并发症较多，尤其是腹水、肝衰竭、肝昏迷、疼痛等症，必须积极地治疗这些并发症，否则单纯治疗肿瘤也难竟全功。可选择适宜的中药外敷、中西药物、腹腔热灌注、人工肝替代疗法等，可以达到辅助治疗效果。

3　方案优势

由于肝癌恶性度高，病情发展快，西医传统疗法很难见效，尤其是因其起病较隐匿，发现时多半已是中晚期，可选择的治疗手段已少，所以绿色综合治疗有着突出的优势，即可在早期预防复发、转移，到中晚期应用可以保肝抑癌，缓解疼痛、纠正营养不良、免疫力低下等症，能有效地延长生存期，明显提高生活质量。

4　典型病例介绍

冼某，男，62 岁，住院号 033006。患者 20 余天前无意中发现巩膜黄染，乏力，初步诊断为“肝炎”，本人未予重视，未能进一步诊治。3 天前出现双下肢浮肿，胃纳差，伴有腹胀，来我院求诊，B 超提示：右肝叶多发结节，最大 4 cm×5 cm×5.5cm。腹部 CT 结果提示：肝左叶萎缩，肝右叶后上段异常低密度病灶，截面积大小约 5.4 cm×6.2 cm，病灶后见一子灶，直径约 6mm。诊断为原发性肝癌、肝硬化、腹水，收入院治疗。

查体：全身皮肤黏膜中度黄染，未发现皮疹及皮下出血点及瘀斑，颈部及上胸部可见数个蜘蛛痣。腹部较饱满，无腹壁静脉怒张，腹肌柔软，全腹无压痛及反跳痛，肝区无压痛，肝脾未触及，Murphy 征（－），移动性浊音（＋）。双下肢轻度浮肿。卡氏评分 60。

辅助检查：血常规：RBC 5.5×10^{12}/L，Hb 125g/L，WBC 5.3×10^{9}/L，PLT 224×10^{9}/L；生化：ALT 775U/L，AST 585U/L，TBIL 217U/L，DBIL 154.5U/L，ALB 26.7g/L；ALP 256U/L，GGT 357 U/L；肿瘤标志物：AFP 1276.6ng/ml；乙肝五项：HBsAg（＋），HBsAb（－），HBcAb（－），HBeAg（＋），HBeAb（＋）。

胃镜：见食管胃底静脉曲张。胸片：见右侧胸腔少量积液。

入院诊断：①原发性肝癌（T3N0M0）；②慢性乙型肝炎后肝硬化（失代偿期）。

综合治疗方案：患者入院时有明显的肝功能异常、大量腹水、低蛋白血症，血氨升高，综合评估存在肝衰竭乃至肝昏迷、肝肾综合征、上消化道大出血等倾向，专家组会诊意见给予排毒、三氧、针灸、局部热疗及中西药物保肝降酶、退黄、降血氨、抑酸、纠正低蛋白血症等积极对症治疗，并予适当的营养支持治疗，如氨基酸、中长链脂肪乳、葡萄糖等合理配比输注。中医辨证施治：初症见皮肤巩膜黄染、腹水、下肢浮肿、胃纳差、舌红苔黄腻、脉弦。证属：肝郁气滞，脾虚不运。治以疏肝理气，利湿退黄。药用：枳壳10g，青皮10g，当归15g，田七6g，珍珠母30g，浮小麦60g，炙甘草10g，瓜蒌30g，薤白15g，郁金20g，菖蒲15g，香附20g，丹参20g，葛根30g，薄荷6g，姜黄10g，赤芍60g，茵陈30g。排毒、三氧均隔日1次，交替应用，排毒同时，腹部给予局部热疗，隔日1次，连续治疗2周后皮肤巩膜黄染明显减轻、腹水及下肢浮肿消失。因患者心悸，心电图提示阵发性室上速，遂停用热疗，调整中药，中医辨证属气阴两虚，方用四君子汤合生脉散加减。排毒用量增加为治疗量的2倍，隔日1次；EBOO同前，隔日1次与排毒交替进行。治疗一周后皮肤巩膜黄染全消，无心悸，但胃纳仍欠佳，中医辨证属脾胃虚弱，治以香砂六君子汤加减健脾开胃，内服培元汤每日1包。治疗后诸症消失。

针灸治疗：取肝俞、期门、脾俞、肾俞、足三里、太溪、三阴交、太冲、阴陵泉、阳陵泉，方法：均采用平补平泻手法，留针20分钟，每日1次，针刺5次休息2天，10次为一疗程。同时配合艾灸关元、足三里、肝俞、肾俞、脾俞，每次取2穴，每穴灸10分钟，每日1次，灸5次休息2天，10次为一疗程。耳穴：取肝、脾、膈、肝炎点、耳尖、内分泌、肾上腺、皮质下、交感、神门，每周2次，两耳交替，10次为一疗程。

患者入院后即予心理治疗，并指导患者练习气功，在体力欠佳阶段，尽量让患者卧床休息，避免劳顿，待体力恢复后，适当增加轻度运动，包括全身按摩等，有利于患者整体康复。

治疗效果：患者入院时肝硬化失代偿期的症状较为明显，此时治疗以护肝、制酸、补充白蛋白、降酶降血氨等急治其标为主，待度过危险期，便逐渐增加治疗力度，循序渐进，住院2个月后患者精神状态明显好转，食欲正常，无乏力、腹胀等症，双下肢浮肿消失，无黄染。复查CT：最大病灶5.0cm×4.2 cm，腹腔未见积液及肿大淋巴结，与治疗前结果比较肝脏占位病灶有所缩小。实验室检查：ALT 35U/L，AST 47U/L，TBIL 39U/L，DBIL 18.5U/L，ALB20.5G/L；AFP 173μg/L 显示肝功能也基本恢复正常。卡氏评分100。病情明显好转、稳定后出院，定期随访，患者精神、食欲、睡眠均如常人。并坚持每月返院进行10天的综合治疗（包括排毒、三氧、针灸等），并一直服用中药，以及药膳营养治疗。3个月后调整为每月返院综合治疗1周，半年后调整为每月综合治疗3天，至今已随访1年半，门诊复查腹部CT病灶仍较为稳定，无增大，亦无新的病灶出现，肝功能、AFP等指标基本正常。

胰腺癌

1　早期

1.1 手术治疗

早期胰腺癌的患者如有明确手术指征，且患者整体状态较好，能耐受手术者，可以选择手术治疗。但相当多的病人就诊时已属中晚期，无法作根治性切除，而且胰腺癌切除手术多属四类手术，创伤较大，加之营养摄入受限，很多患者无法耐受，无法选择手术治疗，且手术后患者常伴有免疫力下降、感染、营养不良等并发症，因此，即使能手术治疗，在围手术期内一定要尽早应用排毒、三氧、中药、针灸、营养支持等综合治疗以提高免疫力，减少手术并发症，预防转移、复发。

1.2 热化疗

单纯化疗可能会使近30%胰腺癌患者获得暂时缓解，但预后仍会令人失望。如果患者全身情况较好，可以选用全身热疗配合化疗，尽可能杀死残留癌细胞，增强化疗敏感性，减轻化疗毒性，预防转移；对于体质较差的患者，必要时可用局部热疗配合化疗，或者考虑应用全身热疗加腹腔灌注化疗代替，有效率与全身化疗相差无几，而毒副作用远较全身化疗低。

1.3 热疗+排毒

对早期胰腺癌患者，建议热疗与排毒联用，当然也可以各自单用。联合应用可以起到协同效应，更有助于提高免疫力，抑制或杀死残存癌细胞，减轻化疗副作用，增强化疗敏感性。

1.4 三氧

早期胰腺癌患者给予三氧治疗，可提高免疫力、抑制肿瘤发展，三氧治疗方式可选用大自血、静脉三氧盐水、EBOO、三氧穴位注射等，不同的方法适用于不同体质的患者，但作用原理相同。用法为隔日1次，12次为一疗程，应用时与排毒、热疗交替进行，避免同日使用。

1.5 中药

气滞血瘀型，方用血府逐瘀汤、越鞠丸加减；胃阴不足型，方用一贯煎合鳖甲煎丸加减。

1.6 针灸

胰腺癌早期以气滞血瘀、脾胃湿热为主。应以清热利湿，理气化瘀为治疗原则。

针刺取穴：足三里、下巨虚、上巨虚、阳陵泉、地机。若见腑气不通者加天枢、气海、中脘。若见胃气上逆者加内关、合谷、太冲，以理气止痛，降逆止呕。方法：均采用平补平泻手法，留针 20 分钟，每日 1 次，针刺 5 次休息 2 天，10 次为一疗程。

1.7 药膳营养

胰腺癌早期的药膳食疗以增强食欲、补充营养为主。同时可以给予消化酶、甲地孕酮以助消化、改善食欲。

1.8 其他

气功、音乐及心理疗法均可以调整患者心理，有助于疾病的治疗。

2　中晚期

2.1 热疗

可以根据患者体质情况选择全身热疗、局部热疗或腹腔热灌注。全身热疗每 2 周 1 次，局部热疗隔天 1 次，待病情稳定后可减少治疗频率，改为每月 1 次全身热疗，或每周 1 ~2 次局部热疗。

2.2 排毒

中晚期胰腺癌病情发展快速，排毒治疗在 2 ~3 次治疗量能耐受时，且患者肾功能正常时，可提高排毒药量，为治疗量的 2 倍，连用 12 次，隔日 1 次，病情稳定好转后给予每周 2 次，连续 6 周后再减为每周 1 次，多可获得满意疗效。

2.3 三氧

中晚期胰腺癌三氧治疗也应先评估患者体质后再选择用量，可先予静脉三氧盐水，1 ~2 次后给予 EBOO，隔日 1 次，连续 12 次；如体质衰弱者则用静脉三氧盐水、大自血，隔日 1 次，12 次为一疗程。上述治疗均需与排毒交替应用，同时可予三氧穴位注射隔日 1 次，选穴同针灸疗法。

2.4 中药

脾虚湿阻型，方用香砂六君子汤加减；湿热毒盛型，方用茵陈蒿汤加减；气滞湿阻型，方用二陈汤合平胃散加减；阴虚毒结型，方用一贯煎合鳖甲煎丸加减。

2.5 针灸

胰腺癌中晚期以脾肾两虚为主，应以健脾益肾为治疗原则。

针刺取穴：足三里、三阴交、中脘、天枢、脾俞、肾俞、关元。方法：均采用平补平泻手法，留针 20 分钟，每日 1 次，针刺 5 次休息 2 天，10 次为一疗程。

艾灸取穴：关元、足三里、肝俞、肾俞、脾俞。方法：每次取 2 穴，用艾条灸，每穴灸 10 分钟，每日 1 次，灸 5 次休息 2 天，10 次为一疗程。

耳穴取穴：肝、脾、膈、胰胆穴、耳尖、内分泌、肾上腺、皮质下、交感、神门。方法：用王不留行贴耳穴，嘱患者每天自行按压 3～5 次，每穴按压 3～5 分钟，每周 2 次，两耳交替，10 次为一疗程。

2.6 药膳营养等

中晚期胰腺癌可以进食者仍以药膳食疗为主，可以适当补充消化酶、氨基酸、维生素等。如果出现消化道梗阻，可以给予全肠外营养，情况许可时最好胃肠造瘘，经造瘘管给予营养餐。此时气功、音乐及心理辅导治疗同样重要，可使其心情放松，减轻痛苦，配合其他综合疗法延长患者生存时间，提高生活质量。

3 方案优势

如前所述，由于胰腺癌就诊时大部分患者已处于中晚期，手术治疗成功率较低，因此，胰腺癌的综合治疗具有更加重要的意义。应用绿色综合治疗，部分患者治疗后肿瘤缩小，一般情况改善，为早期患者能进一步手术治疗创造了机会，而中晚期患者经综合治疗可明显延长有效生存期，提高生活质量。

4 典型病例

患者雷某，男，住院号 036713。患者 1 年前在加拿大多伦多医院 CT 检查示胰尾有一个 5.7cm×3.6cm×4cm 肿块，当时在加拿大进行胰腺部分切除手术，术中发现腹腔多个淋巴结转移、胃壁受浸润。术后未进行其他治疗。半年前复查 CT 结果示左肾动脉附近有赘生物，肝脏多发转移灶。近 2 月出现反复腹部钝痛，纳差、消瘦明显，体重减轻 8kg，来我院求诊。

入院查体：一般情况差，体重 48kg，上腹部可见手术瘢痕，局部有突起，质硬，边界不清，有压痛。肝脾未及。卡氏评分 50。

辅助检查：血常规：RBC 3.1×10^{12}/L，Hb 103g/L，WBC 4.7×10^{9}/L，PLT 235×10^{9}/L；生化：ALP 312U/L，GGT 127 U/L；肿瘤标志物 CEA 127.6ng/ml，CA19－9 47.14 U/ml。腹部 CT：胰腺尾部可见一 3cm×2cm 肿块，伴腹壁、肝内、腹腔及腹膜后多个淋巴结肿大，腹腔内可见多枚金属物。

诊断：胰腺癌术后复发并淋巴结转移、肝转移。

综合治疗方案：患者入院时以胃纳差、消瘦为主要症状，伴有疼痛，专家组会诊后认为治疗上，首先控制疼痛、缓解营养不良的状况、增强患者抗癌信心，以针灸、中医药为主止痛治疗，给予药膳食疗联合补充胰酶、脂肪乳及氨基酸等，纠正营养不良。在上述治疗基础上，针对肿瘤原发病也进行了治疗，即排毒与 EBOO 交替，同时间断给予全身热疗（因患者腹腔有术后金属残留物，故不宜行局部内生场及离子射频热疗）。

针灸治疗：取足三里、上巨虚、三阴交、中脘、天枢、脾俞、肾俞、关元。方法：均采用平补平泻手法，留针 20 分钟，每日 1 次，针刺 5 次休息 2 天，10 次为一疗程。同时配合艾灸关元、足三里、肾俞、脾俞，每次取2穴，每穴灸10分钟，每日1次，灸5次休息2天，10次为一疗程。耳穴：取肝、脾、膈、胰胆穴、耳尖、肾上腺、皮质下、交感，每周2次，两耳交替，10次为一疗程。

中药以柴胡疏肝散加减：柴胡10g，白芍20g，枳壳15g，广藿香10g，厚朴10g，法半夏10g，白豆蔻10g，竹茹10g，佩兰10g，桔梗6g，槟榔6g，代赭石20g，龙齿30g，延胡索10g，炙甘草6g。水煎服，日服1剂，每剂2次。因治疗过程中患者脘腹隐痛，口干，呃逆，乏力，便秘，舌质红少津，脉细数，中医辨证属胃阴不足，给予一贯煎合鳖甲煎丸加减：北沙参15g，麦冬15g，天花粉12g，知母6～10g，地骨皮12g，鳖甲12g，阿胶12g，水红花子12g，桃仁12g，莪术10g，赤芍10g，白花蛇舌草30g，制大黄6g，甘草3g。治疗一周后，患者无不耐受情况，即将排毒调整增加为治疗量的2倍，仍隔日1次，同时建议患者每日适当锻炼，以不出汗为宜，适当心理辅导，并练习气功，调整健康积极的心态，调动自愈力。

治疗效果：患者经住院45天的综合治疗，精神渐佳，疼痛明显缓解，进食正常，体重增至56kg，生活质量明显提高，卡氏评分90。复查腹部CT示：胰头部残留胰腺未见复发病灶，肝内多发低密度灶数量较入院前未见明显增多，较前略缩小。出院后继续门诊治疗，每周排毒2次，同时安排全身热疗1次，三氧EBOO治疗1次，5个月后复查腹部CT，与上次比较：肝内转移灶数量减少，体积缩小；血常规基本正常；肝功能：碱性磷酸酶135U/L，γ－GT 99U/L，肿瘤标志物CEA 37.5ng/ml，CA－199 21.03 U/ml，均较入院时明显好转。现患者维持正常生活，无不适主诉，仍坚持每周的门诊康复治疗方案。

结直肠癌

1　早期

1.1 手术治疗

早期无其他脏器转移的结直肠癌患者以手术治疗为首选。术前即开始积极绿色综合治疗，提高免疫力，增强患者对手术的耐受性。术后根据病理分期及病情恢复，酌情选用三氧、排毒、热疗、中医中药、针灸等综合治疗措施以防止肿瘤复发及转移。

1.2 热化疗

部分结直肠癌患者对化疗药物较为敏感，在认真对肿瘤的病理分型、患者的免疫状况进行分析评估后可以适度地选择化疗，同时配合热疗，以增强化疗的敏感性，减低化疗的毒副作用，以取得最佳疗效，热疗类型的选择也要视患者的体质而定，体质较好者用全身热疗，体质差者可用局部热疗，热疗可以作为新辅助化疗方法之一。在手术后给予腹腔热灌注化疗，效果更好，既可避免全身化疗的毒副作用，又可预防腹腔术后转移，提高疗效。但是无论全身化疗还是局部化疗，其毒副作用，如对免疫系统的损伤等总是避免不了的，所以，应尽可能配合绿色综合疗法，减轻其各种毒副作用。

1.3 排毒

排毒在术前术后均可应用，其功效在于帮助患者提高免疫力，并抑制癌细胞增殖或杀死残存癌细胞，抑制肿瘤的扩散或转移，减轻化疗副作用，增强化疗敏感性。排毒剂量一般从基础量开始，试用1～2次后再递增到治疗量，12次为一疗程。

1.4 三氧

三氧可以激活机体的自身免疫功能，直接杀死残存癌细胞，减轻化疗的副作用，并能促进手术伤口愈合。用法首选EBOO，隔日1次，12次为一疗程，体质较差者可改为大自血、小自血、静脉三氧盐水、三氧穴位注射等方法，隔日1次，12次为一疗程。结直肠癌患者除选用上述三氧疗法外，还可同时进行三氧气体直肠吹入疗法，直接作用于肿瘤或术后残端，可以杀死癌细胞，抑制肿瘤复发、转移。

1.5 中药

湿热下注型，方用槐花地榆汤或清肠饮或白头翁汤加减；毒邪壅盛型，方用五味消毒饮加减或黄莲解毒汤加减；瘀血内阻型，方用血府逐瘀汤加减。

1.6 针灸

结直肠癌早期以气滞郁结型为主，应以理气化滞，疏导腑气为治疗原则。

针刺取穴：天枢、大肠俞、中脘、足三里、上巨虚。

方法：均采用平补平泻手法，留针20分钟，每日1次，针刺5次休息2天，10次为一疗程。

1.7 药膳营养

营养不良是消化道肿瘤最常见的并发症，早期结直肠癌的营养治疗以药膳食疗为主，如果施行热化疗，则化疗前一天给予完全肠外营养1次，以保证充分的营养摄入，防止热化疗后的消化道反应致食欲下降、营养不良等。

1.8 其他

积极练习气功、太极拳，让患者做好心理调整，自我克服心理压力，必要时由心理医师参与治疗，争取尽快从恐惧的心理阴影中走出来，有助于提高肿瘤患者生存率及生活质量。

2 中晚期

2.1 腹腔热灌注化疗

中晚期结直肠患者多数已丧失手术治疗机会，在机体条件许可的情况下，首选全身热疗加腹腔灌注化疗，每2周1次，如果患者卡氏评分在80以下，则给予局部热疗加腹腔灌注化疗，每2周1次，同时给予单纯腹部离子射频热疗，每周2～3次，以提高疗效。

2.2 排毒

排毒作为中晚期结直肠癌的主要治疗措施可以替代化疗，一般从治疗量开始，2～3次治疗后如能耐受，可增加剂量到治疗量的2倍，隔日治疗1次，20次为一疗程。

2.3 三氧

三氧治疗因人而异，可选择静脉三氧盐水、EBOO、直肠三氧气体吹入等方式。如果患者一般情况尚可，首选方法仍是EBOO，隔日1次，16次为一疗程；一般情况差有凝血功能障碍者可给予静脉三氧盐水、大自血或小自血，隔日1次；根据病情可选用天枢、大肠俞、足三里等穴位给予三氧气体穴位注射，每次选用2～4穴，每穴注射三氧气体2～5ml，隔日1次。

2.4 中药

肝肾阴虚型，方用知柏地黄丸加减；脾肾阳虚型，方用参苓白术散和四神丸加减；气血两虚型，方用归脾汤或八珍汤加减。

2.5 针灸

结直肠癌中晚期以湿热瘀毒，脾肾阳虚型为主，应以健脾化湿，解毒散瘀，温肾健脾，固涩止泻为治疗原则。

针刺取穴：天枢、大肠俞、足三里、气海、脾俞、肾俞。若见脾肾阳虚证加肾俞、命门、关元，以通阳补元调养肾气；若见肝肾阴虚证加三阴交、太溪、肾俞、曲泉，以滋养阴津，调补肝肾。

方法：均采用平补平泻手法，留针20分钟，每日1次，针刺5次休息2天，10次为一个疗程。

艾灸取穴：关元、足三里、中脘、肾俞、脾俞。方法：每次取2穴，用艾条灸，每穴灸10分钟，每日1次，灸5次休息2天，10次为1疗程。

耳穴取穴：大肠、脾、交感、皮质下、直肠下段、内分泌、神门、肾上腺。方法：用王不留行籽贴耳穴，嘱患者每天自行按压3～5次，每穴按压3～5分钟，每周2次，两耳交替，10次为一疗程。

2.6 药膳营养

中晚期结直肠癌无肠道梗阻、可以进食者，建议以药膳食疗为主并补充口服氨基酸、合理的营养素等。如已并发肠道梗阻，可以考虑完全肠外营养，配合其他综合疗法延长生存时间，提高生活质量。

2.7 心理疗法等

中晚期癌症患者应加强气功、音乐、心理等治疗，以平和心气，保持心情平和，积极、乐观，提高自愈能力，延缓肿瘤的进程。

2.8 其他

中晚期结直肠癌如并发骨转移引起明显疼痛者，可给予局部放疗配合其他绿色综合治疗积极止痛。当患者并发完全肠道梗阻时，为缓解症状、解除梗阻，可施行姑息性切除手术或造瘘术，此时手术对患者的免疫力打击较大，必须加强其他综合治疗，以保证患者耐受手术并加快术后康复。

3 方案优势

结直肠癌是恶性肿瘤中应用绿色综合疗法疗效较好的一种。早期手术切除肿瘤再联合绿色综合治疗，治愈率极高。中期上述综合治疗配合应用，可使部分患者达到长期带瘤生存的目标。晚期应用上述综合治疗手段，较单用化疗或不予干预治疗更能明显地延长生存期，提高生活质量。

4 典型病例介绍

患者元某，男，53 岁。住院号 025969。患者 2 年半前肠镜检查诊断为结肠癌，遂行右结肠癌姑息性切除术 + 结肠息肉摘除术。术中见肝转移，肿瘤位于乙状结肠上段，约 6cm × 7cm，位于结肠系膜侧，大部分已凸出肠腔外（系膜内），尚未侵犯周围组织、器官，于结肠近远端附近可见带蒂息肉各一枚，切除病变段结肠，摘除息肉。术后病理：乙状结肠溃疡型中分化腺癌，向肠壁周围组织浸润，两个息肉为管状腺瘤，一个已癌变。术后给予常规的 5 - FU + CF + 奥沙利铂方案化疗。1 年前腹部 CT 示肝内转移灶较前增多、增大，给予肝癌介入栓塞化疗术。半月前复查 CT 见肝内转移灶较前继续增多、增大。来我院求诊时诉右上腹疼痛不适，精神欠佳，睡眠一般，大小便正常。

查体：一般情况欠佳，全身皮肤黏膜无黄染。腹中部可见手术瘢痕约 15cm，局部压痛。浅表淋巴结无肿大。腹部较饱满，肝脾未触及，肠鸣音正常。卡氏评分 90。

辅助检查：RBC 4.3×10^{12}/L，Hb 126g/L，WBC 5.9×10^{9}/L，PLT 267×10^{9}/L；肿瘤标志物 CEA 329.8ng/ml，AFP 17.09ng/ml，CA 19 - 9 5.94U/ml，PSA 56.45U/ml。腹部 CT 见肝内多发转移灶，最大 4cm × 3.2cm。

诊断：结肠癌术后化疗后，肝转移介入治疗后。

绿色综合治疗：患者入院后经专家组综合评估，建议给予单纯绿色综合治疗。排毒及局部离子射频热疗同步进行，热疗部位在腹部和肝区，每周 2 次；排毒先予 2 次常规治疗量，观察能耐受后提高到治疗量的 2 倍；给予三氧 EBOO 治疗，每周 2 次，与排毒交替进行；中药每日 1 剂，方用参苓白术散加半枝莲、半边莲、山慈菇、三棱、莪术扶正祛邪，活血散结。

针灸治疗：取天枢、大肠俞、足三里、气海、脾俞、肾俞、命门、关元、三阴交、太溪，均采用平补平泻手法，留针 20 分钟，每日 1 次，针刺 5 次休息 2 天，10 次为一个疗程。同时配合艾灸关元、足三里、中脘、肾俞、脾俞，每次取 2 穴，每穴灸 10 分钟，每日 1 次，灸 5 次休息 2 天，10 次为 1 疗程。耳穴：取大肠、脾、胃、交感、皮质下、直肠下段、内分泌、肾上腺，每周 2 次，两耳交替，10 次为一疗程。

指导患者坚持练习气功，保持乐观心态。

治疗效果：患者入院时系结肠癌晚期肝转移，经过近 3 个月的绿色综合治疗，无明显不适，患者精神状态渐佳，右上腹疼痛消失，饮食、睡眠均正常。复查腹部 CT：肝内转移灶较前无明显变化，病灶稳定；肿瘤标志物 CEA 156. 5 ng/ml。出院后每 20 天返院门诊接受排毒、三氧、局部热疗、针灸治疗各 2 次，并坚持服用中药及营养药膳等。出院后 3 个月复查腹部 CT：肝内转移灶较前减小，最大者 2. 5cm ×2. 2cm，未见新的病灶出现。复查 CEA 76. 3ng/ml。现已坚持治疗 2 年余，正常生活，定期复查，病情稳定。

子宫癌

1　早期

1. 1 手术治疗

手术是治疗早期子宫癌的基本手段，手术范围因病情进展不同而有多种选择，包括子宫及附件切除术、次全子宫切除及广泛子宫切除术等。如果术前考虑手术切除困难或担心手术过程引起种植、转移等，选择适度的术前腔内放疗的新辅助放疗，可以降期以利于手术的执行，放疗的同时给予局部热疗，有助于减毒增效。无论选择何种手术方式均应在围手术期给予绿色综合治疗，有利于术后机体的康复和预防肿瘤复发。

1. 2 热疗 + 放疗

子宫癌对放疗有一定的敏感性，可以根据病情进展程度、手术方式选择适当的放疗方式。放疗配合热疗，以增强放疗效果，减轻放疗副作用。广泛的临床实践已经证明每次放疗后即局部热疗，疗效明显高于单纯放疗患者。

1. 3 排毒

排毒治疗对子宫癌的治疗作用包括直接杀灭癌细胞、诱发肿瘤细胞凋亡、提高机体免疫功能，还与放疗有协同作用，尤其可减轻放疗引起的白细胞减少等副作用。排毒与局部热疗可同时进行，隔日 1 次，每疗程 12 次，应用 1 ~2 个疗程，病情稳定后可逐渐减少治疗频率，按康复期治疗量即可。

1. 4 三氧

推荐应用体外循环三氧疗法（EBOO）：隔日 1 次，每疗程 12 次。体质欠佳或不能耐受者，给予三氧盐水静脉输注，隔日 1 次，10 ~14 天为一疗程；或三氧大自血，隔日1次，12次为一疗程。根据患者具体情况还可选择阴道三氧吹入或三氧盐水冲洗，每日1次，可在放疗后进行，对减轻放疗后的阴道损伤有明确疗效。

1.5 中药

肝郁气滞型，方用逍遥散加减；瘀血内阻型，方用少腹逐瘀汤加减。

1.6 针灸

子宫癌早期以肝郁气滞型为主，应以疏肝理气，调理冲任为治疗原则。

针刺取穴：气海、蠡沟、行间、三阴交、太冲、血海、阳陵泉。方法：均用平补平泻手法，留针20分钟，每日1次，针刺5次休息2天，10次为一疗程。

1.7 药膳营养治疗等

营养支持治疗以药膳食疗调节为主，配合气功、太极拳、音乐及中医情志疗法等，保持心情平静、积极、乐观，提高自愈能力，延缓肿瘤的进程。

2 中晚期

2.1 热化疗

子宫内膜癌对化疗药物有一定敏感性，但应谨慎选择适应证和适宜的药物，值得注意的是中晚期患者多已有转移及免疫力低下，此时施行化疗，可能会对提高治疗的有效性有帮助，但其毒副作用对机体的损害可能更大。对于分期较晚但患者体质等一般情况较好者，可以考虑给予热化疗，最好是进行盆腔热灌注化疗，其毒副作用明显低于全身化疗。

2.2 热疗+放疗

中晚期子宫癌患者有明确放疗指征者可以选择体外或腔内放疗，放疗后建议给予局部或全身热疗，如果放疗后瘤体明显缩小，可以行子宫切除术。

2.3 中药

中晚期多见肝肾阴虚，方用知柏地黄丸加减；正气虚弱，湿毒内陷型，方用扶正解毒汤加减。

2.4 针灸

子宫癌中晚期以脾肾阳虚或肝肾阴虚型为主，应以滋阴清热，养肝益肾，健脾益气，温补脾肾为治疗原则。

针刺取穴：三阴交、足三里、气海、关元、脾俞、肾俞、肝俞、太冲、命门、太溪、大都、大敦。方法：针刺为平补平泻，留针20分钟，每日1次，针5次休息2天，10次为一疗程。

艾灸取穴：关元、中极、神阙、足三里、关元俞、白环俞，脾肾阳虚者加灸命门、脾俞、肾俞。实证加灸中极。方法：每次取2穴，用艾条灸，每穴灸10分钟，每日1次，灸5次休息2天，10次为一疗程。

耳穴取穴：子宫、卵巢、盆腔、肾、皮质下、内分泌、脾、交感、肝、耳尖。方法：用王不留行子贴耳穴，嘱患者每天自行按压 3 ~ 5 次，每穴按压 3 ~ 5 分钟，每周 2 次，两耳交替，10 次为一疗程。

2.5 药膳营养

中晚期可以进食者，以口服药膳调整为主。对于营养严重失衡者则给予完全肠外营养，还应加入脂溶性维生素、水溶性维生素及必需的微量元素等。

2.6 气功疗法

气功锻炼可通过调身、调息、调心的方法，能激发人体经气，正气恢复，气机畅通，气血调和，有利于扶正固本，增强机体的免疫功能，与其他绿色综合疗法结合，共同发挥抗肿瘤效应。

2.7 心理疗法等

心理治疗、音乐疗法等可以使病人心情愉快、精神振作，对于改善睡眠，缓解焦虑、恐惧、抑郁等情绪，具有良好的调节作用，从而提高肿瘤病人的生存质量。

3　方案优势

采取综合治疗，早期可以明显提高中位生存期，减少复发、转移的风险。中晚期应用综合绿色治疗，可以延长患者的生存期，提高生活质量。

4　典型病例介绍

患者赖某，女，46 岁，住院号 040140。患者 3 月前无诱因出现下腹阵发性隐痛，伴腰部胀痛。且连续 3 个月经期延长，每次持续 10 ~ 15 天，每日量均较多。近期感腹痛加重，腹痛明显时，阴道出血多。阴道镜检查示：子宫内膜样腺癌。病程中精神欠佳，纳差，有头晕、耳鸣，睡眠较差，心慌，活动后气喘，大便少。

入院查体：一般情况欠佳，消瘦，体重 43kg，精神较差，皮肤黏膜苍白，中度贫血貌，心率 110 次/分，律齐，心尖听诊区可闻及柔和的收缩期杂音，下腹部触之饱满，轻度压痛，双下肢轻度肿胀，舌淡，苔白腻，脉沉细弱。卡氏评分 70。

辅助检查：病理检查：子宫内膜癌 IVB 期，ER（+）、PR（+）、CerbB-2（++）"；CT 示：子宫体呈分叶状增大，增强扫描后可见宫腔内及肌层间密度不均匀。腹主动脉旁可见 2 枚淋巴结约 1.5cm × 1.2cm 大小，增强扫描后明显强化。血常规示：WBC 4.15×10^{9}/L，RBC 2.3×10^{12}/L，Hb 63g/L，PLT 77×10^{9}/L；ALP 78U/L，GGT 125U/L，CEA 88ng/ml，AFP 4.7ng/ml，CA 12-5（OV）683 U/ml，CA19-9 32U/ml，CA 15-3（BR）23U/ml。

诊断：子宫内膜腺癌 IV B 期（腹膜后淋巴结转移）。

综合治疗方案：患者入院时由于反复阴道流血、纳差及肿瘤生长较久引起正气耗伤，以至气血亏虚，肿瘤专家组会诊决定治疗初期以扶正为主，中期扶正兼以攻邪，后期则以祛邪为主。该患者体质虚弱，不能耐受化疗，也已经失去了手术机会，因此应以绿色综合治疗为主，中西医结合，标本兼治，重在培元固本。入院后随即给予输血、止血、排毒、营养支持等治疗。同时给予中药：黄芪30g，党参、茯苓、熟地各15g，白术、川芎、白芍各9g，炙甘草、当归各10g，肉桂6g，仙鹤草12g，三七15g，桔梗6g，阿胶（烊化）10g，地榆炭10g补益气血，健运脾胃。针灸治疗：取三阴交、足三里、气海、关元、脾俞、肾俞、肝俞、太冲、命门、太溪，均用补法，留针20分钟，每日1次，针刺5次休息2天，10次为一疗程。同时配合艾灸关元、中极、神阙、足三里、关元俞、白环俞，每次取2穴，每穴灸10分钟，每日1次，灸5次休息2天，10次为一疗程。耳穴：取子宫、卵巢、盆腔、肾、皮质下、内分泌、脾、交感、肝、耳尖，每周2次，两耳交替，10次为一疗程。

上述积极治疗10天后患者体质明显恢复，血红蛋白由63g/L提升到97g/L，血白蛋白升至34g/L，心慌气喘及双下肢水肿症状基本消失，仍有耳鸣，腰膝酸软，手足心热，大便稍干，尿黄，阴道仍有不规则出血，但量较前减少，舌红，苔少，脉细，给予中药清热利湿，解毒抗癌。方用黄连解毒汤合三妙散加减：黄连9g，黄柏12g，苍术12g，牛膝12g，土茯苓30g，败酱草30g，刘寄奴30g，白花蛇舌草30g，车前草30g，苦参15g，甘草6g，仙鹤草30g，紫珠草30g。同时给予甲基孕酮160mg，每日1次；给予盆腔外照射+后装放疗，每次放疗后盆腔局部热疗，放疗开始之日，予中药苦参50g，蛇床子30g，黄柏30g，蒲公英30g，败酱草30g，白鲜皮20g，上药加水1，500ml，急火煎20分钟，取汁80ml，每日1~2次进行阴道冲洗；排毒隔日1次与局部热疗同步，静脉三氧盐水也是隔日1次与排毒交替应用，继续服用中药并应用针灸，营养则给予黄芪、人参、百合、山药炖水鱼调理。

新方案治疗1个月后，患者阴道流血完全停止，无耳鸣，给予局部热疗联合全身热疗，10天一次全身热疗的同时给予腹腔热灌注，每次灌注DDP60mg。治疗2个半月后患者出院。

患者住院过程中一直坚持练习气功。

治疗效果：患者经70余天的住院治疗，病情得到较好的控制，精神明显改善，饮食可，二便正常，阴道出血停止，体重增加至48kg。卡氏评分90。复查CEA 35 ng/ml，AFP 3.5ng/ml，CA 12-5（OV）322 U/ml，CA199 15U/ml，CA 153（BR）8 U/ml；血常规示：WBC 4.8×10^{9}/L，RBC 4.2×10^{12}/L，Hb110 /L，PLT 101×10^{9}/L。复查盆腔CT结果提示：子宫体呈分叶状增大，增强扫描后可见宫腔内及肌层间密度不均匀。腹主动脉旁可见有2枚淋巴结约0.8cm×0.6cm大小，较前明显减小。现仍坚持长期中药及药膳调理，并每2周返院综合治疗1周，包括排毒、局部热疗、三氧等。

肾　癌

1 早期

1.1 手术治疗

早期肾癌有明确手术指征可选根治性肾切除术。术前及术后应积极配合排毒、三氧（EBOO 或静脉三氧盐水）、热疗、中药、针灸等综合疗法以提高免疫力，预防复发、转移。

1.2 热疗

早期患者身体一般情况较好，应尽量给予全身中高温热疗，如耐受性稍差者给予全身低温热疗。热疗可破坏肿瘤组织结构，而不受肿瘤组织学性质的影响，对进展期和复发的肾癌均可治疗。关键是要使肿瘤和对放化疗不敏感的肿瘤区达到有效温度，即不低于42.5℃，诱导肿瘤细胞凋亡，而周围正常组织包括皮下组织不受影响。热疗可单独应用，也可配合其他综合治疗一起应用。全身热疗 6 次为一疗程，每 10～14 天行一次全身热疗；局部热疗隔日 1 次，12 次为一疗程。

1.3 排毒

肾癌对维生素 C 较为敏感，以维生素 C 为主要成分的排毒在肾癌治疗中起着重要作用，可以长期应用。首次用治疗量，如能耐受可增加到 2 倍治疗量。每周 2～3 次，12 次为一疗程，疗程结束后，应继续用基础量维持长期康复，排毒最好与热疗同时进行，可增加疗效。

1.4 三氧

三氧疗法可刺激自身免疫，直接杀灭癌细胞，增加正常组织细胞供氧，促进手术伤口愈合。用法：大自血，10 次一个疗程，每周 2～3 次；静脉三氧盐水，12 次为一疗程，每周 2～3 次；EBOO，12 次一个疗程，每周 2～3 次。注意需避免与排毒同日使用，一般交替进行。

1.5 中药

脾肾两虚型，方用四物汤合右归饮加减；湿热蕴肾型，方用八正散加减；心火亢盛型，方用小蓟饮子、导赤散加减。

1.6 针灸

肾癌早期以湿热蕴结型为主。应以清热利湿，疏经活络为治疗原则。

针刺取穴：膀胱俞、中极、阴陵泉、肾俞、三阴交、太溪、足三里。方法：均采用平补平泻手法，留针 20 分钟，每日 1 次，针刺 5 次休息 2 天，10 次为一疗程。

1.7 其他

营养支持方面以药膳食疗为主，合理补充氨基酸、消化酶类、微量元素等。积极练习气功，合理锻炼，心理辅导调整心态，保持良好心境，可以达到最佳预后。

2　中晚期

2.1 手术治疗

有手术指征且体质能耐受的仍可选择根治性肾切除术。围手术期必须给予排毒及三氧、中医中药等综合治疗，以提高患者免疫力，提高对手术的耐受性，促进术后患者恢复，减少复发及转移。

2.2 热疗

能够耐受全身热疗者尽量给予全身热疗，6 次为一疗程，每 10 天 1 次全身热疗，可以杀死残留癌细胞，增强机体免疫力；如果患者体质综合情况欠佳，可以给予局部热疗，隔日 1 次，12 次为一疗程。

2.3 排毒

排毒治疗为中晚期肾癌的首选治疗方法之一，用量因人而异，隔日 1 次，病情较为稳定后每周 1 ~ 2 次治疗，需坚持长期足量用药，且最好能与热疗同步进行，疗效更佳。

2.4 三氧

中晚期肾癌首选 EBOO 治疗，隔日 1 次，12 次为一疗程；如果患者体质难以耐受、凝血功能异常、血容量偏少或静脉回流障碍者可以给予静脉三氧或大自血，12 次为一疗程，每周 2 ~ 3 次，隔日 1 次。同时可以应用三氧穴位注射，所选穴位同针灸取穴。

2.5 中药

瘀血内阻型，方用桃红四物汤加减；气血两虚型，方用八珍汤加减。

2.6 针灸

肾癌中晚期以脾肾两虚型为主。应以健脾益肾，补气养血为治疗原则。

针刺取穴：肾俞、脾俞、三阴交、足三里、关元、气海、中极。方法：均用补法，留针 20 分钟，每日 1 次，针刺 5 次休息 2 天，10 次为一疗程。

艾灸取穴：肾俞、关元、中极、足三里、神阙。方法：每次取 2 穴，用艾条灸，每穴灸 10 分钟，每日 1 次，灸 5 次休息 2 天，10 次为一疗程。

耳穴取穴：肾、膀胱、交感、脾、皮质下、三焦、内分泌、肾上腺 。方法：用王不留行贴耳穴，嘱患者每天自行按压 3 ~ 5 次，每穴按压 3 ~ 5 分钟，每周 2 次，两耳交替，10 次为一疗程。

2.7 其他

中晚期肾癌患者需加强营养支持治疗，能够进食者给予药膳调理，并补充足够的氨基酸、维生素、消化酶等；对于进食困难者，给予完全肠外营养补充适当比例的氨基酸、脂肪乳等，心理疗法、气功等调整患者心态，积极配合其他治疗，是治疗方案的重要组成部分。

3　方案优势

由于肾癌对放化疗、免疫治疗均不敏感，而且手术治疗易复发、转移，如能配合绿色综合治疗，可以提高治愈率，减少复发及转移。中晚期患者采用热疗、排毒、三氧、营养支持、中医中药、针灸、气功等绿色综合治疗，可提高患者生活质量，延长患者寿命，达到“带瘤生存”的目的。

4　典型病例

患者谢某，男，40 岁，住院号 035942。患者 1984 年患急性肾炎，后转为慢性肾炎，1997 年肌酐达 170mmol/L，予中药治疗。2003 年 7 月发展为慢性肾功能衰竭、尿毒症期，肌酐上升到 700mmol/L，行血液透析治疗。2003 年底出现血尿。2004 年 6 月腹部 CT 见左肾占位，行左肾切除术，术后病理示：移行细胞性肾盂肾癌。术后未行其他治疗。2005 年 9 月行异体肾移植术，术后一直服用抗排斥药物治疗。术后尿量维持在每日 1，000ml 以上。2006 年 5 月出现腰部疼痛，左锁骨上淋巴结转移，自 2006 年 6 月开始行化疗 10 次（化疗方案不详），化疗期间发生肝功能异常，给予护肝药物治疗。由于股静脉置管化疗，引起患者双下肢肿胀，以右下肢为重。2006 年 11 月，患者自觉腹胀，进食后加重，无恶心呕吐，应用药物后可解大便。

来我院就诊情况：左右下腹部各可见一长约 15cm 手术瘢痕。腹部较饱满，腹肌柔软，肝脾未触及，脐周轻度压痛，右下腹可触及移植肾，移动性浊音阳性。双下肢中度指压性水肿，右下肢较重。卡氏评分 50。

辅助检查：PET - CT 示：①左肾盂移行细胞癌术后，左肾缺如；右肾萎缩伴多发囊肿；右侧髂窝内移植肾正常显影；②左侧锁骨上窝小高代谢病灶，考虑为小淋巴结转移灶；③胃小弯旁、肝门区、上中下腹膜后区可见多个高代谢病灶，考虑为多发淋巴结转移灶；④胰腺内多个小高代谢病灶，考虑为胰腺内肿瘤浸润；⑤左上肺陈旧性炎症；肝右叶内小钙化灶；盆腔少量积液。血常规：RBC 3.1×10^{12}/L，Hb 101g/L，WBC 4.65×10^{9}/L，PLT 97×10^{9}/L。生化：ALB 28g/L，BUN 12.8mmol/L，Cr 32μmol/L，Ca^{2+} 2.01 mmol/L。

诊断：肾癌（肾盂移行细胞癌，Ⅳ期）左肾切除术后、化疗后；异体肾移植术后。

治疗方案：患者肾癌、慢性肾功能衰竭，尿毒症期，行异体肾移植术后，长期应用免疫抑制剂，治疗较为棘手，患者对放化疗均不敏感，手术化疗后仍转移，所以专家组会诊后决定以绿色综合治疗为主。首先立即加强营养支持治疗，予白蛋白、肾安注射液、促红细胞生成素等支持对症治疗。并予猪苓 15g，车前子 12g，大腹皮 15g，商陆 5g，薏苡仁 15g，莪术 10g 等中药研粉加蜜外敷于脐腹部，每日 1 换；患者腹部胀满、入夜尤甚、小便涩少、纳差乏力、肢冷浮肿、面色苍白、舌胖色淡、苔少、脉沉细无力，辨证为脾肾阳虚型，药用：熟附片 6g（先煎），党参 20g，白术 10g，干姜 6g，仙灵脾 15g，茯苓 20g，泽泻 9g，半枝莲 30g，车前子 9g，猪苓 10g 以健脾温肾、利湿消肿；同时给予腹部局部离子射频热疗，配合排毒隔日 1 次；EBOO 隔日 1 次，与排毒交替进行。

针灸治疗：取肾俞、脾俞、三阴交、足三里、关元、气海、中极、太冲、阴陵泉。方法：均用补法，留针 20 分钟，每日 1 次，针刺 5 次休息 2 天，10 次为一疗程。同时配合艾灸取肾俞、关元、中极、足三里、三阴交、神阙，每次取 2 穴，每穴灸 10 分钟，每日 1 次，灸 5 次休息 2 天，10 次为一疗程。耳穴：取肾、膀胱、交感、脾、皮质下、三焦、内分泌、肾上腺，每周 2 次，两耳交替，10 次为一疗程。同时为了解除患者的心理压力，增强其治疗信心，督促其练习气功、太极拳，并给予心理辅导及音乐疗法，患者渐渐放松了紧张情绪。

治疗 2 周后，患者腹胀症状减轻，腹围缩小，下肢水肿基本消失。实验室检查：Hb 118g/L，BUN 9.6mmol/L，ALB 34g/L，Ca^{2+} 2.21mmol/L。超声检查腹腔少量腹水，较入院时明显减少。

继续应用上方中药敷脐部，患者此时舌质红，苔薄黄，脉细数，中药予以六味地黄汤加半枝莲、海金沙、黄芪、仙鹤草各 20g，每日 1 剂，早晚服用，排毒、热疗、三氧、针灸等综合治疗方案不变。

治疗效果：患者住院 65 天，入院初予以营养支持并改善肾性贫血，中药温补肾阳、健脾胜湿利水，标本兼治，施以排毒、三氧、热疗以祛内毒，2 周后腹胀及双下肢水肿症状消失，腹水明显减少，患者症状及体征均有明显改善，贫血得以纠正，肾功能恢复近正常，在此基础上继续巩固治疗。因患者肾功能衰竭后移植肾功能欠佳，机体状况不适合全身热疗，故一直给予局部离子射频治疗。出院前复查腹部 CT：胃小弯旁、肝门区、上中下腹腹膜后淋巴结均较 4 月 12 日数量减少，最大直径约 2cm，较前缩小；胰腺内转移灶较前减少，腹腔无积液。实验室检查肝肾功能正常。卡氏评分 90。出院后每月定期返院综合治疗 1 周，包括排毒、局部离子射频热疗、EBOO 等，至今 1 年余病情仍较为稳定。

膀胱癌

1　早期

1.1 手术

膀胱癌早期癌肿范围较小、浸润较浅的可以首选传统手术或内镜微创手术的方式完全切除肿瘤。对于肿瘤较大、难以内镜切除的肿瘤或复发的早期肿瘤，可选择施行根治性膀胱切除术及结肠代膀胱术。为了尽量减少术后复发、转移，均应在术前及术后进行膀胱热灌注及排毒、三氧、中药等绿色综合治疗，也可减轻手术损伤，促进切口早期愈合。术后还应坚持每3个月膀胱镜复查1次，早发现、早治疗。

1.2 膀胱热灌注

膀胱癌的术后复发率较高，常规术后灌注化疗是一个较有效的治疗手段，其毒副作用明显低于全身化疗。其适应证为表浅膀胱癌，或膀胱内有形成新病灶的倾向，可以应用于预防性或辅助性治疗。选择灌注的药物有卡介苗（BCG）、干扰素、沙培林、鸦胆子油等。膀胱灌注与全身热疗或局部热疗及排毒疗法合用，可有效减轻化疗副反应，增强化疗效果，降低肿瘤复发率及转移率。

1.3 中医中药

肾气虚弱型，方用参蛤散加减；肝郁气滞型，方用沉香散加减；脾气虚弱型，方用补中益气汤加减；湿热下注型，方用八正散加减。

1.4 排毒

排毒治疗可提高机体免疫功能，直接杀灭癌细胞，诱发肿瘤细胞凋亡，与手术、膀胱灌注化疗有协同作用，对于预防肿瘤的复发和转移具有重要意义。隔日1次，12次为一个疗程。与三氧全身治疗交替应用。

1.5 三氧

首选体外循环三氧疗法（EBOO）：隔日1次，12次为一疗程。手术后及膀胱灌注治疗后可用三氧盐水冲洗膀胱，既可减轻灌注后尿频、尿痛等症状，又具有直接杀死残存癌细胞、杀菌、抑制肿瘤复发的作用。同时，进行三氧气体穴位注射：隔日1次，12次为一疗程，选穴同针灸疗法。

1.6 针灸

膀胱癌早期以湿热下注型为主。应以清热利湿，通调下焦为治疗原则。

针刺取穴：膀胱俞、阴陵泉、委阳、中极、三阴交、水道、白环俞、天枢。

方法：均用平补平泻手法，留针20分钟，每日1次，针刺5天后休息2天，10次为一个疗程。

1.7 药膳营养

早期患者大多一般情况尚可，无明显营养不良，能够正常饮食，建议给予药膳食疗辅助治疗，适当补充微量元素、维生素，提高机体免疫力。

1.8 其他

指导患者练习气功、太极拳等，进行相对低体力的有氧锻炼；配合音乐、心理等疗法，调整患者心态，以提高治愈率。

2　中晚期

2.1 手术

如果有机会切除原发肿瘤者，原则上仍可选择手术切除；但如果已伴有深部浸润转移或远处转移者，多已失去手术机会，此时宜加强绿色综合治疗，可以明显延长生存期，并可以改善生活质量。

2.2 热疗

对中晚期膀胱癌患者体力尚可者考虑施行全身高温热疗，以达到控制肿瘤生长、带瘤生存的目的。全身热疗 6 次为一疗程，每 10 天进行 1 次。若全身情况较差，可采用肿瘤病灶局部热疗，隔日 1 次。最好与排毒同时进行，以减轻瘤负荷，提高患者生活质量。

2.3 三氧

首选 EBOO 治疗，隔日 1 次，12 次为一疗程。体质衰弱，有凝血功能障碍者，可采用静脉三氧盐水，隔日 1 次，12 次为一疗程；或三氧大自血，隔日 1 次，12 次为一疗程。同时给予三氧盐水冲洗膀胱及三氧气体直肠吹入，对控制出血、感染及抑制肿瘤的进一步生长有较好疗效。

2.4 排毒

排毒可作为替代化疗应用于中晚期膀胱癌，且排毒具有提高免疫力、抑制肿瘤发展等作用。用法：隔日 1 次，12 次为一疗程，必要时可增加排毒剂量，与三氧治疗交替应用。

2.5 中药

脾肾两虚型，方用四物汤合左归饮加减；阴虚内热型，方用知柏地黄汤加减；瘀血内阻型，方用桃红四物汤加减。

2.6 针灸

膀胱癌中晚期以脾肾两虚型为主。应以健脾利湿，调补肝肾为治疗原则。

针刺取穴：阴陵泉、中极、三阴交、太溪、肾俞、足三里、关元。方法：均用平补平泻手法，留针 20 分钟，每日 1 次，针刺 5 天后休息 2 天，10 次为一个疗程。

艾灸取穴：膀胱俞、三阴交、关元、申脉、昆仑；实证加灸中极、复溜；虚证加灸肾俞、脾俞、三焦俞。方法：每次取 2 穴，用艾条灸，每穴灸 10 分钟，每日 1 次，灸 5 天后休息 2 天，10 次为 1 疗程。

耳穴取穴：膀胱、神门、交感、内分泌、皮质下、脾、肾。方法：用王不留行子贴耳穴，嘱患者每天自行按压 3～5 次，每穴按压 3～5 分钟，每周 2 次，两耳交替，10 次为一疗程。

2.7 药膳营养

中晚期膀胱癌患者多出现消瘦、进食差或完全不能进食、肠道梗阻等症，这时必需加强营养支持治疗。除药膳食疗外，宜给予完全肠外营养治疗，增强自身体质和抗病能力。

2.8 其他

气功、音乐、运动、心理等疗法可以与上述综合治疗起相辅相成作用，有助于激活或增强患者自身免疫力，对肿瘤起到监视、抑制作用，稳定心态，改善睡眠，提高生存质量。

3　方案优势

绿色综合疗法与传统疗法可以起到协同作用，增效减毒，比以往单纯手术、化疗疗效更显著。早期应用上述综合治疗，可以预防复发和转移；中晚期应用综合治疗，可以明显延长生存期，提高生活质量，降低膀胱癌死亡率。所以对大多数患者来说，综合治疗是理想的治疗方案。随着对预防措施关注的增加，减少吸烟，减少接触已知的致癌物，改善生活习惯，提早给予预防性干预治疗，尤其是早期治愈后仍坚持给予长期绿色综合疗法的康复治疗，可使膀胱癌患者的死亡率持续降低。

4　典型病例介绍

患者何某，男，31 岁，住院号 025139。患者 3 年前间歇出现肉眼血尿，呈洗肉水样，约每月出现 1 次，多在活动后出现，为全程血尿，血尿可自行消失，无尿痛，无腰腹痛不适，来我院就诊时诉心烦易怒，偶有胁腹胀痛，膀胱 CT 检查见膀胱左后壁菜花样肿物 4.2cm×3.2cm，未见盆腔淋巴结转移。

查体：未见明显阳性体征。卡氏评分 90。

辅助检查：B 超示：膀胱占位病变；膀胱镜检查见：膀胱左侧壁距左输尿管口约 1.5cm 处有一约 3cm×2.5cm 的菜花样肿物，有蒂；病理报告为：膀胱移行细胞乳头状瘤。实验室检查无异常。

诊断：膀胱移行细胞癌 1~2 级。

治疗方案：经专家组会诊，拟定综合治疗方案包括微创手术、排毒、三氧、中医药等。首先根据患者心烦易怒，血尿，胁腹胀痛，苔薄，舌红、脉弦的特点；中医辨证为肝郁气滞，给予舒肝理气调理。方用柴胡疏肝散加减：柴胡 6g，枳壳 10g，白芍 12g，炙甘草 6g，制香附 10g，陈皮 10g，川芎 6g，佛手 10g，郁金 10g，石菖蒲 10g。同时给予静脉三氧盐水与排毒交替治疗各 2 次。

然后行经尿道膀胱肿瘤电切术，术后病理报告为“膀胱移行细胞癌 1~2 级”。手术当天及术后 2 天给予完全肠外营养；术后给予三氧盐水膀胱冲洗，每日 1 次，连用1周；由于术后3天患者有连续血尿，睡眠较差，给予药膳调理：莲子肉50g，桂圆肉30g，冰糖适量调成糊状，加少量大米煮成粥后，每晚临睡前食一小碗，以补益心肾，安神固摄止血；继续应用静脉三氧盐水与排毒治疗，均隔日1次，交替治疗，此时排毒增加到2倍治疗量，一周后血尿完全消失，无不良主诉。术后第五周起，给予全身热疗+膀胱灌注化疗：丝裂霉素每次40mg，每周1次，共6次，后改为每月1次，共12次。继续排毒、三氧交替治疗，此时三氧改用EBOO，仍隔日1次。每日服用中药1剂。

针灸治疗：阴陵泉、中极、三阴交、太溪、肾俞、足三里、关元、水道。方法：均用平补平泻手法，留针20分钟，每日1次，针刺5天后休息2天，10次为一个疗程。同时配合艾灸膀胱俞、三阴交、关元、中极、肾俞、脾俞、三焦俞，每次取2穴，每穴灸10分钟，每日1次，灸5次休息2天，10次为1疗程。耳穴：取膀胱、神门、交感、内分泌、皮质下、脾、肾，每周2次，两耳交替，10次为一疗程。

配合药膳食疗调理及练习气功、太极拳等调整心理，并一直坚持用仙鹤草30g，鸭跖草30g，爵床草60g，金丝草45g，车前草20g，白毛藤20g煎水饮用。

治疗效果：患者住院综合治疗2个月后，转门诊继续治疗，每月1次施行排毒、三氧等绿色综合治疗配合膀胱热灌注化疗，现病情稳定，无血尿，定期膀胱镜检均未见异常，CT检查均无任何复发转移征象，一年后每3个月返院进行综合治疗1周，治疗方案为全身热疗、排毒、三氧、中药、针灸等，仍继续服用中药、药膳食疗，坚持适当的锻炼、气功等，至今已3年，身体状态良好。卡氏评分100。

卵巢癌

1　早期

1.1 手术治疗

由于卵巢癌极易发生盆腹腔种植转移和淋巴系统转移，所以有手术机会者宜早期进行手术根治。在围手术期积极采用三氧、排毒、中药、针灸等绿色综合治疗，提高机体免疫功能，阻抑肿瘤的进一步的生长和转移。

1.2 热化疗、热疗+放疗

卵巢癌对放、化疗较为敏感，所以在评估了卵巢癌患者机体免疫力状态后，可以选择适度的放化疗以期尽量杀死残留癌细胞，或者在手术前应用放化疗也可以达到缩小瘤体，为手术根治创造机会的目的。但放化疗副作用较大，因此主张积极的联合全身热疗、局部热疗或腹腔热灌注化疗，使肿瘤细胞接受热疗及放化疗的双重治疗，有减毒增敏作用。具体热疗方式因人而异，视患者的体质而定。

1.3 排毒

排毒有直接杀伤癌细胞作用，也可提高机体免疫力，在早期卵巢癌患者围手术期或放化疗前后建议给足量、足程的排毒治疗，尤其是能与热疗同时应用，可以获得满意的疗效，增加治愈率，提高机体对手术、放化疗的耐受性，减轻放化疗的毒副作用。

1.4 三氧

早期卵巢癌应用三氧治疗的意义在于可以调节机体免疫功能，直接杀伤残留的癌细胞，可以抑制肿瘤的复发、转移。用法首选 EBOO，隔日 1 次，每个疗程 12 次。体质较差者给予三氧盐水静脉输注或三氧大自血、三氧小自血等，隔日 1 次，12 次为一疗程。但应注意三氧全身治疗需避免与排毒同日使用。应用三氧治疗理论与中医的穴位理论相结合，可以给予三氧穴位注射，可以增强治疗肿瘤的效果。根据针灸选穴，每次 3～5 穴，每穴注射 2～4ml 三氧气体，每 2～3 日 1 次，12 次为一疗程。同时还可以给予三氧的阴道或直肠吹入，通过局部治疗抑制肿瘤复发、转移。

1.5 生物治疗

卵巢癌的生物治疗手段有：细胞因子的治疗，如白细胞介素 IL－2、α 干扰素、肿瘤坏死因子（TNFα）等，已广泛应用于卵巢癌患者。其中白细胞介素 IL－2、肿瘤坏死因子 TNFα 联合其他药物在治疗卵巢癌胸腹腔积液方面疗效显著。该方法使用简便，可直接进行肌肉注射或静脉输注，也可直接胸腹腔灌注；过继性免疫治疗如多因子诱导的杀伤性细胞 CIK 对肿瘤患者实施免疫治疗，可有利于消除微小残留病变，预防肿瘤复发，延长患者生存期。

1.6 中药

早期中医辨证多属湿热蕴结型，方用龙胆泻肝汤加减；气滞血瘀型，方用逍遥散合桃红四物汤加减。

1.7 针灸

卵巢癌早期以气滞血瘀型为主，应以活血通络，软坚消积为治疗原则。

针刺取穴：三阴交、合谷、太冲、阳陵泉、血海、足三里、百会、脾俞。方法：均用平补平泻手法，留针 20 分钟，每日 1 次，针 5 次休息 2 天，10 次为一疗程。

1.8 药膳营养

早期卵巢癌患者营养支持以药膳食疗为主。如果进行化疗或全身热疗，可以提前一天给予全肠外营养，以补充热疗的消耗。

1.9 其他

坚持练习气功、太极拳，采取音乐疗法、心理疗法，以调整心理紧张或恐惧感，有助患者全面快速的康复。

2　中晚期

2.1 手术治疗

中晚期卵巢癌如果发生肠梗阻可以选择姑息手术，以解决病人痛苦，延长生存期。此时必须配合绿色综合治疗。可以明显提高患者对手术的耐受性，改善生存质量。

2.2 放疗＋排毒＋热疗

放疗是卵巢癌辅助治疗方法之一，对中晚期或顽固病灶的姑息放疗，可减轻患者痛苦，延长生存期。排毒与热疗同时使用。可直接杀死残存癌细胞，防止复发、转移，又可减少放疗毒副作用，热疗与排毒同时使用又可以互相协同，增加疗效。

2.3 三氧

中晚期卵巢癌患者，如果一般情况较好时可以给予 EBOO 治疗，隔日 1 次，可以协助抑制肿瘤的进展。一般情况欠佳者，伴有凝血功能障碍者可以给予静脉三氧盐水、大自血、三氧穴位注射等，也可以给予三氧阴道吹入，对于肿瘤的控制也有一定疗效。

2.4 中药

晚期卵巢癌中医辨证多属痰湿凝聚型，方用四君子汤合海藻玉壶汤加减。

2.5 针灸

卵巢癌中晚期以痰湿凝聚，气血两虚型为主，应以健脾利湿，软坚化痰，益气养血，补虚培元为治疗原则。

针刺取穴：足三里、三阴交、关元、脾俞、肾俞、中脘、阴陵泉、地机。方法：均用平补平泻手法，留针 20 分钟，每日 1 次，针 5 次休息 2 天，10 次为一疗程。

艾灸取穴：关元、三阴交、足三里、中脘。方法：每次取 2 穴，用艾条灸，每穴灸 10 分钟，每日 1 次，灸 5 次休息 2 天，10 次为一疗程。

耳穴取穴：卵巢、盆腔、子宫、肾上腺、皮质下、内分泌、肝、肾、脾。方法：用王不留行贴耳穴，嘱患者每天自行按压 3～5 次，每穴按压 3～5 分钟每周 2 次，两耳交替，10 次为一疗程。

2.6 药膳营养及其他

中晚期卵巢癌患者多伴有营养不良，此时多以肠外营养为主，积极给予营养支持，补充足够的蛋白质、维生素、微量元素等，以支持机体耐受各种抗肿瘤治疗。还应注意调整心理，增强抗癌信心，练习气功、音乐疗法，调息、调气、调心，提高自愈力，有利于延长生存期，提高生活质量。

3 方案优势

应用上述综合治疗，可以使放化疗敏感性提高，减低放化疗的毒副作用，预防复发、转移。可以明显延长有效生存期，提高生活质量。

4 典型病例介绍

患者莫某，女，69岁，住院号021970。患者1年前因乏力，腹部不适，检查发现左侧子宫附件有一5.2cm×3.9cm×4.6cm包块，边界不清，盆腔积液。行"肿瘤细胞减灭术+盆腔淋巴结清扫术"，术后病理：左侧卵巢胚胎性癌，淋巴结未见癌转移，右卵巢组织中可见直径0.3cm胚胎性癌结节，术后10天行化疗（具体方案不详），后因化疗副反应较剧，患者拒绝化疗，自服中药（方剂不详），症状时重时轻，来我院就诊前20天患者出现腹胀。

入院查体：一般情况佳，精神不振，消瘦，体重51kg，半卧位，腹部膨隆，右侧腹部可触及一3cm×4.6cm×3.8cm包块，移动性浊音（+），双下肢轻度水肿。卡氏评分50。

辅助检查：盆腔CT：卵巢癌术后改变，大量腹水，右侧腹腔有一3cm×2.7cm×3.8cm转移包块，腹膜后淋巴结多发转移，肿瘤五项标志物：CEA 116ng/ml，AFP 50ng/ml，CA199 194.32U/ml；血常规：WBC 8.3×10^{9}/L，RBC 3.8×10^{12}/L，Hb 89g/L。腹部X光检查：不完全性肠梗阻。

诊断：左侧卵巢胚胎性癌Ⅳ期（腹腔及腹膜后淋巴结多发转移）。

综合治疗方案：患者为卵巢癌，专家组会诊确定以中西医自然疗法结合的综合方案。立即纠正营养不良、腹水等症状，实行抽放腹水、全肠外营养支持、纠正电解质紊乱，给予排毒基础量治疗每日1次，连用3天，3天后患者排便、腹胀减转；改为流质饮食，调整排毒剂量，隔日1次；加用三氧盐水静脉滴注，也是隔日1次，与排毒交替进行。同时给予中药、针灸治疗。患者此时胃脘胀满，腹部可扪及肿块，舌润，苔白腻，脉滑。辨证为痰湿凝聚证，药用：党参15g，白术10g，茯苓15g，海藻9g，昆布9g，海带9g，半夏9g，陈皮6g，青皮4.5g，连翘9g，浙贝9g，当归6g，川芎6g，独活6g，木香9g，大腹皮12g。健脾利湿，软坚散结。

针灸治疗：取足三里、三阴交、关元、脾俞、肾俞、中脘。方法：均用平补平泻手法，留针20分钟，每日1次，针刺5次休息2天，10次为一疗程。同时配合艾灸关元、三阴交、足三里、中脘等穴，每次取2穴，每穴灸10分钟，每日1次，灸5次休息2天，10次为一疗程。耳穴：取卵巢、盆腔、子宫、肾上腺、皮质下、内分泌、肝、肾、脾，每周2次，两耳交替，10次为一疗程。

一周后患者腹胀减轻，腹水减少，基本正常进食，Hb 101g/L，开始给予全身热疗+腹腔灌注化疗。腹腔热灌注化疗：顺铂100mg+白介素-Ⅱ 100万单位，每

10天1次，间隔期应用腹部及盆腔局部热疗隔日1次，热疗同时给予排毒，交替应用EBOO。连续治疗4周。给予指导气功等以舒缓心理压力。

治疗效果：患者住院给予35天综合治疗后，精神明显好转，正常饮食，无腹胀，体重增加3kg。治疗后复查CT：卵巢癌术后改变，右侧腹腔肿块约1.5cm×2.2cm×2.1cm，腹膜后转移淋巴结明显缩小。治疗后血常规：WBC 6.2×10^{9}/L，RBC 4.2×10^{12}/L，Hb 110g/L。腹腔未见积液，电解质正常，肿瘤五项标志物提示：CEA 58ng/ml，AFP 28ng/ml，CA199 33U/ml。现患者正常生活，卡氏评分90。仍维持中药口服，药膳营养支持等，每20天返院应用全身热疗+腹腔热灌注、排毒、EBOO、针灸等综合治疗1周。

前列腺癌

1 早期

1.1 手术治疗

对于早期前列腺癌有手术指征且机体可以耐受手术者，可以首选前列腺切除术及睾丸切除术。同时在围手术期应积极配合绿色综合治疗以便提高机体免疫力，提高机体对手术的耐受性，减少手术并发症，预防术后复发、转移。如果不能耐受手术者，也可单纯以排毒、三氧、局部热疗、中药、针灸等综合治疗为主。

1.2 内分泌治疗

大多数前列腺癌属于雄激素依赖型肿瘤，所以内分泌治疗是前列腺癌治疗的较为有效的手段之一。尤其是作为术后辅助治疗可以起到较为重要的作用。前列腺癌的内分泌治疗可以通过不同途径发挥疗效：①去除雄激素的来源；②抑制垂体释放黄体生成激素；③抑制类固醇的合成；④在靶组织内抑制雄激素的作用等。临床经常采用的方法包括内科药物去势，如：抗雄激素治疗、雌激素治疗、促黄体释放激素类似物（LHRH－A）、黄体生成素释放激素治疗，外科手术去势（如睾丸切除术）和联合内分泌治疗等。术前应用内分泌治疗可以缩小肿瘤，使肿瘤降期，提高手术切除治愈率。

1.3 排毒

排毒治疗具有提高机体免疫功能，减轻放、化疗副反应如恶心呕吐、腹泻、食欲减退、白细胞减少、血小板减少、脱发等，且有直接杀灭癌细胞，诱发肿瘤细胞凋亡等作用，对于预防肿瘤的复发和转移具有重要意义。用法：尽量与热疗同时进行，隔日1次，12次为一疗程。

1.4 三氧

首选体外循环三氧疗法（EBOO）：隔日1次，12次为一疗程，但应注意须与排毒交替进行，不能安排在同一天治疗。全身三氧治疗的同时可予三氧穴位注射：

隔日或每 3 日 1 次，12 次为一疗程。

1.5 热疗

热疗可直接促进肿瘤细胞凋亡，抑制原发或继发灶的增殖，抑制转移。对前列腺癌及前列腺增生都有较好的治疗作用。建议全身热疗与局部热疗交替应用，全身热疗：每 10 ~ 14 天 1 次，6 次为一疗程；局部热疗：每 2 ~ 3 天 1 次，12 次为一疗程，与排毒同时应用可以起到协同作用。但应避免与三氧同时应用，最好间隔为 2 小时以上。

1.6 中药

湿热下注型，方用八正散加减；肾气不固型，方用金匮肾气丸加减。

1.7 针灸

前列腺癌早期以湿热下注型为主。应以清热利湿，疏通气机为治疗原则。

针刺取穴：阴陵泉、三阴交、膀胱俞、中极、肾俞、关元。方法：均用补法，留针 20 分钟，每日 1 次，针刺 5 次休息 2 天，10 次为一疗程。

1.8 药膳营养

早期无营养支持治疗，以药膳食疗为主，合理补充氨基酸、消化酶类、微量元素等。

1.9 其他

积极练习气功，合理锻炼，可以进行相对低体力的有氧锻炼。调整心态，保持良好心境，可以达到最佳预后。

2　中晚期

2.1 热疗 + 放疗

中晚期前列腺癌多半已伴发骨转移等远处转移，此时已失去手术根治机会，评估后有明确指征者可施行外放射治疗，放疗同时给予局部或全身热疗，增强放疗疗效，减轻放疗副反应。热疗加温破坏肿瘤组织结构，不受肿瘤组织学性质的影响，在前列腺癌进展期和复发期均可应用。其关键是使肿瘤和对放化疗不敏感的肿瘤区达到有效温度，即不低于 42.5℃，而周围组织包括皮下组织少受或不受影响。可单独应用热疗，也可配合放疗或其他绿色治疗一起应用。全身热疗：每 10 天 1 次，6 次为一疗程；局部热疗：每 2 ~ 3 天 1 次，12 次为一疗程。

2.2 内分泌治疗

对于中晚期的前列腺癌仍应施行睾丸切除术去势，也可选择适应证给予辅助内分泌治疗。对于已有转移的前列腺癌，内分泌治疗的中位缓解时间大概是 18 ~ 24 个月，最终多发展为激素难治性前列腺癌（HRPC）。对于激素非依赖型前列腺癌可以选择应用 P - 450 依赖酶抑制剂、孕激素、雌激素、5α - R 抑制剂（保列治

Proscar）等药物的二线内分泌治疗。

30%～50%前列腺癌诊断时已经发生转移，应用抗雄激素治疗初期的成功率达80%，治疗2年后，约50%病人出现耐药，所有前列腺癌病人中约25%产生耐药，所以内分泌治疗并非“万能”，仍要审慎应用。

2.3 排毒治疗

针对中晚期患者，身体情况不适宜施行放化疗，此时可加强排毒治疗替代化疗。用法：试行1～2次治疗量，如能耐受，从第三次起增加排毒用量为治疗量的2倍，隔日1次，20次为一疗程。待病情稳定后，可逐渐降低治疗频率或治疗剂量，最后维持基础量给予长期排毒保健治疗，以保证患者带瘤生存。

2.4 三氧治疗

因为中晚期前列腺癌患者体质多较虚弱，所以首次治疗选择三氧盐水静脉滴注，1～2次后加强为EBOO治疗，每周2～3次。体质中度衰弱或伴有凝血功能障碍者采用静脉三氧盐水治疗，隔日1次；或三氧小自血，隔日1次。建议长期应用，不受疗程限制。

2.5 中药治疗

肾阳虚型，方用右归饮加减；肾阴虚型，方用六味地黄丸加减；瘀毒蕴结型，方用五味消毒饮加减。

2.6 针灸

前列腺癌中晚期以脾肾两虚型为主。应以健脾益肾，培补下焦为治疗原则。

针刺取穴：肾俞、膀胱俞、脾俞、足三里、三阴交、太溪、关元俞、三焦俞。方法：均用补法，留针20分钟，每日1次，针刺5次休息2天，10次为一疗程。

艾灸取穴：关元、中极、神阙、足三里、关元俞。方法：每次取2穴，用艾条灸，每穴灸10分钟，每日1次，灸5次休息2天，10次为一疗程。

耳穴取穴：前列腺、肾、膀胱、尿道、三焦、皮质下、内分泌、脾、交感。方法：用王不留行贴耳穴，嘱患者每天自行按压3～5次，每穴按压3～5分钟，每周2次，两耳交替，10次为一疗程。

2.7 药膳营养疗法等

对于中晚期肿瘤患者能够进食者仍坚持给予药膳食疗，再适当补充氨基酸、微量元素等；如果进食受限或完全不能进食者给予完全肠外营养，尽可能保证患者的营养能量供应。

2.8 其他

督促患者积极练习气功并予心理音乐疗法等，调理情志，指引患者平和心境，克服恐慌、绝望心理，舒缓心理压力，以积极、乐观、豁达的性格对待疾病。

3　方案优势

早期前列腺癌经过合理的综合治疗，可以获得很高治愈率；中期，如经合适的手术、放疗、内分泌治疗，国外报道 10 年生存率可达 30% ~40%；中晚期病人，过去认为治疗后的中位生存期不超过 2 年，仅有 5% 的 5 年生存率。各期前列腺癌患者配合应用绿色综合治疗后，有效生存期明显延长，生活质量也明显提高。随着早期发现、确诊的病例增多，治疗手段的不断更新和改进，如能更好地发挥绿色综合治疗的组合优势，前列腺癌的治疗当有更好的前景。

4　典型病例介绍

患者廖某，男，67 岁，住院号 019086。患者于 2 年前出现间断性血尿，伴有排尿刺痛，小便细长，自己服用凉茶和消炎药物（具体药物及剂量不详），未到医院正规诊治。3 个月后小便逐渐由淡红色变为深红色，尿液初、末段最明显，尿量正常，在香港就诊，膀胱镜检查示无异常。前列腺癌抗原（PSA）：174ng/ml；尿常规：潜血（+++）。前列腺活检示：前列腺腺癌。前列腺 MRI 示：前列腺右叶有一个 1cm×2cm 大小不均质占位，左侧坐骨渗透性硬化破坏，高度可疑骨转移癌，T_8 压缩性骨折。建议行前列腺及睾丸切除术，患者拒绝手术、放疗、化疗，来我院求诊时情况：小便间断性，呈淡红色，以初、末段最明显，伴轻度尿痛，伴尿频、尿急，夜尿 5 ~6 次，严重影响睡眠，活动时腰骶部有酸痛不适。

查体：一般情况较好，浅表淋巴结无肿大，心肺腹未见异常，脊柱骨盆轻度压痛。卡氏评分 90。

辅助检查：RBC 4.7×10^{12}/L，Hb 136g/L，WBC 5.9×10^{9}/L，PLT 176×10^{9}/L。肿瘤指标：CEA 2.69ng/ml，CA12 - 5 13U/ml，PSA 194.15ng/ml。尿常规：RBC 800/μl。

前列腺 MRI 示：前列腺癌并左髂骨、骶$_4$、左坐骨、耻骨下支多发骨转移可能性大。全身骨扫描：左坐骨、耻骨、髂骨，右骶骨多处骨质代谢异常活跃，考虑骨转移可能性大，T_8 压缩性骨折。

诊断：前列腺腺癌骨转移。

患者入院后，经专家组会诊，制定了详细的综合治疗方案，包括内分泌治疗（诺雷德 + 福至尔）、中药、热疗、排毒、三氧、针灸等。热疗方式：全身高温热疗，每周 1 次，6 次为一疗程；前列腺区域离子射频热疗，每周 2 次，12 次为一疗程，与全身高温热疗交替进行；每次热疗同时配合排毒治疗，即每周 3 次排毒治疗；三氧予 EBOO 治疗，每周 2 次，与热疗、排毒间隔应用。经一个疗程治疗，患者血尿及尿急尿痛症状完全消失，夜尿 1 次，睡眠质量好转，骶部酸痛不适明显好转，无骨痛，PSA 降至 2.59ng/ml。复查腹部 CT：左坐骨病变范围缩小。中药凉血止血治疗：患者入院时肉眼血尿，伴尿痛，舌红苔薄黄，脉沉有力。给予夏枯草18g，玄参15g，知母15g，黄柏15g，肉桂3g，龙胆草10g，栀子12g，仙鹤草30g，威灵仙15g，醋龟板15g，骨碎补30g，川断15g，生地30g，枳壳10g，川牛膝15g，白茅根15g，甘草10g。服用5剂后，间有肉眼血尿，尿色淡，无尿痛，则予前方加车前草30g，炒枣仁30g。服用5剂后，血尿消失，尿常规潜血大量，睡眠好转，全身热疗后唇周及鼻头有疱疹，予荆芥穗10g，川芎6g，生地30g，连翘15g，野菊花12g，女贞子15g，玄参12g，黄柏15g，白芍30g，甘草10g，桑叶15g，大蓟15g，车前草30g，知母10g，肉桂2g。服用7剂后患者无特殊不适，无尿血，胃纳可，肺部稳定，舌暗红，苔黄燥，脉弦，给予桑叶15g，荆芥穗12g，野菊花15g，连翘15g，生地30g，玄参15g，川牛膝15g，威灵仙10g，黄柏15g，知母15g，大蓟30g，车前草30g，白术15g服用，每日1剂，随证加减。

针灸治疗：取肾俞、膀胱俞、脾俞、足三里、三阴交、太溪、关元俞、三焦俞、命门，均用补法，留针20分钟，每日1次，针5次休息2天，10次为一疗程。同时配合艾灸关元、中极、足三里、关元俞、膀胱俞，每次取2穴，每穴灸10分钟，每日1次，灸5次休息2天，10次为一疗程。耳穴：取前列腺、肾、睾丸、膀胱、尿道、三焦、皮质下、内分泌、脾、交感，每周2次，两耳交替，10次为一疗程。患者还坚持每日练太极拳、气功，心态一直较乐观、积极。

治疗结果：患者住院42天，经综合治疗后患者病情稳定，一般情况良好，排尿顺畅，无尿频、尿急及血尿。卡氏评分100。复查前列腺MRI检查：前列腺右叶占位与前次相比有所缩小；ECT检查左侧坐骨渗透性硬化破坏，对比前片稍减轻。肿瘤标志物：PSA 1.01ng/ml，血睾酮27ng/dl。出院后患者坚持每2个月返院进行综合治疗1周（包括全身热疗、局部离子射频热疗、排毒、三氧治疗），平时注意营养、中药调理，并保持适当运动，每天练习太极拳和气功。随访至今2年余，定期复查PSA均在正常范围；每半年复查MRI，前列腺病灶较前进一步缩小。

骨肿瘤

1　综合治疗方案

1.1 止痛

由于骨肿瘤最主要的、影响患者生活质量最严重的并发症是疼痛，所以治疗骨肿瘤首先就是要遵循WHO癌症治疗基本原则，按照阶梯止痛原则给予止痛药物治疗。同时配合中药、针灸、热疗、三氧穴位注射等治疗手段，均可协助止痛，减少止痛药物的应用及耐药性，减轻止痛药物的副作用。

1.2 双磷酸盐治疗

双磷酸盐是焦磷酸盐分子的稳定物，破骨细胞聚集于矿化骨基质后，通过酶水解作用导致骨重吸收，而双磷酸盐可以抑制破骨细胞介导的骨重吸收作用，抑制破骨细胞成熟，抑制成熟破骨细胞的功能，抑制破骨细胞在骨质吸收部位的聚集，抑制肿瘤细胞扩散、浸润和黏附于骨基质。双磷酸盐可有效治疗其他恶性肿瘤的骨转移，常用双磷酸盐有氯屈磷酸盐、帕米磷酸盐、唑来磷酸盐等。

1.3 热疗＋内分泌＋化疗

大部分骨肿瘤是转移癌，如果机体状态许可，可以根据原发肿瘤的生物学特征，采用不同的内分泌治疗或化疗，如对乳腺癌、小细胞肺癌、恶性淋巴瘤、前列腺癌等所发生的骨转移，采用针对原发病灶治疗敏感的化疗方案，对骨转移灶也能起到治疗作用，而对激素类药物治疗有效的肿瘤，如乳腺癌、前列腺癌等应用内分泌治疗及乳腺癌生物治疗（分子靶向治疗等）对骨转移灶也会有一定的疗效。此时配合热疗可以起到增效减毒、事半功倍的疗效。

1.4 热疗＋排毒

全身热疗和局部热疗均有助于缓解骨转移疼痛，且可以抑制骨癌的继续发展，排毒与之同时施行，可以起到抑制肿瘤进一步扩散转移、缓解骨破坏等作用。用法：局部热疗可与排毒同时应用，隔日 1 次，12 次为一疗程，全身热疗每 10 天 1 次，最好同时应用排毒，效果更佳。

1.5 三氧＋中药

肿瘤常因病灶中央血氧供应不足而坏死并发生疼痛，癌栓引起的组织缺氧也常伴有疼痛，三氧疗法有明显增加组织氧供作用，而中药可促进血液循环，增加组织血氧灌注，防止血液出现高凝状态及癌栓形成，二者均有明显预防癌性疼痛及抑制肿瘤发展的作用。中药还具有升高痛阈、降低机体对不良刺激的反应程度、延缓及减轻疼痛发生的作用。三氧常用 EBOO 或静脉三氧盐水、大自血方式，隔日 1 次，与排毒交替进行。骨肿瘤中医常见证型为气滞血瘀型，方用血府逐瘀汤加减；痰毒蕴结型，方用涤痰汤加减；热毒炽盛型，方用清瘟败毒饮加减；气血两虚型，方用八珍汤加减。

1.6 针灸

骨肿瘤以肾精亏虚，痰血凝滞为主，应以补肾壮骨，通络止痛为治疗原则。

针刺取穴：绝骨、太溪、三阴交、足三里、膈俞、血海、大椎。方法：均用平补平泻手法，留针 20 分钟，每日 1 次，针刺 5 次休息 2 天，10 次为一疗程。

艾灸取穴：大椎、足三里、身柱、命门、脾俞、肾俞。方法：每次取 2 穴，用艾条灸，每穴灸 10 分钟，每日 1 次，灸 5 次休息 2 天，10 次为一疗程。

耳穴取穴：皮质下、交感、神门、枕、肾上腺、肾、脾、胃、耳尖。方法：用王不留行子贴耳穴，嘱患者每天自行按压 3～5 次，每穴按压 3～5 分钟，每周 2 次，两耳交替，10 次为一疗程。

1.7 放疗

放疗对于骨肿瘤，有显著的缓解疼痛直接杀伤癌细胞的作用。大多数骨转移癌患者，即使是中晚期癌症病人，都可能耐受局部姑息性放射治疗，但是放疗难以避免，也会发生抑制骨髓造血系统、抑制免疫功能等副作用，限制了其应用，最好将放疗与热疗有机地结合，同时应用三氧、排毒、中药等既可以减轻放疗的副作用，又可以起到治疗的协同作用。

1.8 同位素治疗

对于骨转移癌，^{89}SiCl、^{131}I、^{186}Re－HEDP、^{153}Sm 等同位素在肿瘤部位会产生高浓度地积聚，通过内放射起到抑制肿瘤破坏骨质的作用。此时可以结合绿色综合治疗如排毒、三氧、中药等，减少同位素治疗的副作用，产生协同作用以达到最佳治疗效果。

1.9 药膳营养等

骨肿瘤病人也应注意药膳食疗以加强营养支持，特别是补充足量的维生素、微量元素等，有助于患者康复。骨肿瘤患者常因疼痛或肢体活动障碍而情绪低落或暴躁易怒，失去对抗肿瘤的信心，气功疗法、心理治疗等可以协助患者改善心理精神状态，以达到改善机体的反应性，调节机体代谢水平，提高自愈能力。

2　方案优势

各治疗综合实施后可以起到缩小病灶，改善疼痛等症状，提高生活质量的作用，且各治疗方法之间有着互补、增效的作用，所以组合运用更有成效。

3　典型病例介绍

患者李某，男性，75 岁。住院号 024106。患者于 2 年前出现右胫骨上端疼痛，局部肿胀，尤以夜间为重，行走困难，疲倦无力，食之无味，酸软无力，X 线及 CT 检查考虑为右胫骨上端骨巨细胞瘤，患者拒绝手术及放、化疗，来我院求诊，入院时一般情况稍差，消瘦，体重 51kg，舌淡苔白，脉细弱，面容憔悴，纳差，四肢乏力，腰膝酸软，心肺及肝脾无异常，右胫骨上端局部隆起，刺痛明显，有压痛及叩击痛，局部皮色暗紫色，肢体活动障碍，卡氏评分 30。

辅助检查：X 线及 CT：右胫骨上端肥皂泡沫样的囊肿样阴影，大小约为 3.3cm × 4.8cm，未穿透关节软骨面，考虑为右胫骨上端骨巨细胞瘤。血常规：RBC 3.3×10^{12}/L，Hb 102g/L，WBC 5.27×10^{9}/L，PLT 156×10^{9}/L。

诊断：右胫骨上端骨巨细胞瘤。

综合治疗方案：患者影像学诊断为骨巨细胞瘤，因高龄而拒绝手术、放化疗。入院后专家会诊明确了应用纯绿色综合疗法以期取得良好疗效的治疗原则。患者入院时消瘦，患肢疼痛，肢体活动障碍，胀痛纳差，舌淡苔薄黄，脉细弱。给予通络化滞，清热解毒，化瘀散结，滋肾填髓法。药用：鳖甲 18g，青蒿 20g，柴胡 9g，广地龙 12g，猫爪草 10g，红花 12g，赤芍 12g，没药 10g，丹参 10g，山萸肉 15g，白术 15g，党参 15g，怀山药 18g，熟地 20g，延胡索 10g，黄芪 24g。积极给予排毒、静脉三氧，隔日1次，交替应用，排毒的同时给予右下肢患处局部离子射频热疗，隔日1次，纳米微波照射每日1次。入院起配合针灸：取穴绝骨、太溪、三阴交、足三里、膈俞、血海、大椎、合谷、太冲，均用平补平泻手法，留针20分钟，每日1次，针刺5次休息2天，10次为一疗程。同时配合艾灸大椎、足三里、身柱、命门、脾俞、肾俞，每次取2穴，每穴灸10分钟，每日1次，灸5次休息2天，10次为一疗程。耳穴：取皮质下、交感、神门、枕、肾上腺、肾、脾、胃，每周2次，两耳交替，10次为一疗程。同时配合足三里、太冲、合谷等穴位注射止痛。

加强营养支持，以药膳黄芪炖乌鸡等进行调理。患者还积极练习气功。

治疗效果：患者住院65天，经予积极治疗后症状基本消失，饮食正常，体重增加至57kg，无明显不适，可以自由行走，生活自理。卡氏评分90。出院时复查右胫骨CT示病灶为3.0cm×4.2cm，较治疗前略好转。患者继续坚持门诊治疗，每周返院行2次排毒、2次EBOO、1次局部热疗治疗，定期复查右胫骨X线。病情稳定，达到了带瘤生存的目的。

皮肤癌

1　综合治疗方案

1.1 手术治疗

皮肤癌发展较慢，如果能早期发现，手术切除病灶并配合绿色综合治疗可以达到治愈的目的。手术应尽量扩大切除范围，以免边缘残留，并于切除部位用三氧橄榄油或用三氧包裹治疗，可以起到杀死残存癌细胞、抗菌、促进伤口愈合的作用。术后伤口愈合后，也可加用局部热疗，抑制肿瘤复发。

1.2 排毒

排毒治疗主要从皮肤癌发病的整体因素出发，提高机体免疫功能，直接杀灭癌细胞，诱导肿瘤细胞凋亡，对于预防皮肤癌的复发和转移具有重要意义。可以与热疗同时进行，隔日1次，一般12次为一疗程。

1.3 三氧

三氧既可以针对肿瘤的病因进行整体调节，又可以局部应用直接作用于瘤体。全身应用可以给予EBOO，隔日1次，12次为一疗程；体质较差或有活动性出血者予以三氧盐水静脉输注：隔日1次，12次为一疗程；或三氧大自血：隔日1次，12次为一疗程；或三氧穴位注射：每3日1次，8次为一疗程。选穴同针灸疗法。局部应用可选用皮肤外三氧包裹治疗或三氧橄榄油外涂，以及三氧气体在瘤体周围注射等方法，可以直接使瘤体坏死，并可抑制肿瘤表面出血、感染等。

1.4 中药

皮肤癌的中医治疗包括内治法和外治法。

内治法：皮肤癌的病因病机多为肝气郁结，肝火血燥，风毒相搏；治法宜疏肝解郁，滋肝养血，益气培元；方用栀子清肝汤、逍遥散、补中益气汤、十宣散加减。

外治法：可用藜芦膏外涂，或用老蟾剖腹贴敷，或用马齿苋捣碎或烧灰和猪油外擦，或用鸡肠草研碎取汁擦洗，或用鲜牛蒡草根、紫花地丁捣碎外涂等，均有一定的效果。含砷剂的膏药外擦、华蟾素肌肉注射等也显示出较好的作用。

1.5 针灸

皮肤癌以气滞血瘀，痰浊凝结型为主。应以活血化瘀，清热化痰为治疗原则。

针刺取穴：肺俞、中府、太渊、足三里、脾俞、膈俞、阴陵泉、丰隆、太冲血海、委中。方法：均用平补平泻手法，留针20分钟，每日1次，针刺5次休息2天，10次为一疗程。

艾灸取穴：脾俞、膈俞、肺俞、关元、足三里。方法：每次取2穴，用艾条灸，每穴灸10分钟，每日1次，灸5次休息2天，10次为一疗程。

耳穴取穴：皮质下、心、耳尖、交感、肝、肺、神门、肾上腺、病变相应部位。方法：用王不留行子贴耳穴，嘱患者每天自行按压3~5次，每穴按压3~5分钟，每周2次，两耳交替，10次为一疗程

1.6 热疗+放疗

部分皮肤癌对放疗较敏感，可以选择放疗结合热疗，能够取得较好的疗效。但因为放疗的副作用大，放疗后给予局部热疗，可以起到协同增效作用，又可以减轻对正常皮肤及深部组织器官的损伤。

1.7 物理疗法

随着现代科技的进步，皮肤癌可以选择一些局部物理治疗手段，直接杀死肿瘤细胞，如冷冻疗法、激光汽化、激光固化、光动力学疗法等，只是这些方法只能治标，治疗后应配合绿色综合治疗以防复发、转移。

1.8 局部化疗

皮肤癌对化疗较敏感的也可适当选择局部化疗，可以用5-Fu软膏、丝裂霉素软膏、博来霉素软膏或秋水仙碱软膏等外擦，可以抑制肿瘤使瘤体坏死，但仍应注意毒副作用。

1.9 药膳营养等

一般皮肤癌对机体营养的影响不大，宜多补充维生素，并配合药膳食疗全面调理，但如果进行手术或放化疗，则应注意加强营养支持，以提高机体的耐受性，同时仍应予气功、运动、心理调整等疗法，提高自愈力，改善生活习惯，去除起病诱因。

2　方案优势

皮肤癌的特点是病程发展缓慢，恶性程度较低，容易发现，若能及早应用绿色综合疗法配合手术治疗，多数可获治愈，治愈率达90%以上。

3　典型病例

陆某，男性，45岁，住院号041105。患者就诊前1年余出现阴囊外瘙痒，自己不慎抓破后出现反复溃疡不愈，在香港医院行局部皮肤切除，病理为“皮肤外分泌腺癌，Ki－67（＋）”，当时腹部MRI发现腹腔多枚淋巴结转移，遂给予泰素、顺铂、甲氨蝶呤、健择等化疗（具体方案不详），并给予三苯氧胺治疗。2个月前复查腹部MRI提示双侧腹股沟、腹膜后及腹腔等多枚淋巴结肿大，伴有腹部阵发性疼痛，伴气短、全身乏力、易汗、右下肢轻度浮肿，遂来院求诊。

查体：双侧腹股沟处可触及多枚大小约2cm×3cm×2cm的淋巴结，部分呈融合，质硬，移动度差，有轻微压痛，一般情况尚可，精神疲倦，心肺等正常。右下肢轻度水肿。卡氏评分80。

腹部CT：双侧腹股沟、腹膜后及腹腔等多枚淋巴结肿大，考虑皮肤癌淋巴结转移。实验室检查基本正常。

诊断：阴囊皮肤外分泌腺癌Ⅲ期术后化疗后（腹股沟、腹膜后、腹腔淋巴结转移）。

综合治疗方案：患者系阴囊皮肤外分泌腺癌，本病较为罕见，尚无成熟的治疗方案，在香港已行手术、全身化疗、内分泌治疗，疗效差。且患者经多程化疗后体质较为虚弱，所以专家组会诊后决定以扶正固本为主的综合治疗方案。中医辨证：因患者神疲倦怠，动则气短，舌质淡红，苔薄，脉细数；辨证气阴两虚，卫气不固；中药：北芪30g，白术15g，陈皮12g，升麻12g，柴胡12g，人参15g，甘草9g，当归12g，麦冬15g，五味子12g。以益气养阴，扶正固本培元，排毒与静脉三氧盐水交替进行，治疗1周后体力得到恢复，给予热疗（全身热疗＋腹腔灌注化疗）。由于全身热疗患者会丢失大量体液，且腹腔灌注化疗虽然针对转移淋巴结作用直接有效，但化疗仍有不可避免的毒副作用，因此热疗前后给予肠外营养、排毒、中药等以减毒、缓解副反应，中药予赤小豆30g，苍术15g，陈皮10g，土茯苓15g，当归15g，肉苁蓉15g，黄芪30g，鹿角胶15g，阿胶30g，木香10g，炙甘草15g，元参30g，麦冬24g，细生地24g；排毒剂量提高为治疗量的2倍，隔日1次，三氧按原方案继续应用。

针灸治疗：取肺俞、中府、太渊、足三里、脾俞、膈俞、阴陵泉、丰隆、血海、委中，均用平补平泻手法，留针20分钟，每日1次，针刺5次休息2天，10次为一疗程。同时配合艾灸脾俞、膈俞、肺俞、关元、足三里，每次取2穴，每穴灸10分钟，每日1次，灸5次休息2天，10次为一疗程。耳穴：取皮质下、心、耳尖、交感、肝、神门、肾上腺、病变相应部位，每周2次，两耳交替，10次为一疗程。

营养以药膳调理为主，并适当补充维生素、氨基酸等；患者还坚持练习气功，接受音乐治疗。

治疗效果：患者经住院50天的积极治疗后，腹痛、乏力、易汗等症状完全消失，查体双侧腹股沟处仅可触及3枚大小约1.2cm×1.3cm×2cm的淋巴结，质中，移动度可，无压痛。卡氏评分90。复查腹部CT示腹股沟、腹膜后及腹腔淋巴结较前明显缩小，现患者坚持每15天返院进行5天的综合治疗（包括排毒、热疗、三氧）。其生活规律正常，无任何异常症状，在香港继续参加正常的工作。

淋巴瘤

1　综合治疗方案

各期均以绿色综合治疗为主导，联合化疗和放疗是治疗恶性淋巴瘤的主要手段，外科手术主要参与最初的淋巴结活检或可能的剖腹探查诊断，中医中药、针灸、热疗、三氧、排毒可贯穿于恶性淋巴瘤的治疗全过程。既可与放、化疗配合应用而起减毒增效作用；又可抑制肿瘤发展，改善生存质量。

1.1 热疗+放疗

淋巴瘤大多对放疗较敏感，作为淋巴瘤的主要治疗手段之一，仍应严谨地按照病理类型、临床分期选择适宜的放疗剂量与范围，而且每次放疗后应给予局部或全身热疗，起到增敏增效作用，同时减轻放疗引起的骨髓抑制、局部正常组织放疗性损伤等副作用。在放疗过程中和放疗后均应辅以排毒、三氧、中医中药等治疗，尽量减轻其毒副作用。

1.2 热化疗

部分病理分型、临床分期的淋巴瘤对化疗较敏感，热疗与化疗同时应用，可以增强淋巴瘤对化疗的敏感性，并且克服肿瘤对化疗药物的耐药性。

1.3 排毒+热疗

排毒和热疗同时进行可以明显增加疗效，更有利于毒素排出，排毒还可以减轻放化疗的毒副作用。淋巴瘤的治疗一般首选全身热疗+排毒。

1.4 中医药

淋巴瘤临床常见寒痰凝滞型，方用阳和汤加减；气郁痰结型，方用疏肝溃坚汤加减；血燥风热型，方用清肝芦荟丸加减；肝肾阴虚、气血双亏型，方用六味地黄丸合和荣散坚丸加减。

1.5 三氧治疗

三氧可以刺激自身免疫力，直接杀死血液及淋巴管或转移灶的癌细胞，减轻放、化疗的毒副作用。一般采取静脉三氧盐水，每周 3 次；大自血疗法、EBOO 每周 2～3 次；也可选用三氧穴位注射，选穴同针灸疗法。

1.6 针灸

淋巴瘤以血虚内燥，毒热内盛型或肝肾阴虚，气血两亏型为主。应以祛风通络，解毒散结，滋补肝肾，补气养血为治疗原则。

针刺取穴：天井、翳风、少海、足临泣、三阴交、血海、膈俞、足三里。方法：用平补平泻手法，留针 20 分钟，每日 1 次，针 5 次休息 2 天，10 次为一疗程。

艾灸取穴：天井、足三里、关元、大椎。方法：每次取 2 穴，用艾条灸，每穴灸 10 分钟，每日 1 次，灸 5 次休息 2 天，10 次为一疗程。

耳穴取穴：颈、交感、肾上腺、皮质下、神门、枕、肝、脾、肾。方法：用王不留行子贴耳穴，嘱患者每天自行按压 3～5 次，每穴按压 3～5 分钟，每周 2 次，两耳交替，10 次为一疗程。

1.7 药膳营养等

患者一般情况尚可，并能口服进食者，给予药膳食疗调理。如果进食困难，则给予造瘘胃管注入营养餐。如系中晚期严重营养不良，难以进食者，应给予完全肠外营养。发病初期即应给予气功、太极拳、音乐及心理治疗等，以平静、积极、乐观的心态配合治疗，对抗肿瘤。

2 方案优势

淋巴瘤采取绿色综合治疗，总治愈率较单纯传统西医治疗有明显提高，且生活质量明显改善，复发率降低。

3 典型病例

陈某，男，55 岁，住院号 025793。患者 2 个月前无明显诱因出现上腹疼痛，呈持续性胀痛，伴左腰酸痛，厌食油腻，偶感恶心，发热、盗汗、体重减轻 10 余千克。电子胃镜检查示：糜烂性胃炎伴十二指肠球炎；外院上腹部 MRI 示：腹膜后左肾右前上方肿块影，考虑为淋巴瘤。施行剖腹探查术：胰体尾部可见一肿物，约 12cm×15cm，表面欠光滑，质地较硬，肝门部及腹主动脉旁可触及肿块。腹腔淋巴结活检免疫组化病理报告：弥漫性大 B 细胞淋巴瘤（中心细胞型）中度恶性，弥漫性大 B 细胞性淋巴瘤：CD20（+），CD79a（+），Bcl－6（+），CD30（－），CD15（－），EMA（+），CD3（－），CD43（－），ALK－1（－）。

查体：一般情况差，消瘦，体重 42kg，基本生命体征正常，浅表淋巴结无肿大，心肺听诊无明显异常，腹部饱满，脐下约3cm处见一长10cm手术瘢痕，腹式呼吸活动稍有受限，全腹腹肌柔软，左、中腹部可触及拳头大小肿物，质地中等，活动度差，压痛明显，无反跳痛，肝区无压痛，肝浊音界位置正常，肝脾未触及，移动性浊音（+）。

辅助检查：腹部MRI示：①腹膜后左肾右前上方肿块影，大小为11cm×16cm，考虑为淋巴瘤；②脾大，脾周少量积液；③左肾、腹主动脉、胰腺受累可能；④胸腔少量积液。血常规：RBC 3.2×10^{12}/L，Hb 101g/L，WBC 10.3×10^{9}/L，PLT 78×10^{9}/L。

诊断：弥漫性B细胞淋巴瘤（中心细胞型），中度恶性ⅢB期。

综合治疗方案：患者入院后经专家组会诊认为，术后进食受限，营养不良，低蛋白血症，立即给予白蛋白及完全肠外营养支持治疗。中医辨证：患者全身乏力，面色㿠白，唇色淡白，舌苔薄白或白腻，舌质淡白，脉细弱。给予中药香砂六君子汤加减以健脾补气，化湿祛痰：党参15g，白术15g，茯苓15g，陈皮12g，半夏12g，甘草6g，木香12g，砂仁12g，猫爪草12g，藿香12g，佩兰12g。治疗8天后患者一般情况改善，基本能够正常进食，无明显乏力，白蛋白恢复正常。

患者体力恢复即应用CHOP－21方案化疗联合绿色综合疗法：化疗第二天行全身热疗，全身热疗3天后给予腹部局部离子射频，隔日1次；化疗同时即应用排毒与静脉三氧盐水，隔日交替应用。

入院即予针灸治疗：取天井、翳风、足三里、三阴交、血海、脾俞、膈俞，用平补平泻手法，留针20分钟，每日1次，针5次休息2天，共40次。同时配合艾灸天井、足三里、关元、大椎，每次取2穴，每穴灸10分钟，每日1次，灸5次休息2天，10次为一疗程。耳穴：取颈、交感、肾上腺、皮质下、神门、枕、肝、脾、肾，每周2次，两耳交替，10次为一疗程。

中药治疗：人参12g，黄芪30g，当归12g，生地12g，麦冬12g，神曲15g，竹茹12g，白术12g，陈皮12g，茯苓12g，橘皮12g。益气养阴，和胃降逆。化疗期间患者仅有Ⅰ度胃肠道反应，血常规提示骨髓抑制Ⅰ级，给予止呕、升白细胞治疗，化疗结束后立即将排毒调整为治疗量的2倍，三氧调整为EBOO，中药调整为和荣散坚丸加减：熟地6g，当归6g，白芍6g，川芎6g，白术6g，茯苓6g，香附6g，桔梗6g，陈皮6g，人参30g，甘草30g，海蛤粉30g，昆布30g，贝母30g，升麻9g，红花9g。化疗6个周期后给予腹部36 Gy的放疗照射，每次照射后2小时予腹部行局部热疗1次。整个治疗过程中一直注意患者心理状态，适时给予干预，并督促其练习气功，适当运动，保持乐观心态，进食药膳，补充营养素，终于顺利完成既定治疗方案。

治疗效果：患者初入院时一般情况较差，消瘦、低蛋白血症等，需积极固本复元为化疗创造机会，遂予营养、中药等治疗，时机成熟，应用确有疗效的化疗方案以强化祛邪之力。同时应用热疗、排毒、三氧以增敏减毒，应用中药匡扶正气。化疗间歇期积极加大治疗力度促进机体快速恢复，重建机体免疫系统，为下一次的治疗做铺垫。6 个周期治疗后复查 CT 腹部肿块缩小 2/3，和周围器官无粘连，胸腹水消失，为防止残余肿瘤复发、转移，遂行局部放疗 + 热疗，以期达到彻底治愈。患者出院时体重增加 6kg，腹部平软，腹部未触及肿物，无压痛，体力、精神均正常，卡氏评分 100。出院后一直坚持每月返院进行 5 天的纯绿色综合治疗（包括全身热疗、排毒、三氧），随访一年后渐渐延长治疗周期。定期复查腹部 CT、胸片等均未见异常。现患者无瘤生存。

白血病

1 综合治疗方案

1.1 热疗 + 化疗

白血病分类多，其中大部分类型对化疗敏感，所以白血病早期选择合适的化疗药物是治疗白血病最主要的手段。全身热疗加化疗可以增强化疗的敏感性，提高疗效，减轻化疗副反应。如果脾大或伴疼痛者、化疗后白细胞低下、贫血、血小板低下者，针对脾区、脊椎、骨盆区域可以进行局部热疗，促进脾及骨髓造血，能改善脾区疼痛。方法：内生场或离子射频热疗，每周 3 次，隔日 1 次，12 次为一疗程。但须注意化疗时如白细胞 $<1.0\times10^9/L$，或者中医辨证有阴虚内热者暂不宜用全身热疗。病情稳定后建议每月进行一次全身热疗以巩固疗效，提高机体免疫力及促进造血功能。化疗的同时应用中医中药、针灸、排毒等综合治疗，可以明显减轻化疗的副作用，增强化疗的敏感性，提高疗效。

1.2 生物治疗

生物治疗在白血病治疗中的应用，特别是各种造血刺激因子如 GM - CSF、G - CSF、M - GCSF、红细胞生成素的应用，可明显缩短骨髓的抑制，加速缓解并减少并发症的发生，使白血病的治疗安全性有了很大提高。骨髓移植（BMT）：将健康骨髓中的造血干细胞植入病人体内，可以使其造血及免疫功能获得重建。但因造血干细胞移植因难以找到相配型的干细胞及移植后免疫排斥反应及费用等问题而使目前难以推广。

1.3 排毒

现代研究发现血液病多与电离辐射、接触化学物质、毒物或药物有关，多数血液病患者都存在重金属超标，新剂型维生素 C 及螯合剂配合其他制剂组成排毒配方，能排出体内有毒物质。排毒还可与化疗有协同作用，减轻化疗引起的恶心呕吐、腹泻、食欲减退、乏力等副作用，尤对化疗药物引起的皮肤色素沉着、口腔及消化道的黏膜炎有明显的减毒作用。每周 3 次，隔日 1 次，12 次为一疗程，病情稳定后改为每周 1 次，12 次后再减为每月 1 次巩固康复治疗。

1.4 三氧

三氧进入机体后分解出氧离子，可提高红细胞的携氧能力，改善贫血，同时刺激骨髓造血，三氧治疗能减轻化疗后乏力、失眠等副作用。用法：EBOO 或三氧盐水静脉滴注，每周 3 次，隔日 1 次，与排毒交替应用，12 次为一疗程，疗程结束后病情稳定后改为每周 1 次，再逐步减为每月 1 次巩固治疗。注意：有出血征象者慎用；血小板 $<20\times10^9/L$，不推荐使用。

1.5 中药

化疗前多为热毒内蕴、湿热蕴毒、痰毒内结证，治则以祛邪为主，多选用清热解毒凉血之品，方选犀角地黄汤加减、甘露消毒饮加减、桃红四物汤加减等。化疗期间主要表现为湿热与阴虚并存之象，治则祛邪兼扶正，多选用滋阴润燥、芳香化湿之品，方用一贯煎和二陈汤加味。化疗后多表现为气血不足、气阴两虚之证，治以扶正为主，方选八珍汤或沙参麦门冬汤。血象低下者，宜补益肝肾，养血活血，方选八珍汤、当归四物汤、人参养荣汤加减。

1.6 针灸

白血病以气阴两虚或肝肾阴虚型为主。应以益气养阴，滋补肝肾，补益气血为治疗原则。

针刺取穴：气海、气穴、膏肓、大椎、足三里。血热加合谷、行间；气阴两虚加肺俞、心俞、三阴交；气血两亏加肺俞、心俞、脾俞、阴陵泉；肝肾阴虚加肝俞、肾俞、太溪；瘀血内阻加肝俞、脾俞、三阴交、血海、阳陵泉等。方法：除血热加合谷、行间用泻法外，其余均用补法，留针 20 分钟，每日 1 次，针刺 5 次休息 2 天，10 次为一疗程。

艾灸取穴：大椎、气海、三阴交、膏肓、中脘、阳陵泉，热证加合谷、列缺；气阴两虚加阴陵泉、三阴交；气血两亏加心俞、脾俞；肝肾阴虚加肝俞、肾俞；瘀血内阻加肺俞、三焦俞、三阴交、血海。方法：每次取 2 穴，用艾条灸，每穴灸 10 分钟，每日 1 次，灸 5 次休息 2 天，10 次为一疗程。

耳穴取穴：心、脾、肝、肾、肾上腺、血液点、神门、皮质下、内分泌、脊髓 1、脊髓 2。方法：用王不留行贴耳穴，嘱患者每天自行按压 3 ~ 5 次，每穴按压 3 ~ 5 分钟，每周 2 次，两耳交替，10 次为一疗程。

1.7 药膳营养

利用中医食疗及现代营养知识指导及规范病人的饮食，并予个体化的营养支持方案。化疗期间清淡饮食为主，佐以薏苡仁、茯苓、陈皮煲汤利湿化痰，化疗后配合黄芪、沙参、大枣、阿胶煲汤以益气滋阴补血。化疗前一天及化疗期间反应较大时可以给予完全肠外营养，以加强营养支持治疗。

1.8 气功、心理治疗

消除肿瘤患者及家属存在的心理障碍，比如悲观、绝望等，这些消极的情绪往往影响治疗效果及预后。医护人员经常同患者沟通，进行心理疏导，鼓励患者积极面对疾病；同时让患者练气功，调息运气，使全身气血畅通，神安心静，达到协同治疗、提高疗效的作用。

1.9 其他

在综合治疗白血病的同时，还应积极预防和治疗白血病本身及化疗后常见的并发症，例如口腔黏膜溃疡、贫血、白细胞低下、免疫抑制反复并发感染等，可加强口腔护理，常用三氧橄榄油口腔黏膜外涂或三氧水漱口，也可配制含有盐水/碳酸氢钠＋庆大霉素/地塞米松/维生素 B_{12}的漱口液漱口，能有效止痛和减轻炎症反应，预防和治疗口腔感染。贫血的治疗方法除治疗原发病外，主要是输血、营养支持治疗，而针刺或三氧穴位注射都有明显的提升白细胞的作用，或予相应的中西药静脉滴注，改善白细胞过低现象。

2 方案优势

绿色综合疗法配合常规化疗方案、免疫治疗、细胞生长因子与造血干细胞移植等，可以提高化疗效果，减少不良反应，提高患者的免疫力，预防感染，改善生活质量，延长生存期，帮助患者顺利度过化疗后的骨髓抑制期，从而达到痊愈。绿色综合治疗的优势还体现在临床治愈或病情缓解后，如定期给予巩固治疗可预防复发，且不会产生耐受现象。

3 典型病例

患者周某，男性，60 岁，住院号 025045。患者入院前 20 余天服用加热的红米酒后，出现阵发性腹痛，继发四肢瘀斑，发热，间有恶心，未重视。入院当日腹痛明显，腹泻，水样便，有里急后重，恶心呕吐，发热，体温最高达 39℃。

入院查体：神清疲倦，胸腹部及四肢多处散在瘀斑，颈部及腹股沟可触及多个肿大淋巴结，呈串珠样，质韧，无触痛。腹平，右腹韧，肝于脐下 2 横指可触及，质中等，轻度触痛，右下腹可及腊肠样肿块，右下腹压痛明显，反跳痛（±），无移动性浊音，肠鸣音减弱。肛门可见肠样物脱出。卡氏评分 60。

辅助检查：血常规：WBC $43.48\times10^{9}/L$，RBC $2.8\times10^{12}/L$，Hb 87g/L，PLT $60\times10^{9}/L$；B 超：右下腹非均质包块，可疑炎性包块，肝明显肿大，脐下 3cm；腹部 CT：右半结肠及阑尾肠壁增厚，右下腹少量渗出液，伴肠系膜淋巴结肿大，直肠及直肠旁间隙改变，考虑白血病肠壁浸润可能。骨髓象：骨髓有核细胞增生明显活跃，白血病细胞增生为主，粒∶红＝36.6∶1；白血病细胞（原粒）极度增生占 87%，红系增生受抑占 2.5/5，组化 pox：白血病细胞阳性率 39%，外铁（±），内铁无法计数，NAP 阳性率 0.91，积分 294。

诊断：急性非淋巴母细胞白血病（M2 型）。

综合治疗方案：患者入院后经专家组会诊，制定了个体化治疗方案，化疗结合绿色综合治疗。考虑有肠道感染，遂立即给予抗感染治疗，同时应用直肠三氧吹入、腹部局部热疗。中医辨证为血热妄行，药用：水牛角 20g，生地 12g，玄参 15g，板蓝根 12g，紫草 12g，银花 9g，黄芩 12g，天花粉 6g，大蓟 9g，小蓟 9g，仙鹤草 12g。治疗 1 周后腹痛、腹泻、发热、四肢瘀斑等症状基本消失。

患者症状改善后血常规：WBC 122.2 $\times 10^9$/L，RBC 3.4 $\times 10^{12}$/L，Hb 103g/L，PLT 49 $\times 10^9$/L；给予 TA 方案化疗，化疗期间每日给予完全肠外营养，脾区给予局部离子射频热疗隔日 1 次、排毒隔日 1 次以减轻化疗副反应；静脉三氧盐水滴注，隔日 1 次，与排毒交替进行。中医辨证：此时患者体倦乏力，语音低微，自汗盗汗，口渴，手足心热，反复低热，头晕目眩，皮肤紫斑或衄血，眠差，纳差，舌红或淡，少苔或花剥苔，脉细弱。给予中药生脉散益气养阴。患者化疗后第十天出现Ⅳ度骨髓抑制，最低时 WBC 0.3 $\times 10^9$/L，血小板最低 10 $\times 10^9$/L，并发肺部感染，给予中药、惠尔血、抗生素抗感染、排毒、三氧等，一周后患者骨髓象达到完全缓解，并如期进行第二周期化疗。此后患者共行 6 周期化疗。患者入院后即一直予针灸治疗：取气海、足三里、合谷、肺俞、三阴交、肾俞、太溪、脾俞、血海、阳陵泉，均用平补平泻手法，留针 20 分钟，每日 1 次，针刺 5 次休息 2 天，10 次为一疗程。同时配合艾灸大椎、气海、关元、足三里、三阴交、膏肓、中脘，每次取 2 穴，每穴灸 10 分钟，每日 1 次，灸 5 次休息 2 天，10 次为一疗程。耳穴：取心、脾、肝、肾、肾上腺、血液点、内分泌、脊髓 1、脊髓 2，每周 2 次，两耳交替，10 次为一疗程。患者还坚持每日 2 次的气功锻炼，患者顺利度过化疗后骨髓抑制期，如期完成化疗，至今仍坚持每月进行 1 次排毒及三氧治疗，定期复查病情，患者照常工作。

治疗效果：患者住院治疗 70 天，经过绿色综合治疗并给予 TA 方案化疗后骨髓象达到完全缓解，骨髓有核细胞增生明显活跃，粒∶红 = 2.24∶1；粒系增生活跃占 56%，红系增生活跃占 25%。予对症支持治疗及中医中药、针灸后热退，白细胞升至正常。患者恢复较快，腹痛、腹泻、里急后重、恶心呕吐、发热症状均消失，颈部淋巴结、肝脏肿大及腹部包块均消失，复查腹部 CT 未见明显异常。出院后继续门诊中药、药膳营养治疗，且每月返院进行综合治疗 1 周（包括热疗、排毒、三氧），半年后病情无反复，减为每 3 个月返院治疗 1 周。现已 4 年余，病情稳定，无任何不适，白细胞维持在 2.5 ~ 4.7 $\times 10^9$/L。卡氏评分 100。

第十一章
肿瘤常见并发症的综合治疗

第一节　疼痛

1　癌性疼痛的病因

癌症引起的疼痛简称癌痛。引起癌痛的原因有很多，其常见的原因有如下几方面：

1.1 癌本身引起

癌灶发展压迫邻近组织，产生炎症、水肿、缺血、坏死或内脏包膜膨胀；癌细胞侵入、渗透（或浸润）到胃、肠黏膜下层、肌层淋巴管；癌细胞广泛转移，侵入血管、骨和其他脏器，产生癌栓、梗塞和病理性骨折等。

1.2 侵入性诊断检查引起

有些特殊的检查方式，如心脑血管造影、胃镜、食管镜、肝肠动脉造影，以及腹腔镜、肠镜、膀胱镜等检查均可刺激、伤害周围有关感受器产生疼痛。

1.3 抗癌治疗过程引起

手术后各种痛证，如肺及乳腺切除后臂丛神经痛、胃肠术后并发症；化疗后的周围神经炎，股骨头无菌性坏死；长期应用激素类药物治疗，停药后的假性风湿性关节炎、全身乏力、疲劳、广泛性肌肉关节酸痛等，这些症状在恢复应用激素后即可消除；放射治疗后综合征，如放射性肠炎、继发于腹部及盆腔恶性肿瘤、直肠癌放疗后会阴部痛；还有常见的臂丛、腰丛放射后纤维增生、变性等导致的疼痛；放射后骨髓病变以及放射导致的继发性初级神经纤维瘤等。

1.4 心理因素引起

患者情绪和心理对痛觉有着不可忽视的影响。癌症患者在患病过程中经受了包括身体和精神两方面的刺激，感到精力疲惫，失去工作能力和生活自理能力，必须依靠他人帮助，其对痛的认识，对“死”的恐惧及情绪、心理的变化都会影响痛觉程度。

2　综合治疗

癌痛治疗方法很多，但是作为肿瘤疾病的并发症之一，抗肿瘤治疗始终是最主要的治疗手段。所谓的抗肿瘤治疗包括手术、放疗、化疗、中西医结合治疗、生物治疗、免疫治疗等。对于大部分中晚期肿瘤病人来说，止痛对症治疗是改善癌痛患者生存质量的有效途径。目前，癌性疼痛产生的原因多种多样，治疗的手段也有几十种之多，我们结合多年治疗癌痛的临床经验，合理地应用各种手段，选择恰当有效的方式，总结出了一组行之有效的癌痛的综合治疗方法。

2.1 西药治疗

目前被广泛认可的常用方法是世界卫生组织推广的“癌症疼痛三级阶梯止痛方法”，它适合于任何一种疼痛。其基本原则是规范化的疼痛处理，包括以下内容：①明确诊断疼痛原因、性质、部位、影响因素；②评估疼痛强度让患者参与；③评价治疗措施，提供最理想的止痛方法；④尽可能地采用非介入治疗，按阶梯给药，联合用药，按时给药，个体化给药；⑤治疗中考虑到社会、心理、精神、文化等因素的影响，联合辅助用药；⑥随时注意疼痛的再评估和用药剂量调整。具体内容即根据疼痛的不同程度选用不同药物：

轻度癌痛一般可以忍受，能正常生活、睡眠基本不受干扰，应按照第一阶梯治疗。第一阶梯治疗原则上是口服非甾体类抗炎镇痛药，该类镇痛药作用于神经末梢，具有解热镇痛抗炎的效果，能抑制下丘脑前列腺素合成酶的生成，减少前列腺素 E 的合成与释放，对前列腺素含量较高的骨转移患者的疼痛非常有效。代表药有阿司匹林、扑热息痛、扶他林等。阿司匹林的开始剂量为每次 250～500mg，最大剂量每次 1，000mg，每 4～6 小时重复用药 1 次，即可达到止痛目的。扑热息痛口服 1 次，每次 0.3～0.6g，每日 0.6～1.8g，疗程不超过 10 日。扶他林口服 25mg，每日 3 次或栓剂每次 50mg，每日 2 次。在治疗中还应经常更换药物种类，如优散痛、布洛芬、芬布芬等，以减少胃肠道并发症及不良反应。

中度的癌痛常为持续性疼痛，睡眠已受到干扰，食欲有所减退。此类疼痛患者需应用镇痛药物，但用药原则上应采取逐步向第二阶梯过渡的原则，即在给予非甾体类抗炎镇痛药的同时，辅助给予镇痛药，如曲马多或弱效阿片类镇痛药，如可待因、右旋丙氧芬等。痛力克是一种甾体类强力止痛及中度抗炎解热新药，主要是通过抑制前列腺素的合成，可与阿片受体结合，无成瘾性。30mg 的痛力克止痛作用相当于 12mg 吗啡，它是用于中度癌痛疗效较好的药物。强痛定（AP－237）具有起效快的优点，适用于中度癌痛患者。

重度或难以忍受的剧烈疼痛，睡眠和饮食受到严重干扰，中午、晚间入睡困难，疼痛加剧。此时用一般镇痛药已基本无效，用其他镇痛药或弱效阿片类镇痛药已起不到镇痛作用。重度的剧烈疼痛应由第二阶梯向第三阶梯治疗过渡，正规使用强效阿片类镇痛药，目前口服药中较常用的是美施康定（即吗啡控释片），每片含吗啡 30mg，每次 1～2 片，每 12 小时口服 1 次，若不能口服时，可经肛门给药。其他强效阿片类镇痛药有吗啡、盐酸二氢埃托啡、美散酮、哌替啶、芬太尼、叔丁啡、丁丙诺啡、左吗喃等。

2.2 外科手术治疗

手术治疗在癌痛的治疗中占重要位置，由于肿瘤压迫、刺激所致的梗阻性疼痛，外科手术是必须而有效的治疗方法。

2.2.1 麻醉方法

麻醉方法包括5个主要类型：末梢神经阻滞、肌筋膜触发点注射、自主神经阻滞、鞘内神经阻滞以及一氧化氮药物麻醉。局部注入局麻药，阻断末梢神经传导，可解除局限性癌痛，简便可行。若局麻药无效，则可考虑使用无水酒精和苯酚来破坏神经，达到神经破坏性阻滞止痛的目的（麻醉手术）。对内脏癌痛，采用腹腔神经节传导阻滞有效；对浸润臂丛、腰骶丛的癌痛及头颈颜面部癌痛，做交感神经节传导阻滞有效。

2.2.2 神经外科方法

其方法可分为3大类：神经破坏方法、神经刺激法、末梢神经与神经根的切除或离断，用于解除所感受区域的疼痛治疗。神经外科手术解除癌痛有3种形式：即植入药泵、神经切除术和神经刺激术。在神经切除术中，以经皮脊髓前侧柱切除术最为常用，适用于直肠及盆腔肿瘤侵犯神经丛引起的单侧下肢疼痛，生存期估计2～3年者。丘脑切截术以阻断丘脑痛觉传导通路，或行脑垂体摘除术，对乳癌疼痛几乎全部有效。对全身性骨转移的癌痛，化学性垂体切除术可使80%患者得到缓解，但常引起尿崩症、脑神经麻痹等并发症。深部神经刺激术既对中枢性及传入神经性痛均有效，但又不损伤运动功能，有一定的应用前景。必要时可以给予静脉镇痛泵（静脉应用丙泊芬+咪唑安定）或椎管内应用镇痛泵。

2.2.3 骨科方法

当正侧位X线平片显示一半以上骨皮质破坏时，约2/3的病人将发生病理性骨折或即使无严重骨皮质破坏而长骨骨破坏超过3cm时，应给予固定术（包括夹板、悬吊等）。一旦病理性骨折发生，应即行内或外固定术。四肢骨肿瘤可采用癌段切除后修复重建的方法，能恢复肢体绝大或部分功能，消除和减轻疼痛，降低致残率，延长生命，提高生存质量。

2.3 中医药治疗

在癌痛治疗中，中医药控制疼痛亦有良好的应用价值。中药的突出优势表现在：一是使用安全、毒副作用轻，一般无依赖性；二是既能止痛，又有抑瘤抗癌的功效，从而起到标本同治的作用。

中医药治疗癌痛的方法较多，大致有内治、外治等。

2.3.1 内治法

根据中医理论，辨证施治，将疼痛的成因辨证为血瘀、热毒、气滞、痰浊等，再予相应的治疗。如血瘀型：治予活血止痛，代表方桃红四物汤；热毒型：治予软坚散结，通下止痛，代表方鳖甲煎丸；气滞型：治予理气止痛，代表方柴胡疏肝散；痰浊型：治予泻肺化痰止痛，代表方葶苈大枣泻肺汤。

2.3.2 外治法

癌痛的外治疗法内容丰富，可予中药外用制剂敷患处（所使用的药物多为活血破瘀、芳香或有毒药物，如蜈蚣、壁虎、马钱子、川乌、南星、蟾酥、没药、冰片等，制剂多为膏剂或散剂，如蟾酥膏等），亦可穴位外敷，还可用涂擦法、中药离子导入法等。中药外治为体表直接给药，可避免口服经消化道吸收所遇到的多环节灭活及一些药物内服带来的某些毒副作用，特别对中晚期疼痛患者更具优势。

2.4 针灸、气功治疗

针灸强调辨证取穴，首先应明确癌痛部位发生于哪一经、哪一脏腑，病机的寒热虚实，然后选取相应的穴位，确定当补当泻或补泻兼施。气功治疗，可使气血畅通，从而有助于消除或减轻癌痛。若气功配合点穴按摩治疗，则效果更佳。同时气功的心理暗示作用对缓解癌痛也有裨益。

2.5 三氧穴位注射治疗

穴位治疗具有明显的止痛效果，同时有缩小瘤体、抑制癌细胞生长的特点。有效地减少了患者痛苦，延缓其病情发展，提高了患者的生存质量。

三氧作为一种气体，可溶性好，易通过肌肉及皮下吸收，进入人体后，一部分分解为氧气，同时会启动氧化-还原反应产生过氧化氢。氧气在穴位的组织内可以增强针刺的得气感，刺激机体提高整体免疫水平；可以与毛细血管内的红细胞结合而被利用。过氧化氢在穴位内亦作为一个强烈的免疫刺激因子，明显增强穴位治疗的免疫效果。应用三氧穴位注射可以有效地改善疼痛。

2.6 放射治疗

放疗对癌症压迫或浸润神经引起的疼痛缓解率达70%～85%。若原发灶对放疗敏感，则效果更佳。特别对局限的骨转移，局部放疗既可抑制肿瘤甚至杀灭肿瘤，又可使疼痛大大减轻，有其独特的治疗作用。放疗止痛的适应范围主要是转移性骨肿瘤、脊椎转移、肿瘤对脊髓神经根的压迫，脑瘤、肺癌侵犯臂丛神经，胃、胰腺癌侵犯后腹膜等。

2.7 化学治疗

化疗主要适用于多发性骨转移病人。尤其对淋巴瘤、小细胞肺癌、白血病等化疗敏感的肿瘤引起的压迫或浸润神经组织引起的疼痛能够迅速显效。

2.8 细胞镇痛、基因治疗

细胞镇痛治疗是将体外培养的自体细胞或细胞株植入体内，通过这些类似于“生物微泵”的细胞，持续分泌镇痛物质而缓解疼痛或提高痛阈。这些移植细胞能分泌抗痛蛋白、抗痛蛋白调控因子、酶或信号转导因子，从而增强抗痛蛋白的表达。而在疼痛研究中，基因治疗主要有两个方面，即通过上调抗痛基因表达和下调疼痛基因表达，特异性地干预疼痛的生物行为，达到治疗目的。

2.9 心理治疗

它适用于意识清醒、精神正常，有适当体力的轻、中度癌痛病人，通过宣传教育，医生、患者、家属间的交流，让患者获得有关知识，在此基础上，着重引导病人正确看待身体的感觉和现实，纠正错误认识，改善或重建对现实问题的看法和认识，改变身体对疼痛的反应，最终使病人产生癌痛已被控制了的感觉。这些方法包括催眠术、转移注意力、放松训练、生物反馈调节、精神治疗及认识行为治疗。通过这些方法可提高患者应付疼痛的能力，并改善患者的痛觉。

2.10 热疗

热疗对于局部疼痛及全身疼痛均有一定的缓解作用，具体治疗原理及执行见热疗章节。

第二节　便　秘

便秘是肿瘤患者临床常见的一种病症。由于便秘，体内毒素排不出去，同时出现的腹胀、腹痛、失眠等症状，更加重了患者的痛苦，影响病人的身心健康及生活质量。因此，临床中采取有效的治疗方法，保证肿瘤患者大便通畅十分重要。

1　治疗方案

临床主要有结肠便秘和直肠便秘两种。结肠便秘是食物残渣在直肠以上运行过于滞缓而引起。主要由于大肠的传导功能失常，粪便在肠内停留过久，水分被吸收，使粪便过于干燥、坚硬所致。因此，恢复大肠传导功能是治疗便秘的关键所在。可以选用针灸调理肠胃促进肠蠕动，加上中药润肠通便、宽肠下气，并结合耳穴疗法、水针（取大肠俞、天枢、足三里）、结肠灌洗、推拿等。直肠便秘是食物残渣在结肠内运行正常，但在直肠内滞留过长导致排便困难。可选用人工灌肠，如开塞露、三氧盐水、温开水、生理盐水等灌肠。

对于习惯性便秘者，应指导患者饮食的调整和定时上厕所，养成良好的生活习惯。晨起空腹喝一杯温盐水，平时多吃水果、粗纤维食物，如芹菜、韭菜、菠菜、杂粮、核桃仁、芝麻、蜂蜜等，保持精神舒畅，进行轻便的运动。同时采用针灸、中药、按摩等治疗方法。对于比较严重的病人，如有不全肠梗阻者，在治疗原发病的同时，宜选用多种方法结合治疗。

2　治疗方法

2.1 中药

2.1.1 专病专方

如润下汤：何首乌 30g，肉苁蓉 30g，当归 30g，生地 50g，水煎服，每日 1 剂。

发热性疾病便秘，加大黄（后下）10g，芒硝（冲）10g；热性病后期体液不足，加麦冬20g，太子参30g；失眠，加柏子仁20g，酸枣仁20g。

2.1.2 秘验偏方

如白术方：白术30~50g，枳实10~15g，水煎，分3次服，每日1剂，5剂为一疗程。

2.1.3 民间效验偏方

香蕉2~3条，加食糖适量，隔水炖服，每日2次，10次为一疗程；何首乌60g，鸡蛋2只，水煎服后分2次食蛋饮汤；苹果2个，加食糖适量，炖熟后分2次食之；蜂蜜50g，黑芝麻30g，将黑芝麻炒热，加入蜂蜜，调入温水300ml频频饮服；番泻叶10g，当归10g，将上药开水泡服取汁500ml，分2次服。

2.1.4 辨证施治

肿瘤患者的便秘多因肠胃积热，气机郁滞，气血不足，大肠传导功能失常所致。治宜分辨虚实寒热，新旧之别。采用清下、温通、补益、润燥、缓急等法，多采用增液承气汤、理中大黄汤、大柴胡汤、桂枝大黄汤、麻子仁丸、润肠丸、四物汤、木香顺气汤。

2.1.4.1 津枯便秘证

证候表现：大便秘结，口干舌燥，五心烦热。

方药：增液承气汤。

元参15g，麦冬15g，生地15g，枳实15g，厚朴10g，大黄3g。

加减：便秘较重者加芒硝3g，本方不宜长期服用，否则损伤脾胃。

2.1.4.2 寒邪积滞证

证候表现：胃脘冷痛，便秘，舌苔白，脉弦紧。

方药：理中大黄汤。

附子10g，肉桂10g，干姜10g，党参10g，白术10g，甘草10g，大黄3g，枳实10g，厚朴10g。

加减：若见腰膝酸软加肉苁蓉30g。

2.1.4.3 少阳阳明合病证

证候表现：腹胀腹痛，拒按，口苦咽干，大便秘结。

方药：大柴胡汤。

柴胡10g，半夏10g，枳实10g，白芍15g，黄芩15g，大黄3~9g，大枣5枚，生姜三片。

加减：若兼有寒热往来，柴胡可加至20g。

2.1.4.4 表里同病证

证候表现：发热恶风，身痛，大便干，数日不行，舌苔薄白，脉浮缓。

方药：桂枝大黄汤。

桂枝12g，大黄6g，白芍24g，甘草10g，生姜3片，大枣7枚。

2.1.4.5 津枯肠燥证

证候表现：老年人经常便秘，舌苔白，脉虚大。

方药：麻子仁丸。

麻子仁 15g，杏仁 10g，白芍 3g，枳实 10g，厚朴 10g，大黄 3g。

加减：本方不宜久服，易伤脾胃。

2.1.4.6 营血亏虚便秘证

证候表现：肿瘤放化疗后患者便秘，疲乏无力，用攻下药后更加严重，脉细。

方药：四物汤。

川芎 6g，当归 12g，生地 12g，白芍 12g。

加减：应用本方宜加首乌 15g，元参 15g，麻仁 15g，肉苁蓉 15g。

2.1.4.7 痰湿气滞证

证候表现：肥胖腹满、大便少而秘结，脉沉滑。

方药：木香顺气汤。

木香 6g，香附 20g，陈皮 10g，半夏 10g，茯苓 10g，甘草 6g，枳实 6g，白术 10g，砂仁 10g，莱菔子 10g，神曲 10g。

加减：便秘严重时加杏仁 10g。

2.2 针灸

通过针刺对神经系统的调节作用，使肠蠕动增强，直肠收缩力加强，肛门括约肌松弛，从而使粪便顺畅排出。针刺对植物神经功能的双向良性调节，可促进大肠液的分泌，对于肠道中的宿粪，也可起到加速排出的作用。体针取穴：上巨虚、天枢、下巨虚、足三里、支沟、大肠俞、三阴交、太溪等。耳针：大肠、胃、直肠下段、皮质下、交感、肺、三焦、便秘点、脾等。艾灸疗法：大肠俞、天枢、支沟、上巨虚、脾俞等。

2.3 按摩疗法

从右下腹沿结肠方向，向上、向左、向下循环按摩，反复多次；轻压会阴部。

2.4 外治法

猪胆导法：猪胆 1 枚，醋少许，从肛门灌入。

外敷法：大黄末 10g，芒硝 40g，以适量黄油调敷肚脐，纱布敷盖，胶布固定，再用热水袋敷 10 分钟。

2.5 西药治疗

2.5.1 刺激性泻剂

通过刺激结肠黏膜、肌间神经丛、平滑肌，以增加肠道蠕动和黏液分泌而产生作用的药物，称刺激性泻剂，如大黄、番泻叶、酚酞（果导片）、蓖麻油、比沙可啶、双醋酚酊等。刺激性泻剂有时可引起严重的肠绞痛，而且长期应用可导致水、电解质紊乱及酸碱平衡失调，应当引起注意。

2.5.2 机械性泻剂

通过增加粪便的容量或改变粪便的成分来刺激结肠推进运动的药物，称机械性

肠镜检查：有狭窄、占位→外科；无狭窄、占位→结肠传输试验。

结肠传输试验：慢传输，无排便困难→钡灌肠，动力药治疗；慢传输，有排便困难→钡灌肠+排便造影；传输正常，有排便困难→钡灌肠+排便造影。

钡灌肠：乙状结肠冗长→可考虑外科手术；正常或不愿手术→通便药物治疗。

排便造影：明显异常→外科治疗；正常或轻度异常或不愿意手术→胃肠动力仪检查。

胃肠动力仪检查：正常→排便药物治疗；有矛盾运动→结肠生物反馈治疗。

3.2 合理使用中药峻下之品

刺激泻下药：大黄、番泻叶。急性肠梗阻：成人每次生大黄细末9g（亦可用胃管注入），每日2次，老人及儿童减半；大黄15g，蜂蜜50g，温开水冲服。便秘：番泻叶2.5g，在150ml开水中浸泡3~5分钟后饮用；如便秘时间过久，可隔10分钟后再将叶渣同样泡饮1次。腹部手术后腹胀：手术后10~20小时，用番泻叶10g，大黄6g，开水200ml浸泡0.5~1小时，口服或胃管内注入50~100ml，观察6~8小时，如无排气排便者，再给一次。可促进肠功能恢复，消除腹胀，预防术后肠粘连。

容积性及润肠泻下药：芒硝、大麻仁、郁李仁、桃仁。芒硝所含硫酸根离子不易被肠黏膜吸收，服药后可使肠内渗透压升高，而使肠腔保留大量水分而膨胀，机械性刺激肠黏膜，反射性增强肠蠕动而导泻。便秘者，芒硝6~15g，温开水溶后内服。大麻仁，润肠缓下，作用缓和。多入复方中应用，常与杏仁、大黄、白芍同用，如麻子仁丸。郁李仁，润肠缓下。胸腔积液，大便秘结：可用郁李仁12g，葶苈子10g，大枣5枚，水煎服。桃仁，润肠缓下。便秘时常与杏仁、火麻仁等同用。

第三节　失　眠

肿瘤患者常因为肿瘤部位的疼痛、体位的影响及对疾病的恐惧等诸多机体的不适导致睡眠障碍。其类型分为起始失眠、间断失眠和终点失眠三种。起始失眠是指在开始睡眠时就不能入寐，即不容易睡着和睡得慢；间断失眠，是间歇、中断和不宁静的睡眠，常有恶梦发生；终点失眠或早醒失眠，入睡困难但持续时间不长，后半夜醒后即不再入睡。肿瘤本身可以导致睡眠倒错，引起失眠，因此，在肿瘤患者中，失眠往往是多种因素形成的。

1　失眠的病因

肿瘤患者失眠的因素较多，大致可分为身体性、精神性和环境性等几类。

1.1 身体性因素

癌症本身所致，如癌性疼痛、疾病进展引起的腹胀、腹泻、咳嗽、哮喘、胸闷、尿频、恶心、皮肤瘙痒及副肿瘤综合征等不适。

1.2 精神性因素

大多为心理原因所致，如对癌症的恐惧感、担心疾病的预后、担心家庭其他成员、担心家庭经济情况及肿瘤所致的精神症状如抑郁、焦虑、角色改变等。

1.3 环境性因素

各种噪声，包括居住环境周围的车辆声、建筑施工产生的机械声、医疗器械声、呼叫器的响声、吸氧的声音、走路声、开关灯声、开窗帘声、移动椅子声、收拾便器声、上厕所声、空调噪声、别人睡觉的鼾声、说话声；环境不适应，包括不习惯枕头的高低、多人同房间、床铺的软硬、房间的气味；探视过晚等。

1.4 习惯性

如白天睡眠过多、日常活动量过少、长期嗜烟酒戒断后及睡前饮用浓茶、咖啡等。

2　失眠对身体的危害

失眠对人体的危害极大，包括以下几方面：

2.1 一般情况的改变

当肿瘤患者失眠后，会出现情绪改变，如烦躁、易怒、紧张、恐惧等；注意力不集中；对工作、生活、疾病的治疗等失去信心；对亲人、朋友的关心淡漠；容易疲劳、乏力、气短、出汗等；体重下降。

2.2 对身体的影响

失眠可以导致机体各个系统功能紊乱，如消化系统出现食欲下降、恶心、腹胀、便秘、腹泻等；心血管系统出现心慌心悸、胸闷等；神经系统出现头昏、头晕、耳鸣、头痛等；对于免疫系统影响较大，可以使人体免疫水平下降、免疫平衡紊乱等，从而加速肿瘤生长、转移扩散等；使各种症状加重，失眠后患者夜间注意力较为集中，加之夜间神经的敏感性增高，因此，夜间疼痛加剧是失眠后最常见的现象之一，其次如恶心、腹胀、烦躁、心慌、尿频等均有不同程度的加重。

2.3 对其他治疗的影响

失眠会使肿瘤患者机体对治疗的敏感性下降，而副作用增加，并出现其他不常见或者未知的副作用，会使机体出现过敏的几率增加，使各种治疗的耐受性降低，甚至导致治疗因此而中断。

3　治疗

3.1 一般治疗

失眠可使机体各脏腑功能紊乱，从而导致入睡困难、睡后易醒、或睡眠质量不高等一系列症状。在治疗上可针对病因进行治疗，如器质性病变的需手术治疗，功能性的失眠可以暂时远离工作，放松心情。无论是器质性的还是功能性的失眠，均可以通过一些绿色综合治疗，调整全身脏腑经络气血，改善症状。

●保持乐观、知足常乐的良好心态。对社会竞争、个人得失等有充分的认识，避免因挫折致心理失衡。

●建立有规律的生活制度，保持人的正常睡－醒节律。

●创造有利于入睡的条件反射机制。如睡前半小时洗热水澡、泡脚等，只要长期坚持，就会建立起“入睡条件反射”。

●白天适度的体育锻炼，有助于晚上的入睡。

●养成良好的睡眠卫生习惯，如保持卧室清洁、安静、远离噪音、避开光线刺激等；避免睡觉前喝茶、饮酒等。

●自我调节、自我暗示。可玩一些放松的活动，也可反复计数等，有时稍一放松，反而能加快入睡。

●减少白天睡眠时间，除老年人白天可适当午睡外，应避免午睡，否则会减少晚上的睡意及睡眠时间。

另外，对于部分症状较重的患者，应在医生指导下，短期、适量地配用安眠药或小剂量抗焦虑、抑郁剂。这样可能会取得更快、更好的治疗效果。

3.2 饮食调节

3.2.1 饮食宜忌

失眠的患者通常伴有情绪不安、烦躁易怒、注意力不集中等症状。可以适当通过饮食调整心态，如柠檬有令人兴奋的作用、苹果可以缓解压力。睡前忌过量饮食，既影响入睡，又影响睡眠质量。因为进食后，大量的血液供应都集中于胃内，大脑就处于一种缺血缺氧的状态，此时易导致意识不清醒，恶梦连连，影响睡眠质量。睡前可以适当喝一杯温牛奶，帮助睡眠，忌喝咖啡、浓茶等使人兴奋的饮品；忌用热性补药，如鹿茸、人参、附子等。对于睡眠障碍病人，护理人员应具有高度的同情心和责任感。

3.2.2 药膳

●莲子肉（去皮带心）30g，龙眼肉5g，烧制点心或煮粥食用。

●猪心1只，大枣10枚，加调料煮食。

●鸡蛋黄2枚，川连6g，黄芩10g，白芍12g，生地30g，阿胶10g（另烊），每日1剂，分2次煎服。

●红枣30g（撕裂），淮小麦60g，炙甘草10g，分2次煎服，每日1剂。

●葱白8根，大枣15个，白糖5g，用水2碗熬煮成1碗，临睡前1次服完。

●秫米粥：秫米30g，制半夏10g，先煎半夏去渣，入米煮粥，空腹食用。可以和胃安眠。适用于食滞不化、胃中不适而引起失眠者。

●远志莲粉粥：远志30g，莲子15g，粳米50g，先将远志泡去心皮与莲子均研为粉，再煮粳米粥，候熟入远志和莲子粉，再煮一二沸。可以随意食用。适用于健忘、怔忡、失眠等症。

●小米枣仁粥：小米100g，枣仁末15g，蜂蜜30g。小米煮粥，候熟，入枣仁末，搅匀。食用时，加蜂蜜，日服2次。治纳食不香、夜寐不宁、大便干燥。

●柏子仁粥：柏子仁10～15g，粳米50～100g，蜂蜜适量；先将柏子仁去尽皮、壳、杂质，捣烂，同粳米煮粥，待粥将熟时，兑入蜂蜜，稍煮一二沸即可。每日服2次，2～3天为一疗程。适用于心悸、失眠健忘、长期便秘或老年性便秘。

●夜交藤粥：夜交藤60g，粳米50g，大枣2枚，白糖适量。取夜交藤用温水浸泡片刻，加清水500g，煎取药汁约300g，加粳米、白糖、大枣，再加水200g煎至粥稠，盖紧焖5分钟即可。每晚睡前1小时，趁热食，连服10天为一疗程。适用于虚烦不寐、顽固性失眠、多梦症。

●茯苓饼：茯苓细粉、米粉、白糖各等分，加水适量，调成糊，以微火在平锅里摊烙成极薄的煎饼。可经常随量吃。适用于气虚体弱所致的心悸、气短、神衰、失眠及浮肿、大便溏软等。

3.3 自然疗法

3.3.1 针灸

针刺治疗：取穴内关、神门、通里、大陵、足三里、上巨虚、三阴交等穴加减。

耳针：神门、脑点、枕、神经衰弱点、皮质下、肾上腺等加减。

艾灸治疗：取穴心俞、肾俞、内关、气海、关元、足三里、三阴交等穴随症加减。

穴位注射治疗：取穴内关、足三里。

3.3.2 推拿按摩

重点为头、颈项部按摩，手法以点、按、分推、摩、扫散等手法为主，操作时宜轻宜缓，让患者感到轻松舒适为度，忌大力、暴力、蛮力。可予病人行足浴，按摩涌泉、百会、劳宫、太阳、风池、翳风、合谷、神门、内关、外关、足三里、三阴交等穴位。

3.3.3 其他

音乐疗法、温水浴治疗、脑波治疗仪、直流电药物导入、超磁治疗系统等。

3.4 药物治疗

3.4.1 辨证施治

3.4.1.1 气阴两虚，痰湿郁结证

证候表现：失眠，多梦，头晕，乏力，脉濡缓。

方药：十四味温胆汤加减。

黄芪15g，当归6g，党参10g，麦冬10g，五味子10g，陈皮10g，半夏10g，茯苓10g，甘草6g，竹茹10g，枳实10g，菖蒲10g，远志10g，生地10g。

3.4.1.2 肝气郁结证

证候表现：失眠，头晕，胸满，心烦，脉弦紧。

方药：柴胡加龙骨牡蛎汤加减。

柴胡10g，半夏10g，黄芩10g，党参10g，甘草6g，生姜3片，大枣5枚，桂枝10g，茯苓15g，熟军3g，龙骨15g，牡蛎15g。

3.4.1.3 气阴两虚证

证候表现：失眠，腰困，乏力，脉大，尺脉尤甚。

方药：补阴益气煎。

生地15g，山药10g，五味子10g，茯苓10g，泽泻10g，丹皮10g，党参10g，甘草6g，白术10g，当归10g，陈皮10g，黄芪15g，升麻6g，柴胡6g。

3.4.1.4 肝郁化火，湿热郁滞证

证候表现：失眠，头晕，头痛，心烦，脉弦滑。

方药：柴芩温胆汤加减。

柴胡10g，黄芩10g，竹茹10g，半夏10g，龙胆草10g，竹叶6g，滑石12g，夜交藤30g，陈皮10g，枳实10g。

3.4.1.5 血不养心，虚热内扰证

证候表现：失眠、心悸。

方药：酸枣仁汤加减。

炒枣仁15g，甘草6g，川芎10g，知母10g，茯苓10g，合欢花30g。

3.4.1.6 阴虚火旺证

证候表现：失眠，心烦，心悸，口苦，尿赤，舌苔黄。

方药：黄连阿胶汤。

黄连6g，阿胶10g（烊化），白芍10g，黄芩10g，鸡子黄2枚（冲服）。

3.4.1.7 心神不宁证

证候表现：顽固性失眠。

方药：孔圣枕中丹。

鳖甲15g，龙骨15g，远志10g，菖蒲10g。

3.4.1.8 肾气不固，心火上扰证

证候表现：心烦，失眠，小便频数。

方药：桑螵蛸散。

桑螵蛸15g，党参10g，茯苓10g，龙骨10g，龟板15g，枳壳10g，菖蒲10g，远志10g，当归10g。

3.4.2 西药

临床常用的药物有：地西泮、氯硝安定、咪达唑仑、艾司唑仑、阿普唑仑、黛力新及其他抗焦虑、抗抑郁药物等，起到抗焦虑、抗抑郁、催眠、抗惊厥及肌肉松弛作用。也可以给予褪黑素口服帮助调整睡眠。

3.5 心理干预

由于肿瘤患者的特殊性，大多有不同程度的心理障碍，加之肿瘤患者多有性格固执、心细等，因此，医护人员必须了解病人的详细病情和心理状况，并对其进行合理的心理疏导，有针对性地将治疗方法向患者说明，并取得他们的理解和配合，必要时可以请心理医师进行心理治疗；同时将患者的精神状况充分告知家属以取得帮助和配合。医师及护士应多巡视病房，陪病人聊天，培养良好的医患关系，进行详细、通俗易行的干预措施，在一定程度上改善患者的睡眠质量。帮助患者树立治疗疾病的信心，使其认识到自己的价值，让病人感觉自己是个有用之人；可以让其通过阅读等方式分散对疾病的注意力。

3.6 行为疗法

可以通过调整昼夜节律来进行，白天通过阅读、练习气功、听音乐、聊天、下棋等来分散精力；身体许可时可以散步、打太极拳、适当活动等；前一天的睡眠不足尽量在上午补充，下午起来活动；鼓励病人保持健康的生活规律，特别是运动和休息的平衡。

3.7 其他疗法

如参加太极拳锻炼；佩香法：朱砂30g，磁石30g，琥珀3g，研成粉装在布袋内，睡前放压发帽内戴在头上；梳理头皮法：睡前取梳齿不尖锐的木梳，从前额经头顶向后枕梳行，先中央渐至两侧，反复梳理15分钟左右，梳理时静心体验其乐趣，手法轻重以舒适为度；药枕法：杭菊花、灯心草各250g作枕头芯用；风油精涂穴法：在心烦胸闷、头昏脑涨不能入睡时，用风油精涂擦太阳、风池两穴。

第四节　胸　水

胸水（或称胸腔积液）是肿瘤患者临床常见的并发症，在病情发展到一定程度时会出现，少量的胸水可能对人体不会产生明显的影响，仅有胸闷、胸痛等可能较为轻微的症状，如果胸水继续增长，会出现肺部受压引起呼吸功能受限、膈肌运动受限，重则出现纵隔移位，出现严重的呼吸循环功能障碍，表现为呼吸困难、胸闷、心慌、不能平卧，这时往往需要及时治疗，否则会危及生命。

1　产生原因

肿瘤患者产生胸水的常见原因有：

●肿瘤侵袭或转移至胸膜，引起胸膜的炎性反应，血管内皮细胞受损，血管通透性增加，血液中大分子物质渗出。这种原因导致的胸水常为血性胸水，为渗出液，蛋白和细胞多高于正常值，胸水中多可见癌细胞。

●肿瘤压迫胸壁淋巴管或转移侵犯淋巴管引起梗阻，造成淋巴液流体静压增加，淋巴液回流障碍。此种原因引起的胸水多呈乳糜性。

●营养不良、肿瘤消耗、肾功能异常等原因导致低蛋白血症，血浆从血管内漏出，胸水多为漏出液，性状呈淡黄色澄清液体，胸水常规中细胞数较低，蛋白含量低。

●肿瘤患者多数免疫力低下，加之可能长期卧床、反复住院穿刺等治疗，因此，肺部感染、医源性感染较为多见，胸膜腔容易受累感染而出现感染性胸水。

●其他还有肿瘤导致的内分泌异常破坏胸膜腔液体交换平衡、细胞因子水平的改变导致血管通透性增加也会引起胸水。

2　胸水治疗

治疗胸水首先需要清楚胸水产生的原因，力求做到对因治疗。肿瘤患者产生胸水的基本原因是恶性肿瘤，其次才是肿瘤引起的并发症，因此，必须以治疗原发病为首要任务，应用中医中药、针灸、胸腔内药物注射等综合治疗方法，可以取得良好疗效。

2.1 基本治疗

有胸水患者在日常饮食中需限制钠盐的摄入，营养状况欠佳者需进行合理的营养，特别是注意氨基酸、蛋白质的适当摄入。

2.2 胸腔穿刺抽液及胸腔闭式引流

胸腔穿刺抽液术由于其操作简便、缓解症状迅速，是临床最基本治疗手段，因肿瘤胸水增加较快，需多次反复进行。对胸水量较多、非包裹性胸水的患者一般可以盲穿，否则应在超声引导下穿刺较为安全。

应用中心静脉管进行胸腔穿刺置管引流，可以达到最大限度的抽取胸水，且该方法可以控制引流速度，具有引流时不受体位影响、较少引起电解质紊乱等特点。

2.3 药物治疗

药物治疗是目前治疗恶性胸水的主要方法。用于治疗恶性胸水的药物主要有硬化剂、中药、化疗药物、生物制剂等。

2.3.1 一般药物治疗

如果胸水较多，出现明显的呼吸、循环功能障碍时，则考虑给予口服或静脉利尿药物。

2.3.2 辨证施治

恶性胸腔积液在中医上属“悬饮”范畴。邪留胸胁，阻滞三焦，水饮积聚，发为胸水，属有形痰饮、血瘀凝结之阴证。痰浊瘀毒聚结，三焦水道不通，饮停胸胁，治应以化瘀散结、行气利水为基本治法，兼顾护正气。

常用的中药制剂有榄香烯乳液、苦参注射液、香菇多糖、鸦胆子油乳等。中草药多采用清热解毒、化瘀逐水之剂为主，辅以扶正固本之剂，常用的有白花蛇舌草、半枝莲、皂角刺、三棱、莪术、车前子、大腹皮、葶苈子、瓜蒌、桃仁、红花、人参、党参、黄芪等。

痰瘀内阻证：方以导痰汤合葶苈大枣泻肺汤加苏子、炒莱菔子、莪术、山慈菇、穿山甲、瓜蒌、清半夏、黄药子、猪苓、生黄芪、生薏苡仁等。

气阴两虚证：方以四君子汤合清燥救肺汤加白花蛇舌草、泽泻、生牡蛎、仙鹤草、三七粉等。

肝肾阳虚证：方以真武汤加黄芪、大腹皮等。

肝肾阴虚证：方以一贯煎加白芍、鳖甲、柴胡等。

脾胃虚弱证：方以枳实消痞散加黄芪等。

2.3.3 单方验方

单方：木香、大戟碾末后装胶囊口服。

验方：桂芪葶百汤、益气蠲饮汤等用于治疗恶性胸水收到较好疗效，还可应用自拟方剂（生麻黄、桔梗、桑白皮、葶苈子、大枣、大腹皮、车前子）宣肺利水治疗。

2.3.4 局部给药

临床上应用胸腔内给药治疗胸腔积液较为多见，药物既可以是中药制剂，又可以是生物制剂或化疗药物及抗生素等。

中药制剂：目前较为常用的有榄香烯乳液、康莱特、苦参注射液、香菇多糖、鸦胆子油乳等。它们既具有直接抗肿瘤作用，注入胸腔内又可以引起化学性炎症，促使胸膜粘连、肥厚，降低膜的通透性，从而减少胸水渗出，同时又可以通过免疫调节作用等多途径发挥抗肿瘤、抑制胸水的作用。

生物制剂：用于注入胸腔治疗恶性胸水的生物制剂常有：白介素－2、干扰素α－2b、核糖核酸、凝血酶、尿激酶、卡介苗、沙培林、α－甘露聚糖肽、金黄色葡萄球菌滤液制剂（高聚生、恩格菲）、胞必佳、短棒状杆菌制剂等。此种治疗常见的副作用是发热、灼痛等。注入这些药物后可以刺激机体产生大量的T细胞、淋巴因子、白介素、干扰素、肿瘤坏死因子、集落刺激因子等直接杀伤肿瘤细胞，同时可直接刺激中性粒细胞及淋巴细胞释放成纤维细胞刺激因子，引起胸膜纤维化，进而抑制胸水产生。

胸腔灌注化疗：是治疗恶性胸水的主要手段之一。其优点是：腔内给药，局部药物浓度高，能较好发挥抗癌作用。同时化疗药物在胸壁两层胸膜间产生化学性炎症，导致胸膜粘连、胸膜腔闭塞、固定，达到控制胸水的目的。可以注入胸腔的化疗药物有：顺铂、丝裂霉素、亚砷酸、博莱霉素、5－Fu、羟基喜树碱、足叶乙苷、平阳霉素、阿霉素、米托蒽等。

给药方法：应尽可能抽取胸水后以生理盐水或注射用水20～40ml溶解药物，经引流管或穿刺管注入胸腔，避免药物注入或渗入胸壁或皮下组织，注药后1～2小时内，应每15分钟更换体位1次，以便药物在胸腔内分布均匀。药物的选择和剂量应根据患者的一般状况、肝肾功能、血常规、体表面积、原发肿瘤对药物的敏感性而定。重复次数应根据疗效或病情需要及患者的骨髓情况而定。胸腔局部给药产生高的胸腔内药物浓度，但很少影响全身，对于控制原发及其他转移病灶作用差。

2.3.5 其他药物治疗

要以提高全身免疫力、改善全身整体情况为主要目标。纠正低蛋白血症，积极抗感染治疗。感染严重的可胸腔内灌注较为敏感的抗生素治疗。

2.4 热疗

首先胸腔深部热疗能明显增强化疗药物的渗透性、敏感性；其次，热疗本身具有抗肿瘤作用，且水在电磁场的作用下，其极性分子运动更快，产热也快，而恶性胸腔积液中的肿瘤细胞又呈散在分布，对热疗的敏感性更高；再次，局部热疗可增加脉管的传导性，使局部组织的血管、淋巴管扩张，有利于化疗药物的渗透，可提高药物的抗瘤作用，温热可介导细胞凋亡，胸水中胞浆素原激活抑制因子浓度增加，抑制了纤溶系统活性，提高了纤维素在胸膜面沉淀的可能性，促进胸膜化学性炎症的形成。热疗合并腔内灌注化疗较单纯化疗治疗恶性胸腔积液疗效明显，能有效改善患者生活质量，且毒副作用与单纯化疗相比无显著性差异。此外，热疗尚可与生物制剂联合应用，热疗的副作用轻微，极少数患者出现灼痛、烫伤及脂肪硬结，以女性、肥胖者多见，但均未影响患者的继续治疗。胸腔灌注各种药物与局部热疗或全身热疗相结合，可以明显提高有效率，提高患者的生存质量。

2.5 针灸

包括针刺、艾灸、穴位注射、耳针及药灸等方法，应用穴位进行针刺、艾灸或药灸等，亦有一定的宣肺祛痰等作用。

2.5.1 针刺

取穴：肺俞、脾俞、肾俞等。每日 1 ~2 次，5 次为一疗程。

2.5.2 艾灸

取穴同前，每日 1 ~3 次，每次选 2 ~3 个穴位。

2.5.3 穴位注射

可选用黄芪注射液，每日 1 次。

2.6 三氧

胸腔穿刺引流后，应用高浓度三氧盐水 40 ~60ml 注入胸腔内，或胸水抽出后与三氧充分混合后回灌入胸腔内，对各种原因引起的胸水均有较明确的治疗作用。

另外，可以应用三氧穴位注射，取穴肺俞、脾俞、肾俞，每次 2 ~3 穴，每穴注入 2 ~4ml 三氧气体，2 ~3 日注射 1 次。

2.7 外科治疗

对于顽固性恶性胸腔积液患者，必要时评估病情，可以选用胸膜切除术，去除胸水产生的病理基础。同时解除了胸膜炎症和癌浸润对肋间神经的刺激，可以起到缓解胸痛效果，并且一定程度上减轻机体的肿瘤负荷，有效去除免疫抑制因子，机体免疫状态得到有效的改善和提高，为抗肿瘤治疗创造良好条件。

第五节 腹 水

1 癌性腹水的病因

大多数肿瘤患者在疾病的不同时期会出现腹水，产生腹水的常见原因有：①低蛋白血症：多与营养不良、肿瘤消耗、肾功能异常导致从小便漏出等有关，这种原因导致的腹水为漏出液，腹水性状呈淡黄色澄清液体，腹水中细胞数较低，蛋白含量低；②肿瘤腹膜转移：许多中晚期肿瘤会出现广泛的腹膜转移，这时候出现的腹水多为血性腹水，腹水为渗出液，蛋白和细胞多高于正常值，腹水中多可见癌细胞；③门静脉、脾静脉、下腔静脉等血管栓塞或受压阻塞：原发性肝癌或肝转移癌较为多见，腹水多为漏出液，腹水中蛋白和细胞含量相对较少；④淋巴回流受阻：多为肿瘤转移的占位效应压迫淋巴管引起，腹水可以是渗出液也可以是漏出液或者二者混合；⑤激素水平异常：如肺癌有 APUD 细胞分泌异常，还有许多肿瘤中晚期侵犯肝脏、肾脏、肾上腺和（或）引起功能障碍导致各种激素的分泌异常、灭活障碍等原因，由此引起的腹水也多为漏出液；⑥感染：肿瘤患者由于免疫力低下，肿瘤的梗阻、转移及各种穿刺特别是腹部穿刺会导致细菌移位、感染等，细菌多以革兰阴性杆菌为主，也可以是其他细菌包括条件致病菌、真菌、结核杆菌等；⑦其他：如一些细胞因子可以增加血管的通透性，如白介素－2、肿瘤坏死因子、干扰素－α、血管内皮生长因子和基质金属蛋白酶（MMPs）也在恶性腹水的形成中起着重要作用。

2 癌性腹水的治疗

肿瘤患者产生腹水的基本原因是恶性肿瘤，其次才是肿瘤引起的并发症，因此，治疗必须以治疗原发病为首要任务，同时应用中医中药、针灸等综合治疗，方能取得良好收效。腹水的综合治疗措施如下：

2.1 基础治疗

限制钠盐的摄入；常规应用口服或静脉利尿药物如螺内脂、双氢克尿噻、呋塞米等；腹水影响患者呼吸、循环或日常生活时，行腹腔穿刺引流，第一次放腹水 < 5，000ml，以后 <8，000ml，放水速度不易太快；腹腔应用利尿药物：速尿＋多巴胺（二者量多为2∶1）腹腔注射，这样比静脉应用利尿药物减少腹水效果要好，而且引起电解质紊乱的并发症较轻。

2.2 病因治疗

补充白蛋白：适用于低蛋白血症的患者。

腹腔热灌注化疗：对于腹膜转移者应用腹腔热灌注化疗有较好的疗效，常用的化疗药物有顺铂、卡铂、5-Fu、丝裂霉素、噻替派、米托蒽醌、依托泊苷、托泊替康、博来霉素以及奥沙利铂、依立替康等。

腔静脉分流术（PVS）：对于血管堵塞所致，如患者一般情况较好，估计生存期较长时，可以给予腔静脉分流术（PVS）。但要评估，很多情况下行 PVS 不能改善患者生存质量或延长生存期。

腹腔内放射性同位素治疗：同样适用于腹腔转移者，用^{131}I、^{32}P 等腹腔灌注治疗，放射性元素组织穿透力强（8mm），且半衰期长（14 天），临床多被采用，剂量为 20mCi。

腹水浓缩回输：为防止大量蛋白丢失，可以将腹水浓缩后回输至腹腔，亦可以收到一定的治疗效果。

腹腔三氧注射：放腹水后注入三氧盐水，也可以考虑腹水循环三氧过滤回输，可以与腹水浓缩回输联合进行。特别适用于自发性腹膜炎、腹腔感染及腹膜转移者。

免疫治疗：用白介素-2、沙培林、肿瘤坏死因子、胞壁佳、干扰素-α 及短小棒状杆菌等注入腹腔，在相当部分癌性腹水治疗中收到较好疗效。

抗感染：适用于感染性腹膜炎性腹水，可以全身应用和腹腔灌注抗生素。

2.3 中医

2.3.1 辨证论治

2.3.1.1 气滞水湿证

证候表现：腹部胀满，胀而不坚，胁下痞胀或疼痛，小便涩少，大便干结，嗳气，矢气则腹胀减轻，食欲减退，乏力，脉弦，舌苔薄白或白腻。

用药：柴胡 10g，枳壳 9g，制香附 9g，广郁金 9g，八月札 20g，车前子 10g，泽泻 15g，猪苓 10g，茯苓皮 12g，白术 10g。

2.3.1.2 脾虚水湿证

证候表现：腹部胀满，小便涩少，纳食减退，食则胃胀，大便溏薄，日行数次，倦怠乏力，气少懒言，下肢水肿，舌苔薄白，舌质淡红，边有齿印。

用药：党参 15g，炒白术 12g，茯苓 12g，炙黄芪 20g，泽泻 9g，猪苓 9g，半枝莲 30g，车前子 10g，砂仁 6g，广木香 9g。

2.3.1.3 脾肾阳虚证

证候表现：腹部胀满，入夜尤其，小便涩少，纳差乏力，肢冷浮肿，大便溏薄，腰疼头晕，面色萎黄或苍白，舌肿色淡，苔少，脉沉细无力。

用药：熟附片 6g（先煎），党参 20g，白术 10g，干姜 6g，仙灵脾 15g，茯苓皮 20g，泽泻 9g，半枝莲 30g，车前子 9g，猪苓 10g。

2.3.1.4 肝肾阴虚证

证候表现：腹部胀满，入夜尤其，小便涩少，形体消瘦，手足心热，午后低热，口干唇燥，腰疼头晕，大便干结，舌红绛少津，苔少或无苔，脉细弦数。

用药：知母10g，黄柏6g，生地12g，山萸肉10g，怀山药10g，茯苓12g，泽泻9g，丹皮30g，炙鳖甲9g（先煎）。

2.3.1.5 气阴两虚证

证候表现：腹部胀满，小便涩少，形体消瘦，午后潮热，恶风，自汗盗汗，食少胃胀，便溏，易感冒，舌红少苔，脉沉细无力。

用药：太子参12g，白术9g，炙黄芪30g，天冬、麦冬各9g，大腹皮9g，半枝莲20g，泽泻9g，车前子10g。

2.3.2 中药外敷

●甘遂、大戟等份研末敷脐；生黄芪、莪术各40g，牵牛子、桃仁、红花各50g，水煎浓缩呈稀糊状，脐部外敷。

●生水蛭5g，蜈蚣5条，牵牛子、甘遂各10g，薏苡仁20g，枳实30g。研末外敷脐腹部。

●用肉桂、细辛、葱白、生姜皮、甘遂、大戟、芫花研末外敷神阙等穴位。

●千金子1份，马钱子2份。将千金子去壳去油，与马钱子共同研末，用食醋浸泡2日调成糊状，用温水擦洗患者腹壁，将调好的药糊均匀地涂抹在患者腹脐部。

●甘遂、冰片、公丁香各3g，血竭、儿茶、乳香、没药6g。共为细末，食醋调成糊状，外敷脐部，24小时换药1次。

●猪苓15g，车前子12g，大腹皮15g，商陆5g，薏苡仁15g，莪术10g。研粉加蜜外敷于脐腹部，每日1换，10天为一疗程。

●甘遂10g，明矾20g。共研细末，甘遂末以生面糊调，敷脐中神阙穴内，明矾末与热米饭和匀贴于两侧足底涌泉穴，每3日1次，5次为一疗程。

2.3.3 中药静脉注射

用黄芪注射液、苦参总碱注射液、苡仁油注射液等静脉滴注可以有效地减少腹水，并起到调节免疫、抗肿瘤作用。

2.4 针灸治疗

应用穴位进行针刺、艾疗法灸或药灸等，有较好的利水消肿作用，临床应用简便，疗效肯定，值得推广。

针刺：主穴中脘、足三里、三阴交、水分、气海等；配穴中极、水道、关元、阴陵泉、天枢等。每日1~2次，5次为一疗程。

艾灸疗法：取穴神阙、关元、气海、中脘、足三里等，每日1~3次，每次选2~3个穴位。

穴位注射：可选用黄芪注射液，每次选2个穴位，如：足三里+三阴交、气海+阴陵泉、水分+中脘，每日1次。

耳针疗法：取皮质下、脾、腹、神门、肾上腺、肝、肾、交感等。

附录一　绿色综合疗法的评估

5 年来我院接受绿色综合治疗的病人达 2，000 多人次，总体有效率达 90% 以上，无效患者大多因仅接受综合治疗中的少数几项或未能按计划完成治疗的疗程。我们初步探索，对绿色综合疗法治疗肿瘤疗效评估的具体内容如下：

1　生存质量的改善

生存质量体现在疾病状态下躯体症状的改善、一般生活能力、心理健康程度、回归社会程度等。

疾病状态下躯体的症状一直是医学治疗的重点，绿色综合治疗在疾病状态下躯体症状的改善方面有绝对的优势。譬如肿瘤最常见的症状——疼痛，2，700 多例患者中近 2/3 有疼痛症状。采用绿色综合疗法，一方面可以提高机体免疫力，直接或间接抑制肿瘤生长；另一方面像其中的热疗、针灸、中药、三氧穴位注射等综合止痛能够取得较好的疗效，使许多肿瘤患者不需要或者减少服用强效止痛药物，既减轻了应用止痛药物带来的副作用，又避免了对止痛药物的依赖，提高了肿瘤患者的生存质量。其次，失眠也是肿瘤患者十分常见的症状，一部分与疼痛相伴随，绿色综合治疗中针灸、中药、热疗、音乐疗法、气功、三氧治疗等可以起到很好的安神宁志作用，可以帮助患者明显地改善睡眠。其他如胸腹水、食欲低下、便秘、消化道梗阻等，也是处理较为棘手的问题，采用绿色疗法综合治疗显示出其独特的优势。

一般生活能力大多建立在躯体症状改善程度的基础上，这主要是针对中晚期肿瘤患者。这些患者在接受热疗、排毒、三氧、针灸、营养等综合治疗后，躯体不适症状得到改善，患者饮食、睡眠、二便、日常生活能够自理，减少了家人的负担，增强了患者与疾病抗争的信心。

心理健康是肿瘤患者生存质量构成的一个重要部分，因此，绿色综合治疗中心理疗法、医学气功、中医情志调整均着眼于肿瘤患者不同阶段的心理变化作出对应的处理。近 90% 的患者在刚刚诊断为肿瘤时，其心态基本是开始否认，随之愤怒、恐惧、绝望，再到无可奈何地接受，当了解肿瘤相关知识后又会重新燃起求生的欲望，这个时期积极进行早期心理干预，向患者讲授肿瘤相关知识，使其能够客观地认识疾病，建立起正常的抗癌信心；同时帮助患者练习医学气功，平其心志，并予中医情志调理，中药辨证安神宁志、舒肝理气等，辅以针灸清热开窍、健脑宁神、升提阳气、平肝息风等，让患者保持一种良性心态接受合理的治疗。当施以综合治疗时，此期间患者会担心治疗的效果、治疗带来的危险或副作用、治疗的费用等，主要治疗后的辅助治疗、康复治疗期间患者又会担心复发，复发后再度绝望，最后出现抑郁乃至淡漠等，部分患者治疗后在其无病生存期内会忽视肿瘤等。这些均属于肿瘤的不良心理，绿色综合治疗讲究全程的心理干预。所有的患者均建议积极地加入抗癌俱乐部，定期地开展讲座、聚会，既有医学的指导，又有患者之间的鼓励，还有社会力量的帮扶，使肿瘤患者真正从肿瘤病魔的阴影中走出来，活在健康心理的阳光之下。

生存质量的评定还要看患者回归社会的程度。肿瘤患者不单需要接受医学专业的治疗，还要有社会力量的支持，使其最大程度地回归社会。在肿瘤绿色治疗的各个环节实施过程中，参与治疗的医护人员都会始终保持一种待病人如亲人的态度，给予适当的心理辅导，发现问题及时与其亲人或朋友沟通，并鼓励患者积极参与适当的工作。同时，通过抗癌俱乐部举行的各种活动，发动家庭、单位、社会给予精神、生活、工作、经济、医疗上的关怀与支持，使他们认识到存在的社会价值。在接受绿色治疗的大多数肿瘤患者中，目前约 1/3 患者仍在正常地参与工作、娱乐、旅游等。

2　减瘤或抑瘤效果

绿色综合治疗从根本上调节机体的免疫状态，激发机体自身抗肿瘤的潜力，从肿瘤发生的各个环节进行干预，从而标本兼治。因此，不仅能够改善生存质量，在减瘤或抑瘤方面也有效果。

在接受绿色综合治疗的患者中，27% 的患者肿瘤缩小，35. 4% 的患者瘤体维持稳定，维持一种带瘤生存状态；33% 患者肿瘤的多种症状经过治疗得到较好的缓解。

3　远期效果

评价远期效果主要以患者生存时间为依据，而生存时间里又以 5 年或 10 年生存率来区分，同时还依据有病生存期和无病生存期。

统计数据显示，5 年的无病生存率 12. 8%，5 年的有病生存率达 24%。从这里可以看出，绿色综合疗法确实走出了肿瘤“头痛医头，脚痛医脚”的传统治疗模式，开创了治疗肿瘤的新途径。

当然，要合理准确地评价绿色综合疗法的疗效，还需要同道们更多地临床经验积累、更大样本资料的收集、更长时间的疗效观察等。同时，还需要制定一种切实可行、确能评估绿色综合疗法疗效的评估标准，而不是简单地套用现有的西医或单纯中医的评估指标。

附录二　肿瘤其他治疗方法

由于肿瘤一直是严重威胁人类生命健康的危险杀手，加之其难以治愈，因此，人类在肿瘤治疗学方面的研究一直坚持不懈，随之出现了一些新的治疗方法，如血管栓塞化疗、射频消融、同位素粒子植入、高强度超声聚焦刀等，在肿瘤治疗方面的确起到了非常重要的作用。但是，这些方法在操作上还有一定难度，适应证的选择较局限，且远期疗效也需进一步追踪评估，这些新疗法尚有待于进一步探索和研究。

1　经导管栓塞治疗

经导管动脉栓塞（TAE）治疗肿瘤始于20世纪80年代末。经导管栓塞的目的在于切断肿瘤组织的血供，造成肿瘤细胞缺血、坏死。在栓塞前注入化疗药物，使肿瘤细胞受到双重打击，其效果优于单纯经导管灌注化疗或单纯经导管栓塞治疗，可以提高局部肿瘤组织的药物浓度，减少药物的全身分布，从而减轻化疗药物的副作用。该方法适应证较为广泛，对于大多实体瘤只要有明确的血管定位便可实施。缺点是定位不够精确，无法彻底使肿瘤灭活，无法限定肿瘤治疗界限，栓塞物有移位可能导致肿瘤所在脏器其他正常部位或临近脏器的栓塞，造成相应的不良反应。对于瘤体较大、相关脏器功能受损严重等情况需慎重选择。在实施治疗过程中，可以根据情况注入不同的药物如中成药、生物制剂等，也可以对所灌注的药物进行加热，从而达到局部热疗作用。该治疗对无法手术切除的肿瘤有一定的抑瘤效果，甚至可以减瘤，择期为手术创造机会，对生存期及生存质量均有一定的改善。

2　经皮间质治疗

经皮间质治疗又被称为组织消融治疗，包括微波凝固治疗、聚焦超声消融、激光消融、冷冻消融、射频消融及电化学消融等。这些技术可在手术中、经内镜或经皮进行，经皮消融治疗借助超声、CT、MRI等引导进行。

2.1 经皮微波凝固治疗

经皮微波凝固治疗（PMCT）是局部消融疗法的一种。1994年被首次用于治疗原发性肝癌，随着以后的理论完善及临床的大量应用，PMCT逐渐成为一种成熟的治疗技术，具有微创、安全、经济、疗效可靠、适应证广等特点，已经成功应用于治疗失去手术机会的癌症患者。

PMCT利用微波交变电场作用使细胞内外各种离子互相碰撞摩擦产生热量，当温度达到54℃以上时，因蛋白质凝固而导致不可逆性细胞损伤。由于PMCT通过针式电极在肿瘤内发射微波，使治疗热量高度集中、靶区内组织完全受到破坏，因而靶区外组织相对安全。血管壁受微波作用后，发生透壁性坏死，内皮细胞崩解，血管内血栓形成，并且可以导致坏死血管周围肝组织进一步发生缺血坏死。同时灭活的肿瘤组织又可以作为无转移扩散风险的肿瘤抗原，刺激机体的免疫系统，产生热休克蛋白、肿瘤坏死因子及相关肿瘤抗体，使局部和全身免疫功能增强，从而限制肿瘤细胞扩散。

PMCT 主要适用于肿瘤直径≤6cm、无门静脉侵犯、病灶在 3 个以下的早中期原发性肝癌。对于前列腺、胰腺及腹膜后等实体肿瘤亦有一定的疗效。PMCT 并发症有发热、右上腹痛、血清转氨酶轻度升高，较少见的有出血、肝脓肿、气胸和皮肤烧伤。

2.2 激光凝固治疗

激光凝固治疗（ILP）是指在超声引导下经皮穿刺肿瘤插入光导纤维，采用低功率激光（Nd：YAG）凝固治疗肝癌，原理是将光能转变为热能被组织吸收，从而杀灭癌细胞。

ILP 主要适用于直径小于 2cm 的肝癌，对于直径≥3cm 的病灶，可采用多根光纤多点同时作用。ILP 的主要缺陷是光波在组织中传导有限，而且治疗中光纤周围组织可产生碳化，进一步阻止了光能量的传出。此法费时，在临床普及有一定难度。

2.3 射频消融

经皮射频电凝治疗（PRE）是工作状态下电极的非绝缘部分流出的交流电进入组织，造成离子振荡而摩擦产热，利用高温来凝固破坏肿瘤组织。最早用于肝癌的治疗，现已逐步扩展到其他实体瘤的治疗中。影响射频凝固范围的因素包括裸露针尖的温度、作用时间、针的直径和裸露长度，但最重要的因素为针尖温度大于 100℃时，产生碳化和局部气化导致电阻增加，限制了其凝固效果。为了增大凝固范围，近几年出现了许多技术上的改进，如 RF 前在预定的治疗部位注入生理盐水、多根电极（2～10 根）同时置入瘤体内、通过改进的 18G 外套针持续向针尖部灌注冰盐水（2℃～5℃），以降低中心区温度，减少碳化等，以上方法的改进取得了一定的临床疗效。然而至今对于 RF 的多针电极下热场缺乏具体研究，在三维上可能出现漏空现象，造成凝固不完全。此外，热效率较微波差，治疗至少需半小时以上，费时而且设备昂贵，其确切的远期临床疗效和其他治疗方法比较的优劣仍需大量的临床研究。

2.4 冷冻消融（氩氦刀消融）

氩氦刀消融技术是采用全程计算机监控准确定位微创经皮穿刺治疗肿瘤的系统。选择出 4～8 支具有温差电偶监测的超导针，在胸腔镜、腹腔镜、膀胱镜、X 光、B 超或 CT 的引导下直接准确定位穿入肿瘤组织，在电子计算机的监控下，氩氦超冷刀输出高压常温氩气，基于焦耳－汤姆逊原理氩气在刀尖急速释放制冷，在 60 秒内急速冷冻肿瘤组织至零下 140℃～零下 190℃形成冰球，冷冻 15 分钟后，输出氦气急速加热处于超低温状态的病变组织至零上20℃～40℃，使肿瘤组织细胞破裂坏死。此种冷冻逆转治疗过程对病变组织的摧毁尤为彻底。同时又可以调控肿瘤抗原，激活抗瘤免疫反应。

这种方法最早应用于前列腺癌，现主要应用于肝癌、肺癌、脑肿瘤、乳腺癌、胰腺癌、甲状腺癌、前列腺癌、肾脏及肾上腺肿瘤、腹腔及盆腔肿瘤、骨肿瘤、软组织肿瘤、头颈部及皮肤肿瘤、转移性胃肠肿瘤等实体肿瘤。前列腺增生、乳腺良性肿瘤、血管瘤、子宫肌瘤、囊肿、疣、痔疮、复发性癌前病变、口腔白斑病等良性肿瘤及良性增生性病变也可以应用。

氩氦刀可用于手术后复发、老年、身体虚弱、不愿手术者，癌症扩散的患者，手术不能切除的大血管周围的肿瘤患者，放疗、化疗等治疗效果不佳或不再敏感、其他治疗手段失败者。其无明显的副作用，能够有效延长生命，提高生活质量。

2.5 聚焦超声消融

高强度聚焦超声（HIFU）采用超声发射器发射的数百束高能超声波（相当于5万台普通B超机），像聚集太阳能一样使焦点汇集在肿瘤组织上，靶组织吸收超声能转化为热能，致使温度上升至65℃～100℃，从而发生瞬间凝固性坏死的一种无创或微创热消融治疗技术，又被媒体称为“超声聚焦刀”。

HIFU刀主要适应腹部、盆腔和体表各种肿瘤。主要包括：胰腺癌、肝癌、肾及肾上腺良恶性肿瘤、胃癌、直肠癌、结肠癌、前列腺癌、前列腺增生、膀胱癌、子宫癌、子宫肌瘤、卵巢癌、各种腹部及盆腔转移癌等。无绝对禁忌证，但对肺部或脑转移瘤等超声不易穿过的组织或器官，不宜应用该治疗。超声聚焦刀定位较为准确、适应证广、相对安全。HIFU刀治疗无明显副作用。

2.6 电脉冲治疗

电脉冲治疗是利用癌组织与周围组织间存在电位差在给予电流后，肿瘤周围的离子成分、含水量、pH值等产生改变，微环境的变化导致肿瘤细胞的变性、坏死的一种治疗技术。这种技术被用于肺癌、肝癌等治疗中，显示出一定的治疗效果。

上世纪80年代，Okino首次将电脉冲与化疗药物相结合治疗肿瘤，创立了癌症的电脉冲化学疗法（EIC），开始了体外脉冲电场在生物医学工程领域的应用研究，并获得成功。脉冲电场作用于肿瘤组织除引起细胞电穿孔外，还改变了肿瘤细胞生存的内外环境，外环境的改变产生了一系列使肿瘤组织消亡的电生理和电化学反应。

电脉冲基因疗法又称电基因疗法（EGT），它是应用短时高压电脉冲引起细胞膜电穿孔和电渗透作用，联合动脉内注射携带目的基因质粒，从而在体内进行高效基因转移的非病毒介导方法。目前此项技术已用于治疗肿瘤。可将自杀基因（TK基因）、MHC－I类分子基因，具有杀伤或增强免疫功能的细胞因子（TNF、IL－2、IL－6）等基因及肿瘤抗原基因和肿瘤抑制基因（如P^{53}）等导入肿瘤细胞内，获得抗肿瘤的疗效。

3　局部注射治疗

局部注射治疗利用超声、CT、MRI、DSA 等引导下将注射剂注入肿瘤内，通过化学或物理效应使肿瘤坏死。目前临床经常使用的注射剂包括无水乙醇、乙酸、热盐水或高温蒸馏水、化疗药物、鱼肝油酸钠乙醇溶液、放射性核素、生物制剂等。

3.1 经皮瘤内无水乙醇注射治疗

经皮瘤内无水乙醇注射治疗（PEIT）最早应用于直径≤3cm 的原发性肝癌，后渐渐应用于稍大的肝癌，并拓展到胰腺癌等治疗中。PEIT 常见的并发症有腹痛，主要是酒精沿针道外溢刺激腹膜所致，部分患者出现颈面部灼热感及酒醉症状。同时，PEIT 往往需要多次注射，大量酒精逸入肝实质可造成酒精性肝硬化。

3.2 经皮乙酸注射治疗

经皮乙酸注射治疗（PAIT）是利用乙酸对蛋白质的脱水固定作用使癌细胞发生凝固性坏死，乙酸在组织中有较强的扩散能力，并能溶解脂质和胶原，故用于肿瘤的注射治疗。但其注射的剂量及范围较难把握，其疗效还有待于进一步评价。

3.3 经皮热盐水注射

经皮瘤内热盐水注射治疗法（PSIT）的机理是利用热效应杀灭肿瘤细胞。亦有利用高温蒸馏水（低渗热凝剂）经皮注射治疗肝癌，低渗热凝剂具有较高温度，可使组织及肿瘤即刻发生凝固性坏死，同时由于低渗作用又进一步使细胞崩解坏死。同时机体抗体及 C_3、C_4 均升高，免疫反应增强，刺激机体通过免疫途径起到抗肿瘤作用。

3.4 内置放射性核素治疗

即放射性粒子种植治疗，又被称作粒子刀治疗，是指在三维内放射治疗系统条件下，将微型放射源按肿瘤形状精确植入肿瘤组织中，从而利用放射源持续释放的射线达到抑制和杀灭肿瘤效果。以前应用较多的是将钇-90 玻璃微球（^{90}Y）密封于直径 15~35μm 的玻璃微球内置治疗肝癌，现在将 ^{198}Au、^{125}I 和 ^{103}Pd 等低能放射性粒子置于钛合金密封的微球内置多种实体肿瘤。利用这些同位素粒子不断发出一定能量的 β、X 及 γ 射线，经过半衰期以积累足够的照射量，放射线破坏肿瘤细胞核的 DNA 双链，从而起到抑制肿瘤细胞繁殖、破坏肿瘤细胞作用。

粒子刀的适应范围为所有孤立的实体肿瘤，如头颈部肿瘤：鼻咽癌、腮腺癌、口腔癌、扁桃体癌、上颌窦癌、头皮鳞癌等；胸部肿瘤：食管癌、肺癌、乳腺癌等；消化系统肿瘤：胃癌、肝癌、直肠癌、胰腺癌、胆管癌等；神经系统肿瘤：胶质细胞瘤等；生殖泌尿系统肿瘤：前列腺癌、膀胱癌、子宫颈癌、阴道癌、卵巢癌等。粒子刀的主要副作用是临近器官如肝胃、肝肺等的分流及骨髓抑制等。

4 光动力疗法

光动力疗法（PDT）原称光辐射疗法（PRT）、光化学疗法（PCT），它是利用光动力反应进行疾病诊断和治疗的一种新技术。在临床上，光动力疗法通常仅指光动力治疗。

光动力治疗是将特定波长的激光照射使组织吸收的光敏剂受到激发，激发态的光敏剂化学退激过程可以生成大量活性氧，其中最主要的是单线态氧，活性氧能与多种生物大分子相互作用，损伤细胞结构或影响细胞功能，因而产生治疗作用。

PDT 有两个前提：其一是特定病变组织能较多地摄取和存留光敏剂；其二是靶部位较易受到光照射。实体恶性肿瘤、某些癌前病变及一些良性病变可较多地摄取和存留光敏剂，只要这些病灶处于激光光纤的照射范围就能够应用 PDT 进行治疗。其适应证为食管癌辅助性治疗（部分或完全性梗阻）、不适宜手术或放疗的微侵袭性非小细胞性肺癌、浅表胃癌、直肠癌、膀胱癌、鼻咽癌、头颈部肿瘤、早期宫颈癌和异型增生、乳腺癌、表浅肿瘤及癌前病变、胸壁肿瘤、皮肤癌等。

光动力疗法已广泛用于传统疗法无效或副作用大的癌肿。光动力疗法具有以下优点：①对肿瘤细胞具有相对选择性和组织特异性；②毒性低、相对安全，不会引起免疫抑制和骨髓抑制；③冷光化学反应，不影响其他治疗，与手术、放疗和化疗有相辅相成作用，所有接受光动力疗法治疗的病人均可同时应用传统治疗；④无药物耐受性；⑤治疗时间短，48 ~ 72 小时即可发生作用。

光动力疗法的主要不良反应是光过敏反应，表现为皮肤局部出现红疹或水疱。另外，有时在治疗数天后，治疗部位可能会出现局部暂时的反应性水肿，并伴随一些不适。如胸、背或腹部的疼痛，支气管癌的病人发生呼吸困难，食管癌的病人发生吞咽困难，膀胱癌的病人发生尿频、血尿等，以及其他的一些副反应如发烧、便秘等。一般因具体的治疗病变部位和病情而异，大多数不严重，持续时间也较短，常可通过常规处理得以缓解。

5 高能重粒子治疗

高能重粒子治疗包括质子、负 π 介子及低原子序数的高能重粒子如碳离子等，这些高能重离子具有特殊的剂量学分布优点——布拉格峰，即射线的大部分能量都丢失在峰区，而峰区前后的能量相对很低，峰区的位置和宽度可通过电压或人为扩散的方法进行调节。正是高能重粒子这一特殊的剂量学优点，单平面旋转即可得到光子射线 3D 旋转照射同样的剂量学分布，若用高能重粒子旋转治疗，可以得到治疗增益更加理想的剂量学分布。高能重粒子（质子除外）的另一突出优点是具有高的相对生物学效应，可以杀死那些对放射线抗拒的乏氧性肿瘤细胞。可以预见：重粒子治疗有可能是一种很好的放射治疗工具，但目前还存在设备造价昂贵，维护费用和治疗费用高等缺点，需要改进。

6　硼中子俘获治疗

硼中子俘获治疗（BNCT）是 Locher 于 1936 年首先提出的，由于当时技术难度的限制，故进展缓慢，但对 BNCT 的研究一直没有中断，目前超势中子肿瘤治疗方法仍在研究中。BNCT 法是将无放射性的亲组织化合物注入体内，然后用中子照射肿瘤，使化合物中核素吸收中子后产生的次级辐射直接作用于肿瘤以杀伤肿瘤细胞，BNCT 对肿瘤周围的正常组织损伤较小。

7　磁流体

磁流体（magnetic fluids）或称铁磁流体（ferrofluid）是含有超微磁铁粒子的液体，是在液体载体中的一种稳定的亚畴磁性颗粒的胶态悬浮体，既具有固体磁性材料的磁性，又能像液体一样流动，其流动可由外加磁场定向定位；在交变磁场作用下磁流体可吸收电磁波能量转化为热能。鉴于磁流体所具有的独特性质（流动性、磁响应性、靶向可控性）现已引入到肿瘤治疗领域——靶向载药磁性微球、磁控血管内磁性微球栓塞、磁流体热疗，为肿瘤的治疗带来了新的契机和希望。如：①载药磁性微球的靶向性、控释性解决了肿瘤化疗全身毒副作用较大、药物体内消除较快两个问题，从而达到药物的高效、低毒、高滞留性；②磁性微球的小粒径、磁控性解决了肿瘤栓塞治疗中的栓塞失败、异位栓塞问题；③MFH 的旁观者效应、肿瘤细胞吸收纳米铁磁粒子的高效性、铁磁粒子随肿瘤细胞的分裂在其子代细胞中的高保留性，以及这种子代细胞对 MFH 的高敏感性解决了肿瘤热疗的热稳定、均一、高效杀伤的问题。

参考文献

[1] Lau WY. The history of liver surgery. J R Coll Surg Edinb, 1997, 42（5）: 303.

[2] Lau WY. A review on the operative techniques in liver resection . Chin Med J（Eng）, 1997, 110（7）: 567.

[3] Lau WY, Leung KL, Lee TW, et al. Ultrasonography during liver resection for hepatocellular carcinoma. Br J Surg, 1993, 80（4）: 493.

[4] Zhou XD, Tang ZY, Yang BH, et al. Experience of 1000 patients whounderwent hepatectomy for small hepatocellular carcinoma . Cancer, 2001, 91（8）: 1479.

[5] Mazzaferro V. , Regalia E. , Doci R. , et al. Liver transplantation for the treatment of small hepatocellular carcinomas in patients with cirrhosis. N Eng J Med, 1996, 334（11）: 693.

[6] Figueras J. , Ibanez L. , Ramos E. , et al. Selection criteria for liver transplantation in early stage hepatocellular carcinoma with cirrhosis: results of a multicenter study. Liver Transpl, 2001, 7（10）: 877.

[7] Llovet J. M., Fuster J., Bruix J.. Intention – to – treat analysis of surgical treatment for early hepatocellular carcinoma: Resection versus transplantation. Hepatology, 1999, 30 (6): 1434.

[8] Takayama T., Makuuchi M.. Preoperative portal vein embolization. is it usefulJ Hepatobiliary Pancreat Surg, 2004, 11 (1): 17.

[9] Lau WY, Yu SC, Lai EC, et al. Transarterial chemo – embolization for hepatocellular carcinoma. J Am Coll Surg, 2006, 202 (1): 155.

[10] Stock R. G., Stone N. N., Tabert A., et al. Int J Radiat Oncol BiolPhys, 1998, 41 (1): 101.

[11] Llovet J. M., Ruff P., Tassppoulos N., et al. A phase Ⅱ trial of oral eniluracil/5 – fluououracil in patients with inoperable hepatocellular carcinoma. Eur J Cancer, 2001, 37 (11): 1352.

[12] Junji F., Hiroshi I., Mitsuo S., et al. Pilot study of transcatheter arterial chemoembolization with degradable starch microspheres in patients with hepatocellular carcinoma. American Journal of Clinical Oncology, 2003, 26 (2): 159.

[13] Said D., Anne A., Robert E. H., et al. Cancer vaccines and immunotherapy. British Medical Bulletin, 2002, 62 (1): 149.

[14] Jager E., Jager D., Knuth A.. Antigen specific immunotherapy and cancer vaccines. Int J Cancer, 2003, 106 (6): 817.

[15] 何怡，王东，张沁宏，等．EGFR 抑制剂吉非替尼对肝癌细胞增殖和凋亡的影响．第三军医大学学报，2006，28 (2): 125.

[16] Krakauer T.. Costimulatory receptors for the superantigen staphylococcal enterotoxin B on human vascular endothelial cells and T cells. J Leukoc Biol, 1994, 56 (4): 458.

[17] Sato M., Watanabe Y., Ueda S., et al. Microwave coagulation therapy for hepatocellular carcinoma. Gastroenterology, 1996, 110: 1507..

[18] Engstrom P. E., Ivarsson K., Tranberg K. G., et al. Electrically mediated drug delivery for treatment of an adenocarcinoma transplanted into rat liver. Anticancer Res, 2001, 21 (3B): 1817.

[19] Benov L. C., Antonov P. A., Ribarov S. R.. Oxidative damage of the membrane lipids after electroporation. Gen Physiol Biophys, 1994, 13 (2): 85.

[20] Mitsumori M., Hasegawa M., Nagae H., et al. Targeted hyperthermia using Dextran magnetic complex: A new treatment modality for liver tumor. Hepato Gastroenterology, 1996, 43 (12): 1431.

[21] Minamimura T., Sato H, Kasaoka S., et al. Tumor regression by inductive hyperthermia combined with hepatic embolization using dextran magnetite incorporated microspheres in rats. Int J Oncol, 2000, 16 (6): 1153.

[22] Goodwin S. C., Bittner C. A., Peterson C. L., et al. Single dose toxicity study of hepatic intraarterial infusion of doxorubicin coupled to a novel magnetically targeted drug carrier. Toxicol Sci, 2001, 60 (1): 177.

附录三　临床常用方剂

一画

一贯煎（《柳州医话》）

沙参　麦冬　当归　生地黄　枸杞子　川楝子

二画

二陈汤（《太平惠民和剂局方》）

法半夏　橘红　白茯苓　炙甘草

十全大补汤（《太平惠民和剂局方》）

熟地黄　白芍　当归　川芎　人参　白术　茯苓　炙甘草　黄芪　肉桂

八正散（《太平惠民和剂局方》）

木通 车前子 萹蓄 瞿麦 滑石 甘草梢 大黄 山栀 灯芯

八珍汤（《正体类要》）

人参　白术　茯苓　甘草　当归　白芍　川芎　熟地　生姜　大枣

三画

大黄䗪虫丸（《金匮要略》）

大黄　䗪虫　水蛭　虻虫　蛴螬　桃仁　芍药　干漆　地黄　黄芩　甘草　杏仁

小柴胡汤（《伤寒论》）

柴胡　黄芩　半夏　人参　甘草　甘姜　大枣

小蓟饮子（《济生方》）

生地黄　小蓟　滑石　通草　炒蒲黄　淡竹叶　藕节　当归　山栀　甘草

四画

五味消毒饮（《医宗金鉴》）

金银花　野菊花　蒲公英　紫花地丁　紫背天葵子

六味地黄丸（《小儿药证直诀》）

熟地黄　山萸肉　山药　茯苓　丹皮　泽泻

五画

左归饮（《景岳全书》）

熟地　山萸肉　杞子　山药　茯苓　甘草

右归饮（《景岳全书》）

熟地　山药　山萸肉　桂仲　枸杞子　炙甘草　附子　肉桂

龙胆泻肝汤（《兰室秘藏》）

龙胆草　黄芩　山栀子　泽泻　木通　车前子　当归　生地黄　柴胡　生甘草

四海舒郁丸（《疡医大全》）

海蛤粉　海带　海藻　海螵蛸　昆布　陈皮　青木香

四物汤　（《仙授理伤续断秘方》）

熟地黄　当归　白芍药　川芎

四神丸（《内科摘要》）

破故纸　五味子　肉豆蔻　吴茱萸　生姜　红枣

四君子汤（《太平惠民和剂局方》）

人参　白术　茯苓　炙甘草

生脉散（《内外伤辨惑论》）

人参　麦冬　五味子

六画

百合固金汤（《医方集解》）

生地　熟地　麦冬　贝母　百合　当归　芍药　甘草　玄参　桔梗

当归补血汤（《内外伤辨惑论》）

黄芪　当归

竹叶石膏汤（《伤寒论》）

人参　麦冬　石膏　竹叶　甘草　半夏　粳米

血府逐瘀汤（《医林改错》）

当归　生地黄　桃仁　红花　枳壳　赤芍　柴胡　甘草　桔梗　川芎　牛膝

导痰汤（《寿世保元》）

陈皮　半夏　茯苓　白术　香附　青皮　黄芩　瓜蒌　砂仁　黄连　甘草

导赤散（《小儿药证直决》）

生地黄　木通　竹叶　甘草

阳和汤（《外科全生集》）

熟地黄　麻黄　鹿角胶　白芥子　肉桂　生甘草　炮姜炭

七画

麦门冬汤（《金匮要略》）

麦门冬　人参　半夏　甘草　粳米　大枣

杞菊地黄丸（《医级》）

枸杞子　菊花　熟地黄　山萸肉　山药　丹皮　泽泻　茯苓

启膈散（《医学心悟》）

沙参　茯苓　丹参　川贝　郁金　砂仁壳　荷叶蒂　杵头糠

补中益气汤（《脾胃论》）

人参　黄芪　白术　甘草　当归　陈皮　升麻　柴胡

沉香散（《金匮翼》）

沉香　石苇　滑石　当归　陈皮　白芍　冬葵子　甘草　王不留行

沙参麦冬汤（《温病条辨》）

沙参　麦冬　玉竹　桑叶　甘草　天花粉　生扁豆

八画

知柏地黄汤（《医宗金鉴》）

知母　黄柏　熟地　山萸肉　山药　茯苓　丹皮　泽泻

金匮肾气丸（《金匮要略》）

桂枝　附子　熟地　山芋肉　山药　茯苓　丹皮　泽泻

参蛤散（《济生方》）

蛤蚧　人参

参苓白术散（《太平惠民和剂局方》）

人参　茯苓　白术　桔梗　山药　甘草　白扁豆　莲子肉　砂仁　薏苡仁

九画

茵陈蒿汤（《伤寒论》）

茵陈蒿　栀子　大黄

香砂六君子汤（《太平惠民和剂局方》）

人参　白术　茯苓　甘草　半夏　陈皮　木香　砂仁

十画

桂枝茯苓丸（《金匮要略》）

方药：桂枝 茯苓 丹皮 桃仁 赤芍

桃红四物汤（《医宗金鉴》）

桃仁 红花 地黄 芍药 当归 川芎

柴胡疏肝汤（《金匮翼》）

柴胡 陈皮 川芎 甘草 赤芍 香附 枳壳

柴胡疏肝散（《景岳全书》）

柴胡 陈皮 枳壳 白芍 炙甘草 香附 川芎

逍遥散（《太平惠民和剂局方》）

柴胡 白术 白芍药 当归 茯苓 炙甘草 薄荷 煨姜

海藻玉壶汤（《外科正宗》）

海藻 海带 昆布 陈皮 青皮 半夏 贝母 当归 川芎 连翘 独活 甘草

涤痰汤（《奇效良方》）

制南星 制半夏 炒枳实 茯苓 橘红 石菖蒲 人参 竹茹 甘草 生姜

益胃汤（《温病条辨》）

沙参 麦门冬 生地 玉竹 冰糖

通窍活血汤（《医林改错》）

赤芍 川芎 桃仁 红花 老葱 生姜 红枣 麝香 黄酒

通幽汤（《兰室秘藏》）

生地 熟地 桃仁 红花 当归 炙甘草

十一画

理中汤（《伤寒论》）

人参 白术 干姜 炙甘草

黄芪建中汤（《金匮要略》）

黄芪 白芍 桂枝 炙甘草 生姜 大枣 饴糖

萆薢分清饮（《医学心悟》）

川萆薢 黄柏 石菖蒲 茯苓 白术 莲子心 丹参 车前子

旋覆代赭汤（《伤寒论》）

旋覆花 代赭石 半夏 生姜 人参 甘草 大枣

清燥救肺汤（《医门法律》）

桑叶　石膏　杏仁　甘草　麦冬　人参　阿胶　炒胡麻仁　炙枇杷叶

清肺饮（《证治汇补》）

茯苓　黄芩　桑白皮　麦冬　车前子　山栀　木通

清瘟败毒饮（《疫疹一得》）

生石膏　生地　犀角　川连　栀子　桔梗　黄芩　知母　赤芍　玄参　连翘　甘草　丹皮　竹叶

十二画

越鞠丸（《丹溪心法》）

香附　苍术　川芎　栀子　神曲

犀角地黄汤（《千金要方》）

水牛角　生地黄　牡丹皮　赤芍药

葶苈大枣泻肺汤（《金匮要略》）

葶苈子　大枣

十三画以上

鳖甲煎丸（《金匮要略》）

鳖甲　乌扇　黄芩　柴胡　鼠妇　干姜　大黄　芍药　桂枝　葶苈子　石韦　厚朴　丹皮　瞿麦　紫葳　半夏　人参　䗪虫　阿胶　蜂房　赤硝　蜣螂　桃仁

附录四　英文缩写与中文名称对照

英文缩写	中文名称
AAA	芳香氨基酸
ACTD	更生霉素
ADCC	抗体依赖性细胞介导的细胞毒
ADM	阿霉素
AGP	红毛五加多糖
ATP	三磷腺苷
BCA	测量身体组成
BCAA	高支链氨基酸
BCMU	卡氮芥
BMT	骨髓移植
BNCT	硼中子俘获治疗
CA159	乳腺癌抗原
cAMP	环磷酸腺苷
CAT	过氧化氢酶
CEA	癌胚抗原
cGMP	环磷酸鸟苷
CHS	蟾酥注射液
CIC	循环免疫复合物
CPT	喜树碱
CR	完全缓解率
CRF	促肾上腺皮质激素释放因子
DDP	顺铂
DHA	二十二碳六烯酸
DMSO	二甲基亚砜
DNA	脱氧核糖核酸
EBOO	体外循环三氧治疗
EBV	非洲淋巴细胞病毒
EDTA	依地酸钠
EGT	电基因疗法
EIC	电脉冲化学疗法
EPA	二十碳五烯酸

ERK	细胞外信号调节激酶
FSH	促卵泡刺激素
GSH	还原型谷胱甘肽
GSHPx	谷胱甘肽过氧化物酶
GSSG	氧化型谷胱甘肽
H_2O_2	过氧化氢
HIFU	超声聚焦
HIV	艾滋病病毒
HSP	热休克蛋白
ICU	重症监护室
IFN－γ	γ－干扰素
IL－1	白介素1
IL－6	白介素6
ILP	激光凝固治疗
KLT	康莱特注射液
LHT	局部热疗
LIF	白血病抑制因子
LMF	脂肪代谢因子
LPL	脂蛋白脂酶
LPO	脂质过氧化物
MDR	逆转多药耐药性
MIT	米托蒽醌
MMC	丝裂霉素
MTL	吗特灵注射液
O_3	三氧
PAIT	经皮乙酸注射治疗
PCT	光化学疗法
PDT	光动力疗法
PEG	经皮内镜下胃造口术
PEIT	经皮瘤内无水乙醇注射治疗
PEJ	经皮内镜下空肠造口术
PHGSHPx	磷脂氢过氧化物谷胱甘肽过氧化物酶
PIF	蛋白水解诱导因子
PLP	磷酸吡哆醛
PPN	肠内与肠外营养
PRE	经皮射频电凝治疗
PRT	原称光辐射疗法

PSA	前列腺特异性抗原
PSIT	经皮瘤内热盐水注射治疗法
RHT	区域性热疗
RI	直肠灌注法
RNA	核糖核酸
ROS	活性氧簇
SCCHN	头颈部鳞状细胞癌
SFPS	海藻多糖
SGA	主观的全面评价
SOD	超氧化物歧化酶
TIL	肿瘤浸润性淋巴细胞
TMP	川芎嗪
TNF－α	肿瘤坏死因子
TPA	十四烷酰醇醋酸酯
TPN	全胃肠外营养
TSPA	噻替哌
VitA	维生素 A
VitC	维生素 C
WBH	全身热疗
WHO	世界卫生组织

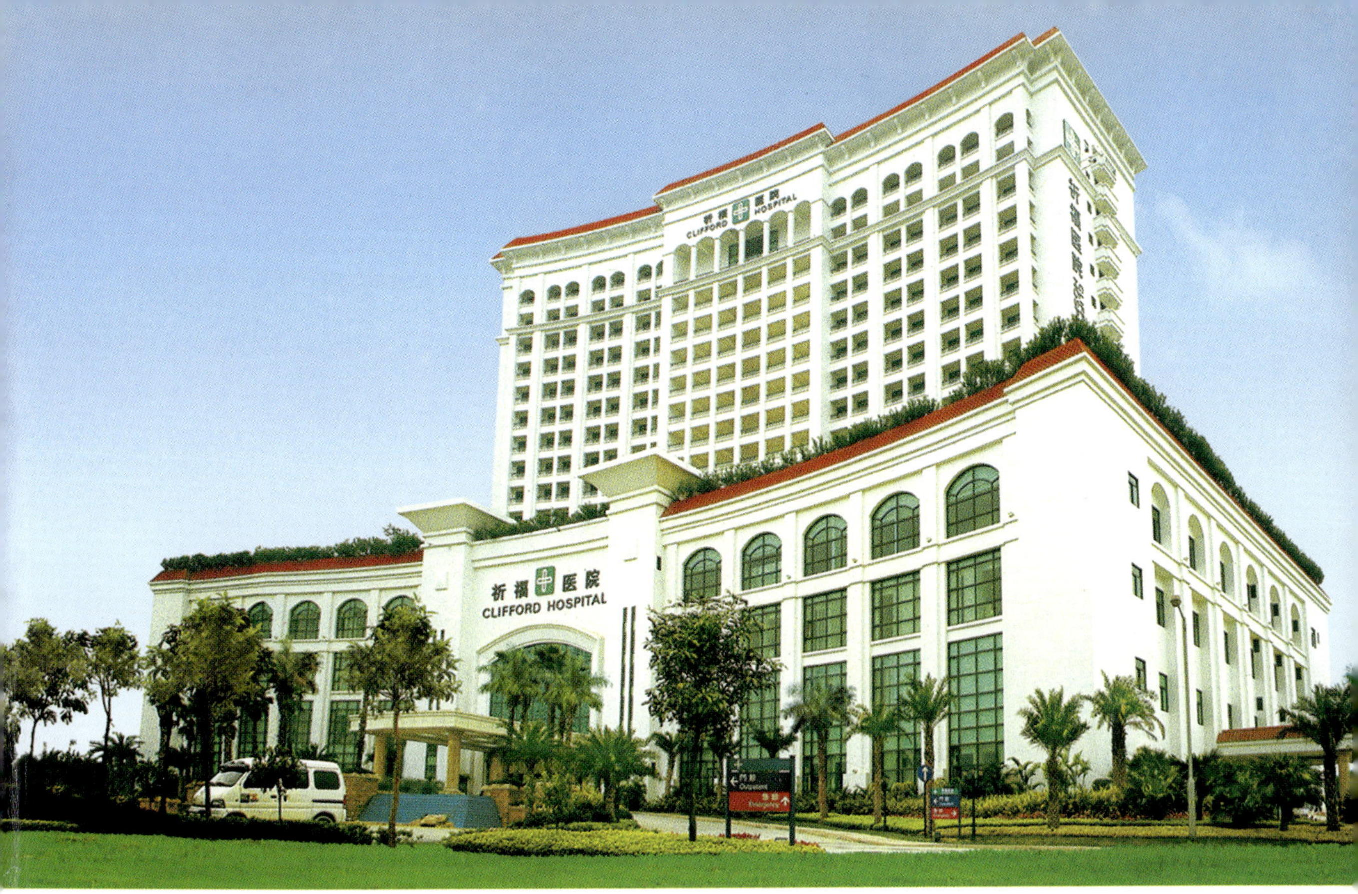

祈福医院现代化综合大楼

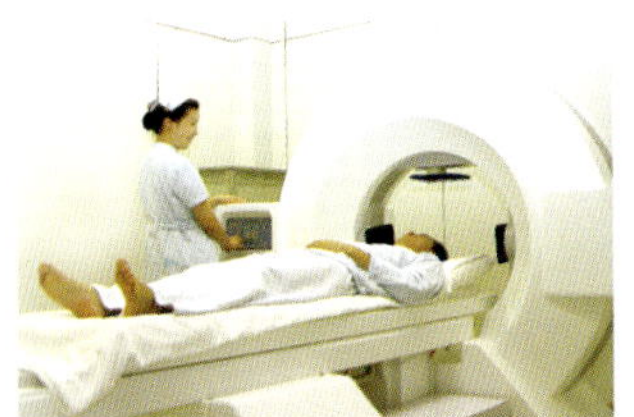
内生场热疗

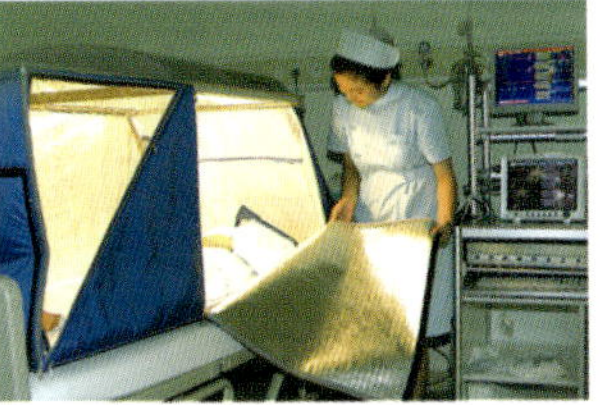
全身热疗

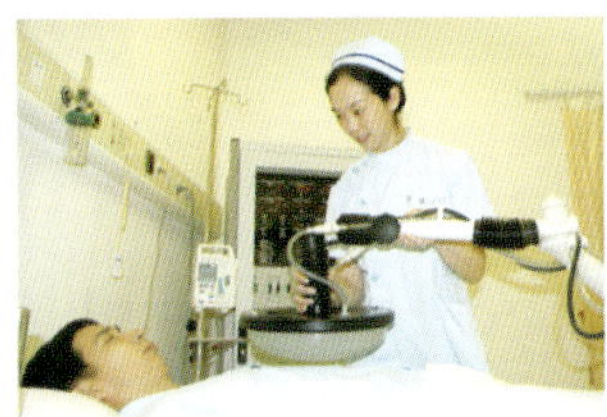
局部射频热疗

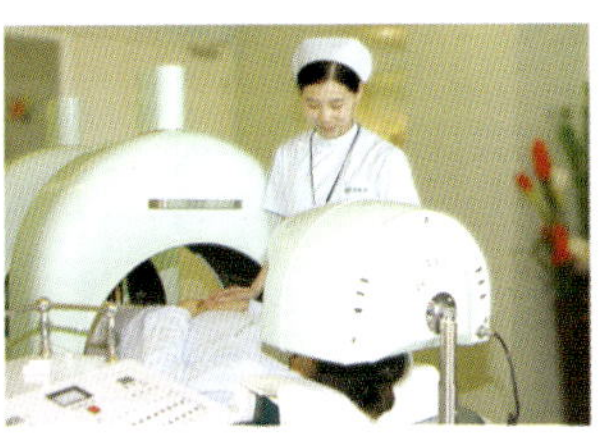
微波纳米治疗

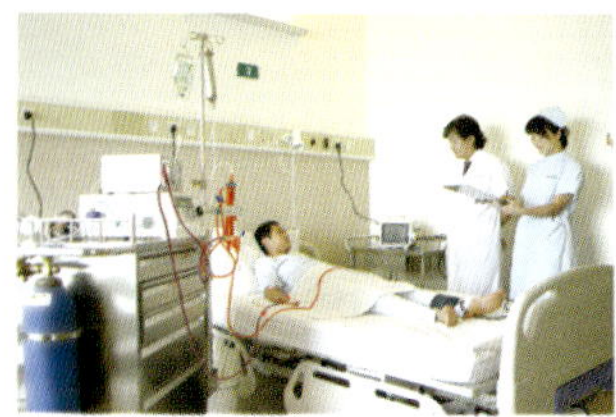
三氧疗法

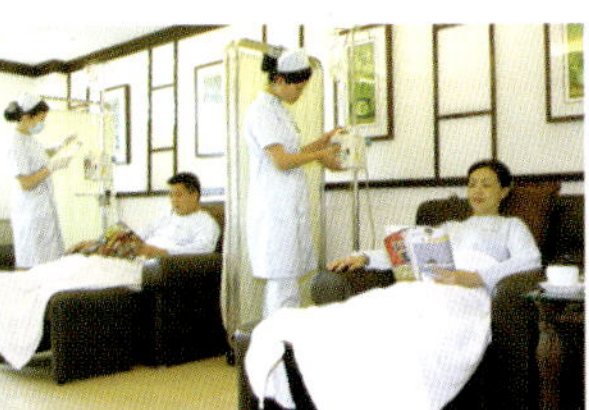
螯合排毒疗法

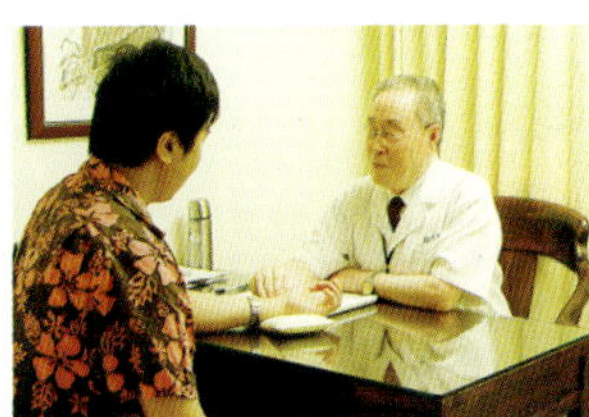
中医治疗

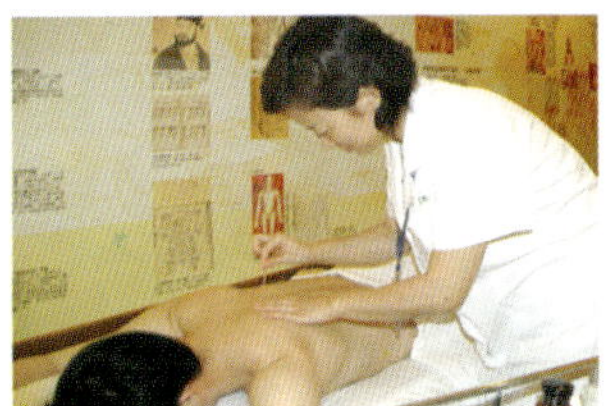
针灸、推拿等自然疗法

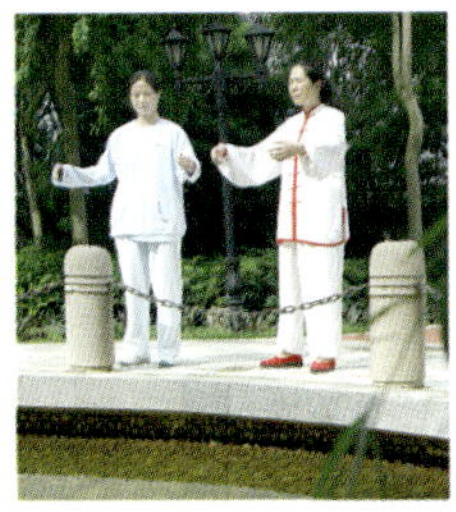
医学气功

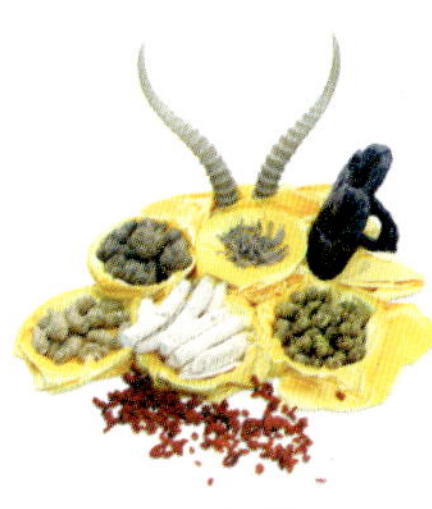
中药

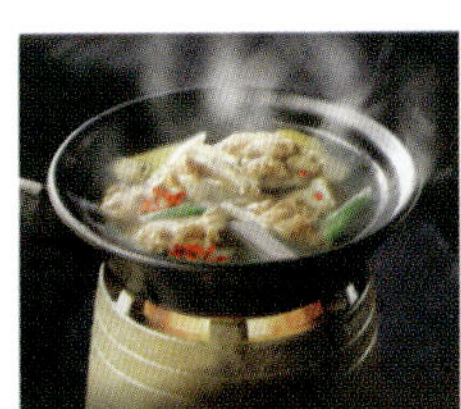
营养药膳

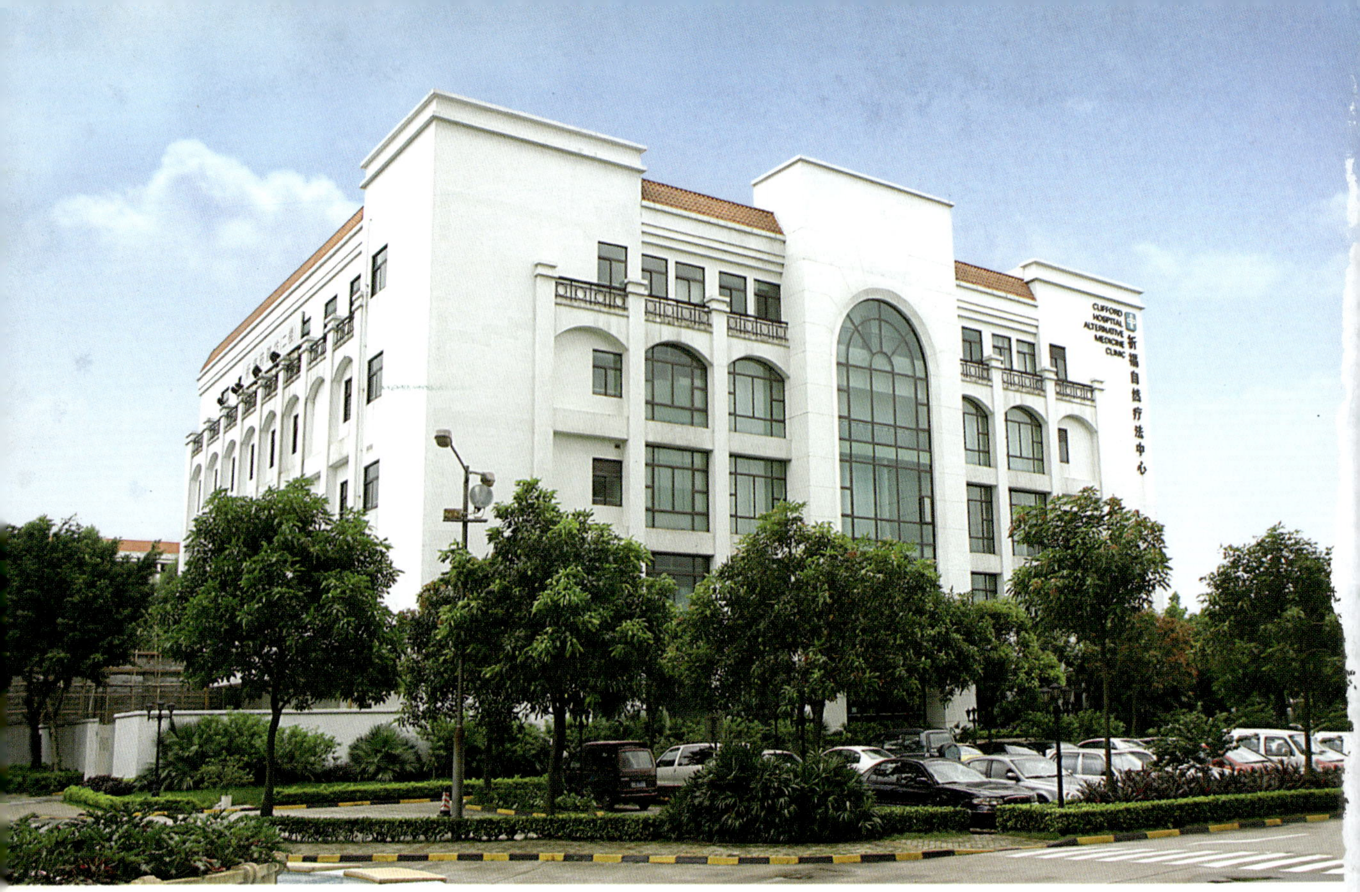

祈福医院自然疗法大楼

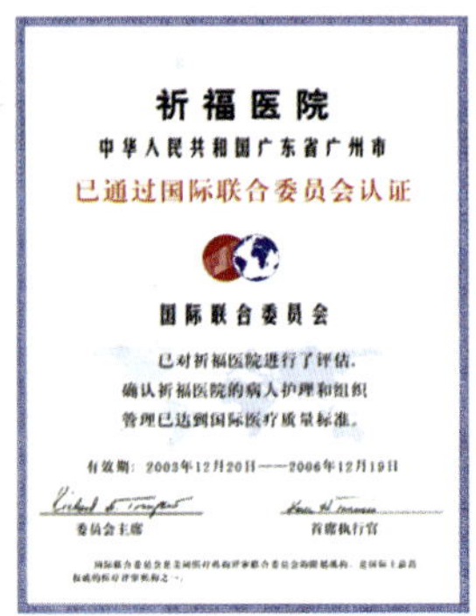
祈福医院
中华人民共和国广东省广州市
已通过国际联合委员会认证
国际联合委员会
已对祈福医院进行了评估，
确认祈福医院的病人护理和组织
管理已达到国际医疗质量标准。
有效期：2003年12月20日——2006年12月19日
委员会主席
首席执行官

2003年首次通过JCI认证证书

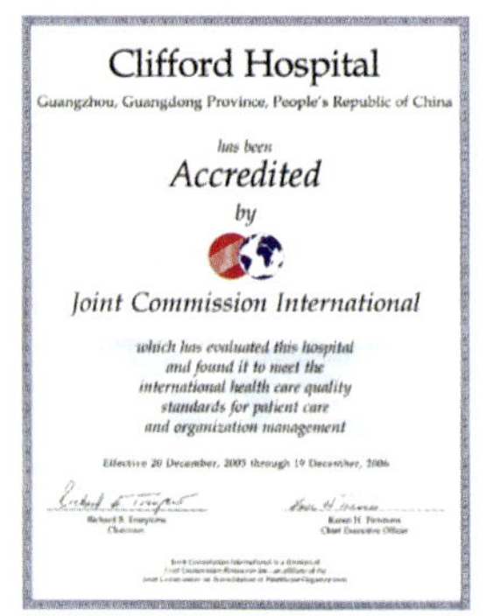
Clifford Hospital
Guangzhou, Guangdong Province, People's Republic of China
has been
Accredited
by
Joint Commission International
which has evaluated this hospital
and found it to meet the
international health care quality
standards for patient care
and organization management
Effective 20 December, 2003 through 19 December, 2006
Chairman
Chief Executive Officer

2003年首次通过JCI认证证书（英文版）

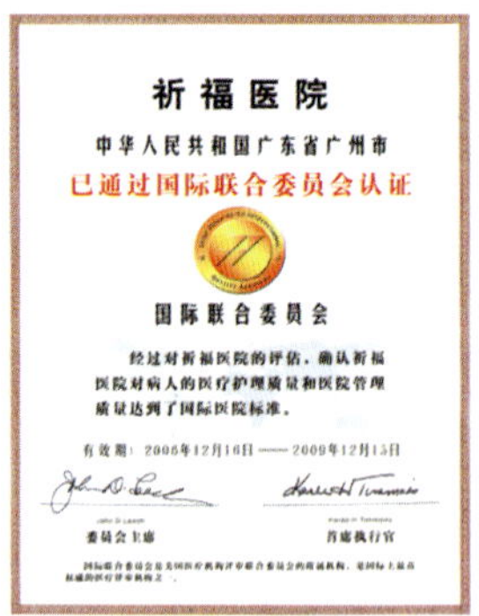
祈福医院
中华人民共和国广东省广州市
已通过国际联合委员会认证
国际联合委员会
经过对祈福医院的评估，确认祈福
医院对病人的医疗护理质量和医院管理
质量达到了国际医院标准。
有效期：2006年12月16日——2009年12月15日
委员会主席
首席执行官

2006年再次通过JCI认证证书

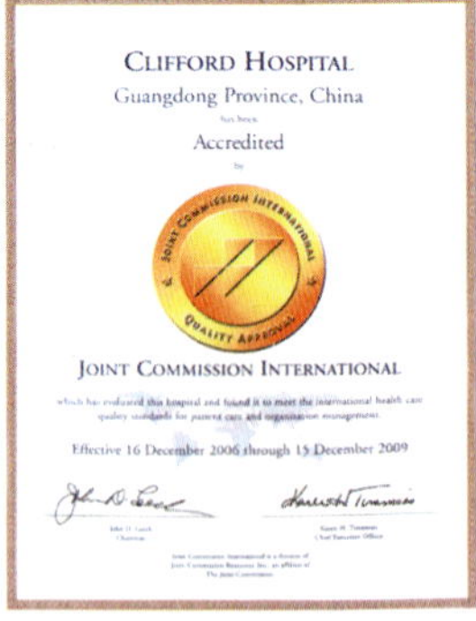
CLIFFORD HOSPITAL
Guangdong Province, China
has been
Accredited
by
JOINT COMMISSION INTERNATIONAL
Effective 16 December 2006 through 15 December 2009

2006年再次通过JCI认证证书（英文版）

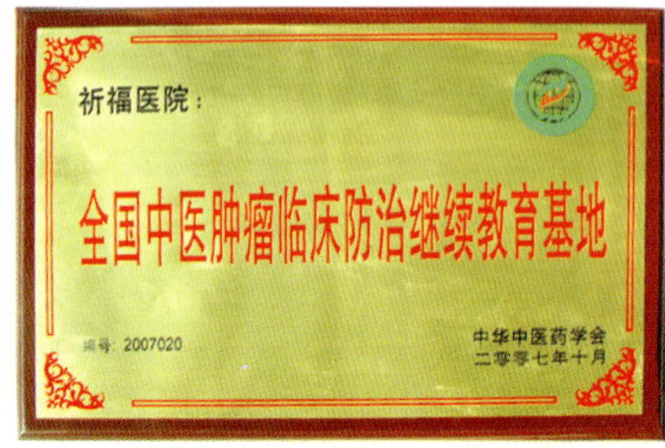

2007年获中华中医药学会授牌

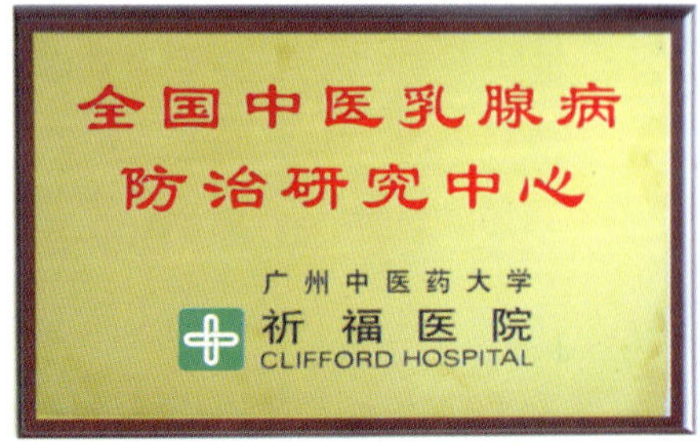

2003年获中华中医药学会授牌